康复医师培训教材

骨科康复医师
核心技能

主　编　舒　彬

副主编　宋振华　涂小华　杨志金　姜　丽

编　者（按姓氏笔画排序）

丁　桃　昆明医科大学第一附属医院
方响琴　陆军特色医学中心
邓皓月　陆军特色医学中心
石丽宏　哈尔滨医科大学附属第五医院
卢桂兰　海南医学院第二医院
白川川　重庆医科大学附属大学城医院
刘旭东　承德医学院附属医院
闫松华　首都医科大学生物医学工程学院
李建华　浙江大学附属邵逸夫医院
李春龙　哈尔滨医科大学附属第五医院
杨远滨　中国中医科学院附属望京医院
杨志金　中国人民解放军联勤保障部队第 920 医院
吴　文　南方医科大学附属珠江医院
宋振华　中南大学湘雅医学院附属海口医院
陈思浩　重庆医科大学附属大学城医院
陈艳华　重庆医科大学附属康复医院
林王森枝　重庆医科大学附属大学城医院
姜　丽　中山大学附属第三医院
涂小华　重庆医科大学附属康复医院
舒　彬　重庆医科大学附属大学城医院
翟宏伟　徐州医科大学徐州临床学院

秘　书　林王森枝（兼）

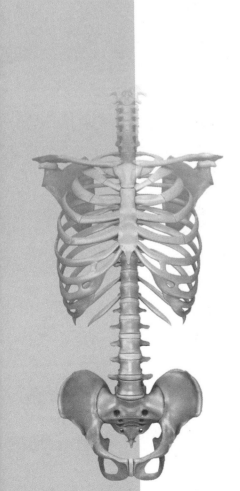

人民卫生出版社

图书在版编目（CIP）数据

骨科康复医师核心技能 / 舒彬主编 . —北京：人民卫生出版社，2019

ISBN 978-7-117-28043-3

Ⅰ.①骨… Ⅱ.①舒… Ⅲ.①骨疾病 – 康复医学 Ⅳ.①R680.9

中国版本图书馆 CIP 数据核字（2019）第 023079 号

人卫智网	**www.ipmph.com**	医学教育、学术、考试、健康，购书智慧智能综合服务平台
人卫官网	**www.pmph.com**	人卫官方资讯发布平台

骨科康复医师核心技能

主　　编：舒　彬
出版发行：人民卫生出版社（中继线 010-59780011）
地　　址：北京市朝阳区潘家园南里 19 号
邮　　编：100021
E - mail：pmph @ pmph.com
购书热线：010-59787592　010-59787584　010-65264830
印　　刷：三河市潮河印业有限公司
经　　销：新华书店
开　　本：787 × 1092　1/16　印张：31
字　　数：754 千字
版　　次：2019 年 4 月第 1 版　2019 年 4 月第 1 版第 1 次印刷
标准书号：ISBN 978-7-117-28043-3
定　　价：72.00 元

打击盗版举报电话：010-59787491　E-mail：WQ @ pmph.com
（凡属印装质量问题请与本社市场营销中心联系退换）

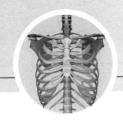

前　言

　　专科医师规范化培训是毕业后医学教育的重要组成部分,是在住院医师规范化培训基础上,培养能够独立、规范地从事疾病专科诊疗工作临床医师的可靠途径。2015年12月,国家卫生和计划生育委员会联合相关部委印发了《关于开展专科医师规范化培训制度试点工作的指导意见》,之后在一些省市开展专科医师规范化培训制度试点,2020年将在全国范围内实施专科医师规范化培训。为了满足骨科康复医师规范化培训的需要,我们组织全国15个单位21名专家撰写此书。

　　本教材主要有如下特点:

　　1. 对骨科康复医师需要掌握的核心技能,如常见伤病的诊断、检查与评估、康复治疗、医疗文书书写以及病房管理等,本教材首次进行了归纳、总结与界定。

　　2. 对骨科康复医师需要掌握的特殊专科检查,如影像学检查、动态肌电图、肌骨超声检查、步态分析等,本教材有较大篇幅介绍。

　　本教材第一章由舒彬撰写,第二章由杨志金、宋振华、涂小华、邓皓月、丁桃、白川川、舒彬、吴文、李春龙撰写,第三章由陈艳华、宋振华、林王森枝、吴文、陈思浩、姜丽、闫松华、李建华撰写,第四章由翟宏伟、卢桂兰、丁桃、舒彬、杨远滨、杨志金、宋振华、涂小华、邓皓月、白川川、吴文、方响琴、石丽宏、刘旭东撰写,第五章由石丽宏、舒彬、刘旭东撰写。

　　本教材作者大多数是工作在临床一线、经验丰富的中青年专家,他们在完成繁重医疗、教学、科研工作的同时,投入了大量宝贵时间参与本教材的编写。为保证教材质量,他们反复修改,数易其稿,对他们的辛勤付出表示衷心的感谢。张凌云医师在图片处理、文字校对方面也做了大量工作,本教材的编写得到了重庆医科大学附属大学城医院康复中心全体同仁以及我家人的大力帮助与支持,在此一并致谢。

　　本教材主要用于骨科康复医师的规范化培训,也可作为骨科、创伤科、老年医学科、运动医学科、康复医学科、中医科、风湿免疫科等临床医师的参考用书。

　　专科医师规范化培训在我国处于起步阶段,目前国内尚无同类教材出版,加之临床工作繁重,编者水平有限,因此,本书的不足与错误在所难免,敬请读者批评指正。

主编　舒彬
2018年12月于重庆

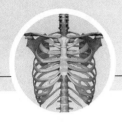

目　录

第一章

绪 论

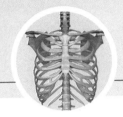

第一节 概 述

一、执业医师

(一) 定义

执业医师(practicing physician)是指具有《医师执业证》及其"级别"为"执业医师"且实际从事医疗、预防、保健工作的专业医务人员。

(二) 类别

执业医师分为四个类别:临床、中医、口腔和公共卫生。中医类包括中医、中西医结合和民族医,民族医又含蒙医、藏医、维医、傣医、朝医、壮医。

(三) 执业医师资格考试

执业医师资格考试的性质是行业准入考试,是评价申请医师资格者是否具备从事医师工作所必须的专业知识与技能的考试。医师资格考试分为两级:执业医师和执业助理医师,两者的区别在于执业助理医师的执业范围受到一定限制,只能在执业医师的指导下执业,但在乡镇的医疗、保健机构中工作的执业助理医师可以根据医疗诊疗的情况和需要,独立从事一般的执业活动。医师资格考试分实践技能考试和医学综合笔试两部分。实践技能考试采用多站测试的方式,考区设有实践技能考试基地,根据考试内容设置若干考站,考生依次通过考站接受实践技能的测试。每位考生必须在同一考试基地的考站进行测试。

依据《中华人民共和国执业医师法》第九条规定,具有下列条件之一者,可以参加执业医师资格考试:①具有高等学校医学专业本科以上学历,在执业医师指导下,在医疗、预防、保健机构中试用期满一年;②取得执业助理医师执业证书后,具有高等学校医学专科学历,在医疗、预防、保健机构中工作满二年;具有中等专业学校医学专业学历,在医疗、预防、保健机构中工作满五年。

国务院卫生行政部门主管全国的执业医师工作,县级以上地方人民政府卫生行政部门负责管理本行政区域内的执业医师工作。

二、专科医师

(一) 定义

专科医师(specialist physicians)是取得执业医师资格,并在执业医师注册后进行相应的住院医师培训,取得某专科医师资格,并经注册的临床医师。

(二) 类别

专科医师分为两类:普通专科医师和亚专科医师。

1. 普通专科医师　是指在临床二级学科工作的执业医师。临床二级学科有内科学、外科学、妇产科学、儿科学、精神病与精神卫生学、神经病学、老年医学、急诊医学、麻醉学、眼科学、耳鼻咽喉科学、皮肤病与性病学、影像医学与核医学、临床检验诊断学、护理学、肿瘤学、康复医学与理疗学、运动医学等。

2. 亚专科医师　是指在临床三级学科或亚专科工作的执业医师。内科学的三级学科或亚专科有心血管科、血液科、呼吸科、消化科、内分泌科、肾内科、风湿免疫科、传染科,外科学的三级学科或亚专科有普外科、骨科、泌尿科、胸心外科、神经外科、整形科、烧伤科、野战外科。

(三) 专科医师规范化培训

专科医师规范化培训(the standardized training of specialist physicians)是毕业后医学教育的重要组成部分,是在住院医师规范化培训(the standardized residents training in hospital)基础上,继续培养能够独立、规范地从事疾病专科诊疗工作临床医师的可靠途径。

1993 年,卫生部印发《临床住院医师规范化培训试行办法》,将住院医师培训分为各 2~3 年的两个阶段进行,其中第二阶段即类似于专科医师培训,部分地区和医学院校开展了相关的探索工作,对提高临床医师的技术水平和服务质量发挥了重要作用。2004 年,在财政部的支持下,立项开展了《建立我国专科医师培养和准入制度研究》的课题研究,制订了临床 18 个普通专科(二级学科)、内科学和外科学的 16 个亚专科(三级学科)培训标准、基地认定标准等,前者后来融入住院医师规范化培训。2006 年,启动了专科医师培训试点工作,先后在 19 所高校、100 家医院的 1112 个专科基地开展了试点。2015 年 12 月 14 日,国家卫生计生委、国务院医改办、国家发展改革委、教育部、财政部、人力资源社会保障部、国家中医药管理局、总后卫生部联合印发《关于开展专科医师规范化培训制度试点工作的指导意见》(国卫科教发〔2015〕97 号),之后在全国一些省市开展专科医师规范化培训制度试点,研究完善专科医师规范化培训的专科设置、培训对象、培训基地、培训内容与标准、培训招收、培训模式、培训考核等教育培训工作要求和组织管理实施体制机制,以及相关人事待遇、经费保障、学位衔接等配套政策措施,形成更为清晰明确、严格规范、易于操作、效果良好的政策制度。2020 年将在全国范围内实施专科医师规范化培训。

专科医师规范化培训具有以下特点。

1. 培训必须在经过认定的培训基地进行。培训基地必须符合统一制定的专科医师规范化培训基地认定标准并经过严格遴选、规范认定。培训基地设在经过认定的条件良好的三级医疗机构,培训基地下设若干专科基地,专科基地由本专科科室牵头,会同相关轮转培训科室等组成。符合条件具有专科优势的其他有关医疗卫生机构根据需要可作为协同单位,纳入相应专科培训体系,共同承担一定的培训工作。

2. 具有严格的培训计划。按照"3+X"的模式,专科阶段根据各专科培训标准与要求,培训年限一般为 2~4 年。培训人员在培训期间要通过基地组织的日常考核、出科考核,培训结束后要按照规定参加国家统一的结业理论考试和临床实践能力考核。按要求完成培训并通过结业考核者颁发国家统一制式的《专科医师规范化培训合格证书》。

专科医师规范化培训与住院医师规范化培训之间的区别见表1-1。

表 1-1 专科医师规范化培训与住院医师规范化培训的区别

项目	专科医师规范化培训	住院医师规范化培训
培训地点	由国家卫生部门指定的专科医师规范化培训基地	由省、市、自治区卫生部门指定的住院医师规范化培训基地
进度安排	2006 年启动,2016 年遴选部分单位试点,2020 年全国范围内初步建立	1986 年启动培训试点,2020 年所有新进医疗岗位的本科及以上学历临床医师均接受住院医师规范化培训
参加对象	完成住院医师规范化培训并取得合格证书,拟从事某一专科临床工作的医师或需要进一步提升专业水平的医师;具备中级及以上医学专业技术资格,需要参加专科医师规范化培训的医师;医学博士专业学位(指临床医学、口腔医学、中医,下同)研究生	拟从事临床医疗工作的高等院校医学类专业(指临床医学类、口腔类、中医学类和中西医结合类,下同)本科及以上学历毕业生,或已从事临床医疗工作并取得执业医师资格证书,需要接受培训的人员
培训目标	培养有良好的医疗保健知识素养,扎实的专业素质能力、基本的专科特长和相应科研教学能力的临床医师	培养具有良好执业道德、扎实的医学理论知识和临床技能,能独立、规范地承担本专业常见病多发病诊疗工作的临床医师
培训内容	以参加本专科的临床实践能力培训为主,同时接受相应科室的轮转培训和有关临床科研与教学训练	包括医德医风、政策法规、临床实践技能、专业理论知识、人际沟通交流等,重点提高临床诊疗能力
培训时间	依据各专科培训标准与要求,培训年限一般为 2~4 年	培训年限一般为 3 年,已具有医学类相应专业学位研究生学历的人员和已从事临床医疗工作的医师参加培训,由培训基地根据其临床经历和诊疗能力确定接受培训的具体时间及内容
培训后证书	专科医师规范化培训合格证书	住院医师规范化培训合格证书

第二节 骨科康复医师

根据国务院学位委员会、教育部 2011 年印发的《学位授予和人才培养学科目录》,临床医学(学科编号 1002)属于一级学科,康复医学与理疗学(学科编号 100215)属于二级学科,骨科康复是康复医学与理疗学的亚专科,属于三级学科。因此,康复医师(physiatrist, rehabilitation physician)属于普通专科医师,骨科康复医师(orthopaedic physiatrist, OP)属于亚专科医师。

一、骨科康复医师的培养

(一)培训对象

具备执业医师资格且已完成住院医师规范化培训,拟从事骨科康复临床工作的医师,或需要进一步提升骨科康复水平的中级及以上职称的临床医师。

(二)培训目标

通过全面、系统、严格的理论知识和技能培训,使其达到具有高素质合格的骨科康复医师的要求,能够在上级医师的指导下独立完成骨科康复的基本操作和临床工作,同时具备基本的教学能力和临床科研能力。

(三)培训要求

1. 专业理论　根据骨科康复医师培养标准细则要求,学习有关的专业理论知识,具有较系统的、扎实的骨科康复专业知识,了解骨科康复的国内外进展,并能与临床实际相结合。

2. 临床技能　具有较强的临床思维能力,掌握骨科康复常见伤病的诊断、鉴别诊断、主要检查与评估、治疗技术,能独立处理某些疑难病症,能胜任总住院医师的工作,并对下级医师进行业务指导。

3. 专业外语能力　掌握一门专业外语,能比较熟练地阅读骨科康复的学术论文和文献资料,具有一定的外语交流能力。

4. 科研写作能力　掌握基本的临床科研方法,能结合临床实践,写出具有一定水平的学术论文。

二、骨科康复医师的核心技能

骨科康复医师是骨科康复团队(orthopaedic rehabilitation team)的组织者、召集人,在团队中起主导作用。一名合格的骨科康复医师,不仅要有良好的执业素养,如医德医风、沟通能力、人文关怀等,具备一定的科研教学能力,而且还需掌握本专业的核心技能。

(一)骨科康复常见伤病的诊断

骨科康复的对象主要是指因骨骼、肌肉、肌腱、关节、韧带、软骨等损伤而导致的功能障碍者。涉及病种较多,常见伤病包括骨折与脱位、软组织损伤、颈肩腰腿痛、关节炎、骨质疏松症、增龄性疾病、慢性疼痛、外伤、畸形、骨肿瘤与骨结核等,骨科康复医师要掌握这些伤病的诊断与鉴别诊断。

1. 诊断内容　可以是实体性疾病或某种生理状态,也可以是综合征。有时是某主要症状、体征或检查结果。完整的临床诊断应包括病因、病理形态和病理生理3方面的内容。诊断就其内容的含义还可分为描述性和实体性两大类。描述性诊断以现象为诊断内容,实体性诊断是揭示疾病本质。对骨科康复常见伤病而言,既有描述性诊断,如骨折、脱位、软组织损伤等,又有实体性诊断,如骨肿瘤、骨结核。

2. 诊断步骤

(1)收集资料:诊断的首要步骤就是通过询问就诊者的主观感受症状来采集病史资料。病史对诊断可起到定向作用,能提示诊断的线索。体征是医生的客观发现,是医生亲手获得的,不受就诊者主观意识的影响。体格检查有助于验证症状的存在,辨别症状的性质和查明症状的由来,还有助于发现就诊者未曾觉察到的异常。实验室检查所提供的资料多属问诊和体检所不能察觉的身体内在改变,它可用以确定症状和体征的性质,有时还可作为某些疾病的主要诊断依据。影像学检查是应用 X 线、X 线计算机体层成像(x-ray computed tomography,CT)或磁共振成像(magnetic resonance imaging,MRI)、超声波等技术来收集资料,通过影像分析可以推断组织器官的形态和功能变化。电生理检查是通过观察生物电变化(波形、节律和频率等)来判断组织器官有无器质性或功能性改变,方法有心电图、脑电图、肌电图检查等。腔镜检查(包括关节镜)所收集到的是有关深部腔道情况的资料,既可发现某些症状或体征的解剖基础,又可在直视下采取病变组织用于病理检查。病理检查是用光镜或电镜观察组织结构而获得,可从形态学角度判定病变性质或分期。此外,有时还需收集试验治疗资料,甚至手术探查资料等。收集资料的方法需要医生运用自己的医学知识有的放矢地选择,其中问诊和体格检查是必不缺少的。此外,影像学检查对骨科康复伤病的诊断非常重要,应被列为常规收集的资料。

(2)评价资料:对收集到的资料,首先要估计它的真实性和准确性,然后再一一辨别它反映的是正常,还是异常情况。若所反映的为异常情况,还要根据公认的该异常情况在某病中可能出现的频率和对诊断某病的特异性及敏感性来评价它的诊断价值。人们依据临床工作或日常生活中积累的感性认识把人群中习见的表现视为正常,反之则为异常。这种判定标准是约定俗成的,经验性的,没有统一的规范。另一种判定正常与否的方法是采用正常人群的调查统计数值,即正常值。但由于个体差异较大,故绝大多数检查项目的正常值都是用正常范围来表示。评价检查值的临床意义时,除与代表总体的正常值相比外,还要与该个体自身的基础值相比,同时还要参考其他检查结果,才能对其意义作出评价。反映不正常状态的资料,常常是诊断某病的线索和依据,而正常结果常用于鉴别诊断中排除某病的依据。

(3)分析推理判断:是在评价资料的基础上进行诊断的思维过程。收集到的资料,不论齐全与否,都需要医生运用既有的知识与经验,进行综合、分析、联想、推理,才能得出诊断。

(4)实践验证:疾病是一个由发生到缓解的连续过程。在作诊断时,患者往往处于疾病的某一阶段,医生只能根据当时掌握的资料,经分析推理,得出诊断。这个诊断是否切合病的总体情况,还需要在临床实践中,通过进一步观察病情演变、继续收集资料以及客观地观察治疗反应来验证。疾病的发展符合所诊断疾病的发展和消退规律,而且对针对性治疗呈现预期的反应时,才能断定临床诊断正确。

(二)骨科康复常用检查与评估方法

与骨科康复有关的检查与评估方法众多。有不需要借助仪器设备进行的,如徒手肌力检查;有需要借助仪器设备的,如影像学检查。有操作相对简单的,如体格检查、关节功能评定、感觉评定、疼痛评定等;也有比较复杂的,如步态分析、肌骨超声检查、动态肌电图等。对肌肉骨骼系统的影像学检查,骨科康复医师不仅要了解 X 线、CT、MRI 检查的优缺点,更要根据患者的症状体征选择合适的检查方法。同时,骨科康复医师还需学会阅片,在不依赖影像学检查报告的情况下,对骨科康复常见伤病能做出独立的影像学判断;对肌骨超声、步态分析、动态肌电图检查,骨科康复医师不仅要掌握这些检查方法,而且还能根据检查结果,写出准确的诊断报告。

(三)骨科康复计划的制订与康复治疗的实施

康复计划的内容通常包括康复目标、康复原则、康复治疗方案等,骨科康复医师不仅是康复计划的制订者,同时也是有些康复治疗(如注射治疗)的实施者。骨科康复医师既要掌握各种药物治疗、物理因子治疗、运动治疗、作业治疗、辅具治疗、中医药治疗的适应证、禁忌证,还需要掌握各种痛点注射、神经阻滞、椎管内注射、超声引导下介入治疗等操作技术。

（四）医疗文书书写与病房管理

作为一名临床医师,骨科康复医师应该了解医疗记录的原则、康复医疗记录的特点、骨科康复门诊病历(包括初诊与复诊)与住院病历书写规范。同时,骨科康复医师还应该掌握康复病房的管理,包括骨科康复团队的组建、病房管理制度的建立、医师职责以及骨科康复医疗管理规范的制定与实施等。

（舒　彬）

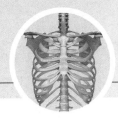

第二章

骨科康复常见伤病的诊断

第一节　骨折与脱位

一、分类

(一) 骨折的分类

骨折(fracture)是指骨或骨小梁的完整性和连续性中断。

1. 根据骨折的稳定性分类

(1) 稳定性骨折：骨折断端不易移位或复位后不易再发生移位者，如裂缝骨折、青枝骨折、横形骨折等。

(2) 不稳定性骨折：骨折断端易移位或复位后易再移位者，如斜形骨折、螺旋形骨折、粉碎性骨折等。

2. 根据骨折处皮肤或黏膜的完整性分类

(1) 闭合性骨折：骨折处皮肤或黏膜完整，骨折端不与外界相通。

(2) 开放性骨折：骨折处皮肤或黏膜破裂，骨折端与外界相通。

3. 根据骨折的程度和形态分类

(1) 不完全骨折：骨的完整性和连续性部分中断。

(2) 完全骨折：骨的完整性和连续性全部中断。

4. 根据导致骨折的原因分类

(1) 外伤性骨折：骨折由创伤所致，暴力直接或间接作用使受伤部位发生骨折。

(2) 疲劳性骨折：长期、反复直接或间接地受到积累性劳损所致。

(3) 病理性骨折：骨折由疾病所致，骨髓炎、骨肿瘤等疾病导致骨质破坏，轻微外力即可发生骨折。

5. 根据骨折时间分类

(1) 新鲜骨折：指新发生的骨折。

(2) 陈旧骨折：指伤后 3 周以上的骨折。

（二）关节脱位的分类

关节脱位（dislocation of joints）是指组成关节的各骨的关节面失去正常的对应关系。

1. 按脱位的原因

（1）外伤性脱位：指外力作用引起的脱位。

（2）病理性脱位：即肌肉和关节本身的疾病而引起的脱位。

（3）先天性脱位：胎儿在母体发育时期就已经发生的脱位。

（4）习惯性脱位：指第一次脱位后因处理不当，以后又经常反复发生脱位。

2. 按脱位的时间

（1）新鲜脱位：脱位在 3 周以内。

（2）陈旧脱位：脱位超过 3 周以上。

3. 按脱位的程度

（1）完全脱位：组成关节的各骨端关节面完全脱出，这种脱位损伤程度较重，诊断容易，复位较难，关节功能恢复较慢。

（2）不完全脱位：又称半脱位，组成关节的各骨端关节面部分脱出，由于症状不典型，诊断较完全脱位困难。

4. 按脱位的方向　前脱位、后脱位、上脱位、下脱位、内脱位、外脱位（见于肩、肘、髋、膝、踝关节等），中心脱位（见于髋关节），水平脱位（见于髌骨）。四肢脱位以远端骨端移位方向为准，脊椎脱位则以上段椎体移位方向而定。

5. 按脱位关节骨端是否与外界相通

（1）开放性脱位：脱位关节有创口，骨端与外界相通。

（2）闭合性脱位：脱位关节无创口，骨端与外界不相通。

二、上肢骨折与脱位

（一）锁骨骨折

锁骨位于胸部前上方，是上肢与躯干的连接和支撑装置，呈 S 形。内侧端与胸骨柄构成胸锁关节，外侧端与肩峰形成肩锁关节。锁骨内侧 2/3 凸向前，呈三棱形，外侧 1/3 凸向后呈扁平形。两者之间交界处较薄弱，锁骨骨折好发于此处。锁骨像一个杠杆，使上肢远离胸壁，以保证上肢的灵活运动。

锁骨骨折（fracture of the clavicle）是一种常见骨折，占全身骨折的 4%~5%，好发于青少年，多为间接暴力引起。常见的受伤原因是侧方摔倒，肩部着地，力传导至锁骨，发生斜形骨折。直接暴力常由胸上方撞击锁骨，导致粉碎性骨折，但较少见。儿童锁骨骨折多为青枝骨折，成人多为斜形、粉碎性骨折。锁骨发生开放性骨折的机会较少。

1. 分型　根据解剖部位，Craig 将锁骨骨折分为三类：内侧 1/3 段、中段和外侧 1/3 段骨折，以中段骨折最常见。

（1）锁骨Ⅰ类（中 1/3 骨折）：占所有锁骨骨折的 80%，锁骨中 1/3 是锁骨由内侧棱柱形向外侧扁平形移行的部位，在外力作用下易发生骨折。

（2）锁骨Ⅱ类（外 1/3 骨折）：占锁骨骨折的 12%~15%，根据喙锁韧带与骨折的关系，Ⅱ类锁骨骨折又可分为 5 型。

1）Ⅰ型：骨折端无移位或轻度移位，在锁骨远端骨折中最常见，韧带保持连续。

2) Ⅱ型:骨折端移位。因骨折端所受的外力较多,如上肢的重力将骨折远端拉向前下方;胸大肌、胸小肌和背阔肌将骨折远端拉向内前方;肢体运动时肩胛骨的旋转作用会使骨折远端发生旋转;三角肌和胸锁乳突肌将骨折近端拉向后上方;因此Ⅱ型骨折不愈合率高。

3) Ⅲ型:关节面骨折,无韧带损伤,易发生远期的肩锁关节退行性变。

4) Ⅳ型:韧带和骨膜连续,与骨折近端一同移位,发生在儿童,易误诊为肩锁关节完全脱位。

5) Ⅴ型:粉碎性骨折,韧带多保持完整,与小的碎骨块相连。

(3) 锁骨Ⅲ类(内 1/3 骨折):占锁骨骨折的 5%~6%,根据韧带结构的完整性又可分为 5 型。

1) Ⅰ型:骨折端无移位或轻微移位,韧带保持连续。

2) Ⅱ型:骨折端移位明显,韧带撕裂。

3) Ⅲ型:关节内骨折易造成关节退行性变。

4) Ⅳ型:骨骺分离,发生在儿童。

5) Ⅴ型:粉碎性骨折。

2. 诊断

(1) 症状:患者有明确外伤史,以间接暴力多见。骨折后常出现肿胀、瘀斑,肩关节活动时可使疼痛加重。患者伤后多用手托肘,耸肩、头向患侧偏斜,以减轻因胸锁乳突肌痉挛牵拉骨折断端而产生的疼痛。

(2) 体征:锁骨位于皮下,全长可在体表扪到。查体时可触及骨折端,有局限性压痛,有骨擦感,锁骨可有叩击痛。无移位或儿童的青枝骨折,单靠查体难以作出正确诊断。锁骨后有臂丛神经及锁骨下血管经过,若骨折移位明显,还应检查上肢的神经功能及血供情况。

(3) 辅助检查:前后位和 45°斜位 X 线片检查可发现中 1/3 及内 1/3 锁骨骨折,外 1/3 锁骨骨折有时需行应力位 X 线检查,以确定喙锁间隙有无增宽。为确诊肩锁关节及胸锁关节内骨折,可行 CT 或 MRI 检查。

(4) 诊断标准:①有外伤史;②骨折部肿胀、压痛明显,有异常活动及可触及骨擦感;③X线检查可明确诊断。

诊断锁骨骨折的同时,应除外其他合并损伤,如气胸、胸部或肩部骨折及锁骨下神经、血管损伤等。

3. 鉴别诊断

(1) 胸锁关节脱位:两侧胸锁关节不对称,锁骨内端突出或空虚,可有异常活动。

(2) 肩锁关节脱位:锁骨外端明显隆起,肩关节活动受限,X 线显示肩锁关节距离增大。

(二) 肩胛骨骨折

肩胛骨为三角形扁骨,位于胸廓后外面,介于第 2~7 肋之间,可分二面、三缘及三个角。肋面与胸廓相对,为一大浅窝,称肩胛下窝。背侧面的横嵴称肩胛冈,冈上、下方的浅窝,分别称冈上窝和冈下窝,分别有冈上肌及冈下肌附着。

肩胛冈向外侧延伸的扁平突起,称肩峰,与锁骨外侧端相接。上缘短而薄,外侧有肩胛切迹,更外侧有向前的指状突起称喙突。内侧缘薄而锐利,称脊柱缘。外侧缘肥厚且临近腋窝,又称腋缘。上角为上缘与脊柱缘汇合处,平对第 2 肋。下角为脊柱缘与腋缘汇合处,平对第 7 肋或第 7 肋间隙,为计数肋骨的标志。外侧角为腋缘与上缘汇合处,最肥厚,朝外侧方的梨形浅窝,称关节盂,与肱骨头构成关节。

肩胛骨通过盂肱关节、肩锁关节及胸锁关节将上肢与躯干相连接,不仅为上肢活动提供肌肉止点,同时通过肩胛胸壁关节的活动协助上肢完成肩关节的外展上举、前屈上举等运动。

肩胛骨骨折(scapular fracture)相对少见,约占肩部骨折的3%~5%,占全身骨折的0.5%~1%。临床上,肩胛骨骨折多由高能量直接暴力所致,其合并伤的发生率为76%~100%。

1. 分型　根据损伤部位,将肩胛骨骨折分为体部骨折、肩胛颈骨折、肩峰骨折、肩胛冈骨折、喙突骨折及肩胛盂骨折,其中肩胛骨体部骨折最为常见。

2. 诊断

(1) 症状:肩胛骨骨折的患者往往均有外伤病史,患者通常诉外伤后肩后部局部疼痛,患侧上肢处于内收位。肩胛骨骨折后肩关节因疼痛活动受限,上肢不能外展。肩峰或肩胛骨移位致肩部扁平。

(2) 体征:查体时骨折局部压痛明显,可触及骨擦感。X线检查可采用前后位、侧位及腋窝位,有助于确诊肩胛骨骨折。

(3) 辅助检查:多数肩胛骨骨折可通过X线检查明确诊断,但对于关节内骨折常需辅以CT检查,可以更准确地显示骨折特征。CT检查有以下几个优点:能显示某些无移位骨折、线形骨折、肱骨头关节面损伤、肩关节不稳定及关节内游离骨块等;能在一定程度上提示骨折周围软组织损伤情况及出血范围;能反映关节内骨折的受累部位并测量及移位程度;在诊断复杂骨折和畸形愈合方面,CT检查明显优于MRI。

MRI检查对评价肩关节周围软组织损伤具有重要的诊断价值及临床意义。对肩胛骨骨折可能合并软组织损伤者,均可采用MRI检查。对诊断肩袖损伤、关节软骨、肩周韧带及关节囊盂唇复合体损伤等有重要价值。

(4) 诊断标准:①有外伤史;②局部肿胀、有明显压痛及肩部运动障碍,可触及骨擦感;③X线检查可明确诊断。

诊断肩胛骨骨折的同时,应注意检查肋骨、脊柱以及胸部脏器的合并损伤。

3. 鉴别诊断

(1) 肩关节脱位:肩胛盂或颈骨折严重移位者可有肩部塌陷,肩峰隆起呈方肩畸形,但患肢无外展、内收及弹性固定情况,X线检查可明确诊断。

(2) 肱骨外科颈骨折:多为传导暴力所致,上臂内侧可见瘀斑,有疼痛、压痛、功能障碍,可触及骨擦感及异常活动,X线检查可明确诊断。

(三) 肱骨外科颈骨折

肱骨分一体及上下两端,上端有呈半球形的肱骨头,头周围的环状浅沟称解剖颈,上端与体交界处稍细,称外科颈,是骨折的好发部位。外科颈是肱骨大结节、小结节移行为肱骨干的交界部位,是松质骨和皮密质骨的交接处,有臂丛神经及腋血管在内侧经过,骨折可合并神经、血管损伤。

肱骨外科颈骨折(fracture of the surgical neck of the humerus)临床较常见,可发生于任何年龄,但以中老年人居多,尤其有骨质疏松者,骨折发生率较高。

1. 分型　暴力作用是外科颈骨折的主要原因,根据暴力作用的方向、大小及肢体的位置,可分为无移位骨折、外展型骨折、内收型骨折及肱骨外科颈骨折合并肩关节脱位。

2. 诊断

(1) 症状:患者有明确的外伤史。受伤后肩部疼痛、肿胀、瘀斑,上肢活动障碍,主动和被动活动均可加重疼痛。

(2) 体征:检查可发现局部明显压痛,完全骨折者可能触及骨擦感和(或)骨擦音。

(3) 辅助检查:X线片检查是做出诊断的重要依据,X线片可明确骨折的诊断及移位情况,X线片应包括前后位和侧位片。CT现已广泛用于确诊复杂的肱骨外科颈骨折类型。在普通X线片上难以明确显示的骨折,CT能清晰呈现。

(4) 诊断标准:①有外伤史;②肩部肿胀、明显压痛,有异常活动,可触及骨擦感;③X线检查可明确诊断。

3. 鉴别诊断

(1) 肩关节前脱位:亦表现肩部疼痛、压痛、活动受限,可出现特殊体征,如方肩畸形、关节盂空虚;搭肩试验(Dugas征)阳性;X线检查可鉴别,有时两者合并存在。

(2) 肱骨解剖颈骨折:临床表现与肱骨外科颈骨折相似,X线检查可鉴别。

(四) 肱骨干骨折

肱骨干骨折(fracture of the shaft of the humerus)是指肱骨外科颈以下1~2cm至肱骨髁上2cm之间的骨折,可由直接暴力或间接暴力引起,骨折多见于成年人,约占全身骨折的1%。肱骨中段发生率最高,其次为下段,上段最少。不同平面骨折表现不同方向的移位,直接暴力常引起粉碎或横断骨折,间接暴力多为斜形或螺旋形骨折。在肱骨干中下1/3段后外侧有桡神经沟,桡神经沿此沟经过,此处骨折易发生桡神经损伤。

1. 分型 肱骨干骨折可根据影响治疗的各种因素而分类,根据骨折发生的位置可分为近段、中段、远段骨折;根据骨折线的方向和特性可分为横断、斜形、螺旋、多段和粉碎性骨折;根据骨折的程度不同可分为完全骨折和不完全骨折;根据骨折是否与外界相通分为开放骨折与闭合骨折;根据肱骨有无内在疾病分为正常骨折与病理骨折。

2. 诊断

(1) 症状:受伤后上臂出现疼痛、肿胀、畸形及皮下瘀斑,上肢活动功能障碍。

(2) 体征:检查时可发现假关节活动,可触及骨擦音和(或)骨擦感,骨传导音减弱或消失。

(3) 辅助检查:X线片可确定骨折的类型及移位方向,X线摄片应包括上下两个关节。若合并桡神经损伤,可出现垂腕、拇指不能外展及手指掌指关节不能伸直,手背桡侧皮肤感觉减退或消失。通常不需要CT或MRI检查,但怀疑病理性骨折的,CT及MRI有助于确定原发病。

患者均有明显外伤史、局部肿胀、压痛、畸形,甚至有反常活动及骨擦音,结合影像学检查可明确诊断。

(4) 诊断标准:①有外伤史;②骨折部肿胀、明显压痛,可触及异常活动及骨擦感;③X线检查可明确诊断。

应常规检查患肢远端血运情况,遇到肢体远端有缺血表现,如皮温低、甲床充盈欠佳,桡动脉搏动减弱或消失,应考虑到有肱动脉损伤的可能。

3. 鉴别诊断

(1) 肱骨外科颈骨折:肿痛在肩部,肱骨上端压痛;X线正位片及穿胸位可显示骨折线在肱骨解剖颈下2~3cm;治疗后骨折多能愈合。

（2）肱骨髁上骨折：多发生于儿童，肘部肿胀较明显；X 线片示骨折线在肱骨下端扁薄处；治疗后常有肘内翻畸形。

（五）肱骨髁上骨折

肱骨髁上骨折（supracondylar fracture of humerus）是指肱骨干与肱骨髁的交界处发生的骨折。肱骨干轴线与肱骨髁轴线之间有 30°~50° 的前倾角，这是容易发生肱骨髁上骨折的解剖因素。在肱骨髁内、前方，有肱动脉、正中神经经过，一旦发生骨折，神经血管容易受到损伤。肱骨髁上骨折是儿童期最常见的骨折之一，常发生于 5~8 岁儿童，以男孩多见。在儿童期，肱骨下端有骨骺，若骨折线穿过骺板，有可能影响骨骺的发育，因而常出现肘内翻或外翻畸形。发生于成年人的肱骨髁上骨折，以直接暴力所致的粉碎性骨折多见。

1. 分型　根据暴力的形式和受伤时肘关节的体位不同，肱骨髁上骨折可分为伸直型和屈曲型。其中伸直型最多，占肱骨髁上骨折的 90% 以上。

2. 诊断

（1）症状：患儿多有跌倒后手着地受伤史，肘部出现疼痛、肿胀及皮下瘀斑，局部压痛，肘关节活动障碍。

（2）体征：检查时局部明显压痛，有骨擦音及假关节活动，肘前软组织向前突出，局部可触及骨折端，肘后三角关系正常。在诊断中，应注意有无血管神经损伤，肱骨髁上骨折可合并肱动脉损伤，观察手部的感觉、运动情况、皮肤温度和颜色有助于判断有无肱动脉损伤。肱骨髁上骨折可合并神经损伤，以正中神经损伤最多见，桡神经次之，尺神经损伤最少见。

（3）辅助检查：X 线片检查有助于诊断不全骨折或无移位骨折，并可进一步了解骨折的类型、移位情况等。肘关节侧位片可清晰显示肱骨近端及肱桡关节关系。

（4）诊断标准：①有外伤史；②肘部肿胀、压痛明显，可触及异常活动及骨擦感；③X 线检查可明确诊断。

诊断中应注意有无神经血管损伤，特别注意观察前臂肿胀程度，腕部有无桡动脉搏动、手的感觉及运动功能等。

3. 鉴别诊断

（1）肘关节后脱位：儿童肘关节后脱位极少见，脱位后肘后三角关系改变，患肢缩短，屈肘弹性固定；X 线检查可确诊。

（2）肱骨外髁骨折：肿胀及压痛局限于肘外侧，有时可触及骨折块；X 片检查可明确诊断发现桡骨纵轴线不通过肱骨小头骨化中心。

（六）尺桡骨骨干骨折

前臂由尺骨及桡骨组成，两骨以骨间膜相连，其近端形成上尺桡关节，远端形成下尺桡关节。由于尺骨及桡骨均有一定的弯曲幅度，使尺桡骨之间的宽度不一致。前臂处于中立位时，骨间膜最紧张，处于旋转位时较松弛。骨间膜的纤维方向由尺侧下方斜向桡侧上方，当单一尺骨或桡骨骨折时，暴力可由骨间膜传导至另一骨干，引起不同平面的双骨折，或发生一侧骨干骨折，另一端的上端或下端脱位。

尺桡骨骨干骨折（fracture of the radius and ulna）多见于青少年，约占全身骨折的 6%，可由直接暴力、间接暴力或扭转暴力引起。

1. 分型　根据骨折是否与外界相通分为闭合性和开放性骨折；按骨折部位可分为远

端、中段、近端骨折。通常混合使用。骨折的分型与治疗的选择及预后有关,例如开放性骨折愈合较闭合性骨折差;尺桡骨近端骨折,闭合复位成功机会较少。

2. 诊断

(1) 症状:患者均有明显外伤史,受伤后前臂出现疼痛、肿胀、畸形及功能障碍,特别是前臂不能旋转活动。

(2) 体征:检查时可发现骨折部位明显压痛,且有肢体环形压痛,局部有明显畸形,有时可触及骨擦音,甚至有假关节活动,骨传导音减弱或消失。闭合性骨折合并血管、神经损伤较少见,但查体时需注意检查,避免漏诊。

(3) 辅助检查:X 线片检查可发现骨折的准确部位、骨折类型及移位方向。对可疑尺桡骨骨干骨折的患者,需包括前臂全长的正侧位 X 线片以明确诊断,有时需要加拍斜位片。X线片必须包括肘关节和腕关节。注意有无合并下尺桡关节或桡骨头脱位等情况。

(4) 诊断标准:①有外伤史;②前臂肿胀、疼痛、活动受限,可出现成角畸形,局部压痛,可触及骨擦感;③X 线检查可明确诊断。

诊断时,注意检查上下尺桡关节和手部定位及神经功能。

3. 鉴别诊断

(1) 尺骨单骨折:外伤后前臂尺侧局部肿胀、疼痛、压痛明显,活动受限。X 线检查可明确诊断。X 线片必须包括上下尺桡关节,以免漏诊。

(2) 桡骨单骨折:外伤后前臂桡侧肿胀、疼痛,局部压痛明显,活动受限。X 线检查可明确诊断。X 线片必须包括上下尺桡关节,注意检查有无尺桡关节脱位。

(七) 桡骨远端骨折

桡骨远端骨折(fracture of the distal radius)是指距桡骨下端关节面 3cm 以内的骨折。这个部位是松质骨与密质骨的交界处,为解剖薄弱处,一旦遭受外力,容易骨折。桡骨远端骨折是上肢骨折中最常见的骨折,约占全身骨折的 6.7%~11%。好发于中老年人,女性多于男性。多为间接暴力引起,跌倒时手部着地,暴力向上传导发生桡骨远端骨折。

1. 分型　根据受伤的机制不同,可分为伸直型骨折(Colles 骨折)、屈曲型骨折(Smith 骨折)及桡骨远端关节面骨折伴腕关节脱位(Barton 骨折)。

2. 诊断

(1) 症状:伤后局部肿胀、疼痛、畸形,腕关节活动障碍。

(2) 体征:检查可见局部青紫、肿胀,骨折可出现典型的畸形姿势。伸直型骨折,侧面看呈"银叉"畸形,正面看呈"枪刺样"畸形。屈曲型骨折与伸直型骨折移位方向相反,称为反Colles 骨折。桡骨远端关节面骨折伴腕关节脱位是桡骨远端骨折的一种特殊类型,临床上表现为与 Colles 骨折相似的"银叉"畸形及相应的体征。

(3) 辅助检查:X 线片检查可进一步了解骨折的类型、程度及移位情况。

CT 及三维重建可进一步明确诊断。MRI 多用于检查晚期腕骨间韧带损伤和三角纤维软骨损伤。

(4) 诊断标准:①有外伤史;②伤后腕部疼痛并迅速肿胀,活动受限,局部压痛明显。移位严重者可见典型体征:银叉状畸形和枪刺样状畸形;③X 线检查可明确诊断。

3. 鉴别诊断

(1) 尺桡骨干下 1/3 骨折:前臂中下段肿痛、畸形,异常活动,前臂旋转功能受限,尺桡骨下

1/3可扪及骨擦感,前臂活动障碍更明显;X线片示尺桡骨干下1/3骨折,无下尺桡关节脱位。

(2)桡骨下段骨折并下尺桡关节脱位:腕部肿痛、增宽,腕关节屈伸活动受限,明显餐叉样畸形,无桡骨下1/3处异常活动;X线片常见合并尺骨茎突撕脱。

(八)肩关节脱位

参与肩关节运动的关节包括肱盂关节、肩锁关节、胸锁关节及肩胸关节,但以肱盂关节的活动最重要。习惯上将肱盂关节脱位称为肩关节脱位(dislocation of the shoulder joint)。

肱盂关节由肱骨头与肩胛盂构成,属于球窝关节。关节盂周围有纤维软骨环构成的盂缘附着,加深了关节窝。肱骨头的关节面较大,关节盂的面积仅为肱骨头的1/3或1/4,肱骨头的运动幅度较大,关节囊薄而松弛。

肩关节是人体运动范围最大而又最灵活的关节,可作屈、伸、内收、外展、旋转及环转运动。肩关节周围有大量肌肉通过,这些肌肉对维持肩关节的稳定性有重要意义,但关节的前下方肌肉较少,关节囊又松弛,是肩关节稳定性最差的薄弱点。肩关节脱位最常见,约占全身关节脱位的45%,这与肩关节的解剖和生理特点有关。

创伤是肩关节脱位的主要原因,多为间接暴力所致。当上肢处于外展外旋位跌倒或受到撞击时,暴力经过肱骨传导至肩关节,使肱骨头突破关节囊而发生脱位。

1. 分型　根据肱骨头脱位的方向可分为:前脱位、后脱位、上脱位及下脱位四种类型,其中以前脱位最常见。

2. 诊断

(1)症状:患者有上肢外展外旋或后伸着地受伤病史,肩部疼痛、肿胀、肩关节活动受限。患者有用健侧手托住患肢前臂、头向患侧倾斜的特殊姿势,应考虑有肩关节脱位的可能。

(2)体征:检查时可发现患肩呈方肩畸形,肩胛盂处有空虚感,上肢有弹性固定。患肢极度外展,不能贴紧胸壁,若患侧肘部贴于胸壁时,手掌不能同时接触健侧肩部,或手掌搭在健侧肩部时,肘部无法贴近胸壁,即搭肩试验(Dugas征)阳性(图2-1)。

(3)辅助检查:X线正位、侧位片及穿胸位片可明确脱位类型、移位方向及有无合并骨折。对怀疑有肱骨头骨折者可行CT扫描及MRI检查,CT、MRI能准确显示肩关节损伤。应注意有无并发症,肩关节脱位病例约30%~40%合并肱骨大结节骨折,也可发生肱骨外科颈骨折,或肱骨头压缩骨折。肱二头肌长头腱可向后滑脱,造成关节复位障碍。腋神经或臂丛神经内侧束可被肱骨头压迫或牵拉,引起神经功能障碍,也可以损伤腋动脉。

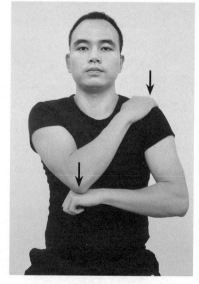

(4)诊断标准:①患者有上肢外展外旋或后伸着地受伤病史;②肩部疼痛、肿胀、肩关节活动受限;③搭肩试验阳性;④X线检查可明确诊断。

3. 鉴别诊断

(1)肱骨外科颈骨折:肱骨外科颈骨折多为间接暴力所致。外伤后肩部肿胀、疼痛、运动障碍。检查可发现肱骨大结节周围压痛明显。肩部正位片及穿胸位片可明确骨折部位及类型。

图2-1　搭肩试验(Dugas征)

（2）肱骨解剖颈骨折：肱骨解剖颈骨折多为间接暴力所致。外伤后肩部肿胀、疼痛、活动障碍，局部压痛，有时可感到骨擦感。标准肩关节正位及穿胸位片是正确诊断和分型的必要条件，也是决定治疗方案和评价治疗效果的重要依据。

（九）肘关节脱位

肘关节由肱骨下端、尺骨鹰嘴窝近端、桡骨小头及关节囊、内外侧副韧带构成，是人体内比较稳定的关节之一，主要完成屈伸活动及很小的尺偏、桡偏活动。肘关节结构坚固且较为稳定，但临床上肘关节脱位却较常见，在肩、肘、髋、膝四大关节中发生脱位的概率列第二位。由于其解剖结构稳定，不像肩关节那样关节包容少，所以极少有复杂性脱位及习惯性脱位。

肘关节脱位（dislocation of the elbow）多见于 10~20 岁青少年，老年人少见。外伤是导致肘关节脱位的主要原因。当肘关节处于半伸直位时跌倒，手掌着地，暴力沿尺、桡骨向近端传导，尺骨鹰嘴处产生杠杆作用，前方关节囊撕裂，使尺、桡骨向肱骨后方脱出，发生肘关节后脱位。当肘关节处于内翻或外翻位时遭受暴力，可发生尺侧或桡侧侧方脱位。当肘关节处于屈曲位时，肘关节后方遭受暴力可使尺、桡骨向肱骨前方移位，发生肘关节前脱位。肱骨下端内外宽厚、前后扁平，侧方有坚强的韧带保护，但关节囊前、后相对薄弱，因此临床上肘关节后脱位比其他类型的脱位多见。肘关节脱位常会引起内外侧副韧带撕裂，导致肘关节不稳定。

1. 分型　根据肘关节组成骨发生脱位的受累情况及脱位方向，肘关节脱位可分为肘关节后脱位、陈旧性肘关节后脱位、肘关节前脱位、双向分离脱位、单纯肱尺关节脱位、单纯桡骨头脱位、复杂性肘关节脱位。其中临床上最常见的是肘关节后脱位。

2. 诊断

（1）症状：患者有外伤史，如跌倒时手掌着地等。外伤后，肘部疼痛、肿胀、活动障碍。

（2）体征：查体时发现患肢肘关节多处于半伸直位，肘后凸畸形，前臂处于半屈位，并有弹性固定，肘后出现空虚感，可扪及凹陷，肘后三角关系发生改变，主动及被动关节活动丧失，应考虑肘关节后脱位的可能。

（3）辅助检查：肘关节正、侧位 X 线片可确定脱位的方向，移位程度及有无合并骨折。侧方脱位可合并神经损伤，应检查手部感觉及运动功能。

（4）诊断断准：①有外伤史；②肘部肿、痛，不能活动；肘关节后脱位时肘后空虚感；侧方脱位，肘部呈现肘内翻或外翻畸形；肘部三点关系完全破坏；③X 线检查可明确诊断。

3. 鉴别诊断

（1）肱骨髁上骨折：是儿童期最常见的骨折之一，常发生于 5~8 岁儿童，患儿多有跌倒后手着地受伤史，肘部出现疼痛、肿胀及皮下瘀斑，局部压痛，肘关节活动障碍。检查时局部明显压痛，有骨擦音及假关节活动，肘前软组织向前突出，局部可触及骨折端，肘后三角关系正常。X 线检查可明确诊断。

（2）尺骨鹰嘴骨折：尺骨鹰嘴骨折是肘部常见损伤，成人多见。尺骨鹰嘴骨折损伤可因间接暴力引起。受伤后肘后肿胀、疼痛，局部压痛明显，有时可触及骨擦感。肘关节呈半屈曲状，屈伸功能障碍。肘关节正侧位 X 线片可以明确诊断、骨折类型和移位程度。

三、下肢骨折与脱位

（一）股骨颈骨折

股骨头、颈与髋臼共同构成髋关节，是躯干与下肢的重要连接装置及承重结构。股骨颈的长轴线与股骨干纵轴线之间形成颈干角,为 110°~140°,平均 127°。股骨颈骨折(fracture of the femoral neck)是指自股骨头以下至股骨颈基底之间的骨折,多发生于中、老年人,与骨质疏松导致的骨质量下降有关。多数情况是在走路滑倒时,身体发生扭转倒地,间接暴力传导至致股骨颈发生骨折。青少年发生股骨颈骨折,需要较大的能量,如交通事故或高处坠落等。股骨颈骨折是骨科临床常见的骨折类型之一,约占全身骨折的 3.58%。

1. 分型

(1) 按骨折线部位分类:股骨头下骨折;经股骨颈骨折;股骨颈基底骨折。

(2) 按骨折线方向分类:远端骨折线与两侧髂嵴连线的夹角(Pauwels 角)大于 50°,为内收骨折(不稳定性骨折);Pauwels 角小于 30°,为外展骨折(稳定性骨折);Pauwels 角在 30°~50°之间时,稳定性介于两者之间(图 2-2)。

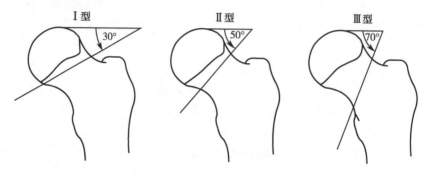

图 2-2　股骨颈骨折 Pauwels 分型

(3) 按移位程度分类:Garden 分型是最常用的分型之一,其根据股骨近端正位 X 线平片上骨折移位程度分为 4 型。Ⅰ型为不完全骨折;Ⅱ型为完全骨折但不移位;Ⅲ型为完全骨折,部分移位;Ⅳ型为完全骨折,完全移位。其中Ⅰ型、Ⅱ型为稳定性骨折,Ⅲ型、Ⅳ型为不稳定性骨折(图 2-3)。

2. 诊断

(1) 症状:中、老年人有摔倒受伤史,伤后髋部疼痛伴下肢活动受限,不能站立和行走,应怀疑有股骨颈骨折。

(2) 体征:检查可发现患肢缩短,肿胀常不明显,股骨大转子处可明显突出,腹股沟韧带中点下方常有压痛,患肢可有纵向叩击痛,两侧对比可发现骨传导音减弱。

(3) 辅助检查:X 线片检查可进一步明确骨折的类型、程度及移位情况。有些不完全性骨折或嵌插型骨折的患者伤后仍能行走,疼痛也可不明显,检查可有患肢的外旋畸形及纵向叩击痛。对可疑病例应及时行 X 线片检查,必要时随诊

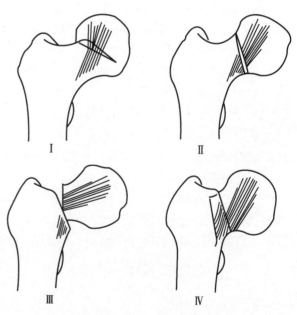

图 2-3　股骨颈骨折 Garden 分型

观察 2 周后再次行 X 线片检查,若有骨折,此时骨折局部吸收,骨折线清晰可见。

(4) 诊断标准:①有外伤史,其中老年人股骨颈骨折暴力不大,而青壮年股骨颈骨折常为强大暴力所致;②外伤后髋关节疼痛,活动受限,患肢可出现外展、外旋、短缩畸形;③X 线检查可明确诊断,对可疑骨折可作 CT 或 MRI 扫描确诊。

3. 鉴别诊断

(1) 股骨粗隆间骨折:多为老年人,股骨粗隆压痛明显,有骨擦音,无弹性固定,X 线检查可明确诊断。

(2) 髋关节软组织扭伤:局部肿痛较明显,常有皮下淤斑,功能障碍较轻,可呈保护性姿势,无弹性固定,X 线检查无异常。

(3) 髋关节脱位:外伤后髋关节疼痛、活动受限,弹性固定,患肢呈屈曲、内收、内旋、短缩畸形,臀部常可扪及脱位的股骨头。X 线检查可明确诊断。

(4) 髋臼骨折:常为强大暴力所致,髋关节疼痛、活动受限,患肢无明显畸形和弹性固定,X 线和 CT 检查可明确诊断。

(二) 股骨干骨折

股骨干骨折(fracture of the shaft of the femur)是指股骨小转子下 2~5cm 至股骨髁上 2~4cm 这一段骨干的骨折。股骨是人体最粗、最长、承受应力最大的管状骨,全股骨的抗弯强度与铸铁相近,弹性比铸铁更好。由于股骨的解剖及生物力学特点,需遭受强大暴力才会发生股骨干骨折,同时也使骨折后的愈合与重塑时间延长。股骨干骨折以儿童及青少年多见,约占全身骨折的 6%。

重物直接打击、车轮碾压等直接暴力作用于股骨,容易引起股骨干的横形或粉碎性骨折,同时有广泛软组织损伤。高处坠落伤、机器扭转伤等间接暴力作用,常导致股骨干斜形或螺旋形骨折,周围软组织损伤较轻。

1. 分型

(1) 按照有无伤口分为开放骨折及闭合骨折。

(2) 按照骨折部位分为近、中、远段骨折。

(3) 按照骨折 X 线形态分为横形、短斜形、长斜形、蝶形、粉碎性及多段骨折。

(4) AO 骨折分类:根据骨折的形态将股骨干骨折分为三型。①A 型:简单骨折;②B 型:楔形骨折;③C 型:复杂骨折。

2. 诊断

(1) 症状:股骨干骨折多有严重的外伤史,伤后局部肿胀、畸形严重,常有剧痛、下肢功能障碍。

(2) 体征:骨折处多表现为明显的畸形,如短缩、成角及旋转畸形。检查可发现局部青紫,明显压痛,还可能触及骨擦音、骨擦感。

(3) 辅助检查:X 线片可进一步了解骨折的类型、移位程度和方向。

(4) 诊断标准:①患者有强大暴力外伤史;②临床表现为大腿肿胀、疼痛、畸形,髋、膝活动受限,不能站立;③包括髋、膝关节的股骨全长正、侧位 X 片可明确诊断。

3. 鉴别诊断

(1) 股骨粗隆骨折:患者多为老年人,伤后髋部疼痛,不能站立或行走。下肢短缩及外旋畸形明显,无移位的嵌插骨折或移位较少的稳定骨折,上述症状比较轻微。检查时可见患肢大粗隆升高,局部可见肿胀及瘀斑,局部压痛明显。叩击足跟部常引起患处剧烈疼痛。股骨全长正、侧位 X 片可明确诊断。

(2) 股骨髁上骨折:外伤后出现膝关节上方的肿胀、疼痛和畸形,如为嵌插性骨折则畸形不明显。如局部肿胀严重,足背动脉扪及不清,应高度怀疑有腘动脉损伤的可能。X 线片可了解骨折的类型、移位方向,指导治疗方案。如怀疑有腘动脉损伤可作血管造影。

(三) 髌骨骨折

髌骨是人体最大的籽骨,前方有股四头肌腱膜覆盖,并向下延伸形成髌韧带,止于胫骨结节。两侧为髌旁腱膜,后面为关节软骨面,与股骨髌面形成髌股关节。髌骨与其周围的韧带、腱膜共同形成伸膝装置,是下肢活动中十分重要的结构。髌骨有保护膝关节和增强股四头肌肌力的作用,在膝关节活动中有重要的生物力学功能。

髌骨骨折(fracture of the patella)为关节内骨折,约占全身骨折的 1.05%,多发生于 30~50 岁的成年人,儿童极少见。髌骨位于膝前皮下,易受直接或间接暴力损伤。暴力直接作用于髌骨,如跌倒时跪地,髌骨直接撞击地面而发生骨折,骨折多呈粉碎性。间接暴力,多由于股四头肌剧烈收缩,所形成的牵拉性损伤。如突然滑倒时,膝关节半屈曲位,股四头肌骤然收缩,牵拉髌骨向上,髌韧带固定髌骨下部,而造成髌骨骨折,多为横形骨折。髌骨骨折的最大影响是膝关节伸膝装置失去连续性及髌股关节的动作不协调。

1. 分型

(1) 按照骨折 X 线形态:分为横断、星状或粉碎、垂直或边缘骨折、上下极骨折和软骨骨折,其中横断骨折最常见,且大多数横断骨折位于髌骨中部或下 1/3。

(2) 按照骨折移位情况:分为移位骨折和无移位骨折。

2. 诊断

(1) 症状:伤后膝部疼痛、肿胀、不能主动伸膝。

(2) 体征:检查时可发现局部压痛、浮髌试验阳性。骨折移位者可触及骨折间隙或阶梯状。髌骨位置表浅,诊断根据病史和局部检查多不困难。

(3) 辅助检查:X 线摄片可进一步明确骨折的类型、移位情况及程度。摄 X 片时应采用膝关节正侧位及斜位,而不用前后位。此外常规的正侧位 X 线片不易发现髌骨纵形骨折,对可疑者应摄髌骨轴位片,有时还需摄健侧髌骨 X 线片,用以鉴别髌骨边缘骨折与副髌骨,必要时行 CT 检查以明确诊断。髌骨软骨骨折在损伤初期的 X 线片可能不显示,必要时行 MRI 检查以明确诊断。

(4) 诊断标准:①突然滑倒或髌骨直接撞击受伤史;②外伤后立即出现膝关节肿胀、疼痛,膝关节屈伸受限,髌前可以扪及骨折分离后的空虚间隙;③X 线片检查基本可以确诊,部分骨折需依靠 CT 或 MRI 方能确诊。

3. 鉴别诊断

(1) 膝关节侧副韧带损伤:有膝关节内、外翻受伤史,表现为膝关节侧方压痛,应力下膝关节内、外翻时疼痛加重。膝关节内、外翻应力下拍 X 线片及 MRI 检查可明确诊断。

(2) 膝关节交叉韧带损伤:有膝关节扭伤史,抽屉试验阳性,X 线片常可显示交叉韧带附着点撕脱性骨折,MRI 检查可明确有无膝关节交叉韧带损伤。

(3) 膝关节半月板损伤:有膝关节扭伤史,膝关节有弹响和交锁,半月板旋转试验、研磨试验阳性。MRI 和膝关节镜检查可明确诊断。

(四) 胫腓骨骨干骨折

胫骨位于皮下,胫骨干横切面呈三棱形,在中下 1/3 交界处变成四边形,在三棱形和四边形交界处是骨折的好发部位。由于整个胫骨均位于皮下,骨折端容易穿破皮肤,成为开放性骨折。腓骨为细长管状骨,是小腿肌肉附着的重要骨骼。腓骨头下方的细小部位为腓骨颈,此处有腓总神经绕过,为腓总神经损伤的好发部位。腓骨下端参加组成踝关节,故腓骨的完整性对踝关节有重要作用。

胫腓骨骨干是长管状骨中最常发生骨折的部位,约占全身骨折的 10%~13.7%。胫腓骨骨干骨折(fracture of the tibia and fibula)可分为三种类型:胫腓骨干双骨折、单纯胫骨干骨折及单纯腓骨骨折。其中胫腓骨干双骨折最为常见,胫骨干单骨折次之,而腓骨干单骨折最少见。

1. 分型

(1) 按照骨折 X 线形态:分为横形、短斜形、长斜形、粉碎性及螺旋形骨折。

(2) 按照有无伤口:分为开放骨折及闭合骨折。

2. 诊断

(1) 症状:外伤后局部剧烈疼痛、肿胀、肢体畸形、异常活动。

(2) 体征:查体时可发现小腿常有肿胀、青紫、皮肤可能有张力性水疱。骨折有明显移位者,局部可有畸形、压痛,完全骨折者局部可能触及骨擦音和(或)骨擦感,患肢可有纵向叩击痛。

(3) 辅助检查:X 线片检查有助于了解骨折的类型、移位程度和方向等,X 线片必须包括胫腓骨全长(包括膝、踝两个关节),以免漏诊。

(4) 诊断标准:①有直接暴力和间接暴力外伤史;②青枝骨折、成人的单纯腓骨骨折,主要表现为局部的肿胀、压痛,活动受限不明显;如骨折有明显的移位,可表现为小腿的畸形、反常活动,有骨擦音、骨擦感;③拍摄包括膝、踝关节的胫腓骨全长 X 片既可以确诊,还可以显示胫骨上、下关节面是否平行。

要认真检查是否合并血管、神经损伤,有无骨筋膜室综合征。

3. 鉴别诊断

(1) 小腿软组织损伤:小腿软组织损伤所受暴力较轻,肿胀、疼痛较轻,可负重行走,X 线片无骨折征象。

(2) 小腿骨筋膜室综合征:多为小腿碾压所致,软组织损伤严重,肿胀明显,当压力达到 55mmHg 时可使供应肌肉的小动脉关闭引起缺血,可导致缺血性肌挛缩甚至坏疽。X 线片有或无骨折征象。

(五) 踝部骨折

踝关节由胫骨远端、腓骨远端和距骨体构成。胫骨远端内侧突出部分为内踝,后缘呈唇状突起为后踝,腓骨远端突起部分为外踝。外踝与内踝不在同一冠状面上,较内踝略偏后,外踝远端较内踝远端和后方低 1cm 左右。由内踝、外踝和胫骨下端关节面构成踝穴,包容距骨体。与踝穴共同构成关节的距骨滑车其关节面约有 2/3 与胫骨下端关节面接触,是人体负重的主要关节之一。在负重中期,关节面承受的压力约为体重的 2 倍,在负重后期可达到 5 倍,这也是踝关节容易受伤的原因之一。

踝部骨折(fracture of the ankle)主要由间接暴力所致,大多数是在踝跖屈扭伤,力传导引起骨折。骨折多见于青壮年,男性多于女性,约占全身骨折的 4.2%,居关节内骨折之首。

1. 分型

(1) 根据解剖部位可分为单踝骨折、双踝骨折及三踝骨折。

(2) 根据受伤时足的姿势和致伤方向，将踝部骨折分为旋前-外展型、旋前-外旋型、旋后-内收型、旋后-外旋型和垂直压缩型。

2. 诊断

(1) 症状：踝部受伤后，局部肿胀明显，瘀斑，出现内翻或外翻畸形，活动障碍。

(2) 体征：检查时可在骨折处扪到局限性压痛，活动踝关节时疼痛加剧。根据外伤史和局部体格检查结果，诊断多不困难，详细了解受伤史，对于明确受伤机制极为重要。

(3) 辅助检查：踝关节正位、侧位X线摄片可明确骨折的部位、类型及移位方向。此外踝部骨折多合并韧带损伤，必要时可行踝关节MRI检查，以明确诊断。

(4) 诊断标准：①有踝关节严重扭伤史，根据暴力的方向和踝关节受伤时的姿势可分为不同的骨折类型；②临床表现为踝关节外伤后立即出现肿胀、疼痛及功能障碍，可表现为内翻或外翻畸形；③X线片可以明确骨折的部位、类型和严重程度。

3. 鉴别诊断

(1) 踝关节韧带损伤：所受暴力相对较轻，踝关节内、外翻时可使疼痛加重。X线检查可以明确有无骨折。

(2) 踝关节脱位：踝关节扭伤后出现肿胀、畸形，踝关节弹性固定，活动受限。X线检查可以明确诊断。

(六) 髋关节脱位

髋关节为连接躯干与下肢的一个多轴杵臼关节，由股骨头与髋臼组成，其周围有强有力的肌肉层覆盖，髋关节的主要功能是负重及维持相当大的活动度，并具有吸收震荡的能力。髋关节结构特点是稳定、有力而灵活。股骨头是一个近2/3的球形体，上方略显扁平。关节面中央有一凹陷，称为股骨头凹。股骨头关节面除股骨头凹外，均覆以透明软骨，与髋臼相比，股骨头关节面较大，这样增加了髋关节的活动范围。

由于髋关节是一种典型的杵臼关节，周围又有坚强的韧带与强壮的肌群，因此只有强大的暴力才会引起髋关节脱位(dislocation of the hip joint)。髋关节脱位位于全身四大关节(肩、肘、髋、膝)脱位的第三位，多见于交通伤，少数发生于坠落伤或运动性损伤。髋关节脱位按股骨头脱位的方向可分为前、后及中心脱位，其中以后脱位最为常见。据统计，髋关节后脱位占全部髋关节脱位的比例约为85%~90%。

大部分髋关节后脱位发生于交通事故。发生事故时，患者的体位处于屈膝及髋关节屈曲内收，股骨轻度内旋状态，当膝部遭受暴力时，股骨头即从髋关节囊的后下部薄弱区脱出。

髋关节前脱位较少见，有两种暴力可以引起髋关节前脱位。第一种暴力为交通事故，患者髋关节处于外展位，髋关节屈曲，并顶于前排椅背上，当急刹车时膝部受力，股骨头即从髋关节囊前方内下部分薄弱区脱出。第二种暴力为高处坠落，股骨于外展、外旋情况下，髋后部受到直接暴力而导致脱位。

由于髋关节囊壁所包绕韧带的特点，即内下壁和后下壁缺乏韧带，较为薄弱，容易从这两处发生脱位。因此，不合并髋臼骨折的单纯性髋关节脱位只有前脱位和后脱位两种。髋关节中心脱位常由于侧方的暴力，直接撞击在股骨粗隆区，使股骨头水平向内移动，穿过髋臼内侧壁而进入骨盆腔。如果受伤时下肢处于轻度内收位，则股骨头向后方移动，产生髋臼后部骨折。如下肢处于轻度外展、外旋位,则股骨头向上方移动,产生髋臼爆裂型粉碎性骨折,此时髋臼的各个区域都有损伤。髋关节中心脱位往往伴有髋臼骨折。

1. 分型

(1) 髋关节后脱位:临床上多采用 Epstein 分类法,分为五型。①Ⅰ型:单纯脱位或只有髋臼后壁小骨折块;②Ⅱ型:股骨头脱位,合并髋臼后壁一大块骨折;③Ⅲ型:股骨头脱位,合并髋臼后壁粉碎骨折,有或无一个主要骨折块;④Ⅳ型:股骨头脱位,合并髋臼后壁和髋臼底部骨折;⑤Ⅴ型:股骨头脱位,合并股骨头骨折。

(2) 髋关节前脱位:根据股骨头脱出的位置分为闭孔下、髂骨下及耻骨下脱位。

(3) 髋关节中心脱位:①Ⅰ型:单纯性髋臼内侧壁骨折(耻骨部分),股骨头脱出于盆腔内;②Ⅱ型:后壁有骨折(坐骨部分),股骨头可向后方脱出;③Ⅲ型:髋臼顶部有骨折(髂骨部分);④Ⅳ型:爆裂型骨折,髋臼全部受累。

2. 诊断

(1) 症状:髋关节脱位存在明确的外伤史,且引起髋关节脱位的损伤暴力都较强大。髋关节后脱位受伤后即疼痛及不能行动,髋关节功能完全丧失,呈屈曲、内收、内旋和患肢短缩畸形,患者臀部隆起可触及股骨头,被动活动髋关节时引起疼痛及肌肉痉挛。髋关节前脱位患肢呈明显外展、外旋及屈曲畸形,并较健肢为长,在闭孔或腹股沟附近可触到股骨头,髋关节功能完全丧失,被动活动时引起疼痛和肌肉痉挛。髋关节中心脱位患侧髋部可出现肿胀、疼痛、活动障碍,大腿上段外侧方往往有较大血肿。

(2) 体征:髋关节后脱位患侧下肢表现为屈曲、内收、内旋、短缩畸形。患者髋部疼痛,关节功能障碍,并有弹性固定,在臀部可触及上移的股骨头。髋关节前脱位患肢呈外展、外旋和屈曲畸形,髋关节因弹性固定而功能障碍,患侧腹股沟或闭孔处肿胀、饱满。髋关节中心脱位患侧肢体短缩,其程度和股骨头内陷程度有关。

(3) 辅助检查:X 线检查可了解脱位情况,骨折移位情况,是否伴有髋臼、股骨头、股骨颈甚至股骨干骨折。必要时行 CT 检查了解骨折移位情况。

(4) 诊断标准:①有严重外伤史,多见于青壮年;②局部肿痛,弹性固定,髋关节后脱位患肢呈屈曲、内收、内旋、短缩畸形,臀部常可扪及脱位的股骨头。髋关节前脱位患肢呈明显外展、外旋及屈曲畸形,并较健肢为长,在闭孔或腹股沟附近可触到股骨头。髋关节中心脱位患侧肢体短缩畸形;③X 线检查可明确诊断。

3. 鉴别诊断

(1) 股骨颈骨折:有外伤史,但暴力不大,多为老年人。患肢短缩、外展、外旋畸形,可有骨擦音,无弹性固定,X 线检查可了解骨折部位及类型。

(2) 股骨粗隆间骨折:多为老年人,股骨粗隆压痛明显,有骨擦音,无弹性固定,X 线检查可明确诊断。

(3) 髋关节软组织扭伤:局部肿痛较明显,常有皮下瘀斑,功能障碍较轻,可呈保护性姿势,无弹性固定,X 线检查无异常。

四、脊柱骨折与脱位

(一) 脊柱骨折

脊柱是躯干的中轴,位于背部正中,上接颅骨,下连髋骨。脊柱中央形成椎管,为脊髓的通道。脊椎具有支持部分体重、维持重心、减轻冲击、保护脊髓和内脏的功能。脊柱骨折（fracture of the spine）十分常见，约占全身骨折的 5%~6%。脊柱骨折多发生于胸腰段，常因间接暴力造成。脊柱骨折可以并发脊髓或马尾神经损伤。

1. 颈椎骨折分类　按照患者受伤时颈椎所处的位置（前屈、直立和后伸）可分为四种类型。

（1）屈曲型损伤：指颈椎在屈曲位时受暴力所致。

1）压缩型骨折：较为多见。X 线侧位片为椎体前缘骨皮质嵌插成角，或为椎体上终板破裂压缩。

2）骨折 - 脱位：因过度屈曲导致后纵韧带断裂，暴力使脱位椎体的下关节突移行于下位椎体上关节突的前方，称之为关节突交锁。

（2）垂直压缩型损伤：颈椎处于直立位时受到垂直应力所致，无过屈或过伸力量，例如高空坠物或高台跳水。

1）寰椎前、后弓双侧骨折（Jefferson 骨折）：X 线平片上很难发现骨折线，CT 检查可以清晰地显示骨折部位、数量及移位情况，而 MRI 检查只能显示脊髓受损情况。

2）爆裂型骨折：为下颈椎（C_{3-7}）椎体粉碎性骨折，一般多见于 C_5、C_6 椎体，破碎的骨折片不同程度突向椎管内，因此四肢瘫痪发生率可高达 80%。

（3）过伸损伤

1）无骨折 - 脱位的过伸损伤：常因患者跌倒时额面部着地，颈部过伸所致，其特征性体征是额面部有外伤痕迹。

2）枢椎椎弓骨折：此型损伤的暴力来自颏部，使颈椎过度仰伸，在枢椎的后半部形成强大的剪切力，导致枢椎的椎弓发生垂直状骨折。

（4）齿状突骨折：引起齿状突骨折的机制尚不明确，暴力可能来自水平方向，从前至后，经颅骨而至齿状突。

2. 胸腰椎骨折分类

（1）依据骨折的稳定性

1）稳定性骨折：轻度和中度的压缩骨折，脊柱的后柱完整。单纯横突、棘突和椎板的骨折也属于稳定性骨折。

2）不稳定性骨折：三柱中有两柱骨折；爆裂骨折，中柱骨折后，椎体后部骨折块突入椎管，有神经损伤的可能性；累及前、中、后三柱的骨折 - 脱位，常伴有神经损伤症状。

（2）依据骨折形态分类

1）压缩骨折：椎体前方受压缩楔形变。压缩程度以 X 线侧位片上椎体前缘高度占后缘高度的比值计算。Ⅰ度为 1/3，Ⅱ度为 1/2，Ⅲ度为 2/3。

2）爆裂骨折：椎体呈粉碎性骨折，骨折块向四周移位，向后移位可压迫脊髓、神经。X 线平片和 CT 片上表现为椎体前后径和横径均增加，两侧椎弓根距离加宽，椎体高度减小。

3）屈曲牵张性骨折（Chance 骨折）：多见于高速公路安全带遇急刹车时上身突然前屈所致，属于屈曲型骨折的特殊类型，它是经椎体、椎弓及棘突的横向骨折，也可以是前后纵韧带 - 椎间盘 - 后柱韧带部分的损伤。

4）骨折 - 脱位：脊柱骨折并脱位可能是椎体向前或向后移位，可伴有关节突关节脱位或骨折。

3. 诊断

(1) 症状:脊柱骨折后患者可出现骨折部位剧烈疼痛,腰背部肌肉痉挛,不能起立、起坐或翻身。伴有腹膜后血肿者,由于自主神经受刺激,还可引起肠蠕动减慢,出现腹胀、腹痛、便秘等症状。

(2) 体征:骨折局部可出现肿胀、压痛和叩击痛,合并脊髓损伤时,可因损伤度的轻重出现程度不等的神经症状和体征。

(3) 辅助检查:一般脊柱骨折易于诊断,X 线片是不可缺少的诊断方法,一方面可明确诊断,另一方面可了解骨折的性质,一般需摄正、侧位片。X 线检查有其局限性,不能显示出椎管内受压情况。有神经损伤症状的患者需作 CT 检查,CT 检查不仅可以显示出椎体的骨折情况,还可以显示出有无碎骨片突出于椎管内。CT 片不能显示出脊髓受损情况,必要时应作 MRI 检查。

(4) 诊断标准:①有严重外伤史,如交通事故、高处坠落、重物撞击腰背部等;②主要临床症状:局部疼痛;站立及翻身困难;腹膜后血肿刺激腹腔神经节,使肠蠕动减慢,常出现腹痛、腹胀,甚至肠麻痹症状;如有瘫痪,则表现为四肢或双下肢感觉、运动障碍。应注意检查是否合并有颅脑、胸、腹和盆腔脏器的损伤;③X 线片拍摄压痛区域的正、侧位片,必要时加摄斜位片或张口位片,在斜位片上可了解有无椎弓峡部骨折。行压痛区域的 CT 及三维重建,必要时可拍摄脊柱全长 CT 三维重建。怀疑有脊髓、神经损伤或椎间盘损伤时应作脊柱相应部位的 MRI 检查。

4. 鉴别诊断　脊柱骨折脱位合并脊髓损伤:脊柱中线有局部肿胀和明显的局部压痛,常有后凸畸形。颈椎损伤时肿胀和后凸畸形并不明显,但有明显压痛。神经系统查体多有阳性发现,包括感觉、运动、反射和括约肌功能。脊髓造影和 MRI 检查有利于明确诊断。

(二) 腰椎滑脱

腰椎滑脱(lumbar spondylolisthesis)的发病年龄以 20~50 岁为主,约占 85%,男性多于女性。最常见的滑脱部位是 L_{4-5} 及 $L_5~S_1$,近 90% 的滑脱发生于 $L_5~S_1$ 节段。病因较为复杂,可以确定的两个重要原因是创伤性因素和先天性因素,前者更为常见。

1. 分型

(1) Wiltse-Newman-Macnab 分类法:根据病因及局部解剖学,共分为五型。

1) 发育不良性:骶骨关节突或 L_5 下关节突的先天性畸形导致 L_5 在 S_1 上滑动,这种类型无峡部缺损。

2) 峡部性:关节峡部存在缺损导致 L_5 在 S_1 上滑移,可分为 3 种亚型:①Ⅱ-A 峡部裂 - 峡部应力骨折;②Ⅱ-B 峡部延长但保持完整;③Ⅱ-C 峡部急性骨折。

3) 退行性:椎体间长期失稳导致受累关节突重新塑形所致。

4) 创伤性:上下节段椎体的骨性连接区骨折所致,包括椎弓根、椎板或关节突,峡部没有骨折。

5) 病理性:全身或局部骨病及骨性结构薄弱所致,如成骨不全等。

(2) Meyerding 分度法:将下位椎体上缘分为四等份,根据椎体相对下位椎体向前滑移的程度来划分。

1）Ⅰ度滑脱:椎体向前滑动不超过椎体中部矢状径的 1/4。

2）Ⅱ度滑脱:椎体向前滑动超过椎体中部矢状径 1/4,但不超过 2/4。

3）Ⅲ度滑脱:椎体向前滑动超过椎体中部矢状径 2/4,但不超过 3/4。

4）Ⅳ度滑脱:椎体向前滑动超过椎体中部矢状径 3/4,但不超过 4/4。

5）Ⅴ度滑脱:椎体向前滑动超过椎体中部矢状径 4/4(腰椎脱离)。

2. 诊断

（1）症状:常因工作劳累或轻微损伤后出现疼痛,疼痛多为慢性、钝痛,部位多在腰骶部,少数患者可发生严重的尾骨疼痛,不同类型的腰椎滑脱,其症状也有所不同。同时滑脱后的神经根受到牵拉也可导致下肢放射痛和麻木。腰椎滑脱合并椎管狭窄时可出现间歇性跛行症状,即行走时出现下肢无力、沉重感。患者站立时症状不能缓解,常需采取弯腰坐下等姿势才能够缓解疼痛。腰椎滑脱时可牵拉损伤马尾神经,从而出现马尾神经症状。

（2）体征:腰椎生理曲度增加;步态异常;腰骶部"台阶感";棘突和峡部裂处压痛;神经功能受损。

（3）辅助检查:X 线片对于腰椎滑脱的诊断及治疗方案的制订十分重要。所有腰椎滑脱患者均应常规拍摄站立位的正侧位、双斜位及动力位 X 线片。CT 及三维重建对椎体滑脱程度的测量较 X 线片精确,便于临床制订完善的手术方案。MRI 可以显示毗邻节段椎间盘的退变情况,明确腰背部疼痛是否与毗邻节段椎间盘退变有关,从而确定融合节段。对于表现为腰部神经根症状的患者,MRI 有助于明确神经根受压的部位和原因,从而制订减压的方案。

（4）诊断标准:①主要临床症状:工作劳累或轻微损伤后出现疼痛,疼痛多为慢性、钝痛,部位多在腰骶部,少数患者可发生严重的尾骨疼痛;②体征:腰椎生理曲度增加、步态异常、腰骶部"台阶感"、棘突和峡部裂处压痛、神经功能受损;③辅助检查:首选 X 线片,CT 及三维重建对椎体滑脱程度的测量较 X 线片精确,便于临床制订完善的手术方案。MRI 可以显示毗邻节段椎间盘的退变情况,明确腰背部疼痛是否与毗邻节段椎间盘退变有关。对于表现为腰部神经根症状的患者,MRI 有助于明确神经根受压的部位和原因。

3. 鉴别诊断

（1）腰椎间盘突出症:腰椎间盘突出症的典型症状是放射性腰痛或腿痛,多数患者仅有放射性腿痛,部分患者两者可同时发生。腰椎间盘突出症引起的放射性腿痛沿神经根分布区放射,又称根性放射痛,并可与腹压、活动和体位有关。X 线片、CT 及 MRI 检查可明确诊断。

（2）腰椎管狭窄症:间歇性跛行是腰椎管狭窄症最典型的症状,起初患者可行走的距离较长,但随着症状加重行走距离也逐渐减少,休息的时间也越长。大部分患者体格检查可无异常体征。CT 及 MRI 检查可明确诊断。

五、骨盆骨折与脱位

（一）骨盆骨折

骨盆骨折(fracture of the pelvis)是一种常见骨折,多由直接暴力挤压骨盆所致,其发生率较高,约占全部骨骼损伤的 3%。最常见的原因是机动车辆事故、行人被车辆撞伤及高处坠落伤。骨盆环是一个骨性环,它是由髂骨、耻骨、坐骨组成的髋骨连同骶尾构成的坚固骨环,后方有骶髂关节,前方有耻骨联合。躯干的重量经骨盆传递至下肢,它还起着支持脊柱的作用。骨盆骨折半数以上伴有并发症或多发伤。最严重的是创伤性失血性休克及盆腔脏器合并伤。

1. 分型 骨盆骨折的分类方法较多,其中 Marvin Tile 分型应用较广泛,根据骨折的稳定性和受伤机制分为三型,各型又分为三种亚型。

(1) A 型:稳定性损伤。

1) A1 型:骨盆边缘撕脱骨折,如髂前上、下棘或坐骨结节撕脱。

2) A2 型:单纯髂骨翼骨折或移位微小的骨盆环稳定性损伤。

3) A3 型:骶骨或尾骨横断骨折。

(2) B 型:旋转不稳定型。

1) B1 型:开放式损伤。

2) B2 型:侧方挤压损伤,可分为单侧型和对侧型(桶柄样损伤)。

3) B3 型:双侧 B 型损伤。

(3) C 型:旋转及垂直均不稳定型。

1) C1 型:单侧损伤,后方可为髂骨、骶骨骨折或骶髂关节脱位。

2) C2 型:双侧损伤,其中一侧为 B 型损伤,另一侧为 C 型损伤。

3) C3 型:双侧 C 型损伤或合并髋臼骨折。

2. 诊断

(1) 症状:局部疼痛、肿胀,会阴部、腹股沟或腰骶部出现皮下瘀斑,下肢活动和翻身困难。

(2) 体征:患侧下肢可有短缩畸形,骨盆挤压、分离试验或伸膝屈髋试验阳性。

(3) 辅助检查:骨盆 X 线片检查可判断骨盆骨折的类型、移位程度等。必要时可采用 CT 及 MRI 检查明确诊断。

(4) 诊断标准:①除骨盆边缘撕脱性骨折与骶尾骨骨折外,多有强大外伤史,主要见于车祸、高空坠落和工业意外;②损伤部位疼痛,活动受限,患者不能站立行走。会阴部皮下瘀血斑是较特征性的标志;③检查可有局部压痛,异常活动及骨擦音,骨盆两侧不对称,患侧下肢可有短缩畸形,骨盆挤压、分离试验或伸膝屈髋试验阳性;④视病情及早完成 X 线和 CT 检查,了解骨折及移位的情况;⑤监测血压,尿液检测,必要时行诊断性腹腔穿刺,以了解有无合并伤。

3. 鉴别诊断

(1) 髋臼骨折:髋臼骨折是由强大暴力作用于股骨头和髋臼之间造成的,约占全身骨折的 0.7%。患者有明确外伤史,髋部肿胀疼痛,髋关节主动和被动运动受限。股骨头突入盆腔者,有患肢缩短,内外旋畸形。严重损伤者可伴有休克、内脏损伤及坐骨神经损伤的症状及体征。骨盆平片可明确诊断髋臼骨折,并可显示骨折移位情况,必要时行 CT 检查。

(2) 髋关节脱位:有严重外伤史,多见于青壮年。局部肿痛,弹性固定,髋关节后脱位患肢呈屈曲、内收、内旋、短缩畸形,臀部常可扪及脱位的股骨头。髋关节前脱位患肢呈明显外展、外旋及屈曲畸形,并较健肢为长,在闭孔或腹股沟附近可触到股骨头。髋关节中心脱位患侧肢体短缩畸形。X 线检查可明确诊断。

（二）骶髂关节脱位

骶髂关节的上半部为韧带关节,无软骨关节面,在骶骨与髂骨之间有许多凸起与凹陷,互相嵌插借纤维组织相连,颇为坚固。骶髂关节的下半部有耳状软骨面、少滑膜及前后关节囊韧带,是真正的关节,比较薄弱。骶髂关节对骨盆环的稳定性起重要作用,当骨盆环的稳定性被破坏时,特别是骨盆后环,可导致骶髂关节脱位(dislocation of iliosacral joint)。

1. 分型　常见骶髂关节脱位可分为三种类型。

（1）经耳状关节与韧带关节脱位。

（2）经耳状关节与 S_1、S_2 侧块骨折发生脱位。

（3）经耳状关节与髂骨翼后部斜形骨折发生脱位。

2. 诊断

（1）症状:局部疼痛、肿胀、翻身困难、下肢活动障碍等。

（2）体征:骶髂关节处压痛、叩击痛,骶髂关节旋转试验、单髋后伸试验、"4"字征以及骨盆挤压、分离试验、直腿抬高试验等阳性。

（3）辅助检查:X 线片检查可判断骶髂关节脱位的类型,必要时可采用 CT 及三维重建明确诊断。

（4）诊断标准:①多有强大外伤史,主要见于车祸、高空坠落和工业意外;②损伤部位疼痛,活动受限,翻身困难,下肢活动障碍;③骶髂关节处压痛、叩击痛,骶髂关节旋转试验、单髋后伸试验、"4"字试验、骨盆挤压分离试验、直腿抬高试验等阳性;④ X 线片、CT 及三维重建,了解骶髂关节脱位及移位的情况。

3. 鉴别诊断

（1）腰椎间盘突出症:无明显外伤史,通常在腰椎棘突旁压痛,并放射至下肢,直腿抬高试验或直腿抬高增强试验呈阳性。腰椎 X 线片可见脊柱退变征象,必要时行腰椎 CT 及 MRI 检查鉴别。

（2）骶髂关节结核:有低热、盗汗、乏力、消瘦症状,X 线片检查可发现骶髂关节面破坏,有时可见空洞和死骨。

（杨志金）

第二节　软组织损伤

一、急性软组织损伤

急性软组织损伤(acute soft tissue injury)是由各种原因导致的关节、肌肉、肌腱、韧带等软组织的急挫伤、拉伤、扭伤等。临床表现为局部疼痛、压痛、肿胀、青紫瘀斑、肢体活动障碍,病程一般在 3 周以内。

（一）分型

通常根据受伤部位皮肤或黏膜的完整情况来划分。

1. 开放性软组织损伤　指伴有皮肤、黏膜的完整性受到破坏,伤口直接于外界组织损伤,常见的有擦伤、刺伤和撕裂伤。共同特点是易感染。

2. 闭合性软组织损伤 局部皮肤或黏膜完整,无裂口与外界相通,损伤时的出血集聚在组织内。

（二）诊断

1. 症状 有明显的外伤史,疼痛剧烈,局部迅速肿胀,肢体随意运动受限。

2. 体征 伤处压痛明显,可出现局部青紫淤血、瘀斑、严重者可出现皮下血肿,波动征阳性;损伤后2周左右,瘀肿大部分消退或转为黄褐色,疼痛逐渐消失,功能恢复或轻度障碍;部分损伤较重的患者,恢复期较长,局部仍有肿胀或有硬结,隐隐作痛,肢体活动有不同程度受限。

3. 辅助检查 肌骨超声或MRI对软组织损伤有辅助诊断作用;肌肉损伤血清肌酸激酶及同工酶活性升高;X线检查主要排除骨折、脱位及骨病。

1、3为确切诊断标准,2为辅助诊断标准。

（三）鉴别诊断

主要与外伤性骨折、关节脱位相鉴别。

1. 外伤性骨折

（1）症状:均有明显的外伤史,表现为疼痛、肿胀和肢体活动受限。不同之处是骨折的疼痛及活动受限更明显,若骨折失血多还可引起休克。

（2）体征:均有压痛,局部青紫淤血、瘀斑等。骨折有畸形、异常活动、骨擦音或骨擦感专有体征,急性软组织损伤无骨折专用体征。

（3）辅助检查:软组织损伤常规行肌骨超声或MRI检查。凡疑为骨折者都应常规进行X线拍片检查,可显示临床上难以发现的不完全性骨折、深部骨折、关节内骨折和小的撕脱性骨折等,即使临床上已表现为明显骨折者,X线拍片检查也是必需的。X线摄片应包括正、侧位片,必须包括邻近关节,有时需加摄斜位、切线位或健侧相应部位X线片。对于骨折不明确但又不能排除、脊柱骨折有可能压迫脊髓神经根,以及复杂骨折均可行CT检查。三维CT重建可以直观便捷地进行骨折分型。

2. 关节脱位

（1）症状:均有损伤处疼痛。关节脱位的正常活动丧失,关节部位出现畸形,可见关节窝下空虚。

（2）体征:均有局部压痛。关节脱位有其专有体征:①畸形:肢体出现旋转、内收或外展和外观变长或缩短等畸形,与健侧不对称;②弹性固定:未撕裂的肌肉和韧带可将脱位的肢体保持在特殊的位置,被动活动时有抵抗和弹性的感觉;③关节窝空虚。软组织损伤无关节脱位的专有体征。

（3）辅助检查:软组织损伤X线检查是排除骨折等其他病变;关节脱位X线检查可确定脱位部位、程度、方向、脱位类型和有无合并骨折,是特征性检查。

二、肌肉损伤

肌肉由肌膜、肌间隔、神经、动静脉血管、肌纤维等构成。肌肉损伤（skeletal muscle injuries）是指肌肉主动强烈的收缩或被动过度拉长时所造成的肌肉微细损伤或部分撕裂或完全撕裂,有两种类型:一是由于一次强力牵拉引起的肌肉急性损伤,此类多发生于跳跃、投掷项目;二是持续过度地使用肌肉引起的慢性损伤,此类多发生于长跑、竞赛项目等。肌肉损伤是一种十分常见训练伤,以大腿股四头肌、腘绳肌拉伤多见。

（一）分型

1. 根据损伤严重程度　分为完全断裂、部分断裂。

2. 根据损伤原因　分为肌肉拉伤、肌肉挫伤和延迟性肌肉损伤。

（二）诊断

1. 症状　有明显外伤史,损伤后表现为疼痛、肿胀,受累肌肉收缩活动受限,局部有青紫瘀斑,刺痛和牵拉痛。

2. 体征　局部肿胀、压痛、肌肉紧张、活动受限;肌肉抗阻收缩试验阳性(患者做受伤肌肉的主动收缩活动,检查者对活动施加一定阻力,在对抗过程中出现明显疼痛,疼痛部位即为肌肉损伤处)。

3. 辅助检查　血清肌酸激酶及同工酶活性升高,血液中 C- 反应蛋白可作为骨骼肌运动性损伤的标志物。肌骨超声或 MRI 对肌肉断裂程度的判断有辅助诊断作用,磁共振成像（MRI）T_1 加权像（T_1WI）与 T_2 加权像（T_2WI）均可以反映肌肉损伤部位、范围,T_1WI 上信号表现为增高,而 T_2WI(FS)的变化更能反映肌肉损伤及恢复情况。

根据外伤史、症状、局部压痛及肌肉抗阻收缩试验阳性,可诊断为肌肉损伤。

（三）鉴别诊断

主要与外伤性骨折、韧带损伤鉴别。

1. 外伤性骨折

（1）症状:均有局部疼痛。外伤性骨折的疼痛较剧烈、持久;肌肉损伤的疼痛程度相对较轻。

（2）体征:均有局部压痛。骨折有畸形、异常活动、骨擦音或骨擦感等专有体征;肌肉损伤无骨擦音,肌肉抗阻力收缩试验阳性。

（3）辅助检查:肌肉损伤 X 线检查是排除骨折等其他病变;骨折 X 线检查可明确诊断。

2. 韧带损伤

（1）症状:均有外伤史,表现为疼痛、肿胀、局部青紫瘀斑和活动受限。韧带损伤的疼痛多在关节附近;肌肉损伤的疼痛在肌肉损伤处。

（2）体征:均有局部压痛。韧带损伤在牵拉关节时疼痛加重,韧带完全断裂时,关节稳定性下降,有松弛感;不完全断裂肌肉在抗阻力收缩时疼痛加重,肌肉完全断裂时局部有隆起。

（3）辅助检查:血清肌酸激酶及同工酶活性在肌肉损伤时升高,韧带损伤时无变化。肌骨超声或 MRI 检查,两者病变部位不同。

三、肌筋膜炎

肌筋膜炎（myofascitis）又称肌纤维组织炎、纤维织炎、肌筋膜疼痛综合征,主要是肌肉和筋膜无菌性炎症而产生粘连引起的一系列症状。长期不良姿势下工作的人群,如医生、会计、作家、老师等,尤其是中年女性多见。好发于颈肩和腰背部。

（一）诊断

1. 症状　大多数患者有慢性劳损史(长期、持续在特殊姿势下工作),颈、肩、腰部均可被侵犯。有广泛性、持续性酸胀痛,晨起较重,下午较轻。有特定的痛点,劳累或天气变化时症状加重,疼痛传导不符合神经解剖分布,可伴有自主神经系统症状。

2. 体征　按压时,有一触即发的特点,产生剧烈疼痛,故称为激痛点(trigger point)或触发点。皮下可能触及条索状物;局限型患者常为急性发病,用力牵伸及过劳能使疼痛加剧;可有局部肌肉疼挛;棘突旁、椎旁、斜方肌、竖脊肌局部常有压痛点。

3. 辅助检查　X 线无诊断意义,但有鉴别价值。

对激痛点做普鲁卡因封闭后,疼痛立即消失,可协助诊断。

(二) 鉴别诊断

主要与强直性脊柱炎、类风湿性关节炎鉴别。

1. 强直性脊柱炎

(1) 症状:均有疼痛。强直性脊柱炎疼痛多见于脊柱与骶髂关节处;肌筋膜炎常有特定痛点,沿筋膜分布。

(2) 体征:均有局部压痛。强直性脊柱炎通常在骶髂关节压痛,后期可出现驼背,甚至影响呼吸。肌筋膜炎通常有激痛点,不会引起畸形。

(3) 辅助检查:肌筋膜炎 X 线检查可排除骨折等其他病变;强直性脊柱炎的辅助检查有血沉、C- 反应蛋白、HLA-B27、影像学检查等。

2. 类风湿性关节炎

(1) 症状:均有疼痛。类风湿性关节炎疼痛在四肢小关节;肌筋膜炎疼痛沿筋膜分布。

(2) 体征:均有局部压痛。肌筋膜炎有激痛点,类风湿性关节炎没有激痛点,常伴四肢小关节畸形。

(3) 辅助检查:肌筋膜炎 X 线检查可排除骨折等其他病变;类风湿性关节炎常规检查有X 线、类风湿因子检测等。

四、肱二头肌长头肌腱炎

肱二头肌长头肌腱炎(long head tendinitis of biceps brachii)是指肱二头肌长头腱在肱骨结节间沟处受到损伤而使肩关节活动障碍的病症,本病好发于 40 岁以上患者,主要临床症状是肱骨结节间沟部疼痛,肩关节活动受限。

(一) 诊断

1. 症状　本病发作往往无明显诱因,主要症状是肩部疼痛和肩关节活动受限。疼痛主要位于肩关节前面,可指向三角肌附着处或肱二头肌肌腹;疼痛呈间歇性或持续性发作,夜间加剧,影响睡眠。

2. 体征　患肢为减轻疼痛保持在下垂、内旋位;患者常用手拖住患侧上肢于肘关节屈曲位,避免上臂旋转活动加剧疼痛;后期出现运动限制,由外旋受限发展到后伸、内收及上举受限。结节间沟及其上方肱二头肌长头腱压痛是本病的主要特征;肱二头肌抗阻试验阳性(抗阻力屈肘及前臂旋后时,在肱二头肌长头腱处出现剧烈疼痛)是诊断本病的主要依据,结节间沟与肱二头肌长头腱结合部局麻药阻滞疼痛消失。

3. 辅助检查

(1) 肩部 X 线片:常无明显异常,疑为本病时肱骨结节间沟切线位 X 线片,部分患者可见结节间沟变窄、变浅、沟底或沟边有骨刺形成。

(2) 超声检查:表现有两种类型。一种是腱鞘局限性增厚,回声减低,超声多普勒显像显示腱鞘内血流信号增加;另外一种类型是腱鞘回声不规则增厚,回声明显增高,而超声多普勒显像显示血流信号未见增多。这两种腱鞘炎可伴有肱二头肌长头腱周围积液。

(3)磁共振检查:非特异性的肱二头肌肌腱滑膜囊鞘内积液,T_1WI 上呈低信号,T_2WI 上呈高信号,肌腱内部异常信号和肌腱增厚。

结节间沟及肱二头肌长头腱处有明显压痛,肱二头肌抗阻试验阳性可以诊断此病。

(二)鉴别诊断

主要与肩袖损伤、神经根型颈椎病鉴别。

1. 肩袖损伤

(1)症状:均有肩部疼痛。肩袖损伤的疼痛多位于肩上部、肩后方;肱二头肌长头肌腱炎的疼痛多位于肩前部。

(2)体征:均有局部压痛。肱二头肌长头肌腱炎压痛多位于结节间沟,Yergason 征阳性;肩袖损伤压痛多位于肩上部、肩后方,空罐试验、外旋减弱征、抬离试验阳性。

(3)辅助检查:均首选肌骨超声或磁共振检查,但肱二头肌长头肌腱炎、肩袖损伤的病变部位不同。

2. 神经根型颈椎病

(1)症状:均有肩部疼痛。神经根型颈椎病典型症状为上肢放射性疼痛、麻木,可伴有肩部及肩胛骨内侧缘疼痛。肱二头肌长头肌腱炎有肩前部疼痛,没有麻木症状。

(2)体征:均局部压痛,活动受限。神经根型颈椎病有颈椎活动受限,颈肩部压痛,臂丛牵拉试验和椎间孔挤压试验阳性。肱二头肌长头肌腱炎有肩部压痛,没有颈部压痛。

(3)辅助检查:神经根型颈椎病常规行 X 线、MRI 或 CT 检查。肱二头肌长头肌腱炎 X 线检查可排除骨折等其他病变,有条件首选肌骨超声或 MRI 检查。

五、肩袖损伤

肩袖是覆盖于肩关节前、上、后方之肩胛下肌、冈上肌、冈下肌、小圆肌等肌腱组织的总称。位于肩峰和三角肌下方,与关节囊紧密相连。肩袖的功能是上臂外展过程中使肱骨头向关节盂方向拉近,维持肱骨头与关节盂的正常支点关节。肩袖损伤(rotator cuff injury)将减弱甚至丧失这一功能,严重影响上肢外展功能。肩袖损伤常发生在需要肩关节极度外展的反复运动,如棒球,自由泳、仰泳和蝶泳,举重,球拍运动等。

(一)分型

1. 一级撕裂　撕裂的宽度小于肌腱 1/4,厚度小于 3mm。

2. 二级撕裂　宽度小于肌腱的 1/2,厚度 3~6mm。

3. 三级撕裂　宽度大于肌腱的 1/2,厚度大于 3~6mm。

通常将大于 5mm 的肩袖撕裂称为巨大肩袖撕裂。

(二)诊断

1. 症状　主要表现为肩部疼痛,多位于肩关节上方、后方,通常在活动时加重(尤其是做过头动作时),休息时减轻。

2. 体征　局部明显压痛,主动活动受限而被动活动受限不明显,若继发肩关节粘连,主、被动活动均可表现为相同程度的受限,病程较长者可有冈上肌或冈下肌萎缩。

(1)空罐试验(Jobe 试验)阳性:肩关节水平位内收 30°,冠状位外展 80°~90°,肩内旋、前臂旋前使拇指指尖向下，双侧同时抗阻力上抬。检查者于腕部施以向下的压力。患者感觉疼痛、无力，则为空罐试验（empty can test）阳性（图2-4），提示冈上肌肌腱损伤。

（2）外旋减弱征阳性：患者肘关节屈曲90°，肩关节在肩胛骨平面外展20°。检查者一只手固定肘关节，另一只手使肩关节外旋达最大程度，然后放松嘱患者自行保持最大外旋。若外旋度数逐渐减少，则为外旋减弱征（external rotation Lag sign）阳性（图2-5），提示冈下肌、小圆肌损伤。

（3）抬离试验阳性：患者将手背置于下背部，手心向后。然后嘱患者将手抬离背部，必要时可以适当给予阻力。若患者手无法抬离背部，则为抬离试验（lift off test）阳性（图2-6），提示肩胛下肌损伤。

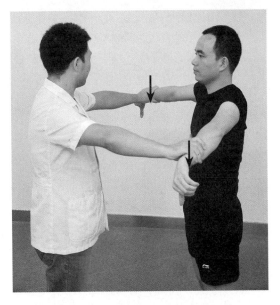

图 2-4　空罐试验（Jobe 试验）

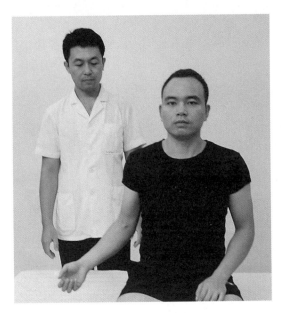

图 2-5　外旋减弱征

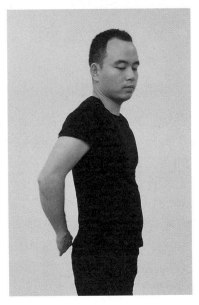

图 2-6　抬离试验

3. 辅助检查

（1）X线检查：表现为肱骨头上移和肱骨大结节畸形，而测量肩峰—肱骨头（A-H）间距是十分重要的；正常 A-H 间距的范围为 10~15mm，<10mm 为狭窄，<5mm 提示有广泛的肩袖撕裂。

（2）超声检查：肌肉内的低回声血肿、强回声厚壁、"铃舌征"是肌肉撕裂伤的超声"三联征"，是超声诊断肌肉撕裂的依据。

(3) MRI 检查:如发生部分撕裂,在肌腱中可见到水样信号,但只是部分肌腱受累。肌腱完全或全层撕裂表现为液体进入肌腱裂隙中,伴不同程度的肌腱回缩。

（三）鉴别诊断

主要与冻结肩、肱二头肌长头腱鞘炎鉴别。

1. 冻结肩

(1) 症状:均有肩部疼痛。冻结肩起病缓慢,疼痛逐渐加重,局部保暖后常常可以减轻疼痛;肩袖损伤在伤时疼痛剧烈,休息后缓解。

(2) 体征:均有局部压痛,肩关节活动受限。冻结肩的肩关节主动和被动活动均受限,尤以外展、外旋、后伸受限更明显。肩袖损伤当上臂伸直肩关节内旋、外展时大结节与肩峰间压痛明显,肩袖部分撕裂时伴有 60°~120°疼痛弧。

(3) 辅助检查:冻结肩 X 线检查无异常,但可排除骨折等其他病变;肩袖损伤首选肌骨超声或 MRI 检查。

2. 肱二头肌长头肌腱炎

(1) 症状:均有肩部疼痛。肱二头肌长头肌腱炎以肩前部疼痛为主,肩袖损伤以肩部上方、后方疼痛为主。

(2) 体征:均有局部压痛,伴肩关节活动受限。肱二头肌长头肌腱炎以肱骨结节间沟压痛为主,肱二头肌抗阻试验阳性;肩袖损伤有广泛压痛,空罐试验、外旋减弱征、抬离试验阳性。

(3) 辅助检查:均首选肌骨超声或 MRI 检查,但肱二头肌长头肌腱炎与肩袖损伤的病变部位不同。

六、肱骨外上髁炎

肱骨外上髁炎(humeral epicondylitis)俗称"网球肘",是肱骨外上髁部伸肌总腱处的慢性损伤性肌筋膜炎。本病好发于肘关节屈伸活动过多或前臂劳动强度大的职业,如网球运动员、乒乓球运动员、木工、钳工等。

（一）诊断

1. 症状:缓慢起病,初起时为劳累后偶感肘关节外侧酸胀不适或疼痛,逐渐加重,腕关节背伸时可诱发疼痛,疼痛甚至可向上臂及前臂放射,患者常感腕关节力弱,影响肢体活动,做拧毛巾、扫地、端壶倒水等动作时疼痛加剧,前臂无力,甚至持物落地。

2. 体征:肱骨外上髁部有局限性压痛点;伸肌腱牵伸试验或腕伸肌紧张试验阳性。

(1) 伸肌腱牵伸试验:让患者屈肘屈腕,前臂旋前,检查者一手握住患者肘关节上方,另一手握住患者腕部,被动缓慢伸直肘关节,出现肱骨外上髁处疼痛为阳性。

(2) 腕伸肌抗阻试验:让患者握拳屈腕,检查者将手压在患者手背,让患者做抗阻的伸腕、伸指,出现肱骨外上髁处疼痛为阳性。

3. 辅助检查

(1) X 线检查:多为阴性。

(2) 超声检查:表现为伸肌总腱附着处局限性或弥漫性肿胀,回声减低,肌腱内的纤维结构模糊,肌腱周围可伴有少量积液,肌腱边缘模糊;在慢性病例,肌腱附着处会有钙化,肱骨外上髁表面不规则,彩色多普勒显像显示病变区域血流信号增强。

（3）MRI 检查：肱骨外上髁附着处的伸肌腱内的纤维部分撕裂；T_1WI 上信号增高，T_2WI 上信号无进一步增高，表示肌腱退变（慢性肌腱炎）。与 T_1WI 相比，在 T_2WI 上增加的高信号提示部分肌腱撕裂或为急性肌腱炎。此时，T_2WI 上增高的信号也存在于周围软组织，包括肘和外上髁。

根据患者职业性劳损病史，肱骨外上髁部有局限性压痛点，伸肌腱牵伸试验阳性即可诊断。

（二）鉴别诊断

主要与桡管综合征和孟氏骨折鉴别。

1. 桡管综合征

（1）症状：均有肘部疼痛。肱骨外上髁炎在患者腕关节背伸时可诱发疼痛，做拧毛巾、扫地、端壶倒水等动作时疼痛加剧；桡管综合征疼痛可向近端沿桡神经放射，也可向远端沿骨间后神经放射。

（2）体征：均有局部压痛。肱骨外上髁炎患者伸肌腱牵伸试验或腕伸肌紧张试验阳性；桡管综合征患者桡管压迫试验阳性（可在距肱骨外上髁约 5cm 处触及一可滑动的小束，此为骨间后神经穿过 Frohse 弓的部位，轻触可有压痛，检查时应进行双侧对比），中指伸指试验阳性（检查方法：肘部旋前位、前臂完全伸直时，使患者中指对抗阻力伸指，使桡侧腕短伸肌筋膜绷紧，压迫骨间后神经，桡管区疼痛者为阳性）。局部封闭有助于两者的鉴别诊断。

（3）辅助检查：肱骨外上髁炎诊断以症状、体征为主，必要时可行超声、MRI 检查；桡管综合征行神经电生理检查有诊断意义。

2. 孟氏骨折

（1）症状：均有局部疼痛。孟氏骨折有明显外伤史，外伤后肘部及前臂肿胀，移位明显者可见尺骨成角或凹陷畸形。肱骨外上髁炎无成角畸形。

（2）体征：均有局部压痛。孟氏骨折有骨折专有体征，肘关节前外或后外方可摸到脱出的桡骨头，前臂旋转受限；肱骨外上髁炎无异常活动、骨擦音等骨折专有体征。

（3）辅助检查：肱骨外上髁炎 X 线检查无明显异常；孟氏骨折 X 线检查可明确诊断。

七、腕管综合征

腕管综合征（carpal tunnel syndrome）是常见的周围神经卡压综合征，是指正中神经在腕部受压面造成的手部桡侧三指半疼痛、麻木及进行性的大鱼际肌萎缩。

（一）诊断

1. 症状

（1）疼痛：初期表现为腕部不适或急性损伤引起的疼痛，随着病情发展，出现第1~3指及大鱼际区疼痛明显，屈腕、劳累或夜间加重，甩手或搓手等活动后减轻，疼痛可向前臂、肘部甚至肩部放射。

（2）感觉异常：掌面桡侧 3 个半手指麻木、蚁行感或刺痛。

（3）运动障碍：症状进一步加重时，可出现手指捏、握无力，精细动作受限，如手拿硬币、系纽扣困难；病变严重者可发生大鱼际肌萎缩。

（4）营养障碍：手部皮肤发凉、发绀。

2. 体征

(1) 神经叩击试验(Tinel 征):用手指叩击腕部掌侧正中,患者出现正中神经支配区的触电样串麻木感或刺痛。

(2) 压脉带试验:将血压计的气囊带缠束在上臂,充气,使压力保持在收缩压和舒张压之间,患手充血,持续数分钟,患手麻、胀、刺痛加重。

(3) 腕掌屈试验:双手背紧贴,手指下垂,前臂于胸前呈一直线,如在 1 分钟内桡侧 3 个半手指麻痛为阳性。

(4) 腕背伸试验:双手伸指掌侧合拢,前臂于胸前呈直线,如在 1 分钟内桡侧 3 个半手指麻痛为强阳性,3 分钟内麻痛为阳性。

3. 辅助检查

(1) X 线检查:可显示腕骨增生、脱位或骨折等,及腕横韧带的钙化。

(2) 超声检查:超声诊断腕管综合征时,可根据三联征诊断,即远端腕管内的正中神经变扁;桡骨远端处的正中神经可显示增粗或近端腕管内的正中神经增粗;腕横韧带向掌侧隆起。超声可探测到引起正中神经卡压的多种疾病,包括先天性因素、后天性因素和先天性异常(如示指屈肌异常等);后天性因素导致腕管内容物增多的疾病,如腕管内屈肌腱腱鞘炎、腱鞘囊肿等。

(3) 肌电图检查:正中神经腕管以下支配肌,针极肌电图见失神经支配电位,而其他神经支配的肌肉不受累及。

(4) MRI 检查:正中神经扩大,在豆状骨平面呈 T_2 高信号,在钩状骨平面正中神经受压并有不同程度的积液和屈肌支持带呈弓形。正中神经 T_2 高信号水平,或相反的正中神经低信号纤维化,有不同程度的积液或呈弓形的屈肌支持带。大鱼际萎缩。

根据正中神经压迫症状(桡侧三个半手指疼痛、麻木或感觉减退和大鱼际肌萎缩三大症状中的一个或两个症状)、体征及肌电图检查可以确诊。

(二) 鉴别诊断

主要与胸廓出口综合征、旋前圆肌综合征、筋膜间室综合征鉴别。

1. 胸廓出口综合征

(1) 症状:均有疼痛、麻木。腕管综合征出现第 1~3 指及大鱼际区疼痛,屈腕动作疼痛明显,感觉异常位于掌面桡侧 3 个半手指,病变严重者可发生大鱼际肌萎缩;胸廓出口综合征症状表现为尺侧神经支配的前臂和手的内侧、第 5 手指和第 4 手指的侧面。疼痛发生在颈肩部,也可累及前臂和手。疼痛和麻木可因过度用力,伴上肢外展和颈部过伸体位时出现或加重。

(2) 体征:均有局部压痛。腕管综合征的神经叩击试验、腕掌屈试验、腕背伸试验阳性(患者出现正中神经支配区的麻木或刺痛);胸廓出口综合征的疼痛和麻木在上肢外展和颈过伸位时出现或加重,上肢外展试验阳性(上肢外展 90°、135° 和 180°,手外旋、颈取伸展位,使锁骨下神经血管紧束压在胸小肌止点下方和锁骨与第 1 肋骨间隙处,可感到颈肩部和上肢疼痛或疼痛加剧,桡动脉搏动减弱或消失,血压下降 2.0kPa,锁骨下动脉区听到收缩期杂音)。

(3) 辅助检查:均常规肌电图检查。腕管综合征肌电图可见正中神经腕管以下支配肌针极肌电图见失神经支配电位,而其他神经支配的肌肉不受累及;胸廓出口综合征神经电生理检查尺神经传导速度减少至 32~65m/s,肌电图检查有正中神经传导异常。

2. 旋前圆肌综合征

(1) 症状：均有疼痛、麻木。腕管综合征可见正中神经腕管以下支配区疼痛、麻木、失神经支配电位；旋前圆肌综合征表现为前臂近端疼痛，以旋前圆肌区疼痛为主，手掌桡侧和桡侧3个半手指麻木，感觉减退。

(2) 体征：均有局部压痛，活动受限。腕管综合征鱼际肌有轻度萎缩，指浅屈肌腱弓激发试验阳性(中指抗阻力屈曲诱发桡侧3个半指麻木为阳性)；旋前圆肌综合征的旋前圆肌触痛、发硬，反复旋前运动可使感觉减退加重，抗阻力旋前时疼痛加剧，正中神经激发试验阳性(屈肘、抗阻力下使前臂做旋前动作，肌力减弱者为阳性)，肱二头肌腱膜激发试验(前臂屈肘120°，抗阻力旋前，诱发正中神经支配区感觉变化为阳性)。

(3) 辅助检查：均常规肌电图检查，不同节段的神经传导速度测定可对两者进行鉴别诊断。

3. 筋膜间室综合征

(1) 症状：均有疼痛。筋膜间室综合征的疼痛呈进行性，直到肌肉完全坏死后疼痛缓解；腕管综合征的疼痛位于第1~3指及大鱼际区，活动后疼痛减轻，且向前臂、肘部甚至肩部放射。

(2) 体征：均有压痛，出现神经支配区的功能障碍。腕管综合征出现正中神经支配区的麻木或刺痛；筋膜间室综合征出现前臂肿胀、肌腹处明显压痛、肌肉被动牵拉痛，后期伴手指畸形。

(3) 辅助检查：均常规肌电图检查。筋膜间室综合征组织内压测定可显示肌间隙内压力可从正常的零骤升到1.33~2.66kPa(10~20mmHg)甚至3.99kPa(30mmHg)以上。MRI检查有助于两者的鉴别诊断。

八、桡骨茎突狭窄性腱鞘炎

桡骨茎突狭窄性腱鞘炎(stenosis tenosynovitis of radial styloid)又称de Quervain病，由于拇指或腕部活动过多，使拇短伸肌和拇长伸肌肌腱在桡骨茎突部发生无菌性炎症反应。本病多见于中年以上，女性多于男性，好发于家庭主妇和手工操作者(如纺织工人、木工和抄写员等)、哺乳期及更年期妇女。

(一) 诊断

1. 症状　女性多见，起病缓慢，逐渐加重。常表现为桡骨茎突局限性疼痛，可放射到手、前臂和肘部，活动腕部和拇指时加重。

2. 体征　桡骨茎突处明显压痛，可触及一硬结，压痛明显，握拳尺偏试验(Finkelstein征)阳性(将拇指屈曲内收，其余四指握拳压住拇指并将其包在掌心中，当腕关节主动或被动向尺侧偏时，桡骨茎突处疼痛加剧，见图2-7)。

3. 辅助检查

(1) 超声检查：桡骨茎突腱鞘增厚，回声减低，受累肌腱水肿增厚，在横切面上形态

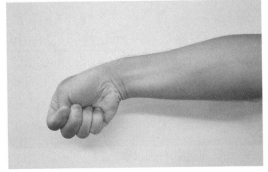

图2-7　握拳尺偏试验(Finkelstein征)

变圆,可伴有腱鞘积液,在慢性患者,受累肌腱回声减低,回声不均。彩色多普勒显示增厚的腱鞘内血流信号丰富。

(2) MRI 检查:早期拇长展肌和拇短伸肌腱鞘水肿、渗出;T_1WI 呈低信号改变,T_2WI 呈高信号改变。病情进展,肌腱和腱鞘增生、肥厚、腕背部桡骨茎突处骨纤维隧道可呈葫芦样大。

根据患者慢性劳损病史,桡骨茎突局限性疼痛,活动腕部和拇指时加重,握拳尺偏试验阳性可予确诊。

(二) 鉴别诊断

主要与拇指腕掌关节炎和腕舟骨骨折鉴别。

1. 拇指腕掌关节炎

(1) 症状:均有局部疼痛。桡骨茎突狭窄性腱鞘炎表现为桡骨茎突局限性疼痛;拇指腕掌关节炎早期表现为关节肿胀、疼痛,随着病变发展,症状逐渐加重。

(2) 体征:均有局部压痛。桡骨茎突狭窄性腱鞘炎表现为桡骨茎突局限性疼痛;拇指腕掌关节炎可出现腕掌关节局部压痛,骨关节膨大、拇指肌力和活动范围均有所减弱,活动时伴有摩擦音,晚期可转为持续性疼痛、关节畸形、活动严重受限。

(3) 辅助检查:桡骨茎突狭窄性腱鞘炎属软组织损伤,可以行超声检查、MRI 检查;拇指腕掌关节炎属关节病变,X 线片有特征性改变为关节间隙变窄、关节边缘骨赘形成、软骨下骨有硬化和囊性变。

2. 腕舟骨骨折

(1) 症状:均有局部疼痛。腕舟骨骨折多有外伤史,表现为腕关节局部的肿胀,以鼻烟窝部位的肿胀更为明显,正常情况下,鼻烟窝表现为一个软组织凹陷,在外伤后,该软组织凹陷消失即提示其肿胀,另外,腕关节的疼痛(尤其是桡侧疼痛)也是一个重要的临床表现。

(2) 体征:均有局部压痛。腕舟骨骨折体检时在鼻烟窝部位的压痛具有一定的诊断意义,大多数患者舟骨移动试验,即 Watson 试验阳性(检查者一手固定患者前臂下份,另手拇指紧压舟状骨结节,将腕尺侧屈,并使其向桡侧旋转,使舟骨抗外力向下屈,如舟、月骨有分离,舟骨向背侧半脱位,出现响声及疼痛),见图 2-8。

(3) 辅助检查:桡骨茎突狭窄性腱鞘炎可以行超声、MRI 检查,而舟骨骨折的确诊有赖于可靠的影像学检查,X 线平片是最初的筛查手段,在疑诊为舟骨骨折时,应拍摄多体位的 X 线平片(正位、侧位、斜位、舟骨位等),只要在 X 线片上明确看到骨皮质或

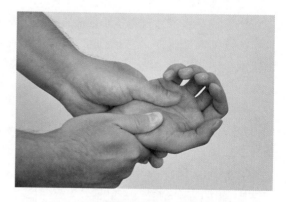

图 2-8　舟骨移动试验(Watson 试验)

骨小梁影中断,即可确立诊断。如果急性期的 X 线平片未见骨折影,可进一步行 CT 检查以确诊。

九、梨状肌综合征

梨状肌综合征(piriformis syndrome)系梨状肌病变或梨状肌、坐骨神经和(或)血管解剖

变异,在外伤、劳损、炎症的作用下,梨状肌孔狭窄,使通过其间的神经血管等受到压迫、牵拉而产生的一系列症状。

(一) 诊断

1. 症状　常发生于从事体育或重体力活动者。表现为臀部疼痛,并向下肢放射;主要沿坐骨神经分布区域在大腿后侧、小腿外侧放射性疼痛,甚至麻木胀痛;疼痛严重者可诉说臀部呈现"刀割样"或"灼烧样"疼痛。

2. 体征

(1) 患侧臀部梨状肌部位可触及条索状隆起的肌束;梨状肌体表投影区有明显压痛。

(2) 仰卧位梨状肌紧张试验阳性:患者仰卧位,将患侧下肢伸直,做内收、内旋动作,若坐骨神经出现放射性疼痛,迅速将患侧下肢外展、外旋,疼痛立即缓解,即为阳性,是梨状肌综合征常用检查方法。

(3) Freiberg 征阳性:俯卧位,让患者伸髋时,使其用力被动内旋髋关节,因梨状肌紧张而压迫周围的神经(主要是坐骨神经)产生坐骨神经痛并加剧,即为阳性。

(4) Pace 征阳性:患者坐位,双膝合拢后,再分开,用力对抗检查者双手向内的推挤(对抗阻力为髋的外展和外旋),出现力弱或有疼痛者为阳性。

(5) 直腿抬高试验阳性:患者仰卧位做直腿抬举,患侧下肢抬高 30°~60° 时,疼痛逐渐加重;当抬高超过 60° 后,损伤梨状肌不再被继续拉长,疼痛反而减轻。直腿抬高在 60° 前出现疼痛者为试验阳性。

(6) 慢性梨状肌损伤可见臀肌和下肢肌肉萎缩,小腿外侧、足背的皮肤感觉减退或消失,足及趾背屈肌力减弱,踝反射减弱或消失。

3. 辅助检查

(1) 影像学检查:X 线或 CT 检查可排除腰部、骨盆疾患,如腰椎间盘突出、骨盆肿瘤等。MRI 检查梨状肌可增大,坐骨神经增粗和轻度向前移位,周围相关解剖结构可无异常。

(2) 超声检查:在梨状肌综合征诊断中有一定价值。梨状肌横断径增大、形态异常;梨状肌肌外膜粗糙增厚(≥3mm);梨状肌回声不均,光点粗糙;梨状肌下孔狭窄或消失(≤8mm);坐骨神经变异或显示不清。上述 5 条中具有 4 条者,即可提示为梨状肌综合征。

(3) 电生理检查:患侧下肢处于屈曲、内收和内旋位置时,有时可测出 H 反射延迟,坐骨神经支配肌肉可呈纤颤电位或单纯相等变化。节段性躯体感觉诱发电位可帮助明确卡压位置。

根据臀部疼痛症状、体征及相关实验检查可以确诊。梨状肌局麻药阻滞疼痛减轻或消失可以辅助诊断。

(二) 鉴别诊断

主要与臀上皮神经炎和臀中肌综合征鉴别。

1. 臀上皮神经炎

(1) 症状:均有局部疼痛。臀上皮神经炎患者常有劳累史或外伤史,多缓慢发病,表现为腰臀部酸痛、不适,活动及静止时都觉疼痛,劳累后加重;不会出现梨状肌病变压迫神经、血管产生的一系列症状,不会出现沿坐骨神经分布区域放射性疼痛。

(2) 体征:均有局部压痛,但疼痛部位不一样。梨状肌病变患侧臀部梨状肌部位可触及条索状隆起的肌束,梨状肌体表投影区有明显压痛,梨状肌紧张试验阳性;而臀上皮神经炎可发现臀中肌有压痛点,可有痛性筋束,压痛点可为一个或多个,可出现在臀中肌前、中、后部,按压痛点时可出现局部及大腿外侧放射痛,患侧下肢外展时,疼痛加重。

(3)辅助检查:两者都可以行腰椎正侧位、骨盆平片和腰椎 CT,排除腰椎肿瘤、结核、腰椎间盘突出症、骶髂关节病变等。腰椎 CT 检查可排除腰椎压迫神经的病变,梨状肌综合征需行神经电生理检查了解坐骨神经病变。

2. 臀中肌综合征

(1)症状:均有局部疼痛。梨状肌综合征出现压迫神经、血管的一系列症状;臀中肌综合征主要症状为患者腰臀部弥漫性疼痛,急性期疼痛较剧烈,呈刺痛或撕裂样疼痛,可向大腿后外侧放射,但不超过膝关节。腰部前屈、旋转及坐起时均会加重疼痛。患者常诉疼痛部位较深,区域模糊,没有明显的分布界限。

(2)体征:均有局部压痛,但压痛部位不一样。臀中肌综合征查体可在髂嵴中点下 2~3cm 处有明显压痛,按压时疼痛可向大腿后外侧放射,但不超过膝关节,病程长者,此处可触及条索样硬物,压痛明显,有麻胀感;而梨状肌综合征只有梨状肌的压痛,部分会因梨状肌痉挛卡压神经引起的下肢放射痛,Freiberg 征阳性、直腿抬高试验阳性。

(3)辅助检查:因无神经根刺激症状,臀中肌综合征无需行电生理检查。

1)超声检查:患侧臀中肌较对侧增大、增厚,肿大的臀中肌内部呈低回声,或表现为臀中肌不肿大,但包膜增厚不光滑,内部回声不均匀或呈弥漫性稍强回声。

2)MRI 检查:臀中肌的肌筋膜炎,附着于髂骨的臀中肌肌筋膜增厚,筋膜信号增高伴或不伴髂骨骨赘生成;臀中肌肌腱腱膜可见软组织(筋膜周围结构)水肿的高信号影。

腰椎影像学检查排除其他疾病,局部注射治疗后疼痛缓解。

十、髂胫束综合征

髂胫束位于大腿外侧面,为阔筋膜张肌的延续部分,止于胫骨的外侧髁,髂胫束本身血管很少且无收缩力,但却有防止髋关节过度内收的作用。髂胫束综合征(iliotibial band syndrome)属于过度使用,是由于过度摩擦髂胫束和股骨外上髁引起的。过度的摩擦会导致髂胫束发炎,从而引起膝关节外侧疼痛。

(一) 诊断

1. 症状　早期在开始跑 1~2 公里时表现为一种钝性疼痛,跑步过程中一直持续有疼痛感,在停止跑步后疼痛感很快就消失。后期出现剧烈尖锐疼痛,妨碍跑步,在起伏不平的路面奔跑或进行下坡跑步时疼痛加剧。当上下楼梯时可能会引起疼痛。主要表现为:股骨头外上髁或其周围的疼痛,以刺痛为主;跑步时疼痛加剧,尤其在下坡时,因为下坡时股四头肌处于离心收缩状态,增加了肌肉负担,膝关节附近的筋膜所受的张力也增加;滑囊炎症严重时,疼痛甚至会放射至大腿及小腿的外侧和发生弹响。

2. 体征

(1)膝关节屈曲 20°~30° 或伸直时疼痛最明显,髋关节外展时力量降低。

(2)髂胫束紧张试验(Ober 征):又称外展挛缩征,患者健侧卧位,健侧屈髋屈膝,检查者一手固定骨盆,一手握患侧踝部,屈髋屈膝达 90°,外展并伸直患膝,大腿不能自然下落,并可在大腿患侧触及条索状物或患侧主动内收,足尖不能触及床面,即为阳性,提示髂胫束痉挛。

3. 辅助检查　MRI 表现为髂胫束位于股骨外髁水平的部分增厚、呈波浪状或连续性中断常伴有胫骨结节撕脱骨和髂胫束附着处水肿,髂胫束与股骨外侧髁侧方近侧或远侧之间局限性积液。

典型的临床表现和体征,局部压痛、肿胀、Ober 征阳性,髂胫束综合征的诊断即可成立。

（二）鉴别诊断

主要与股外侧皮神经炎和髋关节滑囊炎鉴别。

1. 股外侧皮神经炎

（1）症状：均有股外侧疼痛、麻木。髂胫束综合征疼痛部位为股骨头外上髁或其周围,疼痛与运动有关,在停止运动后疼痛感很快就消失;股外侧皮神经炎多见于 20~50 岁较肥胖的男性,多为一侧受累,表现为股前外侧下 2/3 区感觉异常,如麻木、蚁行感、刺痛、烧灼感、发凉及沉重感等,以麻木最多见,体力劳动、站立过久时可加剧,休息后症状可缓解。

（2）体征：髂胫束综合征患者膝关节屈曲或伸直时疼痛最明显,髂胫束紧张试验阳性;股外侧皮神经炎疼痛不明显,查体可有程度不等的浅感觉减退或缺失,主要是痛觉与温度觉减退而压觉存在,少数患者可有色素减退或沉着,有些患者皮肤菲薄,部分患者腹股沟外侧压痛,无肌无力和肌萎缩等运动神经受累症状。

（3）辅助检查：髂胫束综合征可以行 MRI 检查;股外侧皮神经是纯感觉神经,肌电图检查无意义,神经传导速度测定受到部位的限制,诊断主要依据病史和体格检查。

2. 髋关节滑囊炎

（1）症状：均有局部疼痛,运动后疼痛加剧。但疼痛部位不一样,髂胫束综合征是股骨头外上髁或其周围的疼痛,膝关节屈曲 20°~30° 或伸直时疼痛最明显;髋关节滑囊炎疼痛部位可位于髋关节外侧、臀部或腹股沟处,表现为急性损伤后立即出现的髋关节疼痛、肿胀、跛行,行走或上楼时更明显,但不少患者在伤后仅感患肢不适,行走如常,2~3 天或更长时间后才感患肢酸痛,行走不利,并逐渐发展为患肢不能站立、行走、跛行。

（2）体征：均有局部压痛。髂胫束综合征膝关节外侧有压痛,可触及肿胀的韧带,髂胫束紧张试验阳性;髋关节滑囊炎体检示髋关节压痛,活动关节时疼痛加重,髋关节活动度下降,屈髋时有响声,有时可出现髋关节外侧肿胀。

（3）辅助检查：髂胫束综合征 MRI 检查了解髂胫束、股骨外髁、胫骨结节病变;髋关节滑囊炎 X 线片可见股骨头表面粗糙甚则塌陷,与臼之间隙缩窄,CT 或 MRI 成像可见滑液囊有积液,部分有股骨头坏死的早期变性坏死征象。

十一、膝部滑囊炎

膝部滑囊炎(synovitis of the knee)是指外伤或慢性刺激引起膝部滑囊滑液增多、肿大引起关节周围滑膜损伤或破裂,导致膝关节腔内积血或积液的一种非感染性炎症反应性疾病,可分为急性创伤性滑囊炎和慢性损伤性滑囊炎。好发于髌上滑囊。临床上常见的膝部滑囊炎有髌前囊炎、髌下囊炎、鹅足滑囊炎。

（一）诊断

1. 症状　急性创伤性滑囊炎临床表现为运动损伤或膝关节术后 1~2 小时,出现膝部肿胀、疼痛、活动困难;慢性滑膜炎多见于中老年人。患者感觉两腿沉重,膝关节肿胀、下蹲困难,或上下楼梯疼痛,劳累后或遇寒时加重,休息后和天气转暖时减轻。病程久者,可有股四头肌萎缩,关节不稳,活动受限。

2. 体征   查体局部皮肤温度高,皮肤肿胀紧张,有压痛;可触及囊样包块(位置较表浅的滑囊),并有波动感,局部穿刺可抽出淡黄色或血性液体。

膝部常见滑囊炎的临床特点:①髌上滑囊炎:膝上方可见明显突出的肿块,有轻压痛和明显波动感,浮髌试验阳性;②髌下滑囊炎:在髌韧带处有疼痛与压痛,膝部不能充分屈伸;髌韧带旁可触及波动感肿块,膝关节主动伸直时,此体征更明显;③半膜肌腱滑囊炎:多见于长期下蹲者。膝关节内侧出现局部囊性肿块,局部疼痛和压痛,关节活动受限,关节不稳。

3. 辅助检查

(1) X 线片检查:膝关节骨与关节结构无明显异常或骨赘形成,可见关节肿胀。

(2) 肌骨超声检查:滑囊囊腔扩张,液区充盈范围扩大。关节滑膜呈绒毛状或结节状向囊腔突出,可测量突出团块的最大前后径。

(3) MRI 检查:可直接显示滑囊情况。

(二) 鉴别诊断

主要与膝关节半月板损伤、韧带损伤和骨关节炎相鉴别。

1. 膝关节半月板损伤

(1) 症状:均有膝部疼痛、关节积液。滑囊炎疼痛部位为滑囊部,半月板损伤的疼痛部位为关节内,半月板损伤患者膝关节屈伸活动时有响声和活动受限,甚至出现关节绞锁感。

(2) 体征:均有局部压痛。滑囊炎局部皮肤温度高、肿胀、可触及囊样包块,并有波动感;半月板损伤膝关节间隙处有压痛点,麦氏试验、研磨试验阳性。

(3) 辅助检查:滑囊炎首选肌骨超声,必要时 MRI 检查;半月板损伤首选 MRI,必要时膝关节镜检查。

2. 膝关节韧带损伤

(1) 症状:均有膝部疼痛、肿胀。急性韧带损伤时有一种撕裂感,疼痛剧烈并迅速肿胀,关节内积血,晚期患者行走时膝关节松动,失去稳定;膝部滑囊炎以关节肿胀为主。

(2) 体征:均有局部压痛。韧带受伤后膝关节局部肿胀、淤血,交叉韧带损伤抽屉试验、轴移试验阳性,副韧带损伤膝关节分离试验阳性;膝部滑囊炎严重时浮髌试验阳性。

(3) 辅助检查:膝部滑囊炎首选肌骨超声检查,必要时 MRI 检查;膝关节韧带损伤首选 MRI 检查,必要时膝关节镜检查。

3. 膝关节骨关节炎

(1) 症状:均有膝部疼痛。膝关节骨关节炎表现为疼痛和发僵,早晨起床时较明显,活动后减轻,活动多时又加重,休息后症状缓解,后期疼痛持续,关节活动明显受限,关节积液,甚至出现畸形(X 形腿和 O 形腿),膝关节屈伸活动时可扪及摩擦音;膝部滑囊炎肿胀明显,反复发作。

(2) 体征:均有局部压痛、肿胀。膝关节 OA 以关节间隙压痛为主;膝部滑囊炎以肿胀为主。

(3) 辅助检查:膝关节骨关节炎 X 线检查示髌骨、股骨髁、胫骨平台关节缘呈唇样骨质增生,胫骨髁间棘变尖,关节间隙变窄,软骨下骨质致密,有时可见关节内游离体;膝部滑囊炎首选肌骨超声检查,必要时 MRI 检查。

十二、膝关节半月板损伤

膝关节最常见的损伤为半月板损伤(meniscus injury)。半月板是位于胫股关节间隙内的纤维软骨,内侧半月板呈"C"形,外侧半月板呈"O"形,具有传导载荷,维持关节稳定,协调膝关节伸屈及旋转运动,协助滑润关节等功能。膝关节半月板损伤多是由猛力扭转或伸展而导致撕裂。破裂的半月板如部分滑入关节之间,使关节活动发生机械障碍,妨碍关节伸屈活动,形成"交锁"。患者多会出现膝关节疼痛、肿胀的症状,而半月板一旦损伤是极不易恢复的,长久就会造成肌肉萎缩,随病症的加重,患肢就会疼痛加剧、功能受限、肌肉萎缩等症状出现,甚至丧失功能。

（一）分型

1. 根据半月板的解剖特点,分为前角、体部及后角损伤,也可分为中央区、中间区及边缘区损伤。

2. 根据半月板损伤的程度分为完全型、不完全型、板内型及附着部型。

3. 根据撕裂的形态分为垂直撕裂、水平撕裂、复杂撕裂及退行性撕裂。垂直撕裂有5个方向:纵形、水平、斜形、放射状及瓣状。

(1) 纵形撕裂:与半月板的内缘平行,形成一个可移动的内侧裂块(桶柄状)和一个稳定的外环。如撕裂位于半月板的边缘,适合半月板缝合修复。

(2) 水平撕裂:撕裂平面与半月板的表面平行,将其分为上、下两部分。常发生在年长患者,多因半月板僵硬、老化、失去弹性造成。内侧半月板后角及外侧半月板体部常见。

(3) 斜形裂:撕裂与半月板的半径成斜形。

(4) 放射状裂:平行于半月板的半径,自内缘可裂至边缘。

(5) 瓣状裂:裂瓣来自半月板撕裂的上叶或下叶。

（二）诊断

1. 症状　半月板损伤的主要症状有膝关节疼痛、关节积液、膝关节屈伸活动时有响声、有关节绞锁感,甚至有屈伸受限。

2. 体征

(1) 膝关节间隙处有压痛点:将膝置于半屈曲位,在膝关节内侧和外侧间隙,沿胫骨髁的上缘(即半月板的边缘部),用拇指由前往后逐点按压,在半月板损伤处有固定压痛;如在按压的同时,将膝被动屈伸或内外旋转小腿,疼痛加重。

(2) 麦氏试验阳性:见第三章第一节。

(3) 研磨试验(Apley 征)阳性:患者取俯卧位,膝关节屈曲,检查者双手握住患侧踝部将小腿下压同时做内外旋活动,损伤的半月板因受挤压和研磨而引起疼痛,则为阳性。

3. 辅助检查

(1) X 线片:无异常。

(2) MRI 检查:可显示半月板损伤情况。表现为半月板内出现点状或小结节状,水平走向高信号或斜行高信号,不延伸或延伸到半月板上下关节面。

(3) 膝关节镜检查:通过关节镜可以直接观察半月板损伤的部位、类型和关节内其他结构的情况。关节镜检查认为是诊断关节内结构损伤的"金标准"。

根据患者典型外伤史,膝关节有明显疼痛和肿胀,活动时有弹响或"关节交锁",损伤部位有压痛点,麦氏试验和研磨试验阳性,MRI或膝关节镜检查可以确诊。

（三）鉴别诊断

主要与韧带损伤和膝关节骨关节炎鉴别。

1. 膝关节韧带损伤

（1）症状：均有局部疼痛。半月板损伤疼痛位于膝关节内,伴有积液、且关节活动时有响声、关节绞锁感,甚至屈伸受限；急性韧带损伤时疼痛剧烈并迅速肿胀,关节内积血,晚期患者行走时膝关节松动,失去稳定。

（2）体征：均有局部压痛。半月板损伤膝关节间隙处有压痛点,麦氏试验、研磨试验阳性；前、后交叉韧带损伤时抽屉试验、轴移试验阳性,内、外侧副韧带损伤时膝关节分离试验阳性。

（3）辅助检查：均首选MRI检查,必要时关节镜检查。

2. 膝关节骨关节炎

（1）症状：均有膝部疼痛。膝关节OA伴有晨僵；半月板损伤无晨僵,活动时有弹响或交锁感。

（2）体征：均有局部压痛。膝关节OA严重者伴膝关节畸形；半月板损伤麦氏征阳性。

（3）辅助检查：膝关节OA首选X线检查,必要时CT或MRI检查；半月板损伤首选MRI检查,必要时关节镜检查。

十三、膝关节韧带损伤

膝关节韧带是保护膝关节及维护稳定的重要结构,主要包括前交叉韧带（anterior cruciate ligament,ACL）、后交叉韧带（posterior cruciate ligament,PCL）、内侧副韧带（medial collateral ligament,MCL）、外侧副韧带（lateral collateral ligament,LCL）、外侧角（posterior lateral corner,PLC）。前叉韧带的损伤多见于运动创伤,后交叉韧带损伤则多见于交通意外创伤,二者均可导致前后方向的不稳定,其中膝内侧副韧带损伤发生率居膝关节韧带损伤之首。

（一）分型

韧带损伤（ligament injury）按严重程度可以分为三度。

1. Ⅰ度 少量韧带纤维的撕裂,伴局部压痛,无关节不稳。

2. Ⅱ度 有较多韧带纤维的断裂,并伴有严重的功能丧失和关节反应,并有轻到中度的关节不稳。

3. Ⅲ度 韧带完全断裂,并显著的关节不稳。

（二）诊断

1. 症状 急性韧带损伤时多表现为膝关节损伤的一般症状,如疼痛、关节肿胀、功能受限等。损伤时有一种撕裂感。疼痛剧烈并迅速肿胀,关节内积血,晚期患者行走时膝关节松动,失去稳定。

2. 体征 受伤后膝关节局部肿胀及皮下淤血,有压痛。前、后交叉韧带损伤抽屉试验、轴移试验阳性；内、外侧副韧带损伤膝关节分离试验阳性。

3. 辅助检查

（1）X线检查：前、后交叉韧带损伤X线片显示胫骨向前或向后移位,或见胫骨棘撕脱之骨片；侧副韧带完全断裂,X线片显示关节间隙增宽。

（2）MRI检查：可清晰地显示出前后交叉韧带的情况,还可发现韧带结构损伤与隐藏的骨折线,对前、后交叉韧带损伤的诊断准确率分别为 90.25%、100%。

(3) 关节镜检查:十分重要,是诊断关节内韧带损伤的"金标准"。

(三) 鉴别诊断

主要与半月板损伤和膝关节骨关节炎鉴别。

1. 膝关节半月板损伤 症状、体征、辅助检查见本章第二节。

2. 膝关节骨关节炎

(1) 症状:均有关节内疼痛。韧带损伤时膝关节松动,失去稳定;膝关节骨性关节炎有晨僵,关节活动明显受限,关节积液,甚至出现畸形,屈伸活动时可扪及摩擦音。

(2) 体征:均有局部有压痛。韧带损伤前、后交叉韧带损伤抽屉试验、轴移试验阳性,内、外侧副韧带损伤膝关节分离试验阳性;骨性关节炎患者关节间隙压痛,关节肿胀。

(3) 辅助检查:均需行 X 线检查、MRI 检查,必要时关节镜检查,但两者病变部位及表现不同。

十四、踝关节扭伤

踝关节扭伤(ankle sprains)主要表现为踝部肿胀、压痛,足着地或被动内翻时疼痛加剧。

(一) 分型

根据韧带损伤程度分类(美国医学会的标准分类法),是目前临床上广泛使用的方法。

1. Ⅰ度 韧带受到牵拉,但无明显的撕裂。踝关节稳定,轻度肿胀,功能基本不受影响。

2. Ⅱ度 韧带部分撕裂,踝关节中度肿胀和压痛,可有轻度到中度不稳定,踝关节功能受到影响;

3. Ⅲ度 韧带完全撕裂,有较明显的肿胀、瘀斑以及不稳定。

在Ⅱ~Ⅲ度踝关节扭伤患者中,有 1/4 的患者频繁再伤。

(二) 诊断

1. 症状 踝关节外侧软组织肿胀、疼痛,严重时有瘀斑,伴有不同程度的活动受损。

2. 体征 外踝前下方有明显压痛点;主动或被动活动踝关节使其内翻时,疼痛加重,并有踝关节被拉开的感觉。如外侧副韧带断裂,足内翻试验有明显松弛感。

3. 辅助检查

(1) 常规 X 线正侧位片:仅见局部软组织肿胀影;如需进一步就诊,可局麻后再行内翻应力拉拍片,并与健侧对比。距离倾斜角在 9° 以上,并为健侧的两倍,表示有新鲜的外侧副韧带损伤。

(2) 超声检查:据其损伤程度可分为挫伤、部分撕裂及完全撕裂。①挫伤:声像图表现为韧带单纯肿胀增厚,结构完整;②部分撕裂:韧带肿胀,部分纤维连续性中断或局部变薄,动态扫查显示韧带张力下降(内翻或外翻试验时韧带变长,变薄,弹性降低);③完全撕裂:韧带完全连续中断,断端分离,动态扫查显示裂口增大或韧带张力消失(内翻或外翻试验时韧带向一端移动、无弹性、关节松弛)。

(3) MRI 检查:可准确诊断韧带损伤并进行分级。

根据受伤史,踝部肿胀、疼痛、活动障碍,结合 MRI 检查,可准确诊断踝关节扭伤。

(三) 鉴别诊断

主要与踝关节软骨损伤、骨折鉴别。

1. 踝关节软骨损伤　在踝关节疾病中较为常见,严重者可出现患侧踝关节疼痛及功能受限,踝关节软骨损伤最多见于足球运动员,据报道发病率可高达80%,故也称足球踝。在体操、滑雪等运动中也可发生,由于后期距骨常出现骨赘,故本病曾被称为踝关节撞击性骨疣。

(1) 症状:均有关节周围疼痛。踝关节扭伤软组织肿胀明显,严重时有瘀斑;踝关节软骨损伤的主要症状是踝关节运动时疼痛,后期休息时也发生疼痛,疼痛部位踝前居多,正脚背踢球时踝后部骨赘与软组织撞击挤压产生疼痛。急跑和跳跃时,胫前唇和距骨颈撞击产生疼痛随着骨赘增生、滑膜囊增厚及游离体形成,关节活动受限日渐明显,直至关节活动度明显减少。

(2) 体征:均有局部压痛。踝关节扭伤,主动或被动活动时疼痛加重,若外侧副韧带断裂,足内翻时有明显松弛感;软骨损伤主要有压痛、摩擦感、摩擦音、关节间隙减小,偶可扪及游离体。

(3) 辅助检查:踝关节扭伤X线检查是排除骨折等病变,必要时行MRI检查。踝关节软骨损伤X线可见胫骨和距骨颈有骨唇和骨赘形成,距骨后凸增生延长,两踝变尖,有时可见游离体影踝关节间隙变狭窄等;MRI可了解软骨损伤部位和严重程度。

2. 踝部骨折

(1) 症状:均有踝部疼痛。踝关节扭伤在受伤位用力时疼痛加重;踝部骨折在活动时可闻及骨擦音。

(2) 体征:均有局部压痛。踝关节扭伤通常在外踝下方或前方压痛;踝部骨折在骨折处压痛,并有骨折的专有体征。

(3) 辅助检查:踝关节扭伤X线检查是排除骨折等病变;踝部骨折X线检查可明确诊断。

(宋振华)

第三节　颈肩腰腿痛

一、颈椎病

颈椎病(cervical spondylosis)是由于颈椎、颈椎间盘、韧带退行性变,导致颈椎失稳,压迫邻近组织结构,如颈神经根、脊髓、椎动脉、交感神经而引起的一系列临床症状和体征。颈椎病发病率在1.7%~17.6%,男女之比差异不大,高发年龄为40~60岁。随着人们生活和工作方式改变,颈椎病的发病率不断上升并呈年轻化趋势。

(一) 诊断

颈椎病通常分为六型,即神经根型、脊髓型、交感型、椎动脉型、颈型、混合型。

1. 神经根型颈椎病

(1) 症状:主要症状为项部强痛、上肢放射性疼痛、麻木,可伴有肩部及肩胛骨内侧缘疼痛。上肢出现放射性疼痛或麻木,沿着受累的神经支配区放射。疼痛和麻木可呈发作性或持续性。病程长者患侧上肢有沉重感,上肢肌肉萎缩,肌力减退。

(2) 体征:①颈椎活动受限;②压痛:颈椎棘突、棘突旁、肩胛骨内缘和受累神经根所支配区域;③放射痛:患侧椎间孔部位压痛,伴上肢放射性疼痛;④椎间孔挤压试验(Spurling征)

阳性；⑤臂丛神经牵拉试验（Eaton 征）阳性。

（3）辅助检查：X 线片可见颈椎生理曲度异常、椎间孔狭窄、钩椎关节增生等；MRI 显示受累椎间盘变性、髓核突出偏向一侧，神经根受压迫；CT 显示钩椎关节、后关节突部位增生，椎间孔前后径狭窄。

2. 脊髓型颈椎病

（1）症状

1）首先出现下肢症状：出现一侧或双侧下肢麻木，乏力，逐渐出现行走困难，下肢各组肌肉发紧，上下楼梯时需借助上肢力量扶行。严重者步态不稳、行走困难，双足有踩棉花感。

2）同时可出现上肢症状：一侧或双侧上肢麻木、疼痛，双手无力，不能完成写字、对指等精细动作。

3）躯干部常见症状：患者常感觉在胸、腹部或双下肢有"束带感"。

4）其他症状：下肢可有烧灼感、冰凉感。部分患者出现膀胱和直肠功能障碍。病情进一步发展，患者双下肢呈痉挛性瘫痪。

（2）体征：上肢或躯干出现节段性分布的浅感觉障碍区，深感觉多正常，肌力下降，双手握力下降。四肢肌张力增高，可有折刀感；浅反射减弱或消失；肱二头肌、肱三头肌、桡骨膜、膝腱和跟腱反射多为亢进或活跃；髌阵挛和踝阵挛阳性。病理反射征阳性，如上肢霍夫曼征（Hoffman 征）、下肢巴宾斯基征（Babinski 征）等。

（3）辅助检查：X 线片可见椎管矢状径减小，椎体后缘明显骨赘形成，后纵韧带骨化等征象；CT、MRI 显示有椎间盘突出、脊髓受压，重者有脊髓变性的表现。

3. 椎动脉型颈椎病

（1）症状：发作性眩晕，复视伴有眼球震颤，有时伴随恶心、呕吐、耳鸣等现象。症状与颈部位置改变有关，常因头颈部突然旋转诱发，下肢突然无力猝倒，但意识清楚，多在头颈处于某一位置时发生。偶有肢体麻木、感觉异常。可出现一过性瘫痪，发作性昏迷。还可伴有神经衰弱、记忆力减退、胃肠不适等。

（2）体征：患者头部转向健侧时头晕或耳鸣加重，严重者会出现猝倒，椎动脉压迫试验阳性。

（3）辅助检查：X 线片可见椎间隙狭窄，钩椎关节增生，斜位片椎间孔狭小，颈椎节段性不稳。MRI 显示椎间盘突出或退行性变，颈椎两侧横突孔不对称，内径变小。

4. 交感型颈椎病

（1）症状

1）交感神经兴奋症状：头痛或偏头痛，头晕或眩晕（特别是头旋转时加重），有时伴恶心、呕吐、视物模糊或视力下降、瞳孔扩大或缩小、眼后部胀痛、心率加快、心律不齐、心前区痛、血压升高、头颈四肢出汗异常、耳鸣、听力下降、发音障碍等。

2）交感神经抑制症状：主要表现为头昏、眼花、流泪、鼻塞、心动过缓、血压下降及胃肠胀气等。

（2）体征：颈椎横突旁或椎小关节有压痛，棘突不正，颈椎双边双突征。临床常伴有心率、心律、血压的异常。

（3）辅助检查：X 线片可见棘突不正，侧凸式错位或前后滑脱式错位，椎间孔变小，椎体后缘明显骨赘形成等征象；CT、MRI 显示有椎间盘突出、脊髓受压，重者有脊髓信号的改变。

5. 颈型颈椎病

(1)症状:主要表现为颈项强直、疼痛,可累及肩胛部或双肩部,颈椎活动受限或呈强迫体位。少数患者可出现反射性肩臂手胀痛、麻木等症状。

(2)体征:可见颈椎活动受限,颈椎旁、T1~T7椎旁、斜方肌、胸锁乳突肌压痛,菱形肌、冈上肌、冈下肌、大小圆肌可有压痛。

(3)辅助检查:X线片检查骨质一般无异常,可见颈椎曲度变直或反弓;功能位检查可见颈椎节段性不稳,颈椎不同程度滑脱。MRI可显示椎间盘退行性变。

6. 混合型颈椎病　兼有上述2种或2种以上类型颈椎病的症状体征。

(二)鉴别诊断

1. 胸廓出口综合征　是指胸廓上口出口处,压迫臂丛的下干和锁骨下动脉,所产生的患侧上肢不同程度感觉、运动或循环障碍症候。分为先天和后天两类。先天原因有颈肋、颈7横突过长、增厚或异常的纤维束带、前斜角肌止点外移或肌肥厚、痉挛。后天因素可以是锁骨、第一肋骨骨折畸形愈合、骨痂增大、锁骨上淋巴肿大等。

(1)症状:二者均可出现上肢麻木和放射疼痛,有时出现交感神经功能紊乱的症状,可有雷诺现象。胸廓出口综合征症状为手的严重麻木,触摸桡动脉,搏动减弱或消失。静脉受压时出现患肢水肿、手部青紫、静脉怒张等。而颈椎病的血管症状很少或轻,不同的分型有不同的特点。

(2)体征:二者均可有臂丛牵拉试验阳性。但胸廓出口综合征可出现Adson征阳性、举臂运动试验阳性。

(3)辅助检查:二者X线片检查,肌电图检查,MRA或血管造影等检查,均可出现不同程度的异常表现。胸廓出口综合征检查常有颈肋、颈7横突过长、纤维束带增厚、前斜角肌止点外移或肌肥厚、痉挛、锁骨及第一肋骨骨折畸形愈合、骨痂增大、锁骨上淋巴肿大等影像表现。

2. 颈部风湿性关节炎

(1)症状:二者均可出现颈项部疼痛,颈椎活动受限,上肢放射疼痛等表现。颈部风湿性关节炎多出现项部疼痛和僵直等神经根和脊髓症状。寰枢椎半脱位者会有严重的枕部疼痛,病情进一步发展可出现瘫痪,常常伴有膀胱的功能障碍。而颈椎病的部分分型有此症状,一般较轻。

(2)体征:脊髓型颈椎病与该病累及脊髓可出现相似的病理征,步态表现为运动失调。其他类型的颈椎病不会出现病理征。

(3)辅助检查:X线片检查,肌电图检查,MRA或血管造影等检查,二者均可出现不同程度的异常表现。颈椎的风湿性关节炎多累及寰枢椎和颈椎中段,颈椎X片以斑片状的形式累及,可伴有韧带松弛,可发生颈椎半脱位。而颈椎病多累及颈椎中段,可见椎体、椎间盘等影像表现。

3. 颈椎肿瘤　颈椎原发性肿瘤罕见,常为继发性。肿瘤侵蚀椎体,使其塌陷,影响神经根,甚至累及脊髓和神经根,出现相应症状和体征。

(1)症状:二者均可出现颈肩部疼痛,颈椎活动受限。颈椎肿瘤经规范的康复治疗后症状无缓解,疼痛呈渐进性加重,迅速发展为持续性剧痛。压迫神经、血管会出现相应神经血管症状。而颈椎病发病慢,疼痛经对症治疗会缓解。

（2）体征：脊髓型颈椎病与颈椎肿瘤向椎管内侵袭，压迫脊髓，出现相应病理征；压迫血管出现血管怒张。

（3）辅助检查：X线片检查，肌电图检查，MRA或血管造影等检查，二者均可出现不同程度的异常表现。颈椎肿瘤X片可发现椎体塌陷、颈椎不稳等，而颈椎病无椎体破坏等表现。

4. 桡管综合征　是桡神经深支在肘部桡管内被旋后肌浅层腱弓或桡侧腕短伸肌腱弓卡压所致。

（1）症状：二者均可有远端手指关节疼痛、麻木等症状。颈椎病可有项部及上肢的放射痛、麻木等症状。桡管综合征表现为肘关节以下的伸掌指关节、伸拇指及外展拇指无力、手内在肌萎缩、麻木、疼痛，颈部及肱二头肌正常。

（2）体征：颈椎病可有臂丛牵拉试验阳性、叩顶试验阳性、椎间孔挤压试验阳性等体征，而桡管综合征则为阴性，但中指试验阳性。

（3）辅助检查：肌电图及分段桡神经传导速度检查可鉴别。颈椎病的肌电图异常是从神经根开始，而桡管综合征的肌电图异常是从肘关节以下可出现异常。

5. 肘管综合征　肘管是肱骨内侧髁与尺骨鹰嘴之间的一个窄而深的沟，又称尺神经沟，深筋膜横跨其上，形成一纤维管。肘管综合征是指尺神经在肘部受压后出现的神经功能障碍。

（1）症状：二者均可有远端手指关节疼痛、麻木等症状。颈椎病可有项部及上肢的放射痛、麻木等症状。肘管综合征出现小指和无名指手指麻木、疼痛及功能受限，可伴有肘部疼痛，向前臂内侧放射，手指精细动作功能减退，颈部及肱二头肌正常。

（2）体征：颈椎病可有臂丛牵拉试验阳性、叩顶试验阳性、椎间孔挤压试验阳性等体征，而肘管综合征则为阴性，但尺侧一个半手指感觉减退或消失，手内在肌萎缩时可见爪形手。

（3）辅助检查：肌电图及分段尺神经传导速度检查可鉴别。颈椎病的肌电图异常是从神经根开始，而肘管综合征的肌电图异常是从肘关节以下可出现异常。

6. 腕管综合征　又称正中神经迟发型麻痹，狭义上又称鼠标手，由于腕关节长期反复和过度的活动，导致腕部肌肉，特别是在腕横韧带处肿胀、痉挛，出现正中神经受卡压，出现相应的症状和体征。

（1）症状：二者均可有远端手指关节疼痛、麻木等症状。颈椎病可有项部及上肢的放射痛、麻木等症状。而腕管综合征示指、中指和无名指麻木，烧灼样痛，夜间加剧，拇指外展肌力减弱，可引起手麻及大鱼际及萎缩，腕部有叩痛。

（2）体征：颈椎病可有臂丛牵拉试验阳性、叩顶试验阳性、椎间孔挤压试验阳性等体征，而腕管综合征则为阴性，但压迫或叩击腕横韧带及背伸腕关节时，症状加重。

（3）辅助检查：肌电图及分段尺神经传导速度检查可鉴别。颈椎病的肌电图异常是从神经根开始，而腕管综合征的肌电图异常是从腕关节以下可出现异常。

二、冻结肩

又称五十肩、粘连性肩关节炎，是指肩关节周围韧带、肌腱和滑囊的无菌性炎症。冻结肩不等同于肩周炎，广义肩周炎（periarthritis humeroscapularis）还包括肩峰下滑囊炎、冈上肌肌腱炎、肩袖病变、肱二头肌长头肌腱炎、喙突或喙肱韧带炎、肩锁关节炎、肩峰下撞击综合征等。女性与男性发病率约为 3 : 1,常与肱二头肌长头腱鞘炎同时发生,病变可涉及肩关节周围滑囊、肩肱关节腔、肌腱、腱鞘及其他肩关节周围软组织。

知识链接

肩关节解剖

　　狭义肩关节是指盂肱关节,广义肩关节包含了胸锁关节、肩锁关节、盂肱关节、肩胛胸壁连接、肩峰下结构以及喙锁间连接。①胸锁关节:由胸骨柄、第一肋软骨及锁骨近端组成,它恰似一支架的支点,支撑上肢在远离胸壁处运动,正常的胸锁关节有 40° 的外展活动,与肩锁关节的滑动,共同适应肩胛在胸壁上的外展 60° 的外展活动;②肩锁关节:由锁骨外端和肩峰内缘所组成的扁平关节,锁骨像一个吊杆,悬挂肩胛骨和上肢,肩锁关节有一定范围的前后滑动;③盂肱关节:关节头大而关节盂小,关节灵活有余而稳定不足。保持盂肱关节稳定,需要合适关节盂的面积与肱骨头比例,当关节盂的垂直直径与肱骨头之比不小于 0.75,横径不小于 0.57,且关节盂、关节囊、肩袖完整,肩周肌群肌力正常时,盂肱关节就稳定;④肩胛胸壁连接:又称肩胛胸壁关节,肩胛骨与胸壁间以负压吸贴,肩胛下肌与胸壁间存在负压间隙,前锯肌将其分为深浅两部分,内有结缔组织和滑囊液。肩胛骨在胸壁上有 6 个方向的运动,即上提、下降、上旋、下旋、前伸、后缩;⑤肩峰下结构:又称第二关节,喙肩韧带呈三角形,底部起自喙突外缘,向外变细止于肩峰尖,喙肩韧带、肩峰、喙突排列形成穹窿状结构,肩峰下滑囊、冈上肌肌腱分别成为该关节的滑膜、关节内软骨板;⑥喙锁间连接:喙锁韧带分为前外侧的斜方形部、后内侧的锥形部,共同防止肩胛骨内移,并与肩锁关节、喙肩韧带,共同维持锁骨和肩胛骨的三角形框架结构,保证肩关节在远离躯干中线工作。

(一) 分期

1. **冻结进行期**　肩关节囊收缩变小,其他肩关节周围软组织如肌肉、肌腱、筋膜、滑囊等基本正常。

2. **冻结期**　病变波及肩关节囊以外软组织。关节造影显示:腔内压力增高,容量减少至 5~15ml(正常人 20~30ml),肩胛下肌下滑囊闭锁,不显影,肩盂下滑膜皱襞间隙消失,肱二头肌长头腱鞘充盈不全或闭锁。关节镜检查:盂肱关节囊纤维化,囊壁增厚,关节腔内粘连,肩盂下滑膜皱襞间隙闭锁,关节容积缩小,腔内可见纤维条索及漂浮碎屑。

3. **解冻期**　肩关节囊、肩部软组织无菌性炎症逐渐吸收,滑液重新分泌,粘连逐渐松解,关节容积逐渐恢复正常。

(二) 诊断

1. **症状**

(1) 冻结进行期:起病急骤,疼痛剧烈,肌肉痉挛,关节活动受限。夜间痛剧,疼痛范围广泛。急性期可持续 2~3 周。

(2) 冻结期:疼痛相对急性期减轻,但疼痛范围仍较广泛,关节活动受限加重,梳头、穿衣、举臂、向后摸背等动作均感困难。肩关节周围软组织呈"冻结"状态。本期可以持续数月乃至一年以上。

(3) 解冻期:肩关节疼痛减轻,关节活动范围仍有受限。盂肱关节腔、肩周滑囊、腱鞘的炎症逐渐吸收,血供恢复正常,粘连吸收,关节容积逐渐恢复正常。

2. 体征 喙突、喙肱韧带、肩峰下、冈上肌、肱二头肌长头肌腱、四边孔等部位均可出现压痛,三角肌可有萎缩。肩关节活动度降低,以外展、外旋、后伸受限最为明显,内收、内旋、前屈也有不同程度受限。

3. 辅助检查 X 检查多无异常,关节镜检查发现关节腔不同程度病变。

一般根据患者的症状、体征就可明确诊断,辅助检查的目的主要是排除骨折、肿瘤、结核等其他病变。

(三) 鉴别诊断

1. 肩胛上神经卡压综合征

(1) 症状:二者均可出现肩部疼痛或上臂疼痛等表现。冻结肩发病慢,疼痛相对较轻,患肩主被动活动受限。而肩胛上神经卡压综合征肩部疼痛,性质多为锐痛、刀割样、静止痛夜间重,被动活动常常不受限。

(2) 体征:二者在局部有不同程度的压痛和功能受限。因病变的部位不同而体征各异。冻结肩在喙突、喙肱韧带、肩峰下、冈上肌、肱二头肌长头腱、四边孔等部位均可出现压痛,肩关节活动受限以外展、外旋、后伸受限最为明显。而肩胛上神经卡压综合征在肩胛冈中点上方、肩胛切迹处,有明显的局部压痛并放散到整个肩胛。冈上肌、冈下肌无力,肩外展、后旋受限。

(3) 辅助检查:肌电图检查,冻结肩肌电图无异常表现,而肩胛上神经卡压综合征可见冈上肌、冈下肌肌电异常。

2. 肩峰下滑囊炎

(1) 症状:急性期二者症状相似,肩部疼痛剧烈和不同程度的功能受限。肩峰下滑囊炎运动受限,在外展、内旋时明显,缓解期疼痛部位多在三角肌止点。而冻结肩活动受限以外展、外旋、后伸受限最为明显。

(2) 体征:二者在局部有不同程度的压痛。冻结肩在喙突、喙肱韧带、肩峰下、冈上肌、肱二头肌长头腱、四边孔等部位均可出现压痛。而肩峰下滑囊炎在肩峰外有局限压痛,肩外展时压痛不明显。

(3) 辅助检查:肌骨超声检查或 MRI 检查,二者没有明显差异。

3. 肩胛部肿瘤 常见肿瘤有骨巨细胞瘤、骨肉瘤、骨软骨瘤等,下面介绍骨巨细胞瘤与冻结肩的鉴别诊断。

(1) 症状:二者在局部有不同程度的肩部疼痛。因病变的性质不同而体征各异。冻结肩主要表现为肩周疼痛,肩关节主被动活动受限。而骨巨细胞瘤的肩部疼痛,呈间歇性,可放射至上臂,活动后加重,休息后减轻,早期肩部功能不受限。后期疼痛加重,影响睡眠,肱骨上端出现包块,局部可有压痛,活动受限。

(2) 体征:二者在不同时期有不同程度的肩关节活动障碍。冻结肩在发病过程中均有主被动活动受限。而骨巨细胞瘤后期肱骨上端膨大,可触及均匀、平滑的肿块。

(3) 辅助检查:冻结肩 X 线片一般无异常,而骨巨细胞瘤有溶骨性改变。

三、肩峰下撞击综合征

肩峰下撞击综合征(subacromial impingement syndrome)又称肩撞击征,是由于解剖结构原因或动力学原因,在肩部上举、外展运动时,肱骨大结节与喙肩穹间慢性、反复、多次、微小的撞击伤,导致肩袖炎症及退变,甚至撕裂,产生肩部疼痛与无力等一系列症状、体征的临床综合征。肩撞击征的概念首先由 Neer 于 1972 年提出,Deseze 和 Robinson 等对肩峰下的特殊构造以及大结节的运动轨迹进行了研究,提出了第二肩关节的命名。

（一）分期

肩峰下结构具有近似典型滑膜关节的结构,肩峰、喙突及喙肩韧带构成坚强的喙肩弓,类似关节臼窝,大结节和肱骨头形成杵臼部分,肩袖的冈上肌肌腱处于该关节之间,类似关节内软骨板。当肩关节外展及上举时,肩袖极易损伤。

1. 水肿出血期　可发生于任何年龄,从事手臂上举过头的劳作和运动职业的人群多见。

（1）症状:肩部疼痛、肌力减弱,肩关节外展受限,在外展 60°~80° 时出现明显疼痛。

（2）体征:大结节处压痛;肩峰撞击试验阳性;肩峰下注射试验阳性。

（3）辅助检查:X 线、MRI 及关节造影检查一般不能发现肩袖破裂存在。

2. 纤维变性期　多见于中年患者,肩峰下反复撞击使滑囊纤维化,囊壁增厚,肌腱反复损伤呈慢性肌腱炎,通常是纤维化与水肿并存。

（1）症状:疼痛较第 1 期缓解,肌力减弱。

（2）体征:同水肿出血期,但肩峰撞击试验阳性体征明显;肩峰下注射试验阳性。

（3）辅助检查:X 线、MRI 及关节造影检查一般不能发现肩袖破裂存在。

3. 肌腱断裂期

（1）症状:疼痛明显,肌力减弱明显。

（2）体征:同水肿出血期,砾轧音、肩峰撞击试验阳性体征明显;肩峰下注射试验阳性。

（3）辅助检查:X 线、MRI 及关节造影检查发现肩袖破裂存在。

（二）诊断

根据临床症状、体征、结合辅助检查易于诊断。

1. 症状　疼痛,患肩部疼痛在外展活动过程中加重。

2. 体征

（1）砾轧音:固定患臂肩峰前后缘使上臂做内外旋运动及前屈、后伸运动时可闻及砾轧声,若采用听诊器听诊则更明显。

（2）肌力减弱:肩袖撕裂早期,肩外展和外旋力量减弱多因疼痛引起;若肌力明显减弱,则多伴肩袖撕裂。

（3）肩峰撞击试验阳性

1）肩内旋前屈试验（Neer 征）:检查者立于患者背后,一手固定肩胛骨,另一只手保持肩关节内旋位,使患肢拇指尖向下,然后使患肩前屈过顶,若诱发出疼痛,即为阳性（图 2-9）。该检查是人为的使肱骨大结节与肩峰前下缘发生撞击,从而诱发疼痛。

2）肩前屈内旋试验（Hawkins 征）:检查者立于患者后方,使患者肩关节内收位前屈 90°,肘关节屈曲 90°,前臂保持水平。检查者用力使患侧前臂向下致肩关节内旋,出现疼痛者为试验阳性（图 2-10）。该检查是人为地使肱骨大结节和冈上肌肌腱从后外方向前内撞击喙肩弓。

3）疼痛弧征:患臂上举 60°~120° 范围内出现肩前方或肩峰下区疼痛时即为疼痛弧征（pain arc syndrome）阳性（图 2-11）。该检查的疼痛由损伤的肩峰下间隙内结构与喙肩弓之间

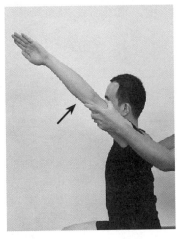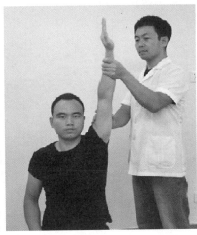

图 2-9　肩内旋前屈试验（Neer 征）

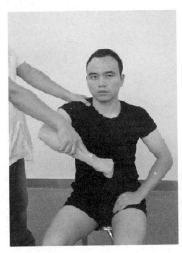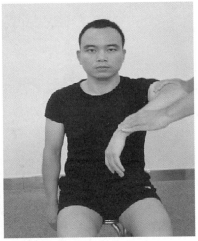

图 2-10　肩前屈内旋试验（Hawkins 征）

摩擦引起。

（4）肩峰下注射试验阳性：以 1% 利多卡因 10ml 沿肩峰下面注入肩峰下滑囊，若注射前、后均无肩关节运动障碍，注射后肩痛症状得到暂时性完全消失，即为肩峰下注射试验阳性。

（三）鉴别诊断

1. 肩袖损伤

（1）症状：均有肩部疼痛和不同方向的运动受限。肩袖损伤为肩前上部、肩后方痛，肩外展受限，随着病程发展，可出现肩关节主动外展、外旋、上举受限；肩峰下撞击综合征为患肩疼痛，外展时疼痛加重。

（2）体征：均可以表现落臂试验（drop arm test）阳性（将患者肩关节外展至 90 度以上，屈曲 30 度，拇指向下，患肩不能保持位置，无力坠落者，图 2-12）。不同的是：肩袖损伤可出现外旋、上举受限，肩峰下撞击综合征为外展受限。

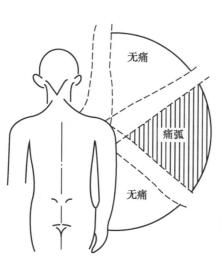
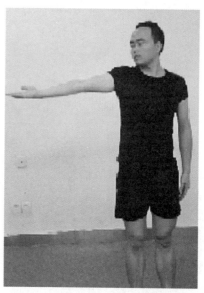

图 2-11   疼痛弧征

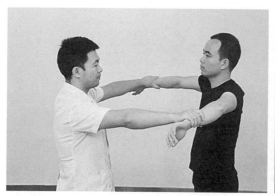
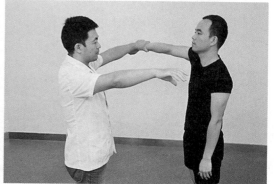

图 2-12   落臂试验

（3）辅助检查：MRI、肩关节造影和肩关节镜检查有助于明确诊断。肩袖损伤可发现冈上肌、冈下肌、小圆肌和肩胛下肌病变，肩峰下撞击综合征主要表现为冈上肌病变。

2. 冻结肩

（1）症状：均有肩部疼痛和不同方向的运动受限。肩峰下撞击综合征为患肩疼痛，外展时疼痛加重；冻结肩为肩关节活动受限，尤以外展、外旋、后伸受限明显，其次是肩关节内收、内旋、前屈受限。

（2）体征：肩峰下撞击综合征的落臂试验、肩峰撞击试验阳性，冻结肩是肩关节不同运动平面的活动度均有所降低。

（3）辅助检查：MRI、肩关节造影和肩关节镜检查有助于明确诊断。肩峰下撞击综合征主要表现为冈上肌的病变，冻结肩一般无明显异常。

3. 肱二头肌长头腱鞘炎

（1）症状：均有肩部疼痛和不同方向的运动受限。肱二头肌长头腱鞘炎疼痛部位为患侧肱骨结节间沟部,夜间加重,疼痛向三角肌放射,肩关节后伸时疼痛加重,肩关节前屈和外展时疼痛减轻。肩峰下撞击综合征疼痛部位为肩部,外展受限。

(2) 体征:肱二头肌长头腱鞘炎为结节间沟压痛,肱二头肌抗阻试验阳性。肩峰下撞击综合征为落臂试验阳性、撞击试验阳性。

(3) 辅助检查:X 线、肌骨超声、MRI 检查。肩峰下撞击综合征主要表现为冈上肌的病变,肱二头肌长头腱鞘炎可有肱二头肌病变。

四、腰椎间盘突出症

腰椎间盘突出症(lumber disc herniation)是因腰椎间盘变性、纤维环破裂、髓核突出刺激或压迫神经根所表现的一种综合征。腰椎间盘突出症中以 L_{4-5}、$L_5\sim S_1$ 间隙发病率最高,约占 90%~96%,多个腰椎间盘同时发病者仅占 5%~22%。腰椎间盘突出症的诱发因素很多,其中椎间盘的生理退变是根本原因,其他的危险因素有职业特性、运动创伤、医源性损伤、不良坐站姿、肥胖、腹肌无力、吸烟及心理因素等。

(一) 分型

人体共有 5 个腰椎,包括椎体、椎弓、椎弓发出的三部分突起,即上、下关节突各一对和棘突。椎体的后面与椎弓共同围成椎孔,椎孔借韧带组织连接按生理曲度排列构成椎管。个别也有例外,常见的有骶 1 和腰 5 椎体间有软骨分隔,类似腰 6,临床称为骶 1,腰 5 椎体也可与骶 1 融合,称腰椎骶化。

根据髓核突出位置、程度、方向、退变程度与神经根的关系及不同的影像学检查来分型,如病理分型、CT 分型。

1. 病理分型　通常分为膨出型、突出型、脱出型,脱出型又分为后纵韧带下型、后纵韧带后型、游离型。

2. CT 分型　分为中央型、后外侧型、椎间孔内型或称外侧型、椎间孔外型或称极外侧型。前两型多见,约占 85%,后两型少见。

(二) 诊断

腰椎间盘突出症应依据临床病史、体征、影像学检查及肌电图检查来确定诊断,但需要与脊柱疾病、腰臀部软组织损伤、椎管内疾病、骶髂关节疾病、内脏反射性及血管源性腰腿痛进行鉴别。

1. 症状　腰椎间盘突出症的症状和体征受椎间盘突出的大小、范围、部位、病程以及个体差异等因素影响,所以临床表现差异较大,其归纳起来主要有以下几个方面。

(1) 腰痛:多为持续性钝痛,也可出现痉挛性剧痛。95% 以上患者早期疼痛范围较为弥散,腰部有局限性压痛、叩击痛或放射痛,但很快集中在下腰部或腰骶部,并向下肢放射至小腿以下;部分患者同时出现腰痛和下肢放射痛;个别患者表现为单纯腰痛或单纯下肢痛。腹压增加时,如咳嗽、喷嚏、排便等疼痛加重;平卧休息时疼痛减轻,行走、久坐可导致疼痛加重。

(2) 下肢放射痛:一般出现在腰痛之后,部分患者与腰痛同时出现,还有一部分患者只出现下肢疼痛。疼痛为突出物刺激或挤压相应的神经根所致,沿坐骨神经分布路线放射,可放射至臀部、大腿后侧、小腿外侧、足背及足趾,相应神经分布区域因咳嗽、打喷嚏、用力排便等疼痛加剧。

（3）肢体麻木：多与下肢放射痛伴发，主要由脊神经根内的本体感觉和触觉纤维受刺激导致，麻木范围与受累神经根支配范围相一致。

（4）肌力减弱：患侧肌力减弱，表现为肌肉松弛，如臀部肌肉、小腿三头肌、胫前肌、腓骨长短肌、拇长伸肌、趾长伸肌等。①小腿三头肌肌力减弱时，患者患足站立不稳，足尖站立困难；②胫前肌、拇长伸肌肌力减弱时，患者表现为足下垂，跨阈步态，走路时常因鞋尖划地而跌倒。

（5）马尾神经症状：少数腰椎间盘突出症患者可出现鞍区会阴部麻木、刺痛、排便排尿无力、小便频数，女性可出现尿失禁，男性可出现阳痿，严重者可出现二便失禁及下肢瘫痪。

（6）下肢肌肉萎缩：病程较长的患者可出现不同程度的患肢肌肉萎缩。

（7）感觉障碍：早期表现为皮肤过敏，逐渐出现麻木、刺痛及感觉减退。下肢感觉异常表现为患侧下肢后外侧麻木、发凉怕冷，足趾末梢皮温降低明显，有时可出现蚁行感、烧灼感等。

2. 体征

（1）腰椎侧凸：是一种为缓解神经根受压、减轻疼痛的姿势性代偿畸形。

（2）压痛点：在相应的椎节旁有深压痛、叩痛，并可引起下肢放射痛。

（3）跛行步态：患肢支撑期明显缩短，患侧足尖着地，重心迅速转移至健侧下肢。

（4）直腿抬高试验及加强试验阳性：患者双下肢伸直仰卧，检查者一手扶住患者膝部使其膝关节伸直，另一手握住踝部慢慢抬高，直至患者产生下肢放射痛为止，记录下此时下肢与床面的角度，即为直腿抬高角度。正常人一般可达 80° 左右，且无放射痛。若抬高不足 70°，且伴有下肢后侧的放射痛，则为直腿抬高试验（Lasegue 征）阳性。在此基础上可以进行直腿抬高加强试验，即检查者将患者下肢抬高到最大限度后，放下约 10° 左右，在患者不注意时，突然将足背屈，若能引起下肢放射痛即为直腿抬高加强试验（Bragard 征）阳性。

（5）屈颈试验（Linder 征）：患者平卧做屈颈动作，患侧下肢出现放射痛为阳性。其机制是，屈颈时硬脊膜随之向上移位，导致与突出物接触的脊神经根受到牵拉而出现放射痛。

（6）腱反射改变：表现为反射不对称，多为患侧腱反射减弱，有定位意义。伸肌肌力下降，膝反射减弱，由 $L_4\sim L_5$ 神经根受损导致，跟腱反射减弱由腰骶神经根受损导致。

3. 辅助检查

（1）腰椎 X 片征象：腰椎曲度改变，可见腰椎侧凸、腰椎前凸减小、腰骶角减小、椎间隙变窄、椎间隙前后左右不等宽。

（2）腰椎 CT 征象：椎间盘突出，硬膜囊和神经根受压、侧隐窝变窄、黄韧带肥厚等。

（3）腰椎 MRI 征象：椎间盘突出在矢状面、横断面上都能显示，可见突出型、脱出后纵韧带下型、脱出后纵韧带后型、游离型。

（三）鉴别诊断

1. 椎管内肿瘤　是指生长于脊髓、神经根及其附属组织的肿瘤，肿瘤的机械压迫神经根，可产生下肢放射疼痛；肿瘤压迫马尾神经，出现马尾综合征。

（1）症状：二者均有腰痛或下肢放射疼痛、马尾综合征等症状。二者不同的是，椎管肿瘤的症状是渐发的，因肿瘤生长症状逐渐加重，不因休息而减轻，足部麻木自下而上迅速发展，并发展到上下肢，出现膀胱、直肠功能障碍。

（2）体征：椎管内肿瘤局部压痛不明显，直腿抬高试验及加强试验一般为阴性。而腰椎间盘突出症的直腿抬高试验及加强试验多为阳性。

（3）辅助检查：二者 CT、MRI 为常规检查。对腰椎间盘突出症可以确诊，而髓腔造影对脊髓肿瘤有确诊意义。

2. 脊柱肿瘤　是指生长于脊柱的原发性及转移性肿瘤。肿瘤多生长于椎体，逐渐侵入椎管和椎间孔，压迫神经根、脊髓、马尾神经，出现相应症状。

（1）症状：二者均有腰痛等症状，与腰椎间盘突出症相似。二者不同的是，肿瘤生长部位出现疼痛，局部压痛，棘突叩击痛。局部软组织中可出现肿块，侵袭脊髓可出现截瘫。转移性肿瘤可见骨质破坏，进行性疼痛。疼痛不因为卧床休息而减轻。

（2）体征：脊柱肿瘤局部压痛、叩击痛，压迫神经根、脊髓、血管及重要器官时，出现相应体征，直腿抬高试验及加强试验一般为阴性。而腰椎间盘突出症的直腿抬高试验及加强试验一般为阳性。

（3）辅助检查：二者 CT、MRI 为常规检查。对腰椎间盘突出症可以确诊，而脊柱肿瘤可发现有骨质破坏，检验可发现贫血、血沉增快、碱性磷酸酶或酸性磷酸酶增高。

3. 盆腔脏器疾病　能引起腰腿痛的常见盆腔疾病有妇科的盆腔炎、严重痛经、严重子宫后倾者；男性的前列腺疾病均可侵袭到坐骨神经和盆部神经，出现腰骶部疼痛和下肢放射痛。

（1）症状：二者均有腰痛等症状，与腰椎间盘突出症相似。而女性盆腔炎最易引起腰骶部疼痛，疼痛性质多为钝痛、坠痛，伴有腹部疼痛，腰部压痛不明显。男性前列腺疾病可引起腰骶部疼痛，常伴有尿道刺激征及会阴部的不适。但均不会出现沿坐骨神经放射到膝关节以下的疼痛。

（2）体征：盆腔脏器疾病引起的腰痛，无椎间盘突出症相应的体征。而腰椎间盘突出症的直腿抬高试验及加强试验一般为阳性。

（3）辅助检查：常规的 CT 或 MRI 检查可以发现腰椎间盘的病变，而腹部 B 超、专科检查及检验检查可发现盆腔脏器疾病，便于鉴别。

4. 梨状肌综合征　梨状肌起于 S_{2-4} 侧方前面，向外下穿过坐骨大孔形成肌腱止于股骨大转子上部内侧。梨状肌上缘有臀上皮神经，下缘有臀下血管及神经在内侧穿出，坐骨神经在其稍外侧穿出。

（1）症状：二者均可出现臀部和下肢放射性疼痛，走路及活动加重，卧床休息减轻。梨状肌综合征无腰痛症状，而腰椎间盘突出症有腰痛症状。

（2）体征：二者直腿抬高试验均可为阳性，但梨状肌综合征加强试验为阴性，腰椎间盘突出症加强试验为阳性。梨状肌综合征在坐骨大切迹区有压痛，可见臀肌萎缩，Freiberg 征阳性。梨状肌局部封闭可缓解疼痛，而腰椎间盘突出症则不能。

（3）辅助检查：CT、MRI 为常规检查，二者均可发现腰椎间盘病变。肌骨超声检查可发现梨状肌的病变。

5. 隐形脊柱裂　是人类胚胎期脊椎两侧椎弓骨化中心的发育障碍，未能互相连接，残留大小不等的裂缝，以 S_1 多见。只有骨缝者为隐形脊柱裂，有内容物疝出裂口者称为显性脊柱裂。

（1）症状：二者均可出现腰骶痛，坐骨神经痛等症状。而隐形脊柱裂改变坐站体位后疼痛可缓解，可伴有小便失禁。而腰椎间盘突出症为典型的根性坐骨神经痛症状。

（2）体征：隐形脊柱裂腰部过伸时疼痛加重，直腿抬高试验阴性。而腰椎间盘突出症腰部弯腰疼痛加重，直腿抬高试验及加强试验阳性。

（3）辅助检查：X线、CT、MRI为常规检查。隐形脊柱裂可发现椎管畸形，棘突及椎板缺损。腰椎间盘突出症则有椎间盘突出的影像。

五、腰椎管狭窄症

腰椎管狭窄症（lumbar spinal stenosis）是由于退行性变、外伤、炎症、肿瘤、发育异常、手术等原因引起腰椎管的一个节段或多个节段的狭窄，导致一系列症状和体征。其中，临床常见的原因是退行性变，即椎体边缘骨质增生、黄韧带肥厚、松弛、小关节增生、脱位，椎间盘退变、突出等，好发部位在 L_{4-5}，占55%。

（一）诊断

1. 症状

（1）腰腿痛：发病缓慢，常出现腰痛和下肢放射痛，在休息和弯腰后疼痛缓解或消失。

（2）间歇性跛行：是腰椎管狭窄症的典型表现，在椎管中央型狭窄或狭窄较严重者多见，即患者步行一段距离后出现腰部酸胀、疼痛，一侧或双侧下肢疼痛、麻木、无力以致跛行，当患者坐下或蹲下休息后症状可缓解，又可继续行走，但继续行走一段距离后，再次出现症状。随着病情的加重，行走的距离越来越短，休息的时间越来越长。

（3）症状多，体征较少或较轻，特别是在休息后很难发现阳性体征，这是本病的特点。

2. 体征

（1）体格检查：包括：①直腿抬高试验，可为阳性；②各项神经感觉、运动、反射检查，多无异常或轻度异常，较多出现的异常是跟腱反射减弱；③脊柱伸展运动受限。

（2）弯腰试验多为阳性，即嘱患者加快步行速度，则疼痛加重，如继续行走，患者则多采取弯腰行走姿势，或取坐位向前弯腰姿势，亦可减轻疼痛。

（3）急性马尾综合征。

3. 辅助检查 X线平片为首选方法，可了解脊柱基本病变，了解椎管全貌。MRI检查能了解椎管的整体，但不具有CT扫描的横断面分辨率，CT扫描须明确脊髓和神经根受压的大致平面。脊髓造影为有创检查，在造影后做CT扫描，能明显提高本病的诊断率。

（1）X线平片：提示有腰椎增生、小关节移位、旋转等改变。

（2）CT和MRI检查：显示椎管、侧隐窝、神经根管的狭窄。

（3）B超检查：显示腰椎椎管矢状径变小，一般小于9mm。

（二）鉴别诊断

1. 血管源性间歇性跛行 腰椎管狭窄症患者的间歇性跛行属于神经源性，它不同于血管源性间歇性跛行，两者的区别见表2-1。

表2-1 神经源性间歇性跛行与血管源性间歇性跛行的区别

症状	神经性跛行	血管性跛行
腰痛	有	无
站立位的影响	加重症状	加重症状
下肢疼痛的发展方向	自上而下	自下而上

续表

症状	神经性跛行	血管性跛行
感觉异常	大部分有	无
肌肉无力	少部分有	无
反射的改变	一半患者有	无
动脉搏动	正常	减弱或消失
动脉杂音	无	常有
站立位休息	不能缓解症状	可缓解症状
上坡走	症状出现较晚	症状出现较早
下坡走	症状出现较早	症状出现较晚
骑自行车	不出现症状	出现症状

2. 骶髂关节病变　骶髂关节是微动耳状关节,位于骶骨与髂骨之间,是人体最稳定的关节。人体躯干及以上的重量,通过两侧的骶髂关节均匀传达到双下肢,骶髂关节的急慢性损伤可引起骶髂关节错位或半脱位,出现局部疼痛或反射性坐骨神经痛。

(1) 症状:二者均可出现腰痛或下肢放射痛等症状。骶髂关节病变,女性多见,多有损伤史。疼痛性质为钝痛,活动后疼痛,翻身困难,转身时引起疼痛加重,患侧不敢负重。腰椎管狭窄症,中老年人群多见,出现腰痛和下肢放射痛时,在休息和弯腰后疼痛缓解或消失。

(2) 体征:骶髂关节病变在骶髂关节有压痛,骶髂关节扭转试验阳性,患侧"4"字试验可为阳性。腰椎管狭窄症,局部压痛不明显,弯腰试验多为阳性。

(3) 辅助检查:骨盆片、CT、MRI可作为常规检查。腰椎管狭窄症有腰椎增生、移位,椎小关节移位、旋转、腰椎椎管矢状径变小等。而骶髂关节病变可发现常无异常表现,可出现关节边缘骨质密度增加,骨盆不同程度的旋移等。

3. 腰椎滑脱　当人体直立时,第四腰椎至第一骶椎的椎间盘呈向前下倾斜,而之间的关节突正常时能阻止这种不稳定下的滑动。如果腰椎在其上下关节突之间的区域有缺损或骨折,但不伴有椎体的前移,称为椎弓峡部崩裂,如有椎体的滑移,称为脊椎滑脱。临床腰椎滑脱多见第五腰椎,第四腰椎少见。

(1) 症状:二者均可出现腰痛或下肢放射痛等症状,压迫马尾神经,可引起马尾神经综合征,出现腘绳肌痉挛、膀胱和直肠功能紊乱。不同的是腰椎管狭窄症症状出现时,在休息和弯腰后疼痛缓解或消失,而腰椎滑脱则不会缓解。

(2) 体征:腰椎管狭窄症,局部压痛不明显,弯腰试验多为阳性。腰椎滑脱腰椎曲度异常,$L_{4\sim5}$、$L_5\sim S_1$棘突有不同程度的滑移。

(3) 辅助检查:CT、MRI可作为常规检查。腰椎管狭窄症有腰椎增生、小关节错位、旋转、腰椎椎管矢状径变小等。腰椎滑脱可发现腰椎曲度异常,$L_{4\sim5}$、$L_5\sim S_1$棘突有不同程度的滑移。

六、第三腰椎横突综合征

第三腰椎横突综合征(The third lumbar transverse process syndrome)是指腰三横突及周围软组织的急慢性损伤、劳损,致腰三横突发生无菌性炎症、粘连、变性及增厚等,刺激腰脊神经而引起腰臀部疼痛的综合征。是一种常见的慢性腰痛或腰臀痛疾患,临床以第三腰椎横突部明显压痛为特征,是腰部劳损的一种类型。

腰椎横突由椎弓根与椎弓板融合处向外突出。在 5 个腰椎横突当中,第三腰椎横突最长,弯度大,活动多,所受杠杆作用最大,其上附着的筋膜、韧带及肌肉承受的拉力较大,因此损伤的机会较多。

腰部的脊神经出椎间孔后,分为前后两支。前支较粗,构成神经丛(腰、骶丛);后支较细,在横突间肌内侧向后走行。分为内侧支和外侧支。内侧支分布于肌肉,外侧支成为皮神经。臀上皮神经发自腰 1~腰 3 脊神经后支的外侧支,穿横突间隙向后走行,再穿过附着在腰 1~4 横突上之腰背筋膜的深层,然后入骶棘肌至其背侧与浅筋膜之间向下走行,在骶棘肌的外缘腰下三角处穿过腰背浅筋膜,在皮下组织分为内、中、外三支,越过髂嵴的后部,达臀部皮下,称为臀上皮神经。部分神经纤维入臀中肌,其余分布于臀部及大腿后侧的皮肤。

(一) 诊断

1. 症状

(1) 损伤:腰部有负重或不同程度的外伤、劳损史,从事体力劳动的男性青壮年多见。

(2) 疼痛:部位为腰部或腰臀部,多数为单侧,少数为双侧。部分患者的疼痛范围可波及股后、膝下及股内侧肌等处,有的可沿大腿向下放射到膝部或小腿外侧。弯腰及旋转腰部时疼痛加剧,劳累后明显加重,稍微活动,疼痛减轻。疼痛多呈持续性。患者无间歇性跛行。

(3) 活动受限:腰部俯仰转侧活动受限,尤以健侧侧屈或旋转时尤甚。

2. 体征

(1) 局部压痛:重要的体征是患侧第三腰椎横突外缘,相当于第三腰椎棘突旁约 4cm 处,有时可触及一纤维性硬结,常可引起同侧臀部及下肢后外侧反射痛。按压时由于第二腰神经分支受刺激而引起放射痛达大腿及膝部,无间歇性跛行。

(2) 局部肿胀:早期横突尖端部肥厚,呈现轻度肿胀。

(3) 直腿抬高试验可为阳性,但加强试验为阴性。

3. 辅助检查　X 线摄片检查,提示第三腰椎横突过长或左右不对称。

(二) 鉴别诊断

1. 腰肌筋膜炎　是腰腿部最常见的一类疾病,易发于筋膜、鞘膜、肌肉起止点、韧带、骨膜等处。由于特殊的生物力学因素,腰部最为多见,常见于腰背部筋膜、棘上韧带、棘间韧带、骶部及髂后棘旁,髂嵴及横突等肌筋膜附着处。

(1) 症状:二者均可出现腰痛或臀部、大腿放射痛等症状。不同的是第三腰椎横突综合征压痛点明显固定,范围较小。而腰肌筋膜炎压痛较广泛,压痛不明显,范围较广。

(2) 体征:第三腰椎横突综合征的患侧横突外缘约 4cm 处,有时可触及一纤维性硬结,压痛明显,常可引起同侧臀部及下肢后外侧反射痛。而腰肌筋膜炎常有腰部侧凸,且凸向健侧,可扪及局部痛性结节,直腿抬高试验多为阴性。

(3) 辅助检查:X 线检查,肌骨超声可作为常规检查。腰肌筋膜炎无明显改变,而第三腰椎横突综合征的 X 线摄片检查,提示第三腰椎横突过长或左右不对称。

2. 臀上皮神经炎　臀上皮神经是腰腿部疼痛的一个重要原因,是 L_{1-3} 的后支的皮支在骶棘肌外缘穿出,越髂嵴后分布在臀部的一段。病因多见于髂嵴外翻患者,当弯腰、旋转时引起症状。

(1)症状:二者均可出现臀部或大腿放射痛等症状。不同的是第三腰椎横突综合征压痛点明显固定,范围较小。而臀上皮神经炎为臀部疼痛,弯腰、旋转受限,疼痛可牵涉到大腿后侧,一般不超过膝关节。

(2)体征:第三腰椎横突综合征的患侧横突外缘约4cm处,有时可触及一纤维性硬结,压痛明显,常可引起同侧臀部及下肢后外侧反射痛。而臀上皮神经炎,臀中肌或髂后上棘前缘压痛,局部封闭即可止痛。

(3)辅助检查:X片、肌电图、肌骨超声可作为常规检查。臀上皮神经炎可有肌电图的改变,而第三腰椎横突综合征的X线摄片检查,提示第三腰椎横突过长或左右不对称,一般无肌电图的改变。

3. 腰棘间韧带损伤　当脊柱前屈一定程度时,棘上韧带和棘间韧带紧张,阻止脊柱进一步前屈。棘上韧带下端一般止于L_3、L_4棘突,L_{4-5}、$L_5 \sim S_1$的棘间韧带因无棘上韧带保护,容易受损伤。

(1)症状:二者均可出现腰痛或臀部、大腿放射痛等症状。不同的是第三腰椎横突综合征压痛点明显固定,范围较小。腰棘间韧带损伤,弯腰时感觉下腰部酸痛或断裂样疼痛,部分患者伴有下肢疼痛,无下肢感觉障碍。

(2)体征:第三腰椎横突综合征的患侧横突外缘约4cm处,有时可触及一纤维性硬结,压痛明显,常可引起同侧臀部及下肢后外侧反射痛。腰棘间韧带损伤,L_{4-5}、$L_5 \sim S_1$的棘间有压痛显著,弯腰时断裂样疼痛。

(3)辅助检查:X线、肌骨超声可作为常规检查。第三腰椎横突综合征的X线摄片检查,提示第三腰椎横突过长或左右不对称,一般无肌电图的改变。腰棘间韧带肌骨超声检查提示有损伤表现。

七、髌骨软化症

髌骨软化症(osteochondrosis of patellae)又称髌骨软骨软化症、髌骨软骨炎,是髌骨软骨面因慢性损伤后,软骨肿胀、侵蚀、龟裂、破碎、脱落,最后与之相对的股骨髁软骨也发生相同病理改变,而形成髌股关节的骨关节病变。本病主要因软骨局部被磨损,在磨损过程中,软骨细胞先被挤压死亡或变形,失去正常代谢机能,不能产生硫酸软骨素,或软骨的表层受伤不能正常的交换营养物质而至软骨病变。以膝部不适,髌骨后方疼痛,膝内侧隐痛,活动时疼痛加重,继而自觉髌骨之间有摩擦感,髌骨有压痛为主要表现的退行性疾病。

知识拓展

膝关节的生物力学

膝关节的运动模式是一个兼有屈伸、滚动、滑动、侧移和轴位旋转的复杂的多自由度的运动模式。正常胫股关节间力的传递和应力分布与正常的半月板和关节软骨的功能密切相关。在膝关节的运动和受力相中,由于半月板随着关节活动的相对位移,以及具有粘弹特性的正常半月板和关节软骨组织的应变,使关节间的压强变化趋于缓和。膝关节在水平面的旋转运动是以内侧髁为中心,这种旋转方式使得膝关节内侧间隙易于发生退变。

髌股关节是参与膝关节伸屈运动的重要结构,髌骨关节面本身在膝关节屈曲运动时承受的应力和关节面上的应力分布是髌股关节生物力学研究的重点。髌骨的外侧倾斜和外侧移位是髌股对线异常的主要存在形式,其原因可能包括股骨髁的发育异常、髌骨发育异常及高位髌骨、膝外翻和Q角异常增大、内侧支持带松弛、外侧支持带挛缩等多种因素。髌骨在伸直位时,髌骨很容易向外侧推动,在屈膝20°时,可发现髌骨中央嵴与滑车凹的最低点不呈对应关系而向外侧移位,其移位的程度对评价髌骨半脱位很有意义。髌骨关节面上的应力分布不均是产生髌股关节面软骨退变的直接原因。在正常的生理情况下,膝关节由伸而屈至90°的运动过程中,髌股接触压逐渐加大,而超过90°后又逐渐减小。

膝关节的负荷随人体的运动和步态方式有很大的变化,膝关节站立位的静态受力(双足着地)为体重的0.43倍,而行走时可达体重的3.02倍,上楼时则可达到4.25倍。正常膝关节作用力的传递借助于半月板和关节软骨的蠕变使胫股之间的接触面增大,从而减少了单位面积的力负荷。

(一)诊断

1. 症状

(1)初期为髌骨下疼痛,稍加活动后缓解,运动过久后又加重,休息后渐渐消失。随病程延长,疼痛时间多于缓解,以致不能下蹲,上、下阶梯困难或突然无力而摔倒。

(2)髌骨边缘压痛,伸膝位挤压或推动髌骨可有摩擦感,伴疼痛。后期形成髌股关节骨关节病时,可继发滑膜炎而出现关节积液。病程长者,可出现股四头肌萎缩。诊断髌骨软化症的主要依据是髌骨后的疼痛,髌骨压磨试验和单腿下蹲试验引起髌骨后疼痛。应该注意检查有无合并半月板损伤和创伤性关节炎等。

(3)膝部直接外伤可引起髌骨软骨或软骨下骨损伤,或因多次损伤,如运动伤,引起软骨退变性改变,软骨面粗糙,失去光泽,严重者软骨脱落,骨质暴露,其相对的股骨关节面也受到损伤。损伤部位多在髌骨中心。本病多发生于青壮年,且多有明显外伤史,或有慢性积累性小损伤,主要症状是膝关节髌骨后疼痛,轻重不一,一般平地走路症状不显,在下蹲起立、上下楼及久行后疼痛加重。

2. 体征

(1)压痛:髌股关节、髌周压痛。

(2)髌骨挤压试验阳性:膝关节屈曲20°~30°,分别将髌骨推向滑车内外侧,可出现髌骨关节面与股骨及周围疼痛。

(3)髌骨加压研磨试验:检查者用手沿关节面垂直适度用力,同时分别向上下左右方向推压髌骨,如果关节面粗糙,有摩擦音伴疼痛。

(4)股四头肌外侧牵拉试验:患者仰卧位膝关节伸直位,嘱等长收缩股四头肌,如髌骨明显向外移位,则牵拉试验阳性。

(5)半蹲试验:患者半蹲位保持数分钟,如出现髌股关节疼痛,为半蹲试验阳性。

3. 辅助检查

(1)X线检查:早期无异常,晚期可见髌骨半圆骨赘影响髌股关节面不平滑或间隙狭窄,X线片尚可发现部分病因,如小髌骨、高位髌骨或股骨外髁低平等畸形。

(2)放射性核素骨显像检查:侧位显示髌骨局限性放射性浓聚,有早期诊断意义。

(3)关节镜检查:是确诊髌骨软骨软化症最有价值的方法。可以明确关节软骨是否有病变以及累及范围,明确髌骨软化的程度,更能较好地与膝前疼痛为特点的疾病鉴别,特别是疑难患者。

（4）MRI 检查:有早期诊断意义。

（二）鉴别诊断

1. 髌下脂肪垫炎　髌下脂肪垫是在髌腱之后,胫股关节之前间的滑膜脂肪组织,其表面由滑膜组织覆盖,形状呈三角形,前宽侧大,后侧逐渐变薄,至胫股关节间隙处成为一薄片,横置于关节间隙处称为翼状韧带,起到缓冲膝过伸的作用。

（1）症状:二者均可出现膝关节疼痛等症状。不同的是急性髌下脂肪垫炎,可见髌腱两侧脂肪垫肿胀隆起,压痛阳性,膝伸直受限,关节腔可有少量积液;慢性髌下脂肪垫炎,脂肪垫处增生肥厚,触之硬韧,局部压痛不明显,膝伸直受限。髌骨软化症是髌骨后的疼痛,下蹲、上阶梯或下阶梯后疼痛加重。

（2）体征:髌下脂肪垫炎是髌腱两侧脂肪垫肿胀隆起,压痛阳性,髌尖粗面检查阳性。髌骨软化症是髌骨挤压试验阳性、髌骨加压研磨试验阳性、半蹲试验阳性。

（3）辅助检查:X 线、肌骨超声、MRI 检查为常规检查,必要时可作关节镜检查。关节镜检查是确诊髌骨软化症最有价值的方法,肌骨超声对髌下脂肪垫炎的诊断阳性率高。

2. 膝关节滑膜炎

（1）症状:二者均可出现膝关节疼痛等症状。不同的是急性滑膜损伤,一般在伤后 1~2 小时内出现关节内血肿,之后膝及小腿有瘀斑,膝关节局部肿胀,皮温升高,疼痛明显;慢性滑膜损伤,多为急性损伤治疗不当所致,膝关节疼痛不明显,局部皮色和皮温正常,局部髌韧带两侧饱满,膝关节屈伸有一定程度的活动障碍。髌骨软化症是髌骨后的疼痛,无局部肿胀及皮温升高,下蹲及上、下阶梯后疼痛加重。

（2）体征:膝关节滑膜炎的急性期多出现浮髌试验阳性。当关节积液超过 10ml 时,慢性期也可出现浮髌试验阳性。髌骨软化症是髌骨挤压试验阳性、髌骨加压研磨试验阳性、半蹲试验阳性。

（3）辅助检查:X 片、肌骨超声、MRI 检查为常规检查,必要时可作关节镜检查。关节镜检查是确诊髌骨软化症最有价值的方法,MRI、肌骨超声检查对膝关节滑膜炎的诊断阳性率高。

3. 膝关节半月板损伤

（1）症状:二者均可出现膝关节疼痛、运动受限等症状。不同的是膝关节半月板损伤后,膝关节疼痛、关节肿胀、关节积液、膝关节活动时有响声、出现膝关节"交锁"、屈伸受限,病程较长出现患侧肌肉萎缩。髌骨软化症是髌骨后的疼痛,无局部肿胀和膝关节"交锁",下蹲及上、下阶梯后疼痛加重。

（2）体征:髌骨软化症是髌骨出现挤压试验阳性、髌骨加压研磨试验阳性、半蹲试验阳性。膝关节半月板损伤出现研磨试验阳性,麦氏试验阳性。

（3）辅助检查:X 线片、MRI、肌骨超声检查为常规检查。关节镜检查是确诊髌骨软化症最有价值的方法,MRI 检查对膝关节半月板损伤的诊断阳性率高。

4. 膝关节交叉韧带损伤

（1）症状:二者均可出现膝关节疼痛、运动受限等症状。不同的是膝关节交叉韧带损伤后,剧烈疼痛,关节肿胀,关节积液或积血,功能活动受限。髌骨软化症是髌骨后的疼痛,无局部肿胀,下蹲及上、下阶梯后疼痛加重。

（2）体征:膝关节前交叉韧带损伤,出现"股四头肌躲避步态",Lachman 试验（屈膝 30°

的前抽屉试验)阳性,前抽屉试验阳性。膝关节后交叉韧带损伤,后抽屉试验阳性。髌骨软化症是髌骨出现挤压试验阳性、髌骨加压研磨试验阳性、半蹲试验阳性。

(3) 辅助检查:MRI、关节镜检查为常规检查。关节镜检查是确诊髌骨软骨软化症、膝关节交叉韧带损伤最有价值的方法。

5. 膝关节骨关节炎

(1) 症状:二者均可出现膝关节疼痛、不同程度的运动受限等症状。不同的是膝关节骨性关节炎,表现为关节僵硬,关节疼痛,关节疼痛与天气和气压变化有关,关节无力,活动受限,病程较长的患者出现关节畸形。髌骨软化症是髌骨后的疼痛,无局部肿胀和膝关节"交锁",下蹲及上、下阶梯后疼痛加重。

(2) 体征:髌骨软化症是髌骨出现挤压试验阳性、髌骨加压研磨试验阳性、半蹲试验阳性。膝关节骨性关节炎,表现为关节肿胀、局部压痛,病程较长的患者查体时会有骨摩擦感,关节活动时有响声。

(3) 辅助检查:X 线片、MRI、关节镜检查为常规检查。关节镜检查是确诊髌骨软化症最有价值的方法,X 线片可对膝关节骨性关节炎作初步诊断,必要时可进行 MRI 检查。

(涂小华)

第四节　关　节　炎

一、骨关节炎

骨关节炎(osteoarthritis,OA)是由多种因素引起关节软骨纤维化、皲裂、溃疡、脱失而导致的以关节疼痛为主要症状的退行性疾病,又称为骨性关节炎、骨关节病、退行性关节炎或增生性关节炎。是一种中老年人群的常见病、多发病。主要侵害关节软骨、骨和滑膜组织,导致关节疼痛、畸形和功能障碍,从而影响患者的活动能力。

(一) 分类

美国风湿病协会(ACR)按病因将骨关节炎分为两类。

1. 原发性 OA　多发生于中老年人群,无明确的全身或局部诱因,与遗传和体质有一定的关系。

2. 继发性 OA　多发生于青壮年,继发于创伤、炎症、关节不稳定、积累性劳损或先天性疾病等。

(二) 诊断

1. 症状

(1) 关节疼痛:初期为轻度或中度间断性隐痛,活动多时疼痛加重,休息后好转。疼痛常与天气变化有关,寒冷、潮湿环境均可加重疼痛。晚期可出现持续性疼痛或夜间痛。

(2) 关节僵硬:常见于髋、膝关节。在早晨起床时关节僵硬及发紧感,也称晨僵,活动后可缓解。关节僵硬在气压降低或空气湿度增加时加重,持续时间一般较短,常为几分钟至十几分钟,很少超过 30 分钟。

2. 体征

(1) 关节肿胀及压痛:关节炎发展到一定程度,关节肿胀明显,体格检查示关节肿胀,中度渗液,膝关节浮髌试验(+)。关节局部有压痛,在伴有关节肿胀时尤为明显。

(2)骨摩擦音(感):由于关节软骨破坏、关节面不平,关节活动时出现骨摩擦音(感),多见于膝关节。

(3)关节无力、活动障碍:关节疼痛、活动度下降,肌肉萎缩、软组织挛缩可引起关节无力,行走时打软腿或关节绞锁,不能完全伸直或活动障碍。

(4)关节畸形:严重时出现关节畸形,如膝内翻,髋关节 Thomas 征(+),有时可触及关节内游离体。手部关节肿大变形,可出现赫伯登结节(Heberden's node)和布夏尔结节(Bouchard's node)(图 2-13)。

3. 辅助检查

(1)实验室检查:血常规、蛋白电泳、免疫复合物及血清补体等指标一般在正常范围。伴有滑膜炎的患者可出现 C 反应蛋白(CPR)和血细胞沉降率(ESR)轻度升高。关节液常为清晰、微黄黏稠度高,白细胞计数常在 1.0×10^9/L 以内,主要为单核细胞。黏蛋白凝块坚实。继发性 OA 患者可出现与原发性相关的实验室检查异常。

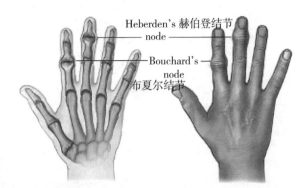

图 2-13 赫伯登结节和布夏尔结节

(2)X 线检查:为 OA 明确临床诊断的“金标准”,是首选的影像学检查。在 X 线片上 OA 的三大典型表现为:受累关节非对称性关节间隙变窄,软骨下骨硬化和(或)囊性变,关节边缘骨赘形成。部分患者可有不同程度的关节肿胀,关节内可见游离体,甚至关节变形。

(3)CT 检查:常表现为受累关节间隙狭窄,软骨下骨硬化、囊性变和骨赘增生等,多用于 OA 的鉴别诊断。

(4)MRI 检查:表现为受累关节的软骨厚度变薄、缺损,骨髓水肿,半月板损伤及变性、关节积液及腘窝囊肿。MRI 对于临床诊断早期 OA 有一定价值,目前多用于 OA 的鉴别诊断或临床研究。

4. 诊断标准 根据患者的症状、体征、X 线表现及实验室检查一般不难诊断 OA,必要时可做关节滑液检查。髋关节、膝关节、指间关节 OA 的诊断标准见表 2-2~ 表 2-4。骨关节炎的诊断流程见图 2-14。

表 2-2 髋关节 OA 诊断标准

序号	条件
1	近 1 个月内反复髋关节疼痛
2	红细胞沉降率≤20mm/1h
3	X 线片示骨赘形成,髋臼边缘增生
4	X 线片示髋关节间隙变窄

注:满足诊断 1+2+3 条或 1+3+4 条,可诊断髋关节 OA

表 2-3　膝关节 OA 诊断标准

序号	条件
1	近 1 个月内反复的膝关节疼痛
2	X 线片(站立位或负重位)示关节间隙变窄,软骨下骨硬化和(或)囊性变,关节边缘骨赘形成
3	年龄≥50 岁
4	晨僵时间≤30min
5	活动时有骨摩擦音(感)

注:满足诊断标准 1+(2、3、4、5 条中任意 2 条),可诊断膝关节 OA

表 2-4　指间关节 OA 诊断标准

序号	条件
1	指间关节疼痛、发酸、发僵
2	10 个指间关节中有骨性膨大的关节≥2 个
3	远端指间关节骨性膨大≥2 个
4	掌指关节肿胀 <3 个
5	10 个指间关节中有畸形的关节≥1 个

注:满足诊断 1+(2、3、4、5 条中任意 3 条),可诊断指间关节 OA;10 个指间关节为双侧示、中指远端及近端指间关节、双侧第一腕掌关节

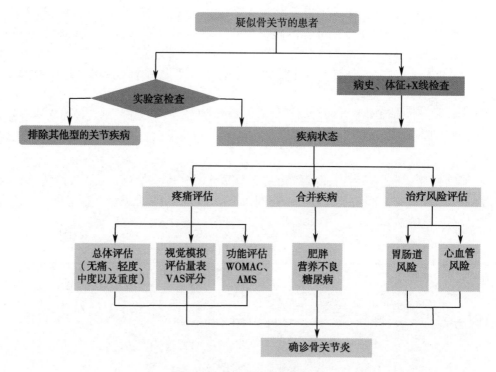

图 2-14　骨关节炎的诊断流程

（三）鉴别诊断

1. **髌骨软化症** 是因髌股关节的生物力学关系发生紊乱,髌骨向外侧倾或者半脱位,导致髌骨内侧面软骨过度磨损,软骨细胞脱落,骨质增生,关节间隙狭窄的一系列病理变化,出现的主要以膝关节前侧疼痛、"打软腿"等各种临床症状。又称髌骨软骨软化症,髌骨软骨炎。髌骨软化症多发生于青年人(运动员、体育爱好者)和中老年女性患者,无明显性别差异;而退行性关节炎则多发生在中老年患者,女性多见。

（1）症状:两者均有关节疼痛、休息后好转,行走"打软腿"表现,但两者疼痛的加重缓解因素不同。髌骨软化症疼痛部位主要为膝关节前侧疼痛,半蹲位时膝酸痛无力,而膝全伸或全屈时不感疼痛,休息后好转,久坐起立或下楼、下坡时疼痛加重,常有"打软腿"表现,关节怕凉。退行性关节炎的疼痛大部分为休息后好转,活动后加重,但有的患者在静止或晨起时感到疼痛,稍活动后减轻,称为"休息痛"。疼痛常与天气变化、潮湿受凉等因素有关,晚期可出现持续性疼痛或夜间痛。

（2）体征:两者均可出现关节肿胀积液,关节压痛,或关节交锁,不能完全伸直或活动障碍,除此之外,髌骨软化症还有髌骨研磨试验(+)、单腿下蹲试验(+)、压髌股四头肌收缩试验(+),但大关节间隙无压痛,压痛主要表现在髌骨、髌骨周围按压疼痛。

（3）辅助检查:两者在 X 片、CT、MRI 表现不同,髌骨软化症 X 线片检查早期无异常,晚期常有不同程度的骨质增生,轴位 X 片检查可见髌骨侧倾或半脱位,外侧间隙变窄(图 2-15)。CT 或 MRI 可见髌骨软骨破坏现象(图 2-16)。

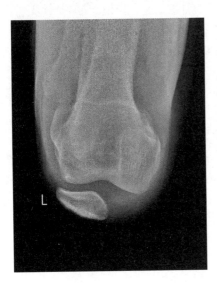

图 2-15 髌骨软化症 X 线检查

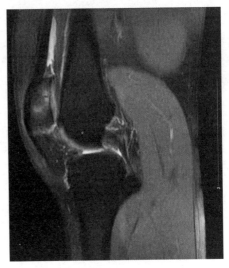

图 2-16 髌骨软化症 MRI 检查

2. **风湿性关节炎** 风湿性关节炎是风湿热在关节的表现,是一种常见的急性或慢性结缔组织炎症,其发病与 A 组溶血性链球菌感染密切相关,该病多见于青少年,起病急,而退行性关节炎多见于老年人。

（1）症状:两者均有关节疼痛,风湿性关节炎其典型症状为游走性、多发性大关节炎,常见由一个关节转移至另一个关节,大关节尤以膝、踝关节较易罹及,次为肩、腕、肘等关节,常呈对称性。有时可数个关节或手足小关节及脊柱关节受累。关节疼痛常很显著。而退行性关节炎表现为单关节或多关节疼痛、压痛及关节僵硬,晨僵时间小于 30 分钟,无游走性,病史长。

(2) 体征:两者均有关节肿胀、活动受限表现。风湿性关节炎主要为关节红、肿、热、痛等炎症表现,重症者有明显的滑膜炎及滑膜积液,也有仅感关节酸痛而无红、肿等表现的不典型者。活动受限,经治疗缓解后关节功能完全恢复,不遗留畸形、强直等任何关节病变痕迹,但关节炎可反复发作。偶有急性风湿性关节炎多次发作后逐渐出现手足变形,掌指关节呈尺偏偏移及半脱位,拇指及近端指间关节过度伸展,但少见于足。可见风湿热的其他表现,诸如风湿性心脏病、环形红斑、皮下结节、舞蹈病等。而退行性关节炎有关节肿大、骨摩擦音、关节无力、活动障碍,但无关节红、热等炎症表现,非游走性,无风湿性心脏病、环形红斑、皮下结节、舞蹈病等。

(3) 辅助检查

1) 实验室检查:①风湿性关节炎。咽拭子培养风湿活动时,50% 以上患者有链球菌生长;血清溶血性链球菌抗体可见滴定度增高;白细胞计数升高,中性粒细胞比例也明显上升,有的出现核左移现象;血沉和 C 反应蛋白升高,黏蛋白增高,血清 α_2 球蛋白与 γ 球蛋白升高,血清补体下降;②退行性关节炎。血常规、蛋白电泳、免疫复合物及血清补体等指标一般在正常范围。伴有滑膜炎的患者可出现 C 反应蛋白(CPR)和血细胞沉降率(ESR)轻度升高。关节液常为清晰、微黄黏稠度高,白细胞计数常在 1.0×10^9/L 以内,主要为单核细胞。黏蛋白凝块坚实。

2) X 线表现:风湿性关节炎可见到关节软组织肿胀、关节腔积液征外,并无骨质及骨排列的改变。而退行性关节炎除伴有不同程度的关节积液征外,主要表现为非对称性关节间隙变窄,软骨下骨硬化和(或)囊性变,关节边缘增生和骨赘形成,部分关节内可见游离体或关节变形,严重者出现关节畸形。

3. 结核性关节炎　结核性关节炎是关节及其周围软组织受结核杆菌感染引起的慢性疾病。

(1) 症状:两者都有关节疼痛,且多为单关节。结核性关节炎慢性起病、低热、乏力、食欲缺乏、体重减轻等全身症状,常侵犯脊柱、髋、膝关节,疼痛与休息无关。退行性关节炎无全身症状,也可为多关节疼痛、压痛及关节僵硬,症状进行性加重,休息时好转,活动后加重。

(2) 体征:两者都有关节肿胀、活动障碍,畸形。结核性关节炎关节功能障碍比局部疼痛出现更早,肘、腕、膝、跟及手足等处病变,位置表浅肿胀容易发现,位置深、周围肌肉丰富的脊柱、肩、髋等病灶,早期局部肿胀或脓肿不易发现,晚期当脓肿移行至体表时,可见"寒性脓肿"或"冷脓肿"。

(3) 辅助检查

1) 实验室检查:结核性关节炎淋巴细胞相对增多,血沉增快,结核菌素试验强阳性。20% 患者滑液涂片抗酸染色可找到结核杆菌,结核杆菌培养 80% 为阳性。滑膜活检可发现结核结节和干酪样变。而退行性关节炎血常规、蛋白电泳、免疫复合物及血清补体等指标一般在正常范围。

2) X 线表现:结核性关节炎早期 X 片正常或骨质疏松,晚期关节间隙变窄,骨质破坏,可见死骨、脱位、畸形、强直。退行性关节炎 X 片表现为关节间隙不等宽或变窄、关节处的骨质疏松、骨质增生或关节膨大、乃至关节变形,软骨下骨板硬化和骨赘形成等,可明确鉴别。

二、类风湿性关节炎

类风湿性关节炎(rheumatoid arthritis,RA)是一种以侵蚀性关节炎为主要表现的全身性自身免疫病。本病表现为以双手和腕关节等小关节受累为主的对称性、持续性多关节炎。病理表现为关节滑膜的慢性炎症、血管翳形成,并出现关节的软骨和骨破坏,最终可导致关节畸形和功能丧失。目前发病原因不明,可能与感染、遗传、雌激素水平等有关,环境因素(如寒冷、潮湿等),以及劳累、营养不良、外伤、精神刺激等可以诱发本病。

(一) 诊断

1. 症状

(1) 关节疼痛与压痛:对称性、持续性关节肿胀和疼痛,关节疼痛的轻重通常与其肿胀的程度相平行,关节肿胀愈明显,疼痛愈重,甚至剧烈疼痛。

(2) 关节肿胀:凡受累的关节均可出现肿胀,关节肿胀提示炎症较重。典型的表现为关节周围均匀性肿大,手指近端指间关节的梭形肿胀是类风湿患者的典型症状之一。反复发作后受累关节附近肌肉萎缩,关节呈梭形肿胀。

(3) 晨僵:是指病变关节在夜间静止不动后,晨起时出现较长时间的受累关节僵硬和活动受限。常伴有肢端或指(趾)发冷和麻木感。95% 以上的患者出现晨僵。病情严重时全身关节均可出现僵硬感。起床后经活动或温暖后症状可减轻或消失。

2. 体征

(1) 关节摩擦音:检查关节运动时常可听到细小的捻发音或有握雪感,此表面关节存在炎症,以肘、膝关节为典型。

(2) 多关节受累:受累关节多为双侧性、对称性,掌指关节或近侧指间关节常见,其次是手、腕、膝等关节,同时,颈椎、颞颌关节、胸锁和肩锁关节也可受累。

(3) 关节活动受限或畸形:病变持续发展,关节活动受限;晚期关节出现不同程度畸形,如手指的"天鹅颈"及"纽扣花"样畸形(图 2-17),关节强直和掌指关节尺偏畸形,膝关节内、外翻畸形等。

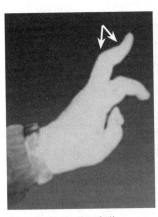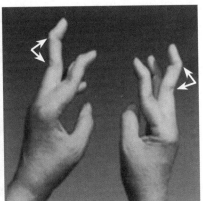

"纽扣花"畸形　　　　"天鹅颈"畸形

图 2-17　纽扣花畸形及天鹅颈畸形

(4) 除关节症状外,还可出现皮下结节,称为类风湿结节;心、肺和神经系统等受累。

3. 辅助检查

(1) 一般检查:轻、重度贫血,白细胞计数正常或降低,淋巴细胞计数增加。活动期血沉(ESR)增快,C 反应蛋白增高。

(2) 免疫学检查:血清免疫球蛋白升高,早期 IgG 增高有参考意义。抗核抗体(ANA)有 10%~20% 患者呈阳性。类风湿因子(RF)有 60%~80% 患者呈阳性。类风湿性关节炎特异性自身抗体:抗 RA33 抗体、抗核周因子抗体(APF)、抗角蛋白抗体(AKA)、抗聚角蛋白微丝抗体(AFA)、抗环瓜氨酸肽抗体(CCP)等检查有助于本病的早期诊断,敏感性在 30%~40%,免疫复合物(CIC)阳性者表示疾病呈进行性。

(3) 滑液检查:半透明或不透明,黄色,黏稠度降低,黏蛋白凝固力差,糖含量降低,细胞数 $(3\sim5)\times10^9/L$,中性粒细胞 $(0.50\sim0.90)\times10^9/L$。

(4) 特殊检查

1) X 线检查:早期关节周围软组织肿胀及关节附近骨质疏松,随病情进展可出现关节面破坏、关节间隙狭窄,关节融合和脱位。根据关节破坏程度可将 X 线改变分为 4 期(表 2-5)。

表 2-5　类风湿性关节炎的 X 线分期

I 期(早期)	1[a]	X 线检查无骨质破坏性改变
	2	可见骨质疏松
II 期(中期)	1[a]	X 线显示骨质疏松,可有轻度的软骨破坏,伴或不伴有轻度的软骨下骨质破坏
	2[a]	可有关节活动受限,但无关节畸形
	3	关节邻近肌肉萎缩
	4	有关节外软组织病变,如结节或腱鞘炎
III 期(严重期)	1[a]	X 线显示有骨质疏松伴软骨或骨质破坏
	2[a]	关节畸形,如半脱位、尺侧偏斜或过伸,无纤维性或骨性强直
	3	广泛的肌萎缩
	4	有关节外软组织病变,如结节或腱鞘炎
IV 期(终末期)	1[a]	纤维性或骨性强直
	2	III 期标准内各条

注:[a] 各期标准的必备条件 [引自 JAMA,1949(140):659-662]

2) MRI 检查:可以显示关节炎性反应初期出现的滑膜增厚、骨髓水肿和轻度关节面侵蚀,对本病的早期诊断有重要价值。

3) 超声检查:高频超声能清晰显示关节腔、关节滑膜、滑囊、关节腔积液、关节软骨厚度及形态等,彩色多普勒血流显像(CDFI)和彩色多普勒能量图(CDE)能直观地检测关节组织内血流的分布,反映滑膜增生的情况,并具有很高的敏感性。超声检查还可以动态判断关节积液量的多少和距体表的距离,用以指导关节穿刺及治疗。

RA 的诊断主要依靠临床表现、实验室检查及影像学检查。

4. 诊断标准　1987 年美国风湿病学会(ACR)修订的 RA 诊断标准:①晨僵至少 1 小时(≥6 周);②3 个或 3 个以上的关节肿胀(≥6 周);③腕、掌指或近端指间关节肿胀(≥6 周);④对称性关节肿胀(≥6 周);⑤类风湿结节;⑥类风湿因子阳性(滴度 >1：32);⑦手、腕关节

X线平片有明确的骨质疏松或关节间隙狭窄或骨侵蚀。凡具备以上4条或4条以上者,即可诊断。

（二）鉴别诊断

1. 骨关节炎

（1）症状:两者均有关节疼痛、肿胀、晨僵表现。骨性关节炎主要为非对称性关节炎,好发于负重大、活动多的关节,如膝、脊柱(颈椎和腰椎)、髋、踝、手等关节。关节疼痛及关节僵硬,休息时好转,活动后加重,疼痛常与天气变化、潮湿受凉等因素有关,晚期可出现持续性疼痛或夜间痛。晨僵时间小于30分钟。而类风湿关节炎受累关节以近端指间关节、掌指关节、腕、肘、肩、膝和足趾关节最为多见,主要是持续性、对称性和进行性双手近端指间关节肿胀和疼痛,手指近端指间关节的梭形肿胀是类风湿患者的典型症状之一。晨僵时间大于1小时。

（2）体征:两者均有关节压痛、活动受限、不同程度的关节功能障碍。骨关节炎关节局部有压痛,在伴有关节肿胀时尤为明显。关节无力、活动障碍,关节活动时有各种不同的响声,有时可出现关节交锁。手部关节肿大变形明显,可出现赫伯登结节和布夏尔结节。类风湿关节炎早期出现乏力,全身肌肉痛,低热和手足麻木、刺痛等全身症状,晚期关节出现不同程度畸形,有类风湿结节。

（3）辅助检查

1）实验室检查:类风湿因子(RF)有60%~80%患者呈阳性。类风湿性关节炎特异性自身抗体有助于本病的早期诊断,敏感性在30%~40%,免疫复合物(CIC)阳性者表示疾病呈进行性。骨关节炎的RF为阴性,类风湿性关节炎特异性自身抗体阴性。

2）X线表现:骨关节炎以骨质增生为主,表现为关节间隙不等宽或变窄、关节处的骨质疏松、骨质增生或关节膨大、乃至关节变形,软骨下骨板硬化和骨赘形成等。而类风湿关节炎以骨质破坏为主,早期关节周围软组织肿胀及关节附近骨质疏松,随病情进展可出现关节面破坏、关节间隙狭窄,关节融合和脱位。

2. 强直性脊柱炎

（1）症状:强直性脊柱炎常为非对称性,下肢关节受侵多于上肢关节;大关节受累多于小关节。早期主要表现下腰痛或骶髂部不适、疼痛或发僵。晨起或久坐起立时腰部发僵明显,但活动后减轻。也可表现为臀部、腹股沟酸痛或不适,症状可向下肢放射。病变逐渐向上发展,累及胸椎和肋椎关节时,胸部扩张活动受限,导致肺活量减少,并有束带状胸痛。病变累及颈椎时,颈部活动受限。症状在静止、休息时加重,活动后缓解。类风湿关节炎为多关节,对称性,大小关节皆可受累。侵及上肢关节如近端指间关节、掌指关节、腕关节,而骶髂关节一般不受累,如侵犯脊柱,多只侵犯颈椎。

（2）体征:强直性脊柱炎早期的阳性体征是骶髂关节和椎旁肌肉压痛。随病情进展可见腰椎前凸变平。脊柱各方向活动受限,胸廓扩展范围缩小,颈椎后凸。以下几种方法可用于检查骶髂关节压痛或脊柱病变进展情况:①枕壁试验;②胸廓扩展;③脊柱活动度检查;④骨盆按压;⑤下肢"4"字试验。类风湿关节炎有明确的对称性、持续性的关节肿胀和疼痛;有关节摩擦音、关节活动受限或畸形;晚期关节出现不同程度畸形,如手指的"天鹅颈"及"纽扣花"样畸形,关节强直和掌指关节尺偏畸形,膝关节内、外翻畸形等。除关节症状外,还可出现皮下结节,称为类风湿结节;心、肺和神经系统等受累。

（3）辅助检查:强直性脊柱炎90%~95%以上患者HLA-B27阳性,X线检查对AS的诊断有极为重要的意义,98%~100% 病例早期即有骶髂关节的 X 线改变,CT、MRI 它能清晰显示骶髂关节间隙,对于测定关节间隙有无增宽、狭窄、强直或部分强直有独到之处,非常有助于 AS 极早期诊断和治疗。类风湿关节炎早期 IgG 增高有参考意义,抗核抗体(ANA)有 10%~20% 患者呈阳性。类风湿因子(RF)有 60%~80% 患者呈阳性。X 线早期关节周围软组织肿胀及关节附近骨质疏松,随病情进展可出现关节面破坏、关节间隙狭窄,关节融合和脱位。

三、强直性脊柱炎

强直性脊柱炎(ankylosing spondylitis, AS)是一种主要累及脊柱、中轴骨骼和四肢大关节,并以椎间盘纤维环及其附近结缔组织纤维化和骨化以及关节强直为病变特点的慢性炎性疾病。本病好发于 16~40 岁的青、壮年,男性占 90%,有明显的家族遗传史。

AS 病因未明,从流行病学调查发现,遗传和环境因素在本病的发病中发挥作用。已证实,其发病与人类白细胞相关抗原 HLA-B27 呈强关联。AS 的病理性标志和早期表现之一为骶髂关节炎。脊柱受累晚期的典型表现为"竹节样改变"。外周关节的滑膜炎在组织学上与类风湿关节炎(RA)难以区别,肌腱端病为本病的特征之一。

(一) 诊断

1. 症状

(1) 关节内表现

1) 骶髂关节炎:约 90%AS 患者最先表现为骶髂关节炎。以后上行发展至颈椎,表现为反复发作的腰痛,腰骶部僵硬感,间歇性或两侧交替出现腰痛和两侧臀部疼痛,可放射至大腿,无阳性体征,伸直抬腿试验阴性。但直接按压或伸展骶髂关节可引起疼痛。有些患者无骶髂关节炎症状,仅 X 线检查发现有异常改变。

2) 腰椎病变:腰椎受累时,多数表现为下背部和腰部活动受限。腰部前屈、背伸、侧凸和转动均可受限。体检可发现腰椎棘突压痛,腰椎旁肌肉痉挛;后期可有腰肌萎缩。

3) 胸椎病变:胸椎受累时,表现为背痛、前胸和侧胸痛,最常见为驼背畸形。如肋椎关节、胸骨柄体关节、胸锁关节及肋软骨间关节受累时,则呈束带状胸痛,胸廓扩张受限,吸气咳嗽或打喷嚏时胸痛加重。严重者胸廓保持在呼气状态,胸廓扩张度较正常人降低 50% 以上,因此只能靠腹式呼吸辅助。由于胸腹腔容量缩小,造成心肺功能和消化功能障碍。

4) 颈椎病变:少数患者先有颈椎疼痛,沿颈部向头部、臂部放射。颈部肌肉开始时痉挛,以后萎缩,病变进展可发展至颈胸椎后凸畸形。头部活动明显受限,常固定于前屈位,不能上仰、侧凸或转动。严重者仅能看到自己足尖前方的小块地面,不能抬头平视。

5) 周围关节病变:约半数 AS 患者有短暂的急性周围关节炎,约 25% 有永久性周围关节损害。一般多发生于大关节,下肢多于上肢。肩关节受累时,关节活动受限,疼痛更为明显,梳头、抬手等活动均受限。侵犯膝关节时则关节呈代偿性弯曲,使行走、坐立等日常生活更为困难。极少侵犯肘、腕和足部关节。

此外,耻骨联合亦可受累,骨盆上缘、坐骨结节、股骨大粗隆及足跟部可有骨炎症状,早期表现为局部软组织肿、痛,晚期有骨性粗大。一般周围关节炎可发生在脊柱炎之前或以后,局部症状与类风湿关节炎不易区别,但遗留畸形者较少。

(2) 关节外表现:AS 的关节外病变,大多出现在脊柱炎后,偶有骨骼肌肉症状之前数月或数年发生关节外症状。

1）心脏病变：以主动脉瓣病变较为常见，可发生心绞痛。少数发生主动脉肌瘤、心包炎和心肌炎。

2）眼部病变：25%AS患者有结膜炎、虹膜炎、眼色素层炎或葡萄膜炎，有的未经恰当治疗可致青光眼或失明。

3）耳部病变：在发生慢性中耳炎的AS患者中，其关节外表现明显多于无慢性中耳炎的AS患者。

4）肺部病变：少数AS患者后期可并发上肺叶斑点状不规则的纤维化病变，表现为咳痰、气喘，甚至咯血，并可能伴有反复发作的肺炎或胸膜炎。

5）神经系统病变：由于脊柱强直及骨质疏松，易使颈椎脱位和发生脊柱骨折，从而引起脊髓压迫症。AS后期可侵犯马尾，发生马尾综合征。

6）淀粉样变：淀粉样蛋白沉积于组织或器官引起的慢性代谢性疾病。

7）肾及前列腺病变：AS并发慢性前列腺炎较对照组增高，其意义不明。

2. 体征　骶髂关节和椎旁肌肉压痛为本病早期的阳性体征。随病情进展可见腰椎前凸变平。脊柱各方向活动受限，胸廓扩展范围缩小，颈椎后凸。以下几种方法可用于检查骶髂关节压痛或脊柱病变进展情况。

（1）枕壁试验：健康人在立正姿势双足跟紧贴墙根时，后枕部应贴近墙壁而无间隙。而颈僵直和（或）胸椎段畸形后凸者该间隙增大至几厘米以上，致枕部不能贴壁。

（2）胸廓扩展：在第4肋间隙水平测量深吸气和深呼气时胸廓扩展范围，两者之差的正常值不小于2.5cm，而有肋骨和脊椎广泛受累者则胸廓扩展减少。

（3）脊柱活动度检查（Schober试验）：于双髂后上棘连线中点上方垂直距离10cm处作出标记，然后嘱患者弯腰（保持双膝直立位）测量脊柱最大前屈度，正常移动增加距离在5cm以上，脊柱受累者则增加距离<4cm（图2-18）。

（4）骨盆按压：患者侧卧，从另一侧按压骨盆可引起骶髂关节疼痛。

（5）"4"字试验：见第三章第一节。

3. 辅助检查

（1）实验室检查：白细胞计数正常或升高，淋巴细胞比例稍

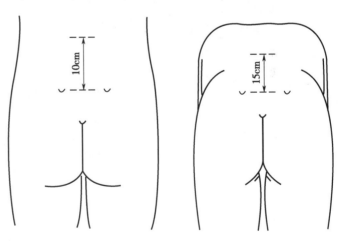

图2-18　脊柱活动度检查（Schober试验）

增加，少数患者有轻度贫血（正细胞低色素性），血沉可增快，但与疾病活动的相关性不大，而C反应蛋白则较有意义。血清白蛋白减少，α1和γ球蛋白增加，血清免疫球蛋白IgG、IgA和IgM可增加，血清补体C3和C4常增加。约50%患者碱性磷酸酶升高，血清肌酸磷酸激酶也常升高。血清类风湿因子阴性。虽然90%~95%以上AS患者HLA-B27阳性，但一般不依靠HLA-B27来诊断AS，HLA-B27不作常规检查。

(2) X 线检查:对 AS 的诊断有极为重要的意义,98%~100% 病例早期即有骶髂关节的 X 线改变,是本病诊断的重要依据。早期 X 线表现为骶髂关节炎,病变一般在骶髂关节的中下部开始,为两侧性。开始多侵犯髂骨侧,进而侵犯骶骨侧。可见斑点状或块状,髂骨侧明显。继而可侵犯整个关节,边缘呈锯齿状,软骨下有骨硬化,骨质增生,关节间隙变窄。最后关节间隙消失,发生骨性强直。骶髂关节炎 X 线诊断标准分为 5 期:0 为正常骶髂关节,Ⅰ期为可疑骶髂关节炎,Ⅱ期为骶髂关节边缘模糊,略有硬化和微小侵袭病变,关节间隙无改变,Ⅲ期为中度或进展性骶髂关节炎,伴有一项(或以上)变化:近关节区硬化、关节间隙变窄/增宽、骨质破坏或部分强直,Ⅳ期为关节完全融合或强直伴或不伴硬化。

脊柱病变的 X 线表现,早期为普遍性骨质疏松,椎小关节及椎体骨小梁模糊(脱钙),椎体呈“方形椎”,腰椎的正常前弧度消失而变直,可引起一个或多个椎体压缩性骨折。病变发展至胸椎和颈椎椎间小关节,间盘间隙发生钙化,纤维环和前纵韧带钙化、骨化、韧带骨赘形成,使相邻椎体连合,形成椎体间骨桥,呈最有特征的“竹节样脊柱”(详见第三章第五节)。原发性 AS 和继发于炎性肠病、Reiter 综合征、牛皮癣关节炎等伴发的脊柱炎,X 线表现类似,但后者为非对称性强直。在韧带、肌腱、滑囊附着处可出现骨质糜烂和骨膜炎,最多见于跟骨、坐骨结节、髂骨嵴等。其他周围关节也可发生类似的 X 线变化。

(3) CT 检查:对于临床怀疑而 X 线不能确诊者,可以行 CT 检查,它能清晰显示骶髂关节间隙,对于测定关节间隙有无增宽、狭窄、强直或部分强直有独到之处。

(4) MRI 检查和单光子发射计算机断层成像术:MRI 检查和单光子发射计算机断层成像术(single-photon emission computed tomography,SPECT)闪烁造影骶髂关节拍片,非常有助于极早期诊断和治疗,明显优于普通 X 线,但费用昂贵,不提倡作为常规检查。

4. 诊断标准

(1) 1984 年 AS 纽约修订标准

1) 临床标准:①腰痛、晨僵 3 个月以上,活动改善,休息无改善;②腰椎额状面和矢状面活动受限;③胸廓活动度低于相应年龄、性别的正常人。

2) 放射学标准:双侧骶髂关节炎大于或等于Ⅱ级或单侧骶髂关节炎Ⅲ~Ⅳ级。

3) 确诊条件:符合放射学标准和 1 项以上临床标准。

(2) 1991 年欧洲脊椎关节病研究组标准(ESSG):炎性脊柱痛或非对称性以下肢关节为主的滑膜炎,并附加以下项目中的任意一项,即:①阳性家族史;②银屑病;③炎性肠病;④关节炎前一月内的尿道炎、宫颈炎或者急性腹泻;⑤双侧臀部交替疼痛;⑥肌腱末端病;⑦骶髂关节炎。

(3) 2001 年汕头强直性脊柱炎诊断标准

1) 临床表现:①腰和(或)脊柱、腹股沟、臀部或下肢酸痛不适,或不对称性外周寡关节炎、尤其是下肢寡关节炎,症状持续≥6 周;②夜间痛或晨僵明显;③活动后缓解;④足跟痛或其他肌腱附着点病;⑤虹膜睫状体炎现在症或既往史;⑥ AS 家族史或 HLA-B27 阳性;⑦非甾体抗炎药(NSAIDs)能迅速缓解症状。

2) 影像学或病理学:①双侧 X 线骶髂关节炎≥Ⅲ期;②双侧 CT 骶髂关节炎≥Ⅱ期;③CT 骶髂关节炎不足Ⅱ级者,可行 MRI 检查。如表现软骨破坏、关节旁水肿和(或)广泛脂肪沉积,尤其动态增强检查关节或关节旁增强强度 >20%,且增强斜率 >10%/min 者;④骶髂关节病理学检查显示炎症者。

3) 诊断：符合临床标准第 1 项及其他各项中之 3 项，以及影像学、病理学标准之任何一项者，可诊断 AS。

（二）鉴别诊断

1. 类风湿关节炎　　现已确认 AS 不是 RA 的一种特殊类型，两者有许多不同点可予鉴别。年龄：AS 好发于 16~30 岁的青、壮年，RA 多发生在 20~45 岁；性别：AS 男性占 90%，RA 女性多见；遗传学：AS 有明显的家族遗传史，RA 目前尚未明确与遗传学有直接关系。

（1）症状：类风湿关节炎为多关节，对称性，大小关节皆可受累。侵及上肢关节如近端指间关节、掌指关节、腕关节，骶髂关节一般不受累，如侵犯脊柱，多只侵犯颈椎。而强直性脊柱炎常为非对称性，下肢关节受侵多于上肢关节；大关节受累多于小关节。早期主要表现下腰痛或骶髂部不适、疼痛或发僵。晨起或久坐起立时腰部发僵明显，但活动后减轻。也可表现为臀部、腹股沟酸痛或不适，症状可向下肢放射。病变逐渐向上发展，累及胸椎和肋椎关节时，胸部扩张活动受限，导致肺活量减少，并有束带状胸痛。病变累及颈椎时，颈部活动受限。症状在静止、休息时加重，活动后缓解。

（2）体征：类风湿关节炎有明确的对称性、持续性的关节肿胀和疼痛。有关节摩擦音、关节活动受限或畸形；晚期关节出现不同程度畸形，如手指的"天鹅颈"及"纽扣花"样畸形，关节强直和掌指关节尺偏畸形，膝关节内、外翻畸形等。除关节症状外，还可出现皮下结节，称为类风湿结节；心、肺和神经系统等受累。强直性脊柱炎早期的阳性体征为骶髂关节和椎旁肌肉压痛，随病情进展可见腰椎前凸变平。脊柱各方向活动受限，胸廓扩展范围缩小，颈椎后凸。

（3）辅助检查：两者实验室及 X 线检查方面不同，类风湿关节炎早期 IgG 增高有参考意义，抗核抗体（ANA）有 10%~20% 患者呈阳性。类风湿因子（RF）有 60%~80% 患者呈阳性。X 线早期关节周围软组织肿胀及关节附近骨质疏松，随病情进展可出现关节面破坏、关节间隙狭窄，关节融合和脱位。而强直性脊柱炎 90%~95% 以上患者 HLA-B27 阳性，X 线检查对 AS 的诊断有极为重要的意义，98%~100% 病例早期即有骶髂关节的 X 线改变，CT、MRI 它能清晰显示骶髂关节间隙。

2. 腰椎间盘突出症

（1）症状：两者都可能表现为腰痛，也可表现为臀部不适，症状向下肢放射。腰椎间盘突出症腰痛及下肢放射痛为主要症状。典型坐骨神经痛是从下腰部向臀部、大腿后方、小腿外侧直到足部的放射痛，在喷嚏和咳嗽等腹压增高的情况下疼痛会加剧。放射痛的肢体多为一侧，仅极少数中央型或中央旁型髓核突出者表现为双下肢症状。强直性脊柱炎早期主要表现下腰痛或骶髂部不适、疼痛或发僵。晨起或久坐起立时腰部发僵明显，但活动后减轻。

（2）体征：两者均会出现腰椎活动受限，椎旁压痛。腰椎间盘突出症：①腰椎侧凸；②腰部活动受限；③压痛、叩痛及骶棘肌痉挛：可出现沿坐骨神经放射痛。约 1/3 患者有腰部骶棘肌痉挛。④直腿抬高试验及加强试验阳性。腰椎间盘突出症患者站立及久坐、行走后症状加重，平卧后症状缓解。而强直性脊柱炎主要表现为进行性的脊柱的疼痛及僵硬，久坐、久卧疼痛加重，活动后可缓解。骶髂关节和椎旁肌肉压痛为本病早期的阳性体征。随病情进展可见腰椎前凸变平。脊柱各方向活动受限，胸廓扩展范围缩小，颈椎后凸。

（3）辅助检查：腰椎间盘突出症 CT 和 MRI 检查可较清楚地显示椎间盘突出的部位、大小、形态和神经根、硬脊膜囊受压移位的情况，同时可显示椎板及黄韧带肥厚、小关节增生肥大、椎管及侧隐窝狭窄等情况,对本病有较大的诊断价值。强直性脊柱炎病变早期表现主要在骶髂关节时,可通过 CT 及 MRI 对于测定关节间隙有无增宽、狭窄、强直或部分强直有独到之处,非常有助于 AS 极早期诊断和治疗。

3. 致密性髂骨炎　多见于青年女性。

(1)症状:两者都有慢性腰骶部疼痛和晨僵表现。致密性髂骨炎表现为慢性腰骶部疼痛和晨僵,类似强直性脊柱炎,但骶髂部疼痛多为一侧性,尤以步行、站立及负重为剧,无明显久坐、久卧疼痛的特点。

(2)体征:两者均有椎旁肌肉紧张。致密性髂骨炎临床检查除腰部肌肉紧张外无明显异常。强直性脊柱炎骶髂关节和椎旁肌肉压痛为本病早期的阳性体征,随病情进展可见腰椎前凸变平。脊柱各方向活动受限,胸廓扩展范围缩小,颈椎后凸。

(3)辅助检查:致密性髂骨炎 X 线检查骶髂关节正位片见关节间隙整齐清晰,靠近骶髂关节面中下 2/3 的髂骨侧骨质异常致密呈均匀一致的骨质致密带,骨小梁纹理完全消失,边缘清晰但无骨质破坏,不侵犯骶髂关节面,无关节狭窄(图 2-19)。这种病变多为对称性,也可发生于单侧。局部可呈三角形,新月形或梨形。强直性脊柱炎早期 X 线表现为骶髂关节炎,病变一般在骶髂关节的中下部开始,为两侧性。开始多侵犯髂骨侧,进而侵犯骶骨侧。可见斑点状或块状,髂骨侧明显。继而可侵犯整个关节,边缘呈锯齿状,软骨下有骨硬化,骨质增生,关节间隙变窄(图 2-20)。最后关节间隙消失,发生骨性强直。

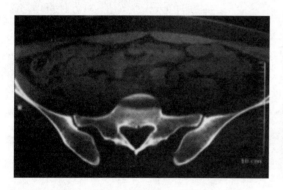

图 2-19　致密性髂骨炎 X 线正位片

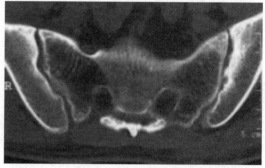

图 2-20　强直性脊柱炎骨盆 X 线正位片

知识拓展

HLA-B27 在强直性脊柱炎诊断中的意义

人白细胞抗原(human leukocyte antigen,HLA)B27(HLA-B27)属于 HLA-B 位点之一。HLA-B27 抗原的表达与强直性脊柱炎有高度相关性,而强直性脊柱炎由于症状与许多疾病相似而难以确诊,因此 HLA-B27 的检测在病中的诊断中有着重要意义。

遗传因素在 AS 的发病中具有重要作用。家系研究发现本病患者一级亲属中 HLA-27 阳性者占 10%~20%,患病的风险比一般人群高 20~40 倍。单卵双生的孪生子女中,两人同患病的风险超过 50%。我国 AS 患者的 HLA-B7 阳性率达 90%,欧洲和北美白种人患者 HLA-B7 阳性率为 71%~100%,美国黑种人患者 HLA-B7 阳性率为 48%。HLA-B7 阳性者发病的相对危险度为 36。

> 但是应当看到,一方面 HLA-B27 阳性者并不全部都发生 AS,另一方面部分 AS 患者检测 HLA-B27 呈阴性,提示除遗传因素外,还有其他因素影响 AS 的发病。因此 HLA-B27 在 AS 表达中是一个重要的遗传因素,但并不是影响本病的唯一因素。

四、风湿性关节炎

风湿性关节炎(rheumatic arthritis)是以风湿热为主要临床表现,以关节炎为突出症状的一种常见的急性或慢性结缔组织炎症。临床以关节和肌肉游走性酸楚、红肿、疼痛为特征,属变态反应性疾病,多以急性发热及关节疼痛起病。其病理表现关节病变有滑膜及周围水肿,滑膜下结缔组织中呈黏液性变、纤维素性变,变性病灶有淋巴细胞、浆细胞、嗜酸性粒细胞、中性粒细胞浸润,有时可见不典型风湿小体形成。渗出物中纤维素通常不多,易被吸收,一般不引起粘连,活动期过后不发生关节强直及畸形等后遗症。

风湿性关节炎的病因尚未完全明了。根据症状、流行病学及免疫学分析,认为与 A 组溶血性链球菌感染密切相关,目前注意到病毒感染与本病也有一定关系。

(一) 诊断

1. 症状　风湿性关节炎其典型症状为游走性、多发性大关节炎,常见由一个关节转移至另一个关节,大关节尤以膝、踝关节较易罹及,次为肩、腕、肘等关节,有时可数个关节或手足小关节及脊柱关节受累。关节疼痛常很显著,不典型的患者仅有关节疼痛而无其他炎症表现。

2. 体征

(1) 有红、肿、热等炎症表现,活动受限,重症者有明显的滑膜炎及滑膜积液。急性炎症一般于 2~4 周消退,关节功能完全恢复,不遗留畸形、强直等任何关节病变痕迹,但关节炎可反复发作。

(2) 偶有急性风湿性关节炎多次发作后逐渐出现手足变形,掌指关节呈尺侧偏移及半脱位,拇指及近端指间关节过度伸展,但少见于足。此种畸形一般无痛,亦无活动性炎症,早期可自行纠正,称之为 Jaccoud 关节病,但极罕见。

(3) 急性风湿性关节炎发作时,可伴发热,老年人往往仅为低热,热程不一,一般短于 1 个月。伴有风湿热的其他表现,诸如风湿性心脏炎、环形红斑、皮下小结、舞蹈病,这些在老年人属少见。

3. 辅助检查

(1) 实验室检查

1) 有关链球菌感染的证据:①咽拭子培养风湿活动时,50% 以上的患者有链球菌生长;②血清溶血性链球菌抗体可见滴定度增高。

2) 有关风湿活动的证据:①白细胞计数升高,中性粒细胞比例也明显上升,有的出现核左移现象;②非特异性血清成分改变:血沉和 C 反应蛋白升高;③黏蛋白增高;④血清 α_2 球蛋白与 γ 球蛋白升高;⑤血清补体下降。

3) 关节液检查:常为无菌性、无结晶的渗出液,轻者白细胞计数可接近正常,重者可明显增高,多数为中性粒细胞。细菌培养阴性。

(2) X 线表现：可见到关节软组织肿胀、关节腔积液征外，并无骨质及骨排列的改变，在 Jaccoud 关节病，掌骨头尺侧有时可见切迹或"钩"形改变，偶有囊肿形成，但不发生关节腔狭窄及典型的骨皮质破坏。

4. 诊断 主要依据发病前 1~4 周有溶血性链球菌感染史，急性游走性大关节炎，常伴有风湿热的其他表现如心肌炎、环形红斑、皮下结节等，血清中抗链球菌溶血素"O"凝集效价明显升高，咽拭培养阳性和血白细胞计数增多等。

(二) 鉴别诊断

1. 类风湿关节炎 症状、体征、辅助检查、诊断标准见本章第四节。

(1) 症状：两者均有关节疼痛、肿胀表现。类风湿关节炎往往侵犯小关节（尤其是掌指关节、近端指间关节、腕关节)，也会侵及其他大小关节，晚期往往造成关节的畸形。多数起病缓慢，有典型晨僵表现，关节肿胀，但一般不红，游走间隔时间多半有 1 个月以上。风湿性关节炎常见累及大关节（膝关节、肘关节等)，但不造成关节的畸形。

(2) 体征：类风湿关节炎有关节摩擦音、关节活动受限或畸形；晚期关节出现不同程度畸形，如手指的"天鹅颈"及"纽扣花"样畸形，关节强直和掌指关节尺偏畸形，膝关节内、外翻畸形等。除关节症状外，还可出现皮下结节，称为类风湿结节；心、肺和神经系统等受累的相关体征。风湿性关节炎主要为红、肿、热、痛的炎症表现，还有环形红斑、舞蹈症、心脏炎及皮肤黏膜相关损害体征等。

(3) 辅助检查

1) 实验室检查：两者均有活动期血沉（ESR）增快，C 反应蛋白（CRP）增高。类风湿关节炎白细胞计数正常或降低，淋巴细胞计数增加。血清免疫球蛋白升高，早期 IgG 增高有参考意义。抗核抗体（ANA）有 10%~20% 患者呈阳性。类风湿因子（RF）有 60%~80% 患者呈阳性。类风湿性关节炎特异性自身抗体等检查有助于本病的早期诊断。风湿性关节炎实验室检查主要是有关链球菌感染的证据及风湿活动的证据。

2) X 线表现：类风湿关节炎 X 线早期关节周围软组织肿胀及关节附近骨质疏松，随病情进展可出现关节面破坏、关节间隙狭窄，关节融合和脱位。而风湿性关节炎 X 线可见到关节软组织肿胀、关节腔积液征外，并无骨质及骨排列的改变，在 Jaccoud 关节病，掌骨头尺侧有时可见切迹或"钩"形改变，偶有囊肿形成，但不发生关节腔狭窄及典型的骨皮质破坏。

2. 结核性关节炎 骨关节结核是关节及其周围软组织受结核杆菌感染引起的慢性疾病，多见于青年人。

(1) 症状：两者均有关节疼痛、肿胀。结核性关节炎多表现为单关节炎，关节疼痛、肿胀，慢性起病，疼痛与休息无关。伴低热、乏力、食欲缺乏、体重减轻等全身症状。常侵犯脊柱、髋、膝关节。累及腰椎、胸椎，表现为腰痛、背痛、神经根痛。而风湿性关节炎表现为游走性、多发性大关节炎，局部红、肿、热、痛的炎症表现，常见由一个关节转移至另一个关节。

(2) 体征：结核性关节炎关节功能障碍比局部疼痛出现更早，肘、腕、膝、跟及手足等处病变，晚期关节功能障碍、畸形和强直，骨与软骨破坏及关节功能丧失。患椎周围肌肉痉挛，局部叩痛明显，脊柱活动受限和后凸畸形，可有寒性脓肿及窦道形成。病情严重者合并瘫痪。风湿性关节炎：病变局部呈现红、肿、灼热、剧痛，部分患者也有几个关节同时发病。

(3) 辅助检查

1) 实验室检查：结核性关节炎主要表现淋巴细胞相对增多，血沉增快，结核菌素试验强阳性。滑液检查:混浊,中性粒细胞增多,蛋白质含量高。20%患者滑液涂片抗酸染色可找到结核杆菌,结核杆菌培养80%为阳性。滑膜活检可发现结核结节和干酪样变。风湿性关节炎主要表现为有关链球菌感染的证据,以及有关风湿活动的证据。

2)X线表现:结核性关节炎早期正常或骨质疏松,晚期关节隙变窄,骨质破坏,可见死骨、脱位、畸形、强直。风湿性关节炎X线可见到关节软组织肿胀、关节腔积液征外,并无骨质及骨排列的改变,在Jaccoud关节病,掌骨头尺侧有时可见切迹或"钩"形改变,偶有囊肿形成,但不发生关节腔狭窄及典型的骨皮质破坏。

(邓皓月)

第五节　骨质疏松症

骨质疏松症(osteoporosis,OP)是一种以骨量低下,骨微结构破坏,导致骨脆性增加,易发生骨折为特征的一种全身骨代谢障碍性疾病。特点是骨组织内单位体积中骨量减少,骨矿物质和骨基质减少,骨组织的显微结构发生改变而致其骨组织的正常荷载能力降低,从而出现骨的脆性增加,骨强度降低,骨折风险增高的一系列症状。

按病因分类分为三大类。①原发性骨质疏松症,如绝经后骨质疏松症(Ⅰ型)、老年性骨质疏松症(Ⅱ型)。绝经后骨质疏松症多发生在绝经后5~10年内,老年性骨质疏松症多发生在70岁以上的老年人;②继发性骨质疏松症,其发生原因多与医疗或者外在因素有关;③特发性骨质疏松症,包括青少年和成年性特发性骨质疏松症两类,其发病原因可能与遗传或者基因缺陷等因素有关。

由于原发性骨质疏松症的症状典型,且发病率高,诊断的流程以原发性骨质疏松症为例进行详述。

一、原发性骨质疏松症

骨质疏松与骨质疏松症的区别在于:骨质疏松还没有临床表现,只是在生理退变的范围以内。而骨质疏松症已经出现临床表现等病理状态。

(一)诊断

1. 症状

(1)疼痛:是原发性骨质疏松症最常见的症状,可表现为腰背痛或全身骨骼疼痛。疼痛呈持续性,严重时影响生活及休息。安静时患者即可感觉疼痛,负荷增加疼痛加重,活动后减轻。部分患者可发生低钙"抽搐"。一般骨量丢失12%以上时即可出现骨痛。骨量丢失与疼痛成正比,严重骨质疏松症往往疼痛严重。椎体或髋关节、膝关节等位置是骨痛的多发部位。原因是由于骨转换过快,骨吸收增加导致骨小梁的破坏、消失、骨膜下皮质骨的破坏等引起全身骨痛。

(2)脊柱变形:骨质疏松症会导致椎体楔形变,椎体变形后脊柱的长度缩短,从而导致患者的身高变矮,脊柱变形出现驼背。

(3)骨折:是骨质疏松症最严重的后果。主要发生在富含松质骨的区域,往往是低能量或非暴力即可导致的脆性骨折,常见部位为胸腰椎、髋部、桡、尺骨远端、肱骨近端。以髋部骨折最为严重,由于骨折后必须要卧床,故易发生肺炎、静脉炎、泌尿系统感染及心脑血管异常,据国外报道有 10%~20% 的患者在发病第一年内死亡,一半的患者生活不能自理。一次脆性骨折后,再次发生骨折的风险明显增加。

2. 体征　脊柱变形和骨折往往成为骨质疏松症患者就诊体征。

3. 辅助检查

(1) 实验室检查

1) 血钙、磷和碱性磷酸酶:在原发性骨质疏松症中,血清钙、磷以及碱性磷酸酶水平通常是正常的,骨折后数月碱性磷酸酶水平可增高。

2) 血甲状旁腺激素:应检查甲状旁腺功能除外继发性骨质疏松症。原发性骨质疏松症者血甲状旁腺激素水平可正常或升高。

3) 骨转化生化标记物:骨质疏松症患者部分血清生化指标可以反映骨转换(包括骨形成和骨吸收)状态,其中骨形成标志物有:血清碱性磷酸酶(ALP)、骨钙素(OC)、骨碱性磷酸酶(BALP)等;骨吸收标记物有:血清抗酒石酸酸性磷酸酶(TRACP)、血清 I 型胶原交联 C- 末端肽(S-CTX)、尿吡啶啉和脱氧吡啶啉(Pyr 和 D-Pyr)等。

4) 晨尿钙 / 肌酐比值:正常比值为 0.13±0.01,尿钙排量过多则比值增高,提示有骨吸收率增加可能。

(2) 影像学检查:X 线可以发现骨折以及其他病变,如骨关节炎、椎间盘疾病以及脊椎前移。骨质减少(低骨密度)摄片时可见骨透亮度增加,骨小梁减少及其间隙增宽,横行骨小梁消失,骨结构模糊,但通常需在骨量下降 30% 以上才能观察到。大体上可见椎体双凹变形,椎体前缘塌陷呈楔形变,亦称压缩性骨折,常见于第 11、12 胸椎和第 1、2 腰椎。

(3) 骨密度测定:双能 X 线骨密度测量(DXA)是目前国际学术界公认可用于骨质疏松症诊断的"金标准":骨密度值(T 值)低于同性别、同种族正常成人的骨峰值不足 1 个标准差属正常;降低 1~2.5 个标准差之间为骨量低下;降低 2.5 个标准差为骨质疏松症;若同时伴有一处或多处骨折时为严重骨质疏松症。

(二) 鉴别诊断

1. 类风湿性关节炎　是一种病因未明的慢性、以炎性滑膜炎为主的系统性疾病。25~50 岁为本病的好发年龄。女性发病率较男性高 2~3 倍。

(1) 症状:全身多关节疼痛,"晨僵"现象,呈对称性的多关节炎,女性多开始于掌指或指间小关节;而男性多先由膝、踝、髋等单关节起病,可伴有疲倦乏力、体重减轻、低热和手足麻木、刺痛等全身症状。

(2) 体征:关节活动受限或畸形,四肢的关节隆突部及经常受压处的类风湿结节,可引起心脏、肺、肾脏等多系统的炎症性表现,如类风湿血管炎、心包炎、心肌炎、胸膜炎、肺动脉炎、原发性肾小球及肾小管间质性肾炎、贫血、葡萄膜炎等。

(3) 辅助检查:类风湿性关节炎早期 X 片检查呈骨质疏松表现,但后期可见明显的骨质侵袭及破坏;对于有关节腔积液的关节可行关节穿刺术,关节液的检查包括:关节液培养、类风湿因子检测、抗 CCP 抗体检测、抗核抗体等,也可行关节镜及关节滑膜活检。

2. 多发性骨髓瘤　是一种恶性浆细胞病,其肿瘤细胞起源于骨髓中的浆细胞,常伴有多发性溶骨性损害、高钙血症、贫血、肾脏损害。

(1) 症状:多为腰骶部、胸骨、肋骨疼痛。病程中晚期骨髓瘤细胞对骨质破坏后可引起病理性骨折,常表现为多发骨折。

（2）体征：早期可出现贫血等相关体征，晚期可出现血小板减少，引起出血症状。皮肤黏膜出血较多见，严重者可见内脏及颅内出血。也可引起肝、脾大，颈部淋巴结肿大，骨髓瘤肾等。

（3）辅助检查：典型 X 线出现虫噬状骨质缺损区或骨质疏松、骨折等征象，生化常规检查提示血清异常球蛋白增多，而白蛋白正常或减少。尿本周氏蛋白半数呈阳性。骨髓检查提示浆细胞数目异常增多≥10%，且为形态异常的原始或幼稚浆细胞。

3. 癌性疼痛　是疼痛部位需要修复或调节的信息传到神经中枢后引起的感觉，又称癌痛，是造成癌晚期患者主要痛苦的原因之一。

（1）症状：患者表现为持续性、很难精确地描绘出部位或性质的疼痛，并发转移性骨肿瘤骨折时有骨折症状。

（2）体征：为原发肿瘤的体征。

（3）辅助检查：CT、B 超、核素、MRI、X 线等有助于确定肿瘤的部位及性质。核素检查对骨转移可较早地提供明确诊断。骨转移时，血生化检查发现高血钙。

4. 外伤性骨折　指直接或间接暴力导致骨结构的连续性完全或部分断裂。

（1）症状：有明确的暴力外伤病史，伤后骨折处疼痛、软组织发红淤青、肿胀、关节活动障碍等。

（2）体征：骨折处畸形、异常活动、骨擦音或骨擦感等。

（3）辅助检查：X 线检查可显示临床上难以发现的不完全性骨折、深部的骨折、关节内骨折和小的撕脱性骨折等，一般情况下骨量正常。

5. 骨关节炎

（1）症状：关节疼痛，常发生于晨间，活动后疼痛反而减轻，但如过度负重或活动过多，疼痛又可加重。

（2）体征：骨性关节炎除疼痛以外，多伴有关节僵硬、肿胀、活动受限和关节畸形等。

（3）辅助检查：X 线平片于早期并无明显异常，后期逐渐出现关节间隙狭窄，此表明关节软骨已开始变薄，软骨下可有显微骨折征，而后出现骨质硬化，最后关节边缘变尖，有骨赘形成负重处软骨下可有骨性囊腔形成典型的骨关节病征象。

6. 骨结核致骨折　由结核杆菌侵入骨或关节而引起的破坏性病变，最好发部位是脊柱，其次是髋、膝等。骨结核易发生骨折，如椎体压缩性骨折、髋关节骨折破坏等。

（1）症状：可有低热、倦怠、盗汗、食欲减退和消瘦等结核感染症状，骨结核导致的骨折部位往往只有疼痛和畸形。

（2）体征：由于骨结核发生部位较隐蔽，在骨折之前体征不明显，发生骨折后如椎旁脓肿、脊柱结核可出现成角后凸畸形，髋部骨折后患肢缩短。

（3）辅助检查：骨结核患者在病变活动期血沉加速，结核菌素试验可为阳性，结核菌培养较少出现阳性结果，X 线检查提示骨质破坏、关节间隙狭窄、周围软组织肿胀甚至脊柱旁梭形脓肿影像，除合并感染和修复外，骨质硬化少见。

二、继发性骨质疏松症

继发性骨质疏松症是由多种后天因素（如物理、力学、化学等）或疾病导致的骨质疏松。根据病因可分为两大类：一类是由物理、力学、化学等因素导致的，如缺乏日光照射；制动、失重;免疫抑制剂的长期应用等。另一类是由疾病所导致,如:代谢内分泌疾病;血液病;结缔组织病;肾脏疾病;营养性和胃肠疾病;细胞因子、酶的缺乏;骨肿瘤及肿瘤的骨转移等。除各自具有原发疾病的特征外,骨质疏松的症状与原发性骨质疏松几无区别。

（一）糖皮质激素性骨质疏松

见于长期应用糖皮质激素的患者或库欣氏综合征,糖皮质激素可抑制性腺,减少雄激素和雌激素的合成和分泌,可减少肠道对钙的吸收,降低肾脏对钙的重吸收,并诱发继发性甲状旁腺功能亢进,使骨钙动员,骨量丢失,最终导致骨质疏松。糖皮质激素治疗 1 年后骨量就可丢失 20%,并以最初 6 个月最为明显。长期应用糖皮质激素治疗的患者有 30%~50%会发生骨折。

1. 典型症状　满月面,向心性肥胖,腹部膨出,下侧腹部、臀部、大腿部的梭形紫纹等,伴发高血压,精神障碍,性腺功能障碍,糖代谢紊乱,皮肤色素沉着等。

2. 实验室检查　鉴别原发或继发的皮质醇增多症,可检测血尿皮质醇水平进行诊断和鉴别,必要时促肾上腺皮质激素释放激素(CRH)兴奋试验、地塞米松抑制试验、ACTH 兴奋试验等鉴别。

3. 影像学检查　脑垂体、肾上腺、性腺等 MRI 可能发现病灶。

（二）糖尿病性骨质疏松

1 型糖尿病患者的骨质疏松可能与其慢性并发症如神经病变和微血管病变引发的肾脏病变有关,2 型糖尿病患者骨量减少的发病因素包括胰岛素分泌相对不足,高血糖,高尿糖,渗透性利尿引起的尿钙丢失,肾 1α- 羟化酶活性减弱,活性维生素 D 代谢障碍等原因。

1. 典型症状　三多一少症状,即多尿、多饮、多食和消瘦;以及其慢性并发症的主要表现:糖尿病视网膜病变的视力下降,糖尿病性肾病的蛋白尿,糖尿病神经病变的四肢皮肤感觉异常、麻木、针刺、蚁走感,腹泻和便秘交替,尿潴留,半身出汗或时有大汗,性功能障碍等。

2. 实验室检查　空腹血糖大于或等于 7.0mmol/L,和(或)餐后两小时血糖≥11.1mmol/L即可确诊。无症状者需做葡萄糖耐量试验。

（三）甲状腺功能亢进症性骨质疏松

生理剂量的甲状腺激素可促进骨成熟,一旦过量后,就会加快骨转换,减少骨矿含量。通过各种细胞因子或生长因子,诱导形成破骨细胞,刺激骨吸收。甲亢患者的骨密度一般会下降 12%~20%,髋骨骨折率升高,经过治疗使甲状腺功能恢复正常后,在 1~5 年的时间里,甲亢患者的骨丢失可部分逆转,但仍然比性别和年龄配对的对照者低 5% 左右。

1. 典型症状　易激动、烦躁失眠、心悸、乏力、怕热、多汗、消瘦、食欲亢进、大便次数增多或腹泻、女性月经稀少。可伴发周期性瘫痪和近端肌无力、萎缩,突眼,眼睑水肿,视力减退等,严重者可能发生甲亢性心脏病。

2. 实验室检查　血清促甲状腺生成素(sTSH)降低,血清游离甲状腺素(FT4)与游离三碘甲状腺原氨酸(FT3)升高。甲状腺刺激抗体(TSAb)检测,甲状腺摄 ^{131}I 功能试验,甲状腺核素静态显像等进行甲亢的鉴别诊断。

3. 影像学检查　B 超可提示甲状腺肿大伴血流丰富。

（四）甲状旁腺功能亢进症性骨质疏松

甲状旁腺激素(PTH)直接作用于骨和肾,促进骨钙动员和肾对钙的重吸收,通过促进

1α- 羟化酶使 25-OH-D_3 转化为活性 1, 25-$(OH)_2$-D_3,间接起到加强肠钙吸收的功能,长期高浓度的血清 PTH 促进骨吸收,其诊断如下:

1. 临床表现 如严重高钙血症和纤维囊性骨炎等现在越来越少,骨量减少成为主要表现,25%~50% 的患者骨密度 Z 值低于 −2,而且主要是皮质骨,如远端桡骨受累,松质骨(椎骨)骨密度可不变或轻度上升。

2. 实验室检查 血清 PTH 升高。

3. 影像学检查 B 超、MRI 等可发现甲状旁腺肿大等征象。

(五) 慢性肾炎尿毒症性骨质疏松

肾功能不全影响了维生素 D 在肾脏内的活化,使钙吸收不良,加之肾脏病患者长期应用泼尼松等糖皮质激素,从而造成骨质疏松。诊断如下:

1. 症状 疲乏、不安、胃肠道症状、高血压、贫血和酸中毒。

2. 实验室检查 肾功能不全代偿期:血尿素氮、血肌酐值正常,肾小球滤过率降低;肾功能不全失代偿期、尿毒症期:血尿素氮、血肌酐增高,肾小球滤过率显著降低。

3. 影像学检查 可发现肾脏病变。

(六) 器官移植后骨质疏松

器官移植后骨质疏松症主要累及松质骨,移植后的 6~12 个月内,椎骨骨密度有不同程度降低,患者骨折发生率可达 8%~50%。与使用免疫抑制剂、原发代谢性骨病、维生素 D 不足、制动和性激素不足等有关,其中最主要的因素可能还是免疫抑制治疗。大剂量的皮质激素会在几日或几周内就对骨骼产生不良影响。免疫抑制剂可升高血 PTH,加快骨转换,刺激骨吸收。

诊断:与原发病密切相关的器官移植后半年发生的骨质疏松均归为此类。

三、特发性骨质疏松症

(一) 特发性青少年骨质疏松症

是一种罕见的发生于先前身体健康的儿童身上的一种病因不明的主要表现为骨质疏松症的疾病,主要影响 8~14 岁的儿童,通常病程 2~4 年,具有自限性,青春期之后自然缓解。该病以反复发生的骨折为特征,包括脊椎压缩性骨折。中轴骨和四肢骨均可受累。也可导致严重的畸形和功能障碍。发病机制尚不明确。可能有骨形成和骨吸收平衡被打破、青春期生长突增和骨量增加、骨代谢调节因素失常、胶原合成异常等方面的原因。

1. 典型症状 发生于既往身体健康、青春发育前的儿童,主要影响 8~14 岁的儿童,男女之间发病无差异。常急性起病,通常病程 2~4 年,在发病期间会出现生长停止和多发骨折,随后疾病自然缓解。中轴骨和四肢骨均可受累。严重的病例轻微外伤后即可出现脊椎骨和长骨的多发骨折,尤其是干骺端易发生骨折,常常导致背痛、足及髋部疼痛、四肢骨痛、肌力下降、自由运动受限、畸形和行走困难导致的独特步态。

2. 实验室检查 骨代谢异常指标(详见原发性骨质疏松症)。

3. 影像学检查 X 线片可见全身多关节(双肩、腕、手小关节、膝、踝及脊柱)普遍性骨质疏松,松质骨及皮质骨均可出现斑点状透光区,骨皮质变薄,骨小梁网眼加大,承重骨易发生自发性骨折;而中轴关节椎体内纵行骨小梁可见栅栏状或者梳齿状外观,股骨上部小梁可呈弓形交叉网状排列,椎体呈楔形改变或双凹变形。骨密度检测可发现骨质疏松。MRI 和

CT 可显示骨质疏松早期、细微的改变。

(二)成人型特发性骨质疏松

这里介绍妊娠哺乳相关骨质疏松,临床少见,迄今全世界仅报道 100 余例。一般指妊娠晚期至产后 18 个月内,尤其产后和(或)哺乳早期所诊断的骨质疏松。主要表现为在妊娠晚期或产后早期出现的腰痛、活动障碍,甚至身高缩短,有较高的致残率。患者常存在骨质疏松的一种或多种危险因素,尤其是相关疾病的家族史、低体重等。有研究者发现 PTH 相关肽(PTHrp)或白介素(IL)-1 的增高可能与本病的发病有关。

(丁 桃)

第六节 增龄性疾病

根据第六次人口普查公布数据,2010 年我国 60 岁及以上人口占总人口 13.3%,65 岁及以上人口占总人口 8.9%。截至 2014 年年末,我国 60 周岁及以上人口数为 2.12 亿人,其中 65 周岁及以上人口数为 1.38 亿人。预计到 2020 年,我国老年人口将达到 2.48 亿,其中 80 周岁以上人口将达到 3067 万人。2025 年我国 60 周岁以上人口将达到 3 亿,成为超老年型国家。人口老龄化带来的医学问题之一是各种增龄性疾病的大量涌现,如房颤、老年性痴呆、动脉硬化、白内障等。增龄性疾病(age-related diseases)是指伴随年龄增长而产生或加重的疾病,可发生于全身各系统,其中骨关节系统最常见的增龄性疾病是肌肉衰减综合征、老年性关节炎、老年性骨质疏松征。

一、肌肉衰减综合征

肌肉衰减综合征(sarcopenia)是一种与年龄增长相关的、进展性、广泛性骨骼肌质量与功能的丧失,合并体能下降、生存质量降低,以及跌倒与死亡等不良事件风险增加的临床综合征。1989 年由 Irwin Rosenberg 首次提出,又称为肌少征、骨骼肌增龄性疾病。

(一)诊断

1. 症状

(1)肌无力:主要表现为双下肢肌无力,尤其是上下楼梯或久行后更明显。严重者,双上肢也出现明显肌无力。

(2)行动迟缓:行走时速度缓慢,甚至不稳,年龄越大越明显。

2. 体征

(1)肌力下降:下肢肌力下降速度快于上肢,伸肌快于屈肌,部分患者出现呼吸肌肌力下降。

(2)肌肉体积下降:从 20~80 岁,个体肌肉质量减少 30%,肌纤维横切面积下降 20%。肌力比肌肉体积下降更显著。

(3)其他:跌倒的次数增加,ADL 下降等。

3. 辅助检查

(1)影像学检查:CT、MRI 检查是肌肉质量检查的"金标准",但临床更常采用的是双能 X 线吸收法(dual energy x-ray absorptiometry,DXA),具有放射暴露低、清晰区分不同组织成分等优点,是 CT、MRI 理想的替代工具。

（2）生物阻抗分析：生物阻抗分析（bioimpedance analysis, BIA）具有操作简单、无创、便携等优点，适用于社区人群筛查。

4. 诊断标准

（1）肌肉质量：满足其中之一条件。①低于同种族年轻成年人（小于 35 岁）骨骼肌质量平均值 2 个标准差；② DXA 法：男性低于 7.0kg/m²、女性低于 5.4kg/m²；③ BIA 法：男性低于 7.0kg/m²，女性低于 5.7kg/m²。

（2）握力：满足其中之一条件。①低于同种族年轻成年人（小于 35 岁）骨骼肌质量平均值 2 个标准差；②男性低于 26kg、女性低于 18kg。

（3）体能状况：日常步行速度≤0.8m/s。

骨科康复临床中，应结合肌肉质量、肌肉力量、体能状况三方面情况对肌肉衰减综合征进行诊断，并注意以下几个问题：①对参考人群的选择：由于种族、性别、年龄、地理位置等多种因素对肌肉的质量与功能都可能产生影响，老年人的生活方式不同于年轻人，若以当地年轻人的平均值作为参考标准时，可能会低估老年人群的肌肉力量与功能丧失程度；②对个体化校正方法的选择：多数研究认为采用身高平方值进行个体化校正后的结果与握力降低、体能下降、活动困难、跌倒风险、死亡率的相关性更好，故宜采用身高平方值法；③对目标人群的筛查与诊断流程：对社区人群、伤病人两类目标人群，应对照表 2-6 中两类目标人群的特点进行筛查，并按图 2-21 流程进行诊断。

表 2-6　肌肉衰减综合征筛查的目标人群及其特点

目标人群	人群特点
社区人群	60 岁及以上人群；合并慢性疾病（慢性心力衰竭、慢性阻塞性肺疾病、糖尿病、慢性肾功能不全、结缔组织病、结核菌感染及其他慢性消耗性疾病）；近期曾有入院史；长期卧床者
伤病人	日常步行速度≤1.0m/s 者；营养不良者；近期出现跌倒者；合并抑郁状态或认知障碍者；1 个月内不能察觉的体重下降超过 5% 者；近期出现临床可见的力量、体能或健康状态下降或受损者

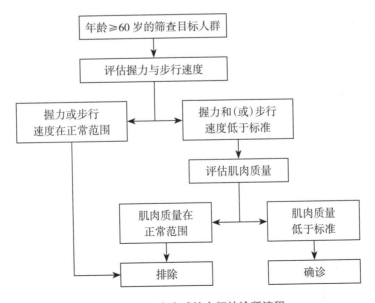

图 2-21　肌肉衰减综合征的诊断流程

（二）鉴别诊断

主要与进行性肌营养不良症、重症肌无力相鉴别。

1. 进行性肌营养不良症   进行性肌营养不良症（progressive myodystrophy，PMD）是一组遗传性骨骼肌变性疾病，病理上以骨骼肌纤维变性、坏死为主要特点，临床上以缓慢进行性发展的肌肉萎缩、肌无力为主要表现，部分类型还可累及心脏、骨骼系统。类型：假肥大型、面肩-肱型、肢带型、股四头肌型、远端型、进行性眼外肌麻痹型、眼肌-咽肌型等。其中，假肥大型最为常见，又可分为 Duchenne 型和 Becker 型。

（1）症状与体征

1）Duchenne 型：几乎仅见于男孩，母亲若为基因携带者，50% 男性子代发病，常起病于 2~8 岁，初期感走路笨拙，易于跌倒，不能奔跑及登楼，站立时脊柱前凸，腹部挺出，两足撇开，步行缓慢摇摆，呈特殊的"鸭步"步态，当由仰卧到直立时非常困难，必先翻身俯卧，再双手攀缘两膝，逐渐向上支撑起立（Gower 征）。亦可见于肢近端肌肉、股四头肌及臂肌。

2）Becker 型：常在 10 岁以后起病，首发症状为骨盆带及股部肌肉力弱，进展缓慢，病程长，出现症状后 25 年或 25 年以上才不能行走，多数在 30~40 岁时仍不发生瘫痪，预后较好。

3）面肩-肱型肌：男女均有，青年期起病，首先面肌无力，常不对称，不能露齿、突唇、闭眼及皱眉，口轮匝肌可有假性肥大，以致口唇肥厚而致突唇，有的肩、肱部肌群首先受累，以致两臂不能上举而成垂肩，上臂肌肉萎缩，但前臂及手部肌肉不被侵犯。病程进展极慢，常有顿挫或缓解。

4）肢带型：两性均见，起病于儿童或青年，首先影响骨盆带肌群及腰大肌，行走困难，不能登楼，步态摇摆，常跌倒，有的则只累及股四头肌。病程进展极慢。

（2）辅助检查

1）血清肌酶检验：包括肌酸激酶、乳酸脱氢酶、肌酸激酶同工酶、天冬氨酸氨基转移酶和丙氨酸氨基转移酶等。在疾病不同阶段，肌酶水平也有变化。早期升高显著，当肌肉萎缩严重达疾病晚期时肌酶水平逐渐下降。

2）肌电图：肌电图呈现典型肌源性改变的特征，轻收缩时运动单位电位时限缩短，波幅降低，最大用力收缩时为电位密集的病理干扰相。在疾病不同阶段，肌电图改变也可有变化。

3）肌肉活检病理：肌营养不良肌肉组织病理表现为肌纤维变性、坏死，可见不透明纤维和肌纤维再生，可见肌纤维肥大，间质中结缔组织和脂肪组织增生。

4）基因检查：部分肌营养不良症可采用基因检查获得诊断，主要是假肥大型患者，有助于基因携带者检出和产前诊断。

5）其他检查：胸片、心电图和超声心动图检查可了解患者心脏受累情况。骨和关节 X 线可了解骨关节畸形。肺功能检查有助于判断疾病的严重程度。

肌肉衰减综合征、PMD 都可表现为肌肉萎缩、肌肉无力。肌肉衰减综合征主要发生在老年人群，肌肉萎缩无力发生在肢体；PMD 多发生于青少年、儿童，肌肉萎缩无力可发生在肢体近端，也可以发生在躯干、面部。肌肉衰减综合征为骨骼肌增龄性疾病，PMD 为遗传性疾病。血清肌酶、肌电图、肌肉活检等检查，有助于两者的鉴别诊断。

2. 重症肌无力   重症肌无力（myasthenia gravis，MG）是一种主要累及神经肌肉接头突触后膜上乙酰胆碱受体的自身免疫性疾病。从新生儿到老年人的任何年龄均可发病。女性发病高峰在 20~30 岁，男性在 50~60 岁，多合并胸腺瘤。少数患者有家族史。起病隐匿，整个病程有波动,缓解与复发交替。晚期患者休息后不能完全恢复。多数病例迁延数年至数十年,靠药物维持。少数病例可自然缓解。

(1) 症状与体征:主要表现为部分或全身骨骼肌无力和易疲劳,活动后症状加重,经休息和胆碱酯酶抑制剂治疗后症状减轻。MG 患者肌无力的显著特点是每日波动性,肌无力于下午或傍晚劳累后加重,晨起或休息后减轻,此种波动现象称之为"晨轻暮重"。全身骨骼肌均可受累,以眼外肌受累最为常见,其次是面部及咽喉肌以及四肢近端肌肉受累。肌无力常从一组肌群开始,范围逐步扩大。首发症状常为一侧或双侧眼外肌麻痹,如上睑下垂、斜视和复视,重者眼球运动明显受限,甚至眼球固定,但瞳孔括约肌不受累。面部及咽喉肌受累时出现表情淡漠、苦笑面容;连续咀嚼无力、饮水呛咳、吞咽困难;说话带鼻音、发音障碍等。累及胸锁乳突肌和斜方肌时则表现为颈软、抬头困难,转颈、耸肩无力。四肢肌肉受累以近端无力为重,表现为抬臂、梳头、上楼梯困难,腱反射通常不受影响,感觉正常。呼吸肌受累往往会导致不良后果,出现严重的呼吸困难时称之为"危象"。诱发因素包括呼吸道感染、手术(包括胸腺切除术)、精神紧张、全身疾病等。心肌偶可受累,可引起突然死亡。

(2) 辅助检查

1) 重复神经电刺激:重复神经电刺激(repeating nerve stimulation,RNS)表现为典型的突触后膜 RNS 改变。最常选择刺激的神经是腋神经、副神经、面神经和尺神经。

2) 单纤维肌电图:单纤维肌电图(single fibre electromyography,SFEMG)是较 RNS 更为敏感的神经肌肉接头传导异常的检测手段,主要观测指标包括"颤抖"(jitter)和"阻滞"(blocking)。可以在 RNS 和临床症状均正常时根据"颤抖"的增加而发现神经肌肉传导的异常。在无力的肌肉上如果 SFEMG 正常则可排除 MG。

3) AchR 抗体滴度的检测:对重症肌无力的诊断具有特征性意义。80%~90% 全身型和60% 眼肌型 MG 可以检测到血清 AchR 抗体。

4) 疲劳试验:正常人的肌肉持续性收缩时也会出现疲劳,但是 MG 患者常常过早出现疲劳,称作病态疲劳。①提上睑肌疲劳试验:让眼睑下垂的患者用力持续向上方注视,观察开始出现眼睑下垂或加重的时间。②眼轮匝肌疲劳试验:正常人用力闭眼后有埋睫征存在(即睫毛均可埋进上下眼睑之间)。面肌受累的 MG 患者持续用力闭眼 60 秒后可出现埋睫征不全(睫毛大部分露在外面)、消失甚至闭目不全和露白现象。③颈前屈肌肌群疲劳试验:患者去枕平卧,令其用力持续抬头,维持 45°。正常人可持续抬头 120 秒。颈前屈肌无力的MG 患者,抬头试验持续时间明显缩短,最严重时甚至抬头不能。④三角肌疲劳试验:令患者双上肢用力持续侧平举 90°,观察维持侧平举的时间。正常人应该超过 120 秒。MG 患者三角肌受累时侧平举时间明显缩短。⑤髂腰肌疲劳试验:令患者仰卧后一条腿直腿抬高离开床面 45°,正常人能维持 120 秒以上。维持的时间越短,髂腰肌病态疲劳程度越重。

5) 新斯的明试验:成年人一般用甲硫酸新斯的明 1~1.5mg(0.02mg/kg)肌注,2 岁以下一般用 0.2mg,2 岁以上每岁增加 0.1mg,但最大剂量不超过 1mg。注射前和注射后 30 分钟分别根据上述方法作各项疲劳试验,将两次疲劳试验结果比较,如果有一项或一项以上明显改善,即为阳性。

6) 胸腺 CT 和 MRI:可以发现胸腺增生或胸腺瘤,必要时应行强化扫描进一步明确。

肌肉衰减综合征、MG 都有肌肉无力的表现。肌肉衰减综合征多发生在老年人,MG 可发生任何年龄;肌肉衰减综合征的临床诊断主要依据肌肉质量、肌肉力量、体能状况,MG 临床诊断的主要依据是具有病态疲劳性和每日波动性的肌无力表现。新斯的明试验、重复神经电刺激、单纤维肌电图以及 AchR 抗体检测,有助于两者的鉴别诊断。

二、老年性关节炎

老年性关节炎(geriatric arthritis)属于原发性骨关节炎范畴,俗称骨质增生。老年性关节炎是老年人致残的主要原因之一,目前占关节致残原因的第二位。据统计,我国现有老年性关节炎患者超过 1.2 亿,其中 60 岁以上人群中约 50% 患有老年性关节炎,70 岁以上人群患病率可高达 80%。到 2030 年,老年性关节炎成为老年人群最大的致残因素。

人进入老年,身体一切组织器官都会发生退行性变化,骨和关节组织也不例外,尤其是关节软骨的变化更为明显。关节软骨属于透明软骨,表面光滑,其底端紧紧附着在下面的骨质上,上端朝向关节面,这种结构使关节软骨与骨节紧密结合,起到缓解骨骼的压力和冲击力,并有滑润关节减少摩擦的作用。由于年龄、过度负重或过度使用等原因,关节软骨出现损伤,表面变得粗糙及部分剥脱,其结果是软骨的完整性受到破坏,不能很好地传递冲击力,使软骨下面的骨骼受力不均匀,导致关节的骨骼逐渐发生变形和增生。

老年性关节炎表现症状为关节不灵活和疼痛,特别是早晨疼痛感最为明显,稍加活动即可减轻。但活动过多或气候发生变化时,疼痛会加重。有时关节会出现僵硬状态,活动时会发出粗糙的摩擦声。这些症状会随着年龄增长、病理变化的加剧而加重。除疼痛外,关节还会发生肿胀、有渗液,肌肉萎缩,甚至出现关节畸形。

老年性关节炎的诊断与鉴别诊断,参见第二章第四节。

三、增龄性骨质疏松症

70 岁以后发生的骨质疏松症称为增龄性骨质疏松症或老年骨质疏松症(senile osteoporosis),属于原发性骨质疏松症范畴。随着世界人口老龄化的加速,作为老年退行性重要疾病之一的骨质疏松症及其所引起的骨折已越来越受到全球的关注。美国骨质疏松引起的骨折患者约 120 万人,治疗费用高达 70~120 亿美元,占全部骨折治疗费用的 85%。日本骨质疏松症患者 500 万人。我国骨质疏松症患者约 6000 万 ~8000 万人,60~69 岁男、女患病率分别为 33% 和 73.8%,70~79 岁男、女患病率分别为 55.6 和 89.7%,80 岁以上男、女患病率分别为 65.4% 和 100%,骨质疏松症的患病率随增龄明显增高。

腰背痛是增龄性骨质疏松症最常见的症状,占疼痛患者中的 70%~80%。一般骨量丢失 12% 以上时即可出现骨痛。患有增龄性骨质疏松症时,椎体骨小梁萎缩、数量减少,椎体压缩变形,脊柱前屈,腰背肌为了纠正脊柱前屈,加倍收缩,肌肉疲劳甚至痉挛,产生疼痛。

身长缩短、驼背是增龄性骨质疏松症重要临床表现之一,多在疼痛后出现。脊椎椎体前部几乎为松质骨组成,此部分是身体的支柱,负重量大,尤其 T_{11}、T_{12} 和 L_3,负荷量更大,容易压缩变形,使脊椎前屈,形成驼背。正常人 24 节椎体,每一个椎体高度约 2cm 左右,增龄性骨质疏松时椎体压缩,每个椎体缩短 2mm 左右,身长平均缩短 3~6cm。

骨折是增龄性骨疏松症最常见和最严重的并发症。我国老年人的骨折发生率为 6.3%~24.4%,尤以 80 岁以上女性最为显著。骨质疏松症所致骨折在老年前期以桡骨远端骨折多见,老年期以后以腰椎和股骨上端骨折多见。一般骨量丢失 20% 以上时即易发生骨折。据统计,椎骨或髋骨骨折的老年人约有 10% 在 3 个月内死于手术或手术并发症,20% 一年内去世,25%丧失活动能力,仅有半数可以自由活动。

呼吸功能下降是由于脊柱压缩性骨折、胸廓畸形所致,患者可表现为胸闷、气短、呼吸困难等症状。

增龄性骨质疏松征的诊断与鉴别诊断,参见第二章第五节。

(白川川　舒　彬)

第七节　慢　性　疼　痛

一、慢性非特异性下背痛

下背痛(low back pain,LBP)是临床常见疾病,是指以腰、骶部的疼痛或不适感,可伴有或不伴有下肢放射痛为主要症状的综合征。其中,慢性非特异性下背痛(chronic nonspecific low back pain,CNLBP)是指疼痛持续3个月以上,临床上无法检测到确切的组织结构病理学改变,也无法通过客观检查明确其病因的下背痛。CNLBP在临床不同的专科可能有不同的诊断,如常见的腰肌劳损、腰肌筋膜炎、腰肌纤维组织炎、腰肌痉挛、退行性腰椎病等。据统计,NLBP约占全部慢性下背痛患者的70%~85%,严重影响患者生活、工作,耗费巨大的医疗费用。

(一)诊断

病史大于3个月,腰骶部疼痛或不适感,症状多在活动后减轻,一般不伴有下肢疼痛、麻木或乏力等神经根压迫症状,临床辅助检查未发现确切的组织结构病理学改变,排除特异性下背痛(specific low back pain,SLBP)后可诊断为CNLBP。

1. **症状**　CNLBP的临床表现多样,主要表现为腰骶部疼痛,卧床休息后症状减轻或消失,久坐、久站、久行后症状加重,可同时存在腰部无力、僵硬感,部分患者可有腰部活动受限,严重者可影响到夜间睡眠障碍。

2. **体征**　体格检查常可发现腰背肌肉紧张,痉挛,部分患者可触及条索状结节,局部可有局限性压痛点或扳机点。腰椎神经根机械性压迫体征如直腿抬高试验、股神经牵拉试验等特殊体格检查为阴性。

3. **辅助检查**　X线、CT或MRI检查是下背痛常见的影像学检查,结果多提示腰部的非特异性改变,如椎体、椎间盘的退行性变化等,一般不存在严重的引起特异性下背痛的组织结构改变,这些改变也常见于健康人群。X线检查可显示脊柱腰段外形、椎体外形、椎间小关节、椎间隙等征象。CT检查可显示椎管管径、突出物大小及位置、小关节结构等征象。MRI检查对软组织分辨率优于CT检查,对肿瘤、感染、椎间盘突出等疾患有更高的敏感度和特异性。影像检查不作为NSLBP患者常规的例行检查,且不应过度依赖影像结果进行诊断,否则容易对病情做出错误的判断,夸大CNLBP患者影像所见的重要性,做出错误的诊断。

(二)鉴别诊断

1. **盘源性腰痛**　由于椎间盘变性、破裂引起盘内无菌性炎症,以及神经末梢的侵入引起腰痛,是常见的腰痛原因,以中青年发病率较高,男女之间发病率相近。

(1)症状:盘源性腰痛在活动后尤其脊柱垂直应力增加时症状加重,卧位减轻。因髓核内激惹性化学物质可通过纤维环裂隙流至神经根周围而产生根性放射痛。

(2)体征:盘源性腰痛通常有脊柱生理曲度变直,部分有侧凸。病变椎间盘棘突、脊间隙或小关节压痛,叩击痛,过伸位叩压痛加重,前屈位减轻。咳嗽或用力排便等腹内压增加动作可诱发或加重疼痛。

（3）辅助检查:腰椎 MRI 的 T_2 上退变椎间盘为低信号改变(黑盘征),椎间盘纤维环撕裂为高信号区,单节段椎间盘信号改变伴后外侧出现高信号区对诊断有重要意义,而椎间盘造影显示纤维环破裂,造影剂外漏可确诊。X 线片可显示腰椎生理曲度变直或侧凸。

2. 椎管外软组织损伤　脊上、脊间韧带、横突附着点等椎管外软组织急性损伤或慢性劳损均可引起腰骶部疼痛,疼痛在适度活动后可以减轻,久坐久卧及环境潮湿加重疼痛。与非特异性下腰痛相似,两种疾病容易混淆,但两者的病因不同,CNLBP 无外伤史,椎管外软组织损伤多有明确的外伤史。

（1）症状:椎管外软组织损伤引起的疼痛一般位置表浅,位置固定,如棘上韧带损伤、棘间韧带损伤。

（2）体征:局部压痛点明显,压痛点范围较小,可能触及粘连结节,部分病例腰部肌肉僵硬。腰椎过屈位疼痛加重,过伸位疼痛减轻,直腿抬高试验阴性。诊断性注射(椎管外软组织损伤性腰痛在压痛点用局麻药封闭治疗)有效也可进一步加以鉴别。

（3）辅助检查:MRI 检查可发现软组织病变,早期水肿征象,T_2 加权像高密度,慢性可能为低密度。

3. 强直性脊柱炎　腰痛是强直性脊柱炎的早期表现,随着病情的发展,除了腰痛症状外,还可出现脊柱,甚至髋关节活动受限。青年发病率较高,男性多于女性,病情逐渐进展,在 46 岁以后病情趋于稳定。

（1）症状:腰骶部疼痛是最早和最常见的症状,伴晨僵和活动受限,病变常向上发展,逐步累及脊柱全长,甚至髋关节。

（2）体征:早期棘突或脊间隙可有压痛,骶髂关节压痛或无特异体征。随着病情发展可出现全脊柱强直、僵硬,甚至髋关节强直。

（3）影像学检查:骶髂关节间隙模糊,关节面虫蚀样破坏,甚至融合强直,脊柱可见韧带骨化呈竹节样改变等特征性改变。

4. 腰椎结核　腰背部疼痛可由腰椎结核引起,现在发病率较低,通常既往有结核病病史,营养不良、体质虚弱者及免疫功能低下者发病率较高,中青年发病率相对较高。

（1）症状:除腰背部疼痛外,多伴有结核杆菌感染的中毒症状,如低热、消瘦、盗汗等。

（2）体征:胸腰椎疼痛部位压痛明显,叩击痛明显,局部可触及包块。

（3）辅助检查:腰椎结核影像学检查可见椎体骨质破坏、椎旁脓肿形成,血沉升高。

5. 脊椎肿瘤　脊椎肿瘤可以原发,也可以是继发。疼痛可能是脊椎肿瘤的首发症状。对于不明原因引起的腰痛,特别是夜间疼痛明显者,需要排除恶性肿瘤。中老年发病率较高。

（1）症状:脊椎肿瘤引起的疼痛多剧烈,且为持续性,静息状态下也疼痛明显。

（2）体征:疼痛部位压痛叩痛明显,疼痛范围较局限,体质消瘦,腰椎活动受限。

（3）影像学检查:可见多个椎体骨质破坏或硬化,磁共振增强扫描或核医学骨扫描有助于确诊。

二、复杂性区域疼痛综合征

复杂性区域疼痛综合征(complex regional pain syndrome,CRPS)指继发于意外损伤、医源性损伤或全身性疾病之后出现的以严重顽固性、多变性疼痛,营养不良和功能障碍为特征的临床综合征。

（一）分型

1. Ⅰ型CRPS 通常继发于最初的有害刺激,并且不局限于单一的外周神经分布区,明显水肿,皮肤血流改变,异常的发汗,感觉异常和（或）痛觉过敏。患者的常见主诉是对冷痛觉过敏和对机械刺激感觉异常,检查时可发现明显的热痛觉过敏和振动觉异常。

2. Ⅱ型CRPS 是一种烧灼痛、感觉异常、痛觉过敏,常发生在肢体某一主要的外周神经不完全损伤后。

（二）诊断

1. 症状 CRPS主要临床症状是感觉、自主神经和运动功能异常三联征,其表现和病程存在极大的差异。在早期表现为疼痛、麻木、肿胀、皮肤发凉,随着病情发展,疼痛与肿胀逐渐减轻。

2. 体征 异常性疼痛、感觉过敏、感觉迟钝、皮肤颜色改变/色素沉着。CRPS早期皮肤苍白、发绀和发凉,明显水肿和出汗异常（多汗或少汗）。随着疾病的发展,皮肤逐渐改变,包括皮肤厚度、光泽的变化;肢端发热、红斑;肌肉的萎缩;骨质脱钙;指甲增厚变脆;毛发枯燥;毛发和指甲的生长速度变慢。

3. 辅助检查 对CRPS没有特殊的试验和诊断性操作可以选择应用。在CRPS早期,红外线热敏成像显示低皮温改变,随着病情发展,皮温可逐渐正常,甚至高温改变;病变部位X线平片可能提示骨质疏松改变。交感神经阻滞可以缓解疼痛与皮肤发凉症状;肌电图检查提示神经源性损伤,自发电位增多,神经传导速度减慢。

4. 诊断标准

（1）Ⅰ型CRPS的诊断标准:①最初的有害刺激或制动的原因;②持续的疼痛,感觉异常或痛觉过敏,疼痛与最初的刺激不相称;③疼痛区有水肿、皮肤血流变化和发汗异常的证据;④排除存在其他能引起此种程度疼痛和功能异常的疾病。注意:必须满足第②、③、④条标准。

（2）Ⅱ型CRPS的诊断标准:①神经损伤后表现持续性疼痛、感觉异常和痛觉过敏,不必局限于受损神经分布区;②在疼痛区域有时有水肿、皮肤血流变化和发汗行为异常的表现;③这一诊断必须排除存在其他能引起此种程度疼痛和功能异常的疾病。

（三）鉴别诊断

1. 局部感染 肢体蜂窝组织炎等感染后出现局部红肿热痛,活动受限,全身发热,疼痛,倦怠。通常有明确的受伤史,受伤后数天出现症状。体力活动者发病率较高。

（1）症状:肢体受伤后数天出现局部红肿热痛,关节活动受限,伴全身中毒症状。

（2）体征:CRPS尤其在早期的肿胀多表现为苍白、光亮、皮肤紧绷,而局部感染通常局部红肿热。

（3）辅助检查:红外热成像有助于鉴别,局部感染位高温表现,而CRPS通常为低温表现。超声波检查可见局部充血或脓肿,肢体MRI有助于发现深部软组织感染。

2. 神经瘤形成 肢体外伤或手术后的患者出现神经路径局部疼痛,触摸疼痛明显。通常有明确的外伤及手术史。

（1）症状:在神经路径某点出现触摸按压痛,疼痛明显,自发疼痛不明显。

（2）体征：局部神经瘤形成通常无肿胀，且疼痛敏感区局限，部分患者皮肤局部有瘢痕。神经路径手术或手术处痛觉过敏或痛觉超敏，触压痛明显。

（3）辅助检查：肌骨超声显示神经肿胀，神经瘤形成。肌电图提示神经受损，神经传导速度变慢。红外热成像为低温表现。

3. 瘢痕形成与关节挛缩　肢体皮肤瘢痕及关节挛缩均可表现局部肿胀，可出现关节活动受限，但通常无疼痛或疼痛轻微。有明确外伤史或手术史。

（1）症状：肢体外伤或手术部位逐渐出现肿胀，关节活动受限，不伴疼痛。

（2）体征：局部瘢痕或关节挛缩，瘢痕红肿，压痛不明显，关节活动受限。

（3）辅助检查：肌骨超声显示局部纤维软组织增生，红外热成像显示高温或低温表现。

三、中枢性疼痛

中枢性疼痛（central pain）是指中枢神经系统病变或功能失调所引起的疼痛，其原发病变在脊髓或脑内，常见的致病原因有出血、梗死、血管畸形、肿瘤、外伤、感染、多发性硬化、神经元变性、脊髓空洞症等，此外癫痫和帕金森病患者的疼痛也可归为中枢性疼痛。最常见的中枢性疼痛包括丘脑痛及幻肢痛。

（一）分类

1. 丘脑痛　丘脑痛为内髓板核和中央核受累所致，多表现为病灶对侧肢体出现难以忍受和难以形容的持续性自发性疼痛。其特点是：疼痛部分不准确不固定、较弥散；疼痛性质不定，烧灼感、冷感和难以描述的痛感；疼痛常受情绪的应用，情绪激动可使疼痛加重；常伴有自主神经功能障碍，如血压增高或血糖增高；止痛剂无效，抗癫痫药有一定的疗效。

丘脑痛是最典型和最常见的中枢性疼痛，各种中枢性疼痛也曾被笼统地误认为丘脑痛，其实脑和脊髓的各种病变，从脊髓后角灰质或三叉神经脊束核至大脑皮层之间沿神经轴索任何水平的病变都可能引起中枢性疼痛。

2. 幻肢痛　是指患者在截肢后，主观感觉已经被截除的肢体依然存在并具有剧烈疼痛的现象。如果仅仅感觉到截除的肢体仍然完整存在，称为幻肢现象。几乎全部外伤性断肢或手术截肢后的患者均有幻肢现象，多于失去肢体后立即出现，大多数患者的幻肢现象能逐渐自行消失。幻肢痛的神经损伤性疼痛的病因学及病理生理机制尚不清楚。发生严重幻肢痛患者占全部截肢患者的 0.5%~20%。

（二）诊断

1. 症状　主要症状是疼痛，疼痛继发于中枢神经损伤后，可即刻出现，也可延迟数月或数年发病，疼痛多慢性进行性加重。疼痛表现为各种性质和各种形式，强度可高可低，范围可大可小，持续时间可长可短，各种外界或内在的刺激常可诱发或加重疼痛。

（1）疼痛出现的时间：中枢性疼痛继发于中枢神经系统的病变或功能障碍之后，可即刻出现疼痛，也可延迟数月或数年后出现疼痛，大多数是在数月内发生中枢性疼痛。

（2）疼痛的部位：中枢性疼痛多发生在躯体感觉减退、感觉缺失或感觉异常的部位，范围大者可累及全身、半身、整个肢体或头面部，范围小者可以只是局部。少数患者没有感觉障碍区域，也会出现中枢性疼痛，而且疼痛的部位可能也不是固定不变的。

（3）疼痛的性质：中枢性疼痛可以是任何性质、任何形式的，强度可高可低，各种内在或外界的刺激，如触物、寒冷、情绪波动等常常可以诱发或加重疼痛。烧灼样痛是最常见的疼痛类型,其他各种性质的疼痛如刀割样痛、针刺样痛、撕裂样痛、压榨样痛、紧缩样痛以及反射痛、牵拉痛、隐痛、跳痛、蜇痛等也可以单独或合并存在。

(4) 疼痛的持续时间:中枢性疼痛是一种慢性顽固性疼痛,大多数疼痛持续存在,可以阵发性加重,但一般没有无痛间隔。有些中枢性疼痛也可以是间歇性出现的,例如多发性硬化的间歇性疼痛和部分癫痫患者的疼痛都表现为反复出现的发作性的疼痛,存在明显的无痛间隔。

2. 体征　可存在感觉异常、感觉过敏等现象,多伴有中枢神经系统的阳性体征,如偏瘫、截瘫、单瘫、失语、共济失调、脑神经损害及躯体的感觉障碍等表现。

3. 辅助检查　CT、MRI、DSA、PET 等神经影像学检查多有阳性发现,如出血、梗死、肿瘤和脊髓空洞等。

(三) 鉴别诊断

1. 外周性疼痛　外周神经系统原发损伤或功能异常诱发或导致的疼痛。病因有中毒、代谢性因素、创伤因素、辐射因素、感染因素或自身免疫因素等。最常见的病因是糖尿病导致感觉运动多发神经病变。

(1) 症状:外周神经性疼痛为灼痛、麻痛、胀痛、抽搐样疼痛,具有自发疼痛、痛觉过敏,甚至痛觉超敏。疼痛部位较中枢性疼痛局限且较固定,为损伤神经支配区域;不伴有偏瘫、失语、认知障碍等中枢神经系统损伤症状。

(2) 体征:因为外周神经损伤引起的外周性疼痛,通常有外周神经损伤的体征,包括神经支配区肌肉萎缩、感觉减退或过敏、腱反射减弱,触觉刺激可引起痛觉过敏或痛觉超敏,局部皮温降低。

(3) 辅助检查:肌电图发现自发电位,运动单位电位波幅波宽增大,募集电位减少,运动与感觉神经传导速度减慢。红外热像为低温表现。肌骨超声或 MRI 提示神经卡压变性等。

2. 心因性疼痛　无躯体性疾病,或与躯体性疾病无关的,与心理认知有关的疼痛,属精神性,可伴有焦虑、忧郁、恐惧等。特定人格特质的人容易产生心因性疼痛。女性较男性发病率高。

(1) 症状:心因性疼痛部位、性质、程度多变,与患者情绪及心情有关,多伴焦虑、抑郁表现。躯体化症状也是心因性疼痛表现。

(2) 体征:心因性疼痛症状与体征不符,特点是症状多,无对应体征,或症状不符的体征,部分患者有心率快,出汗多等自主神经功能紊乱表现。

(3) 辅助检查:焦虑与抑郁量表可能提示焦虑与抑郁,心率变异性与皮肤电反应检查符合焦虑、抑郁特征。影像学,实验室及心电图等检查未发现实质性异常。

(吴　文)

第八节　外　　伤

一、手外伤

手是人类生活和工作的重要器官,人类活动每时每刻都要使用手。因此手外伤的发生率也是所有创伤中最常见的。有资料报道,手外伤占外科急诊总数 20% 以上,占骨科急症总数 40% 以上。

（一）分类

手的结构复杂，致伤因素较多，因此手外伤的分类方法也相对复杂。根据不同的标准存在多种分类方法，常见的有以下几种：

1. 按照创伤后皮肤的完整性　分为开放性损伤和闭合性损伤。其中闭合性损伤往往存在很严重的组织损伤，需要特别注意。

2. 按照损伤的解剖结构　分为皮肤损伤、肌肉损伤、肌腱损伤、血管损伤、神经损伤、骨关节损伤，需要注意的是绝大多数手外伤属于多个解剖结构同时受损的复合伤。

3. 按照外伤的原因　分为切割伤、刺伤、挤压伤、咬伤、火器伤等。

（二）诊断

病史和检查程序：由于手部损伤多为复合伤，应对所有手外伤的病史进行充分了解。包括损伤时间、原因，损伤机制、现场急救经过和出血量等等。然后对不同的结构分别进行检查和诊断。部分检查可在充分清创和麻醉后进行。

1. 肌腱损伤的诊断

（1）屈肌腱损伤

1）症状：肿胀，疼痛，可有出血，活动受限。

2）体征：手指休息位改变，屈肌腱断裂时该手指伸直角度加大。根据手指的活动和伤口部位可以判断指深、浅屈肌腱有无断裂。如：深、浅屈肌腱均断裂，远近指间关节则不能屈曲；指深屈肌腱断裂，则远侧指间关节不能屈曲；如：指浅屈肌腱断裂，则该指近侧指间关节不能屈曲。拇长屈肌腱断裂时，拇指的指间关节不能屈曲。

3）辅助检查：一般依靠病史和查体就可做出诊断，不需辅助检查。影像学检查中磁共振（MRI）对关节内的软骨、肌肉、肌腱、韧带的损伤有一定的诊断价值；超声检查也可发现部分肌腱损伤情况。

（2）伸肌腱损伤

1）症状：肿胀，疼痛，可有出血，活动受限。

2）体征：伸肌腱断裂时该手指屈曲角度加大。手背指伸肌腱断裂后，不能伸直掌指关节。拇长伸肌腱断裂，不能伸直拇指指间关节。近侧指间关节以上指背伸肌腱（中央束）断裂，近侧指间关节有屈曲畸形，努力伸直时，远侧指间关节呈过伸畸形，即呈现钮孔畸形。如中、远侧指节处伸肌腱断裂，则不能伸直远侧指间关节，呈锤状指畸形。

3）辅助检查：一般依靠病史和查体就可做出诊断，不需辅助检查。影像学检查中 MRI 和超声检查有一定的诊断价值。

2. 神经损伤的诊断

（1）正中神经损伤

1）症状：桡侧 3 个半手指掌侧面感觉障碍。

2）体征：桡侧 3 个半手指掌侧面感觉减弱或消失；可有大鱼际肌肉萎缩，拇指不能做对掌动作，呈"枪形手"畸形。

3）辅助检查：神经传导速度测定是用于评定周围神经传导功能的一项诊断技术，通常包括运动神经传导速度和感觉神经传导速度的测定，对手部神经的损伤具有一定的诊断价值。

（2）桡神经损伤

1）症状：桡侧2个半手指背侧面感觉障碍。

2）体征：桡侧2个半手指背侧面感觉减弱或消失；可有伸腕、伸指、伸拇力量减弱，相应肌肉萎缩；可产生垂腕、垂指畸形。

3）辅助检查：神经传导速度测定有一定诊断价值。

（3）尺神经损伤

1）症状：尺侧1个半手指掌面和尺侧2个半手指背面皮肤感觉障碍。

2）体征：尺侧1个半手指掌面和尺侧2个半手指背面皮肤感觉减弱或消失；可有腕关节屈曲尺偏障碍，环指、小指掌指关节不能屈曲，指间关节不能伸直；各指不能内收和外展，拇指不能内收，骨间肌及小鱼际肌萎缩，呈"爪形手"畸形，夹纸试验阳性。

3）辅助检查：神经传导速度测定有一定诊断价值。

3. 血管损伤的诊断　手部血运丰富，侧支循环多，主要靠尺动脉和桡动脉供血。

（1）症状：出血、疼痛、血肿、麻木等表现。

（2）体征：皮肤青紫、肿胀、毛细血管回流加快、动脉搏动良好，提示静脉回流障碍。皮色苍白、皮温降低、指腹瘪陷、毛细血管回流缓慢或消失、动脉搏动消失，提示为动脉损伤。Allen试验可检查尺、桡动脉是否通畅和两者间的吻合情况。具体方法：让患者用力握拳，将手中血液驱至前臂，检查者用两手拇指分别用力按压前臂远端尺、桡动脉，不让血流通过，再让患者伸展手指，此时手部苍白缺血，然后放开压迫的尺动脉，让血流通过则全手迅速变红，重复上述试验，若放开尺动脉或桡动脉压迫后，手部仍呈苍白，则表示该动脉断裂或栓塞。

（3）辅助检查：血管彩超是用于检查血管是否正常的一项辅助检查方法，对手部血管的损伤具有一定的提示作用。

4. 掌骨与指骨骨折的诊断

（1）症状：肿胀、疼痛、活动受限。

（2）体征：专有体征包括畸形、异常活动、骨擦音或骨擦感。凡疑有骨关节损伤，如手指明显缩短，旋转、成角或侧偏畸形及异常活动者则可确诊为骨折。疑有骨折者应拍摄X线片。X线拍片应列为手外伤的常规检查。除拍摄正侧位X线片外，特别是掌骨在侧位片时重叠，应加拍斜位片。

（3）辅助检查：X线检查用来判断手部骨关节损伤及移位情况的必要检查，需选择正确的投照体位包括正斜位、正侧位等，也可加拍舟骨位像等特殊体位。必要时可双手进行对比拍照；CT可用来检查X线片上早期不明显的裂缝骨折，必要时进行三维重建已明确复杂骨折移位情况；MRI对关节内的软骨、肌肉、肌腱、韧带的损伤具有重要的诊断价值。

（三）鉴别诊断

1. 指间关节脱位　与手指骨折相鉴别。

（1）症状：指间关节肿胀，疼痛，活动受限。

（2）体征：过伸、旋转或侧向暴力可使指间关节脱位及侧副韧带断裂。韧带断裂常为单侧，关节部位肿胀、压痛，完全断裂时有侧向异常活动。脱位后有明显畸形，远段指多向背侧及侧方移位。

（3）辅助检查：X线检查：用来判断指间关节脱位损伤及移位情况的必要检查，可和指骨骨折相鉴别。

2. 神经根型颈椎病

（1）症状：手指感觉运动障碍，但同时有上肢的放射性疼痛。

（2）体征：颈脊髓神经根受压后，可导致手部感觉减弱或消失、运动受限，但同时伴有手部以上的神经症状体征出现，生理反射异常，病理征阳性。

（3）辅助检查：颈椎 MRI 可见颈脊髓神经根明显受压，可明确鉴别。

二、足外伤

足部有 26 块骨，由韧带、关节连接成一个整体。足弓具有弹性，可吸收震荡、负重，完成行走、跑跳等动作。足外伤如果处理不当，将会直接影响到患者足部的功能以及外观。

（一）分类

1. 开放性损伤　足部皮肤完整性破坏，可累及肌腱、神经、血管及骨与关节。此类损伤常合并出血、疼痛、肿胀、畸形和功能障碍。

2. 闭合性损伤　足部皮肤完整性存在，而皮下组织在损伤后严重肿胀，容易导致血液循环障碍，可累及肌腱、神经、血管及骨与关节，部分患者甚至会因此导致远端肢体或软组织的坏死。

（二）诊断

足外伤的诊断应在详细询问病史的基础上对不同组织结构分别进行检查。

1. 足部肌腱损伤的诊断

（1）胫骨前肌腱断裂：胫骨前肌是起自胫骨外侧面，肌腱向下经伸肌上、下支持带的深面，止于足内侧楔骨内侧面和第 1 跖骨底。

1）症状：疼痛、肿胀、创口出血，活动受限。

2）体征：足外伤致该肌腱断裂后，局部压痛，足部背伸及内翻活动受限。

（2）跟腱断裂：跟腱长约 15cm，是人体最粗大的肌腱，由小腿三头肌（比目鱼肌、腓肠肌内、外头）肌腱在足跟上方约 15cm 处融合形成，止于跟骨结节。

1）症状：足跟后疼痛伴活动受限，如为开放性损伤时，可伴出血。

2）体征：检查局部肿胀、触痛，并能摸到跟腱连续性中断及凹陷，跖屈力弱，Thomposon 征阳性（俯卧位，捏患者小腿三头肌时，踝不动），患足不能以足趾站立。

（3）趾短屈肌腱断裂

1）症状：疼痛、肿胀、创口出血，活动障碍。

2）体征：足近侧趾间关节屈曲，屈趾功能受限。

（4）姆长屈肌腱和趾长屈肌腱断裂

1）症状：疼痛、肿胀、创口出血。

2）体征：两肌腱均止于远节趾骨基底，发生断裂时，远侧趾间关节屈曲功能受限。

（5）趾长伸肌断裂

1）症状：疼痛、肿胀、创口出血。

2）体征：第 2~5 足趾背伸功能受限，足背屈活动亦轻度受限。

（6）姆长伸肌腱断裂

1）症状：疼痛、肿胀、创口出血。

2) 体征:足部伸蹬趾受限,足背屈及内翻活动受限。

上诉所有肌腱损伤一般不需要进行辅助检查。MRI 和 B 超对于肌腱损伤的诊断具有一定的价值。

2. 足部神经损伤的诊断

(1) 足部胫神经分支损伤

1) 症状:足背外侧、足跟外侧和足底皮肤感觉障碍,足活动受限。

2) 体征:感觉支损伤时可有足背外侧、跟骨外侧和足底皮肤感觉减弱或消失;运动支损伤时可有足跖屈、内收、内翻,足趾跖屈、外展和内收障碍。

(2) 足部腓总神经分支损伤

1) 症状:足背前、内侧浅感觉障碍,活动受限。

2) 体征:感觉支损伤时可有足背前、内侧浅感觉减弱或消失;运动支损伤时可有足背屈、外翻功能障碍,呈足下垂畸形以及伸蹬、伸趾功能丧失,呈屈曲状态。

上诉各神经损伤的辅助检查可选择神经传导速度测定。

3. 足部动脉血管损伤的诊断　足部动脉血管的组成由胫前动脉向下延伸为足背脉,胫后动脉向下分为足底外侧动脉、足底内侧动脉及腓动脉组成。足底动脉弓由足背动脉及足底外侧动脉组成。

(1) 症状:出血、肿胀、疼痛。

(2) 体征

1) 低血压及休克:出血较多者可因血容量减少,可出现低血压并导致休克。

2) 肢体远端血供障碍:皮肤苍白;皮肤温度下降;毛细血管充盈时间延长;疼痛;感觉障碍。

3) 动脉损伤的"硬体征":包括观察有搏动性出血;肢体远端有缺血体征:存在 6P 现象,即疼痛(pain)、苍白(pallor)、感觉异常(paresthesias)、动脉搏动消失(pulselessness)、毛细血管充盈时间延长(prolonged capillary refill)、瘫痪(paralysis);有膨胀性大血肿。

4) 动脉损伤的"软体征":病史中有过明显的出血史,与健侧相比其动脉搏动减弱。

5) 血管径路有骨折、脱位或其近端有穿透性损伤。

6) 活动受限。

(3) 辅助检查:血管超声是用于检查血管是否正常的一项辅助检查方法,对足部血管的损伤具有一定的提示作用。

4. 足部骨折的诊断　足部骨折主要指发生于足部距骨、跟骨、跖骨及趾骨部位的骨折:一般表现:肿胀、疼痛、瘀斑、压痛及功能障碍;专有体征:畸形、异常活动、骨擦音或骨擦感。足部骨折若破坏了足弓这一结构,将带来严重的功能障碍。不同部位的骨折有其特征性表现。常见的足部骨折如下:

(1) 跟骨骨折:跟骨骨折是足跗骨中最常见的骨折,约占 60%。跟骨长而略有弓形,与距骨形成距跟关节,跟骨与骰骨形成跟骰关节。跟骨结节角(Bohler 角)正常约 25°~40°,是跟骨结节和跟骨后关节突的连线与跟骨前结节、后结节连线的夹角。足的负重点为跟骨、第一跖骨头和第五跖骨头。

1) 症状:足跟部疼痛、肿胀、活动受限不能负重。

2) 体征:足底扁平,足跟横径增宽畸形,皮下瘀斑,压痛阳性,不能站立行走。

3) 辅助检查:X 线检查应拍摄踝关节的正、侧、斜位及跟骨轴位片,可明确骨折的类型、移位情况,跟骨骨折后一般 Bohler 角减小或消失;CT 检查及三维重建更有助于复杂骨折移位情况的判断。

(2) 距骨骨折:较少见,但并发症较多,距骨是构成踝关节的重要组成部分,距骨骨折常常伴随踝关节功能障碍。

1) 症状:局部肿胀,疼痛,活动时加重。

2) 体征:皮下瘀斑,踝部压痛,踝关节活动明显受限,不能站立行走。

3) 辅助检查:X 线检查应拍摄踝关节的正侧位片,可明确骨折的类型、移位情况;CT 检查更有助于诊断和了解骨折的程度。

(3) 跖骨骨折:跖骨骨折多由直接暴力引起,多发生在第 2~4 跖骨。第 2 或第 3 跖骨可发生疲劳骨折,间接暴力可造成跖骨干有螺旋骨折及第 5 跖骨基底撕脱骨折,多由扭转暴力引起。跖骨位于足的前部,其基底部与楔骨、骰骨组成跖跗关节,跖骨头是负重区域,任何损伤的跖骨骨折,如不能解剖复位,将影响足部稳定结构,可能发生严重并发症,解剖复位有积极意义。

1) 症状:足部疼痛,肿胀,活动时加重。

2) 体征:皮下瘀斑,畸形,足部压痛,足部可有骨擦音或骨擦感,患者不能行走。

3) 辅助检查:X 线检查可明确诊断,投照体位应选择足正斜位 X 光片;CT 检查更有助于轻度裂缝骨折的明确诊断。

(4) 趾骨骨折:趾骨分为远节、中节(姆趾无中节)、近节趾骨,趾间有关节囊及韧带连接,远位趾骨有屈、伸肌腱的止点。

1) 症状:脚趾部疼痛、肿胀。

2) 体征:瘀斑、畸形、压痛阳性,骨擦音或骨擦感。

3) 辅助检查:X 线检查应拍摄足的正、斜位片,可明确骨折的类型、移位情况;CT 检查更有助于轻度裂缝骨折的明确诊断。

(三) 鉴别诊断

1. 跖趾关节脱位 跖趾关节由跖骨与对应的近节趾骨构成,剧烈的扭转暴力可致其脱位,与跖骨、趾骨骨折相鉴别。

(1) 症状:关节部位疼痛、肿胀、活动受限。

(2) 体征:关节部位瘀斑、畸形、压痛阳性。

(3) 辅助检查:X 线片可明确鉴别,必要时可拍双足 X 线片给予对比。

2. 梨状肌综合征 是坐骨神经在臀部受到卡压的一种综合征,在下肢神经慢性损伤中最多见。

(1) 症状:足部皮肤感觉障碍,但疼痛从臀部经大腿后方向小腿和足部放射,小腿以下皮肤感觉异常。

(2) 体征:疼痛性跛行,轻度小腿肌萎缩,疼痛剧烈时,行走困难,"4"字试验时予以外力拮抗可加重或诱发坐骨神经痛,臀部压痛处 Tinel 征可阳性。

(3) 辅助检查:神经传导速度检查可显示位于臀部处坐骨神经受损,可与足部神经损伤相鉴别。

知识链接

足 部 神 经

　　足部神经主要来自胫神经和腓总神经,胫神经伴血管穿过踝管后即分为足底内侧神经和足底外侧神经两终支:足底内侧神经与同名动脉伴行,肌支支配踇屈肌、踇短展肌、趾短屈肌及第1、2蚓状肌,皮支支配足底内侧半和踇趾至第4趾的相对缘及第4趾的内侧面的皮肤;足底外侧神经与同名动脉伴行,肌支支配足底方肌、小趾展肌、小趾短屈肌、全部骨间肌、第3、4蚓状肌及踇收肌;皮支支配足底外侧半和小趾及第4趾外侧面的皮肤。腓总神经穿经腓骨长肌,绕腓骨颈,然后分为腓浅神经和腓深神经:腓浅神经行于腓骨长肌与腓骨短肌之间,分出肌支支配上述两肌,在小腿中、下1/3交界处穿出深筋膜至皮下,分布于足背及趾背的大部分皮肤;腓深神经穿过腓骨长肌起端,进入前肌群,伴随胫前血管下降,沿途分出肌支支配小腿前肌群和足背肌,皮支分布于第1、2趾相邻的皮肤。

三、外伤性截肢

　　截肢术是指经骨或关节面将肢体截除的外科手段,截肢的目的是将已失去生存能力、危害健康和没有生理功能的肢体截除,并通过体疗训练和安装假肢,使该残肢发挥其应有的作用。最终目的是重建具有生理功能的残端。外伤性截肢(traumatic amputation)主要是指创伤性因素使肢体的血供受到不可修复的破坏,或组织的损害到了无法进行合理的肢体功能重建的程度,而截除伤肢。

　　(一) 分类

　　1. 按照致伤因素　将外伤性截肢分为机械性损伤、烧伤、冻伤和电击伤等。这些创伤都可使肢体的血供受到不可修复的破坏,或组织的损害到了无法进行合理的肢体功能重建的程度。

　　2. 按照截肢部位　外伤性截肢可以分为手指截肢、前臂中段截肢、上臂中段截肢、肩关节离断、小腿中段截肢、大腿中段截肢、髋关节离断等。

　　(二) 诊断

　　1. 症状　疼痛,出血,肢体毁损,离断。创伤是外伤性截肢的最主要原因。伤肢不可逆性的血供丧失是截肢的绝对指征。

　　2. 体征

　　(1) 皮肤、皮下软组织及肌肉大量缺损、坏死,无法修复,严重影响肢体的功能。

　　(2) 肌腱组织大量损伤、缺失、暴露,失去活性,无法重建。

　　(3) 肢体重要的血管断裂、毁损、血管床损伤严重,肢体的血供受到不可修复的破坏。

　　(4) 骨关节毁损伤,骨缺损严重,失去生物活性,无法修复。

　　(5) 外伤性感染,即使用药和切开引流均不能控制,反而呈蔓延趋势,甚至威胁患者生命的急性感染。

　　(6) 伤肢大量坏死组织吸收、高热、肾衰无法控制,危及生命。

　　3. 辅助检查

　　(1) X线检查:判断骨关节毁损的程度。

（2）肢体多普勒血流图：判断血管损伤的范围。

（3）神经传导速度：检测外周神经的损伤情况。

（4）创口渗出物一般细菌培养及鉴定：检测感染程度。

（5）血培养＋药物敏感试验：确定感染性病原菌的存在并进行鉴定，可进一步优化抗菌药物的治疗。

（6）MRI 及 MRA 检查：在外伤性截肢患者中，MRI 及 MRA 通常不作为首选检查，必要时可检查。

（三）鉴别诊断

1. 肿瘤性截肢　肢体原发恶性肿瘤未发现有远处转移者，截肢常作为有限的外科治疗手段。有些恶性肿瘤虽已发生转移，但若因破溃感染和病理骨折而产生剧痛，截肢术亦可应用以减轻患者痛苦。

（1）症状：患肢局部肿胀，疼痛剧烈，活动受限。

（2）体征：恶性骨肿瘤可有病理性骨折出现，局部压痛，存在骨擦音或骨擦感，反常活动。

（3）辅助检查：肿瘤标记物阳性、影像学显示恶性骨肿瘤样改变、病理检查结果恶性可确定诊断。

2. 糖尿病性截肢　大多数截肢是因周围血管疾病而施行的，包括动脉硬化、糖尿病伴动脉硬化及其他类型的血管疾病，好发于 50~75 岁年龄组。

（1）症状：糖尿病晚期周围神经病变导致足的神经营养和感觉发生障碍，引起足溃疡、感染、坏死，临床呈对称性疼痛和感觉异常，下肢症状较上肢多见。

（2）体征：病变肢体从末梢开始变黑、坏死，出现异味，逐渐向上蔓延，跟腱反射、膝腱反射减弱或消失，震动觉减弱或消失，位置觉减弱或消失，尤以深感觉减退为明显。

（3）辅助检查：七次血糖谱测定显示血糖增高，血管彩超结果提示血管闭塞及闭塞部位可协助诊断。

（李春龙）

第九节　畸　　形

一、斜颈

（一）分型

1. 先天性骨性斜颈　一种在颈椎发育缺陷的基础上发生的，如半椎体畸形所致的斜颈，此型较少见。

2. 先天性肌性斜颈　由于一侧胸锁乳突肌纤维化性挛缩，导致颈部和头面部向患侧偏斜畸形，临床中此型较多见，本节主要介绍先天性肌性斜颈（congenital muscular torticollis）。

（二）诊断

1. 症状　患儿多无明显不适症状出现。仅表现为头习惯性偏向一侧，矫正后立刻回复原偏斜状态。

2. 体征　新生儿在出生后常被发现受累的胸锁乳突肌中下部，有一椭圆形肿块，质硬、不活动。肿物表面不红,温度正常,无压痛。头偏向患侧,下颌转向健侧,主动或被动的下颌向患侧旋转活动均有不同程度受限。继之肿块开始缩小,最后可以完全消失,该肌即成为无弹性的纤维条索。先天性肌性斜颈早期未得到有效治疗,2 岁后即会出现颜面部畸形。主要表现为面部不对称,双侧眼外角至口角的距离不对称,患侧距离缩短,健侧增长。患侧眼睛位置平面降低,因双眼不在同一水平线上,易产生视力疲劳而出现视力减退。健侧颜面部圆而饱满,患侧则窄而平;后面观可见枕、颈椎及上胸椎,呈脊柱侧凸畸形。

3. 辅助检查

(1) 超声检查:可以查出肿物的形态及胸锁乳突肌的形态,在诊断、预后评估及先天性斜颈的病情动态观察等方面有重要作用,能为临床诊断先天性斜颈提供客观的依据,并能够对患儿的病情做出评估。

(2) 颈部 X 光片:可以排除颈部骨性疾病,尤其是半椎体畸形。

(三) 鉴别诊断

1. 先天性骨性斜颈 为先天性颈椎发育异常,如颈椎半椎体。但胸锁乳突肌无挛缩。

(1) 症状:临床症状不明显,仅表现头偏向一侧。

(2) 体征:一是颈部又短又粗,多伴蹼带或翼带状,出现颈斜,面部不对称。二是颈部活动受限,以旋转和侧屈为重,融合的节段越多,受限越重。三是后发际低宽。

(3) 辅助检查:颈椎 X 线片、颈椎 CT 检查可显示颈椎异常,可协助鉴别。

2. 自发性寰枢椎旋转性半脱位 寰枢椎旋转性半脱位同样可以引起斜颈,但此病多有轻微外伤或上呼吸道感染病史。

(1) 症状:颈部疼痛症状明显,颈部旋转运动受限。

(2) 体征:颈部局部压痛阳性,胸锁乳突肌无紧张条索带。

(3) 辅助检查:X 线检查可显示寰枢椎半脱位样影像学改变,可协助诊断。

二、发育性髋关节脱位

发育性髋关节脱位(developmental dislocation of the hip,DDH)是一种较常见的髋关节畸形,主要是髋臼、股骨近端和关节囊等均存在结构性畸形而致髋关节不稳定。包括髋臼发育不良、髋关节半脱位和髋关节脱位。它的发病率特点为"三高":①发育性髋脱位发病率以女孩占绝对优势,男女之比为 1∶6;②单侧发病比双侧多见;③左侧比右侧多。在新生儿期给予治疗的患儿预后最好,将来髋关节可以完全恢复正常。

(一) 分型

发育性髋关节脱位分为两种类型。一是典型性发育性髋关节脱位;二是畸胎型髋关节脱位。后者极少见,常合并其他畸形存在。

(二) 诊断

1. 症状 发育性髋关节脱位的临床表现因患儿的年龄不同而存在较大的差异。新生儿和婴儿常因症状不明显而常被家长忽略。能够行走后出现患侧髋、膝不适,易疲劳、疼痛、跛行。

2. 体征 3~4 个月单侧发育性髋关节脱位患儿双侧腹股沟、大腿内侧及臀部皮肤皱纹不对称,患侧皮肤皱褶加深增多,双侧发育性髋关节脱位者会阴增宽。牵拉患侧下肢时有弹响声或弹响感,患儿会哭闹。6~18 个月患儿家长会发现在更换尿不湿,髋关节被动外展较困难。进入行走年龄的儿童,学站、学走稍晚,容易摔跤。会走以后,单侧脱位表现短肢跛行,双侧脱位站立时挺腰翘臀,行走时左右摇摆呈鸭步步态。

常用的临床检查有:

(1) Ortolani("弹进")试验:患儿仰卧,检查者一手拇指置于股骨内侧上段正对大转子处,其余四指置于股骨大转子外侧,另一手牵拉患肢并屈髋、屈膝和外展髋关节,同时置于大转子外侧的四指将大转子向前和内侧推压,可以听到弹响,有脱位的髋关节被复位的感觉,即为阳性,主要针对新生儿。

(2) Barlow("弹出")试验:患儿仰卧,在髋关节内收的位置上,检查者用拇指向外、后推压可感觉股骨头自髋臼脱出,稍一牵拉又可复位,即为阳性。表示存在髋关节半脱位、不稳定或有脱位可能,主要针对新生儿。

(3) 艾利斯征(Allis 征):又称 Galeazzi 征,平卧位屈膝、靠拢双内踝,双膝不等高,即为阳性。双侧髋关节脱位可表现为对称异常。

(4) 单足站立试验(Trendelenburg 征):单足站立对侧屈髋屈膝,正常负重侧臀中肌收缩会使对侧骨盆上提,反之,因臀中肌松弛而下降,即单足站立试验阳性,提示髋关节脱位。

(5) 望远镜试验:患儿取平卧位,下肢伸直,检查者一手握住小腿,沿身体纵轴向上推,另一手摸着同侧大转子,如触及有活塞样活动感觉,为阳性,提示髋关节脱位可能。以幼儿体征更为明显。

(6) 托马斯征(Thomas 征):患儿取平卧位,健侧髋膝关节尽量屈曲,使大腿贴着躯干,双手抱住膝关节,并使腰部贴于床面。如患髋不能完全伸直,或虽能伸直但腰部出现前凸,则托马斯征阳性。

3. 辅助检查

(1) X 线检查:可证实髋关节有无脱位,单侧或双侧,半脱位或全脱位。另可看到患侧髋臼发育不良、股骨头骨骺骨化中心延迟出现或较健侧为小,脱位日久者髋臼上方可见假臼。

(2) 超声检查:使用超声方法检查婴儿有无髋发育不良。优点:①特异性和敏感性高,均大于 90%,假阴性少;②对脱位、半脱位和髋臼发育不良都可以诊断;③可对 DDH 的治疗进行动态观察;④没有放射损害。缺点结果差异大,对检查者要求高。

(3) 磁共振(MRI)检查:用于显示闭合复位或切开复位后股骨头与髋臼之间的对应关系,对软骨、关节盂唇、韧带、关节囊等都可以显示,缺点是费用高,患儿需要镇静。

(4) 骨三维 CT 重建:对于大龄儿童 CT 的三维重建比较有价值,CT 的横断扫描有利于观察髋关节是否复位及髋臼、股骨头的发育情况。

(三) 鉴别诊断

1. 先天性多发性关节挛缩症   也可合并髋关节脱位,因为有其原发病的一些特点,如累及四肢多关节、畸形较固定、不易矫正、早期有骨性改变等。

(1) 症状:皮肤感觉正常,正常皮肤纹理消失,皮肤发亮并紧张。

(2) 体征:即可发现四肢关节对称性僵直,僵直在屈曲位,也可僵直在伸直位,受累肢体肌肉明显萎缩。

(3) 辅助检查:显微镜检查:镜下可见肌纤维数量减少、直径减小,但横纹多保留。关节软骨初期完全正常,年长儿童则出现关节软骨破坏,并发生退行性变化。受累关节的关节囊也因纤维化而增厚;X线检查:可见患者关节内收、内翻等情况,以及其他骨骼和关节畸形等。

2. 化脓性髋关节炎合并的髋关节脱位　询问病史以往有高热、髋关节活动障碍等。

(1) 症状:起病急、寒战、高热,呈典型急性感染中毒症状,患侧关节疼痛,活动受限。

(2) 体征:局部皮温高,触痛阳性,患髋屈曲,外展,外旋被动体位,托马斯征阳性。

(3) 辅助检查:X线片除关节脱位外,还有股骨头及髋臼破坏的征象。

三、先天性马蹄内翻足

先天性马蹄内翻足(congenital equinovarus)是小儿临床上较常见的先天性足部畸形。真正的病因尚不清楚,有关病因的理论繁多。本病主要由四种不同的畸形因素构成,主要包括足内翻、踝跖屈、足前部内收和胫骨内旋,男性发病较多,可为单侧发病,也可双侧。畸形明显,一出生就能发现,多能及早治疗,效果也较好,但畸形也易复发,应定期随访至骨骼成熟,约在患儿14岁后。

(一) 诊断

先天性马蹄内翻足分僵硬型、松软型。

1. 僵硬型

(1) 症状:患儿足部畸形严重,站立困难,走路推迟,跛行,扶持站立时可见足外侧或足背着地负重。

(2) 体征:踝与距下关节跖屈畸形明显,距骨跖屈,可从足背侧皮下摸到突出的距骨头。因跟骨后端上翘藏于胫骨下端后侧,足跟似乎变小,乍看似无足跟而呈棒形,故又称棒形足。从后方看,跟骨内翻,跟腱挛缩严重。前足也有内收内翻,舟骨位于足内侧深处,靠近距骨头,骰骨突向足外侧。足内侧凹下,踝内侧和足跟内侧皮纹增多,而足外侧及背侧皮肤拉紧变薄。当被动背伸外翻时呈僵硬固定,此种畸形不易矫正。年龄稍长,跛行明显,软组织与关节僵硬,足小,小腿细,肌萎缩明显,但感觉正常。长期负重后足背外侧可出现增厚的滑囊和胼胝,少数发生溃疡。患者常同时伴有其他畸形。

(3) 辅助检查:对于判断马蹄内翻足畸形程度和对治疗疗效的客观评价,应常规选择X线摄片检查,检查范围应包括足、踝及胫腓骨。

2. 松软型

(1) 症状:畸形较轻。

(2) 体征:足跟大小接近正常,踝及足背外侧有轻度皮肤皱褶,小腿肌肉萎缩变细不明显。最大的特点是在被动背伸外翻时可以矫正马蹄内翻畸形,能使患足达到或接近中立位,容易矫正,疗效易巩固,不易复发,预后好。

(3) 辅助检查:对于判断马蹄内翻足畸形程度和对治疗疗效的客观评价,应常规选择X线摄片检查,检查范围应包括足、踝及胫腓骨。

(二) 鉴别诊断

1. 新生儿足内翻

(1) 症状:新生儿足内翻与先天性马蹄足外观相似,临床症状不明显。

(2) 体征:多数为一侧,足呈马蹄内翻但足内侧不紧,足可以背伸触及胫骨前面,后足正常,且无足内翻和下垂畸形。

(3) 辅助检查:X线检查在确定内翻、马蹄的程度以及疗效评价上具有重要意义。

2. 脑性瘫痪

(1) 症状:也可出现足内翻畸形,但大多数为痉挛性瘫痪,且肌张力增高。

(2) 体征:反射亢进,有病理征,以及其他脑神经受累的表现。

(3) 辅助检查:肌电图及神经传导功能检查对了解神经损伤有帮助,除有足内翻畸形外,脑性瘫痪同时伴有其他肢体畸形等表现,可协助鉴别。

知识链接

马蹄内翻足的 X 线检查

  正常新生儿足部 X 线片可见跟、距和骰骨的化骨中心。马蹄内翻足的患儿足部诸骨的骨化中心出现较晚。X 线检查应常规包括足前后位和高度背伸位的侧位片。单侧畸形要投照健侧以作对比。投照时最好取负重体位。侧位要以足中部为投照中心。正常足的正位片上,距骨长轴的延长线经舟骨和楔骨达第 1 跖骨,而跟骨长轴的延长线达第 4 跖骨,两线相交呈 20°~40°(跟距角);侧位片的距骨长轴与跟骨长轴相交呈 35°~50°(跟距角);正位和侧位的跟距角数值之和为距跟指数。而马蹄内翻足时,该影像结构发生变化,一般不需要 X 线的检查即可诊断,但 X 线检查在确定内翻、马蹄的程度以及疗效评价上具有重要意义。

四、脊柱畸形

(一) 脊柱侧凸

  脊柱侧凸(scoliosis)是指脊柱的一个或多个节段向侧方弯曲,并伴有椎体旋转的三维脊柱畸形。其国际脊柱侧凸研究会对其定义如下:应用 Cobb 法测量站立正位 X 线片的脊柱侧方弯曲,如角度大于 10 度则定义为脊柱侧凸。

1. 分型 脊柱侧凸分为两大类,即非结构性脊柱侧凸和结构性脊柱侧凸。

(1) 非结构性脊柱侧凸:指脊柱及其支持组织无内在的固有改变,在侧方弯曲像或牵引像上畸形可矫正,针对病因治疗后脊柱侧凸即能消除。如姿势性脊柱侧凸、癔症性脊柱侧凸等。

(2) 结构性脊柱侧凸:是指伴有旋转的、结构固定的侧方弯曲,侧凸不能通过平卧或侧方弯曲自行矫正,或虽矫正但无法维持,受累的椎体被固定于旋转位。如特发性脊柱侧凸、先天性脊柱侧凸等。临床上脊柱侧凸多指结构性侧凸,本节主要介绍结构性侧凸。

2. 诊断

(1) 症状:可以引起胸腔和腹腔容量的减少,甚至造成神经功能、呼吸功能、消化功能的损害等,出现相应的临床表现;

(2) 体征:早期畸形不明显,常被忽视。生长发育期侧凸畸形发展迅速,可以出现身高不及同龄人,双肩不等高,胸廓不对称。严重者外观上,脊柱侧凸可以产生背部隆起畸形,产生"剃刀背"畸形,有的甚至产生"漏斗胸"或"鸡胸"畸形。可伴随骨盆不平衡,以及双下肢不等长。同时对于脊柱骨结构本身发育不良的患者,可以伴发脑脊膜膨出、隐形脊柱裂等神经发育异常的表现。查体时应充分暴露,检查者从前方、后方及两侧仔细观察。注意皮肤有无色素沉着或有无皮下肿物,背部有无异常毛发及囊性物。注意乳房发育情况,胸廓是否对称,站立时头枕部中点和臀中沟是否在一垂直线上。让患者向前弯腰,观察其背部是否对称。检查脊柱活动范围和神经系统体征。

(3) 辅助检查

1) 直立位全脊柱正侧位像:直立位全脊柱正侧位像是诊断的最基本手段。X 线包括整个脊柱,照 X 线片时必须强调直立位,不能卧位。若患者不能直立位,应用坐位像,这样才能充分反映脊柱侧凸的真实情况。

2) 脊柱弯曲像:亦称脊柱左右侧 bending 像,主要包括立位、卧位弯曲像,目前以仰卧位弯曲像应用最多,主要用于:①评价腰弯椎间隙的活动度;②确定下固定椎;③预测脊柱柔韧度。

3) 悬吊牵引像:主要作用:①以提供脊柱侧凸牵引复位的全貌;②适用于神经肌肉功能有损害的患者;③适用于评价躯干偏移和上胸弯;④可以估计下固定椎水平。

4) CT:全脊柱 CT 扫描可以清楚地看到脊柱侧凸畸形的细节,其中经椎弓根平面的图像可以进行椎体的测量,对矫形手术中置入椎弓根螺丝钉的长度和方向有很好的指导意义。同时,CT 亦可发现椎管内存在的骨性畸形。

5) MRI:可以清楚地显示出脊髓的形态和位置,发现脊髓有无纵裂、有无栓系征,有无脊髓空洞以及小脑扁桃体疝等畸形。对于这些畸形,常常需在侧凸矫形前先进行神经外科的处理,否则可能会增加侧凸矫正的风险。

根据患者的临床表现及影像学检查,可以明确诊断,但对每一例脊柱侧凸除记录侧凸部位与凸向外(如胸椎右凸可以用"右胸"描述,胸椎左凸、腰椎右凸双曲线则记录为"左胸右腰"),还应检查脊柱的活动度,特别应记录俯卧位、站立位、牵引状态下,侧凸弧线的变化,以判断脊柱的柔韧度。测量和记录患者的站高和坐高,测量结果应和以后的结果相比较,来确定患者的整个身高以及这些变化是否由下肢的生长或躯干的增长或缩短所引起。检查有无神经症状。特别要注意与其他性质的脊柱侧凸相鉴别。

3. 不同性质的脊柱侧凸之间的鉴别诊断

(1) 间充质病变合并脊柱侧凸:马方综合征属于间充质病变。马方综合征的患者中,有40%~75% 的患者合并脊柱侧凸。

1) 症状:侧凸严重、常有疼痛,有肺功能障碍。

2) 体征:除具有相同的漏斗胸、鸡胸外,还具有瘦长体型、细长指(趾)、高腭弓、韧带松弛、扁平足及主动脉瓣、二尖瓣闭锁不全等。

3) 辅助检查:一般这种患者通过症状体征即可初步诊断,平卧位拍摄 X 线片时患者脊柱为正常影像学改变,可协助鉴别。

(2) 神经纤维瘤病合并脊柱侧凸:有高度遗传性,约占总数的 2%。

1) 症状:起源于脊神经根的神经纤维瘤可以导致疼痛、无力、肌肉萎缩及腱反射减弱等。可出现脊柱侧凸。

2) 体征:躯干或肢体皮肤有 6 个或以上牛奶咖啡斑,部分出现局限性橡皮病性神经瘤。

3) 辅助检查:X 线检查可发现特征性的骨骼异常:如椎体楔形变、四肢长骨皮质变薄,伴或不伴假关节;遗传学检查结果为阳性,有助于进行鉴别。

(二) 脊柱后凸

脊柱后凸(kyphosis)是由各种原因引起的脊柱向后异常凸出,使脊柱本身及其附属组织解剖形态改变的一种疾患,又称驼背。

1. 分型　根据后凸的形状可分为脊柱弓状后凸和角状后凸。

(1) 脊柱弓状后凸:包括脊柱先天性后凸、强直性脊柱炎、佝偻病性驼背等。

(2) 脊柱角状后凸:包括先天性半椎体、椎体结核椎体破坏、椎体压缩骨折未复位等。

2. 诊断

(1) 症状:患者可出现多部位慢性疼痛。颈、腰及双髋活动受限,脊柱及关节呈僵直状态。由于胸廓减小,重度者可出现呼吸困难、呼吸频率加快。

(2) 体征

1) 外观呈驼背畸形,多在胸腰段,患者多消瘦,身材矮小,胸腹壁距离缩小,重者胸廓可与骨盆相抵触。伸颈仰头,有的患者颈椎僵直于屈曲位,不能后仰。肺呼吸音增强,心界扩大,心率快,可有杂音。

2) 脊柱呈弓状或角状后凸,棘突隆起连成较高的峰样骨嵴。

3) 腹部扁平,腹壁内陷、有深皱褶。

4) 神经系统检查可有阳性体征。

(3) 辅助检查

1) X线检查:拍摄脊柱正、侧位片,从侧位片上确定后凸与正常移行部椎体,上方在移行椎体上缘连线划垂线,下方在移行椎体下缘连线划垂线,两垂线夹角即为脊柱后凸角度(Cobb角)。同时要注意是否存在骨质疏松,是否有骨质感染及肿瘤,必要时可行CT骨三维重建检查。

2) 肌电图:以确定是否存在脊神经损伤及损伤程度。

3) 心电图及肺功能检查:用以了解心肺功能。

3. 不同性质脊柱后凸之间的鉴别诊断

(1) 老年人驼背:老年人驼背的特征是整个脊柱保持完整,但受累椎体呈楔形。大部分椎间盘正常,唯其前缘可有坏死、纤维变性,甚至完全消失,以至相邻椎体的前缘骨质融合。

1) 症状:临床症状不明显,站立时,躯体呈前屈状。

2) 体征:胸椎明显后凸、身长缩短、头向前倾等畸形。

3) 辅助检查:X线检查可见受累椎体呈楔形改变,有助于协助鉴别。

(2) 强直性脊柱炎:强直性脊柱炎至晚期,受累关节发生骨性强硬、韧带钙化,脊柱呈强直性脊柱炎后凸畸形。男性约占90%,本病好发于15~30岁青壮年。

1) 症状:一般起病比较隐匿,早期可无任何临床症状,有些患者在早期可表现出轻度的全身症状,如乏力、消瘦、长期或间断低热、厌食、轻度贫血等。

2) 体征:随着病情发展,关节疼痛减轻,而各脊柱段及关节活动受限和畸形,晚期整个脊柱和下肢变成僵硬的弓形,向前屈曲。

3) 辅助检查:X线检查脊柱呈竹节样改变,骶髂关节受累,组织相容性抗原(HLA-B27)阳性,有助于协助鉴别。

(李春龙)

第十节　骨肿瘤与骨结核

一、骨肿瘤

凡发生在骨内或起源于各种骨组织成分的肿瘤,不论是原发性、继发性还是转移性肿瘤统称为骨肿瘤(bone tumor)。

(一)分型

临床上常根据其良恶性分为良性骨肿瘤、恶性骨肿瘤和交界性骨肿瘤三种。

1. 良性骨肿瘤　常见的有骨样骨瘤、骨软骨瘤、软骨瘤。

2. 恶性骨肿瘤　常见的有骨肉瘤、软骨肉瘤、骨纤维肉瘤、尤因肉瘤、恶性淋巴瘤、骨髓瘤、脊索瘤。

3. 交界性骨肿瘤　常见的有骨巨细胞瘤。

(二)诊断

一般骨肿瘤依据病史,临床表现,及辅助检查等,可初步做出诊断,但大多数骨肿瘤的诊断较为复杂,有时存在一定的困难,因为不同骨肿瘤可有相近似的表现,良性骨肿瘤可发生恶变;有些骨肿瘤组织学检查显示分化良性,但临床上表现为高度恶性,常常早期出现肺转移。因此,应坚持临床症状和体征、影像学结果和实验室结果三结合的方法进行综合分析,最后确诊依靠组织病理检查。诊断可分为"三步曲":①病损是否为骨肿瘤;②如为骨肿瘤,是良性还是恶性;③具体为哪一种骨肿瘤。

1. 症状　一般来说良性骨肿瘤生长缓慢,病程较长,主要表现为局部肿块外,多数无明显症状。恶性骨肿瘤生长快,病程短,进展后症状和体征较多且较明显。骨肿瘤常见的症状如下。

(1) 疼痛:良性骨肿瘤除少数骨肿瘤(如骨样骨瘤)外,一般无疼痛或有轻度疼痛。恶性骨肿瘤早期出现疼痛。疼痛起初可为间歇性,后发展为持续性,一般疼痛剧烈,夜间明显,影响工作和休息。发生在脊柱的良、恶性肿瘤由于侵犯神经根可产生放射性疼痛,按不同部位可有颈肩痛、肋间神经痛和坐骨神经痛,并可因压迫脊髓而发生截瘫。

(2) 转移:恶性骨肿瘤可经血行或淋巴转移到其他部位。如骨肉瘤转移到肺部,可引起咳嗽、咯血、胸痛等症状,转移到脑部引起精神神经症状。其他器官的原发癌也可转移到骨引起转移处的顽固性疼痛。

(3) 病理性骨折:因肿瘤造成骨破坏,损坏骨的坚固性,容易出现病理性骨折。轻微外伤引起病理性骨折可是良性骨肿瘤的首发症状,也是恶性骨肿瘤和骨转移癌的常见并发症。病理性骨折亦具有肿胀、疼痛、畸形和反常活动等骨折常见征象。

2. 体征

(1) 肿胀与肿块:良性骨肿瘤多以肿块为首发症状,肿块生长缓慢,患者常不能详细描述开始的时间。恶性骨肿瘤生长迅速,病史短,穿破骨膜时可出现较大的肿块,增大的肿块可令皮温增高和静脉曲张。

(2) 压迫症状:巨大的良性骨肿瘤可压迫肿瘤附近的软组织而引起相应的症状;恶性骨肿瘤可压迫肿瘤附近的软组织或肿瘤侵犯周围组织而引起相应的症状,如位于骶骨的肿瘤可由机械性压迫或肿瘤侵犯导致排便、排尿障碍。肿瘤压迫或侵犯不同组织时可引起相应的功能障碍。

（3）全身症状：恶性骨肿瘤后期由于肿瘤的消耗、毒素的刺激和痛苦的折磨，可出现一系列全身症状，如失眠、烦躁、食欲缺乏、精神萎靡、面色苍白，进行性消瘦、贫血、恶病质等。

3. 辅助检查

（1）X线检查：对明确骨肿瘤性质、种类、范围及决定治疗方案都能提供有价值的资料，是骨肿瘤重要的检查方法。良性骨肿瘤形态规则，与周围正常骨组织界限清楚，以硬化边为界，骨皮质因膨胀而变薄，但仍保持完整，无骨膜反应，恶性肿瘤的影像不规则，边缘模糊不清，溶骨现象较明显，骨质破坏，变薄，断裂，缺失，原发性恶性肿瘤常出现骨膜反应，其形状可呈阳光放射状，葱皮样及 Codman 三角。

（2）病理检查：病理组织学检查被认为是一种准确率最高的诊断方法，但如取材部位不当，也能造成诊断上的失误，所以病理检查尚须结合临床及 X 线检查。常用取材及检查方法有针吸活检、切开活检、冰冻切片、石蜡切片等。

（3）放射性核素检查：可用于骨转移瘤的早期诊断。

（4）CT 与磁共振：能较早发现病变组织，准确率高，近年来应用较多，诊断价值较高。

（5）其他：骨肉瘤时血沉加快，成骨性转移性骨肿瘤碱性磷酸酶可增高。

（三）良恶性骨肿瘤的 X 线鉴别诊断

1. 良性骨肿瘤

（1）骨质改变：膨胀性，压迫性骨质破坏。

（2）骨膜增生：骨皮质增厚。

（3）周围软组织变化：良性骨肿瘤周边无软组织肿胀。

（4）大小：良性小。

（5）边缘：良性生长慢，边界清楚，合并周边硬化。

2. 恶性骨肿瘤

（1）骨质改变：浸润性骨破坏，包括虫蚀样和穿透样骨破坏。

（2）骨膜增生：日光样，垂直样，葱皮样骨膜反应等，骨膜三角。

（3）周围软组织变化：恶性骨肿瘤侵入周边软组织，形成肿块。

（4）大小：恶性骨肿瘤发现时较大。

（5）边缘：恶性骨肿瘤生长快，边缘模糊。

二、骨结核

结核病大多发生于肺部，但也可发生于人体任何器官，临床所见到的骨与关节结核几乎都是继发的，约 95% 继发于肺。骨结核（bone tuberculosis）是由结核杆菌侵入骨或关节而引起的破坏性病变，是一种特发性感染。发病部位多数在负重大、活动多、容易发生劳损的骨或关节。

（一）分型

1. 按照疾病发生部位　分为脊柱结核、髋关节结核、膝关节结核、肘关节结核、踝关节结核等。最常见的是脊柱结核，占骨与关节结核的 60%，其中腰椎结核占脊柱结核发病率首位。

2. 按照病理变化过程　分为单纯骨结核、单纯滑膜结核、全关节结核等。

（二）诊断

骨与关节结核常有自身结核病史或家庭结核病史。在此基础上根据患者的全身表现及局部症状,结合影像检查和实验室检查,一般即可做出诊断。

1. 症状

(1) 起病多较缓慢,患者午后可有低热、倦怠、盗汗、食欲减退和消瘦等症状。仅有少数病例除上述症状外呈现急性发作,高热 39℃ 左右,易与其他急性感染混淆。既往或现在同时有肺结核、胸膜炎、淋巴结核或泌尿系统结核者,与结核患者有密切接触史或者家族有结核病患者等,将有助于诊断。

(2) 疼痛:初期局部疼痛多不明显,待病变发展刺激或压迫其邻近的神经根,可出现相应的临床症状,如胸椎结核出现肋间神经痛;腰椎结核刺激或压迫腰丛神经引起腰腿痛;单纯骨结核或滑膜结核发展为全关节结核时疼痛加重,往往这时才引起患者的注意。为了减轻疼痛,患部肌肉一直处于痉挛状态,借以起保护作用。当患者体位改变时,尤其是在夜间熟睡失去肌肉痉挛的保护时,疼痛更加明显,小儿常表现夜啼等。

2. 体征

(1) 低热:体温在 38℃ 以下。

(2) 肿胀:早期四肢关节结核局部肿胀易于发现,皮肤颜色通常表现正常,局部稍有热感。晚期关节肿胀逐渐增大,而患病关节相邻部位肢体肌肉萎缩,患病关节多呈梭形肿胀。脊柱结核因解剖关系,早期体表可无异常发现,随着病变发展,椎旁脓肿增大并沿肌肉间隙移行至体表,寒性脓肿可出现于颈部、背部、腰三角、髂窝和腿根部等。如脓肿移行至体表,皮肤受累,可见表皮潮红,局部温度也可增高,有的甚至穿破皮肤形成窦道。同时患者多出现低热,局部疼痛加重。寒性脓肿出现时有助于骨关节结核的诊断。

(3) 功能障碍:通常患者的关节功能障碍比患部疼痛出现更早。为了减轻患部的疼痛,各关节常被迫处于特殊的位置,如肩关节下垂位,肘关节半屈曲位,髋关节屈曲位,踝关节足下垂位。颈椎结核常用两手托下颌,胸椎或腰椎结核者肌肉保护性痉挛,致使弯腰困难而下蹲拾物等特有姿势。

(4) 畸形:随着病变发展,骨关节和脊椎骨质破坏,上述特有的姿势持续不变且进一步发展,关节活动进一步受限而出现畸形,脊柱结核多出现成角后凸畸形。

3. 辅助检查

(1) 实验室检查

1) 血细胞分析:可有轻度的贫血,血白细胞计数一般正常,仅约 10% 患者有白细胞升高,有混合感染时白细胞计数增高。

2) 血沉:在病变活动期明显增快,静止期一般正常,是用来检测病变是否静止和有无复发的重要指标。

3) C 反应蛋白:C 反应蛋白的高低与疾病的炎症反应程度关系密切,故 C 反应蛋白亦可用于结核活动性及临床治疗疗效的判定。

4) 病理组织检查:对于早期和不易诊断的滑膜结核和骨关节结核可以取活组织做病理检查,一般即可确诊。取活组织的方法:①用粗针头吸取;②小切口活检;③手术探查取标本。

5) 结核菌培养:其阳性率为 50%~60%,因此依靠脓液培养来确诊骨与关节结核的诊断率不高。在药物治疗之前先行细菌学检查,可提高检出的阳性率。Bactec 结核菌快速培养和药敏试验,对耐药病例,特别是耐多药(MDR-TB)者可对化疗方案个体化的修订提供重要依据。

6）结核菌素试验：在感染早期或机体免疫力严重低下时可为阴性。骨关节结核患者，结核菌素试验常为阴性。仅供临床诊断时参考。强阳性者对成年人有助于支持结核病的诊断，对儿童特别是 1 岁以下幼儿可作为结核诊断的依据。

（2）影像学检查：迄今 X 线常规摄片仍是首选的影像学诊断手段之一，但目前行 CT、CTM、MRI 或 ECT 检查，可以提高诊断水平。

1）X 线检查：摄片为影像学检查的常规方法，但不能早期诊断，起病 6~8 周后方有改变。早期仅有骨质疏松、软组织肿胀、关节滑膜附着处的虫蚀样破坏；随后骨病灶中央破坏、残留小骨碎屑、关节间隙变窄；最后可出现脓肿影、死骨、空洞、软组织中的钙化与病骨边缘硬化。

2）CT：多发骨破坏，边缘环绕骨硬化，冷脓肿形成，部分脓肿边缘可见钙化，增强后见边缘环行强化（称之为"边缘"征）；软组织内形成钙化及死骨。

3）MRI：椎体骨质破坏和椎体骨炎，椎间隙破坏，裂隙样强化，椎旁及硬膜外脓肿，增强 MRI 可见脓肿壁呈环行强化、后纵韧带呈线条样强化，对脓肿的判定意义较大。MRI 对于显示病变范围优于 CT。

4）超声：可以探查深部寒性脓肿的位置和大小。可定位下穿刺抽脓进行涂片和细菌培养。

（三）鉴别诊断

1. 类风湿性关节炎　是一种病因未明的慢性、以炎性滑膜炎为主的系统性疾病。女性好发，发病率为男性的 2~3 倍，可发生于任何年龄，高发年龄为 40~60 岁。单纯性滑膜结核常不易与单关节的类风湿关节炎鉴别，确诊往往要靠滑膜切取活检和关节液的细菌学检查。

（1）症状：可伴有体重减轻、低热及疲乏感等全身症状。

（2）体征：手、足小关节的多关节、对称性、侵袭性关节炎症，经常伴有关节外器官受累，可以导致关节畸形及功能丧失。

（3）辅助检查：关节 X 线片可见软组织肿胀、骨质疏松及病情进展后的关节面囊性变、侵袭性骨破坏、关节面模糊、关节间隙狭窄；手关节及腕关节的 MRI 检查可提示早期的滑膜炎病变，对发现类风湿关节炎患者的早期关节破坏很有帮助；关节穿刺术对于有关节腔积液的关节具有重要诊断价值，关节液的检查包括：关节液培养、类风湿因子检测、抗 CCP 抗体检测、抗核抗体等。

2. 化脓性关节炎　是一种由化脓性细菌直接感染，并引起关节破坏及功能丧失的关节炎，又称细菌性关节炎或败血症性关节炎。任何年龄均可发病，但好发于儿童、老年体弱和慢性关节病患者，男性居多。

（1）症状：患者突有寒战高热，全身症状严重，小儿患者则因高热可引起抽搐。局部有红肿疼痛及明显压痛等急性炎症表现。

（2）体征：关节液增加，有波动，这在表浅关节如膝关节更为明显，有髌骨漂浮征。

（3）辅助检查：血常规检查白细胞总数升高，中性粒细胞增多；血沉增快，血培养可阳性；关节穿刺液的细菌学检查，将有助于协助鉴别。

（李春龙）

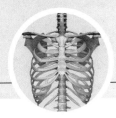

第三章

骨科康复常用检查与评估

第一节　骨科康复体格检查

一、骨科康复体格检查内容

骨科康复的体格检查内容包括视诊、触诊、动诊(运动功能检查)、特殊检查和神经系统检查等,通常遵循对比的原则,即患侧与健侧对比,患部与邻近部位对比,若双侧病变,则需要与正常人对比。

（一）视诊

视诊可以获取患者的有关信息,如皮肤挫伤、变色、局部的水肿、血肿、疼痛程度以及肢体的残疾情况,还可以了解功能水平、体位、步态等信息。

（二）触诊

触诊可以帮助检查者了解局部解剖结构,检查受累部位的压痛点,了解组织损伤的严重程度。要求被检查组织表浅,通过手指容易触及,检查时患者尽可能地放松。

触诊时应记录:组织张力和质地;组织厚度;畸形;触痛;温度异常;脉搏、震颤和肌束震颤;组织的病理状态;异常感觉。

（三）动诊(运动功能检查)

首先检查主动活动范围,如果患者不能主动活动或主动活动受限,并感觉到疼痛,应该继续采用被动运动或抗阻运动,探查疼痛的病因是否继发于收缩或非收缩性结构。

1. 主动运动检查　可以检查收缩性组织(非惰性组织)的功能状态。疼痛、肌无力或痉挛是运动异常的主要病因,其他病因还包括关节过紧或组织挛缩,长度、张力的改变,神经、肌肉、关节功能异常等,对疾病具有较高的诊断价值。

主动活动,检查者应记录:在每次运动中疼痛开始的时间和位置;运动是否改变疼痛的程度和性质;患者对疼痛的反应;活动受限程度;运动模式;动作完成的速度和质量;相关关节的活动;患者的配合程度。

2. 被动运动检查　可以检查非收缩性组织(惰性组织)的功能状态。惰性组织是指本身不能主动收缩的组织,包括韧带、关节囊、筋膜、滑液囊、硬脊膜、神经根等,这些组织结构在关节最大活动范围会受到张力或压力。被动活动检查时,让患者放松并处于安全和舒适的体位,检查应轻柔而平顺,使关节能够达到最大活动度且避免引起患者的不适。检查者在接近患者最大活动范围终点时的手感,即终末感觉,可以测试关节运动终末感觉以及关节囊状态。

被动活动,检查者应当记录:在每个关节被动活动时出现疼痛的时间及位置;活动是否加重疼痛或改变疼痛的性质;活动受限的类型;活动终末的感觉;相关关节的活动度;活动范围。

3. 等长抗阻运动　等长抗阻运动是指在中立位(运动范围的中段)进行肌肉的等长收缩。检查时关节应保持静止,以使施加在惰性组织(非收缩组织)的应力最小。指导患者逐渐增加力量直至最大,而检查者同时逐渐增大阻力直到达到患者的最大力量。抗阻运动试验有助于鉴别出肌肉、肌腱因素所造成的疼痛。如果患者存在肌肉骨骼系统本身的问题,抗阻试验时受损组织受到牵拉会诱发疼痛。如果抗阻试验没有诱发疼痛而仅仅表现为肌肉无力,病因则可能是神经源性。

(四) 特殊检查

特殊检查阳性时强烈提示某种疾病,可进一步明确诊断。

(五) 神经系统检查

鉴别患者症状的来源是肌肉骨骼系统、神经系统,或者两者兼备。

(六) 其他检查

1. 叩诊　叩诊检查对发现深部组织病变帮助较大。一般浅部组织的病变,压痛比叩击痛明显;深部组织病变,叩击痛比压痛明显。常用于检查骨关节、神经干(如 Tinel 征)病变。

2. 听诊　可听到弹响和摩擦音,关节活动过程中,听到异常响声并伴有相应的临床症状时多有病理意义。常见于肩峰下滑囊炎、弹响髋和膝关节半月板损伤患者。

3. 测量　包括长度测量、周径测量、轴线测量、畸形测量。

(陈艳华)

二、脊柱与骨盆

(一) 脊柱

脊柱是人体的支持结构,位于背部正中,上接颅骨,下连髋骨。有 4 个生理弯曲,颈、腰前凸,胸、骶后凸。脊柱检查要充分暴露背部,检查时首先应该观察脊柱的表面标志,如 C_2 棘突、C_7 棘突、与肩胛冈内缘平行的 T_3 棘突;与肩胛下角水平的 T_7 棘突;两侧髂嵴连线横过 L_4 棘突等骨性标志。

脊柱重点检查生理弧度是否正常,其观察指标主要有:棘突是否在一条直线上? 两侧肩胛下角连线与两侧髂嵴连线是否平行? 两肩胛骨距中线是否对称? 从枕骨结节向地面的垂线,是否通过骶骨中线和肛门沟? 当脊柱及相关结构有疾病时,会引起相邻近曲度的改变,以脊柱侧凸多见,多为原发性侧凸。

1. 颈部检查　包括颈部的视诊、触诊、运动功能检查及特殊检查。

(1) 视诊:颈部视诊应注意观察颜面及头部有无发育异常,重点观察患者头颈部姿势与畸形。

1) 头颈部姿势:可采取站立位或坐位检查。观察患者头颈是否在身体的正中线上;颈椎的生理曲度是否正常,有无平直或局限性后凸、侧凸、扭转等异常。

正常姿势:①正面,鼻部应在胸骨柄和剑突连线上;②侧面,耳廓应在肩峰和髂前上棘的连线上。

异常姿势:①"上交叉综合征"体位:患者习惯性的下颌前伸,提示斜方肌、前锯肌等颈部深屈肌萎缩(图 3-1);②强直体位:头颈强直,提示落枕;胸锁乳突肌痉挛,提示斜颈;保护性姿势或"军人颈",提示颈部外伤。

2)头颈部畸形:①斜颈:多为胸锁乳突肌痉挛所致,头被拉向受累的一方,下颌斜向对侧。先天性斜颈在婴儿哺乳期胸锁乳突肌有

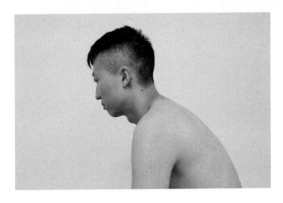

图 3-1　"上交叉综合征"体位

一小肿块,未行治疗的患者,部分患儿表现有面部不对称;②短颈:多伴有颅底凹陷或颈椎畸形。

(2) 触诊:检查时患者取坐位,也可取站位或卧位,触诊力度应适宜。

1) 骨的触诊:①舌骨:位于 C_3 椎体水平。②甲状软骨:位于 C_4 水平。③棘突:自枕骨粗隆开始向下逐个棘突依次进行触诊。颈 2~7 棘突彼此连成线位于颈后部的中线上,若排列发生移位可能是由于小平面关节移位或骨折等病理原因。④横突:C_1 的横突最易被触诊。在乳突后侧与下颌角之间可发现 C_1 横突的突起,确定 C_1 横突的位置后,依次向下触诊,触摸突起的其他横突。检查局部是否有压痛,对比两侧突起是否对称,可帮助判断椎体是否存在旋转移位。⑤关节面:从颈后部中央两侧移动手指约 2.5cm 以触诊关节突,评估有无关节面疼痛,C_5 和 C_6 的关节突关节面最易患骨性关节炎,触诊时可有疼痛。⑥还应触诊乳突、枕骨和肩胛骨等骨性结构。

2) 软组织触诊:①项韧带:是从颈椎棘突尖向后扩展成三角形板状的弹性纤维膜,触诊项韧带有无纤维断裂,弹性变差等。②胸锁乳突肌:连于胸锁关节和乳突之间。嘱患者将头部转向触诊的对侧,评价其大小、形态和张力。③后颈部肌群:触诊浅表的斜方肌上束,深部触诊头半棘肌、头夹肌、颈夹肌,包括枕下肌群,检查肌肉附着点及肌腹有无酸胀、疼痛、僵硬或痉挛,如有多提示慢性劳损。④淋巴结:沿胸锁乳突肌内侧缘及斜方肌前缘分布。淋巴通常不能触及。若在该区域发现有肿大的淋巴结,可能是由于上呼吸道感染或恶性肿瘤引起的。⑤甲状腺:位于 C_4、C_5 水平。通常感觉平滑不易触及,检查有无增大或结节。⑥甲状旁腺:正常时不能触及,如果甲状旁腺增大,垂袋状的柔软腺体就会覆盖下颌角,使下颌角失去锐利的外形。⑦锁骨上窝:位于锁骨上方,检查有无颈肋、锁骨上肿瘤及增大的淋巴结。

3) 压痛点检查:首先应确定疼痛位置,没有固定压痛点的患者往往病变不在脊椎。压痛点的临床意义:①一般浅层压痛多提示棘间韧带、棘上韧带或皮下筋膜疾患;②压痛局限的部位往往是颈椎退变或椎体发生感染的部位,一般来说椎体感染较少见,颈椎病多于 $C_{5~7}$ 棘突旁有压痛;③脊神经受累者,压痛点多位于颈椎横突、肩胛骨内侧及第 1、2 颈椎旁,基本上沿斜方肌走行;④落枕者胸锁乳突肌以及斜方肌中点有压痛;⑤前斜角肌综合征压痛点位于锁骨上窝、颈后三角区;⑥乳突和枢椎之间的压痛多提示枕神经受累。注意:颈椎的疼痛可能是胸、耳、面、头皮、下颌或牙的疾病或感染引起的,要注意鉴别。

(3) 运动功能检查:颈部运动检查时应先检查主动活动,观察其活动范围和受限程度。如果患者自主活动不对称或不能充分完成动作时,应检查被动运动情况。运动检查把最疼痛的运动放在最后检查,这样残余的疼痛才不会影响其后进行的运动检查。颈椎运动时,椎

动脉常会受到压迫,从而导致脑供血不足,患者易出现眩晕或跌倒,出现这些症状时,检查者要注意保护。

1)主动运动:让患者做颈部前屈、后伸、旋转、侧屈活动,并与正常者作比较。颈椎的活动度受以下诸多因素的影响,例如椎间盘的弹性,颈椎关节突的形状和关节面的斜度,以及韧带和关节囊的松弛度。颈椎运动检查注意区别上颈椎和下颈椎运动:屈曲时点头运动发生于上颈椎,而屈曲运动发生于下颈椎。

2)被动运动:如果运动范围在主动运动时没有完全完成,检查者不能检查终末感觉,那么就应当检查患者颈椎的被动运动来检查终末感觉。要注意其中的任何抵抗。

3)等长抗阻运动:颈部的等长抗阻运动包括:前屈、后伸、旋转、侧屈活动。检查者可以要求患者以相反方向自主收缩最大度的 10%~20% 收缩肌肉,然后再放松,判断是否肌源性或神经源性损伤。

(4)特殊检查

1)寰枢椎半脱位检查(Sharp-Purser 试验):检查者一只手放在患者前额,另一只手的拇指放到枢椎的棘突上固定住。嘱患者缓慢低头,这时检查者用手掌向后推患者前额,在移动的过程中检查者感到其头部向后滑动即为阳性(图 3-2)。它是用来检查寰椎是否相对枢椎半脱位。如果维持齿状突与 C_1 位置的横韧带断裂,C_1 将在屈曲位时相对于 C_2 向前滑移(半脱位),所以当横韧带断裂时,检查者会发现患者不会主动做前屈动作,向后滑动提示半脱位的寰椎已复位,滑动时也可能伴随有沉闷声。

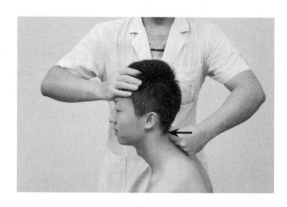

图 3-2 寰枢椎半脱位检查(Sharp-Purser 试验)

2)椎间孔挤压试验:将患者头转向患侧并略屈曲,检查者左手掌垫于患者头顶,右手轻叩击之,当出现肢体放射性疼痛或麻木感时即为阳性,阳性者提示有神经根性损害,常见于神经根性颈椎病。

3)椎间孔分离试验:又称引颈试验,与挤压试验相反,检查者腹部顶住患者枕部,双手托于颌下,向上牵引,若患者原有根性症状减轻,则为阳性,多提示根性损伤。

4)臂丛牵拉试验:检查者一手推患者的颞部,一手握住患者的腕部牵向相反方向,患者出现麻木或放射痛时为阳性,但应注意除颈椎病根性压迫,臂丛神经损伤、前斜角肌综合征者均为阳性。

5)霍夫曼征:检查者一手持患者腕关节,一手中指和示指夹持患者中指并稍上提,使腕关节处于轻度过伸位,然后以拇指迅速弹拨患者中指指甲,由于中指指深屈肌腱受到牵拉而引起其余四指的轻微掌屈反应,则为霍夫曼征阳性,提示锥体束有损伤或病变。

6)斜角肌试验(Adson 征):是检查胸腔出口综合征的一种试验。被检查者坐位、挺胸,上肢外展 15°,后伸 30°,检查者扪及其腕部桡动脉搏动后,令其头颈过伸至不能再伸,并逐渐转向检查侧和对侧,下颌向肩峰,记录头颈活动过程中,桡动脉搏动出现的变化。向健侧旋转阳性,为中斜角肌卡压,向患侧旋转阳性,为前斜角肌卡压。该试验亦以桡动脉搏动减弱和消失为阳性,该试验的敏感性较低,而特异性较高,阳性几乎有肯定的价值,但发生率太低,阴性并不能排除斜角肌病变(图3-3)。

2. 胸腰部检查　包括胸腰部视诊、触诊、叩诊、运动功能检查及特殊检查。

(1)视诊:检查体位可采取立、坐、卧不同的位置。视诊时注意:胸腰椎有无侧凸;有无后凸畸形以及后凸的程度和形状;有无前凸畸形;行走步态。

1)脊柱两侧软组织:观察脊柱两侧软组织是否对称,局部有无瘀血、挫伤、肌痉挛、肌萎缩等。

2)脊柱畸形:①脊柱侧凸畸形:从后面观察,脊柱在冠状面上应为一条直线,若有左右侧凸,则为侧凸畸形。检查时注意原发

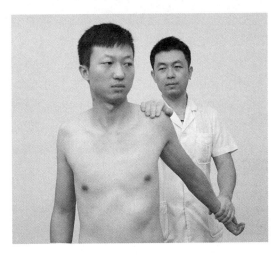

图3-3　斜角肌试验(Adson征)

性侧凸是发生在胸部或是腰部,凸向何侧,该侧胸廓有无畸形。若脊柱侧凸畸形不明显,可让患者向前弯腰,两个上肢交叉于胸前,双手放于对侧肩上,做这种姿势,不明显的畸形便会充分暴露出来。检查脊柱侧凸时,不要忽略对骨盆和下肢的检查;②脊柱后凸畸形:又称驼背畸形、圆背畸形。胸椎段生理性后凸增加而超过正常范围,呈钝圆形,常见于佝偻病、青少年胸椎软骨病、老年性骨质疏松症等;③角状后凸畸形:指脊柱某局部局限性向后凸出,是单个或2~3个椎体病变所致。如脊柱椎体压缩性骨折或脱位、胸腰椎结核、肿瘤转移等。

(2)触诊:检查时患者取卧位,触诊力度应适宜,部分患者要进行腹部的进一步检查。

1)触诊:检查时依次检查胸腰椎各椎的棘突、横突和棘上韧带、骶髂关节、尾骨以及骶脊肌,棘突触诊时检查者用示、中指自上而下沿脊柱棘突滑动,触摸,注意有无棘突压痛,异常隆起,凹陷,棘突间隙是否一致,棘上韧带有无异常。检查胸椎压痛时,应让患者双手抱肩,以使两肩胛分开。

2)常见压痛点:①棘突尖压痛,多见于棘上韧带损伤,棘突滑膜炎及棘突骨折;②棘间韧带压痛,多见于棘间韧带损伤;③脊肋压痛,多见于肾脏疾患;④腰背部局限性压痛,多见于腰背肌劳损;⑤椎旁肌压痛伴下肢放射,多见于腰椎间盘突出症;⑥骶髂关节压痛,见于机械性背痛和骶髂关节感染;⑦椎体叩击痛,提示局部感染、外伤或肿瘤;⑧骶棘肌外缘压痛,提示横突骨折及肌肉、韧带劳损。骶棘肌旁压痛并向患侧下肢放射表示根性损害,多为腰椎间盘突出症;⑨腰部肌纤维组织炎,压痛点比较广泛。腰椎深部病变如结核、椎间盘病变等可有深部叩击痛,而压痛不明显。

(3)叩诊:患者取坐位或俯卧位,用叩诊锤或中指自上而下依次叩打各胸椎及腰椎棘突,病变部位可出现叩击痛。叩诊检查对深部组织病变的发现帮助较大。

(4)运动功能检查:嘱患者脱去衣服,以便观察整个背部。先做下蹲动作,了解下肢的情况,排除下肢疾病,然后中立位直立,观察其活动范围,让患者做部前屈、后伸、左右侧屈和左右旋转的动作,观察患者的活动范围、协调运动以及腰椎的排列和对称性。

(5)特殊检查

1)直腿抬高试验:L_5~S_1、L_{4-5} 椎间盘突出的患者,直腿抬高试验多为阳性,直腿抬高加强试验可以用来区别神经根性或是肌肉因素所引起的直腿抬高受限。一般由于髂胫束、腘

绳肌或膝关节后侧关节囊紧张所造成的直腿抬高试验受限,在做强试验时可呈阴性。

2)腰椎扭转试验:怀疑有椎间盘突出时双手下垂旋转脊柱,观察脊柱旋转是否引发疼痛。

3)股神经牵拉试验(反 Lasegue 征):怀疑有椎间盘突出时,患者俯卧,被动屈曲膝关节(股神经受到牵拉)时出现疼痛,提示可能存在高位间盘病变;屈膝并过伸髋关节疼痛加重,提示高位间盘病变。

4)托马斯征:患者仰卧,大腿伸直,则腰部前凸,屈曲健侧髋关节,迫使脊椎代偿性前凸消失,则患侧大腿被迫抬起,不能接触床面,常见于髋关节有屈曲挛缩、腰大肌脓肿、腰大肌挛缩病变。

(二)骨盆

骨盆由一块骶骨、两块髂骨及耻骨联合构成骨盆环,骶髂关节连接骶骨和盆骨。检查内容包括骨盆平面是否平行、对称,站立时双下肢及躯干有无倾斜、畸形、强迫体位等。骨盆前倾和后倾会影响腰椎的曲度,因而,判断骨盆的中立位置非常重要。

(1)视诊:观察局部有无淤血、瘀斑、血肿、肌肉萎缩、痉挛,腹股沟有无异常包块、隆起,骨盆是否倾斜,双侧臀沟是否对称,两髂前上棘是否在一条直线。骨盆骨折、脊柱侧凸、下肢短缩、臀肌瘫痪、内收肌痉挛等均可引起骨盆倾斜。骨盆倾斜角是否增大或减小。

(2)触诊:嘱患者放松,对骨盆周围的软组织及骨性结构进行触诊,骨盆环的许多结构都可在皮下触及,触诊顺序从远离患处的周围向中心进行,应对髂嵴、髂后上棘、坐骨结节、耻骨结节、髂前上棘进行触诊。

1)局部皮肤温度、湿度:局部炎症时皮温可升高,注意与健侧对比。炎症、骨折时局部触压可诱发局部疼痛,对确定病变部位有重要意义。

2)触摸软组织质地、紧张度:有无肿块、囊肿,以及肿块、囊肿的大小、质地、活动度、与肢体位置的关系等,对病变的性质、预后做初步评估。

3)了解有无骨缺损、骨质包块等表现。

4)在盆腔内巨大肿瘤、脓肿、骨盆骨折尤其是尾骨骨折等损伤时,直肠指检是必不可少的检查方法。

5)骨盆环有损伤,其压痛点有定位意义,腰骶部痛可能为劳损、结核、类风湿关节炎,肛门指诊应注意骶部、髂骨、坐骨有无肿块,有无骶前脓肿,骶骨尾骨有无异常活动或触痛,若有则可能为骨折。

(3)运动功能检查:主要检查骶髂关节的活动度。检查方法:

1)站立位前屈检查:检查者一双手拇指放在患者髂后上棘,活动过程中始终保持拇指与髂后上棘的接触。让患者尽可能前屈,观察两侧髂后上棘的活动,正常两侧活动应该是相等的。如果受限,先活动的一侧即为活动减少的一侧。患者存在腘绳肌紧张,会出现假阳性。

2)坐立位前屈检查:患者双足着地,直腰坐在椅子上。检查者以双手拇指放在患者髂后上棘下,让患者尽可能前屈,观察两侧髂后上棘的相对活动,先活动一侧可能是活动性减少的一侧。

3)单腿站立腰椎过伸试验:患者单腿站立位检查,嘱患者另一条腿屈髋屈膝,保持平衡的同时使腰部后伸,更换另一条腿重复这个试验。此试验评估腰椎小关节功能障碍,后伸出现疼痛为阳性,提示腰椎滑脱并关节间应力性骨折。

4)骶骨后前方弹压检查:患者俯卧,检查者以手掌作接触点放在骶骨后面中部,向前直接按压骶骨直到不动为止,检查骶骨前后活动性。

(4)测量

1)骨盆倾斜角检查:骨盆倾斜角是髂前上棘与髂后上棘之间的连线与水平线之间的夹角,正常倾斜角为11°±4°。

2)骨盆平面的测量:双侧骨盆位于同一水平面上,测量双侧髂前上棘或髂嵴最高点连线与水平面的夹角,正常情况下不超过5°。超过5°提示有骨盆倾斜。

(5)特殊检查

1)骨盆挤压试验:患者仰卧,检查者双手置于两侧髂骨翼上向中间挤压,可诱发骨折处疼痛。

2)骨盆分离试验:患者仰卧,检查者双手交叉,置于两侧髂骨上棘,向两侧施力,可诱发骨折处疼痛,注意用力不可太大,否则加重原有损伤。

3)床边试验:有两种检查方法。一是患者仰卧,双手抱健侧膝关节,屈髋、膝关节,患侧大腿垂于床缘外,检查者一手按住健侧膝部,一手按压患侧膝关节使大腿后伸。扭转骶髂关节,出现疼痛为阳性;另一种检查方法是患者健侧卧位。双手抱健侧膝关节至极度屈曲,检查者一手按住患侧臀部,一手握住患肢踝部,使该侧髋关节极度后伸,出现疼痛为阳性,提示骶髂关节疾患。

4)髋关节过伸试验(Yeoman征):患者俯卧,检查者一手按在骶部,一手握住患肢踝部向上提,使该侧髋关节极度后伸,屈膝达90°,使关节后伸,如果骶髂关节出现疼痛,提示骶髂关节疾患,如果髋关节出现疼痛,提示髋关节疾患。

5)"4"字试验:患者仰卧,健侧下肢伸直,患侧屈膝并屈曲外展外旋髋关节,将患侧足踝部放置健侧膝关节上。检查者一手固定健侧骨盆,一手向下压迫患侧膝关节,诱发疼痛为阳性。提示可能存在骶髂关节病变,如果轻轻压迫膝关节就能引起疼痛,则提示可能患侧髋关节存在病变。

6)髂骨压迫试验:患者侧卧,检查者双手置于上方髂骨翼上向下施加压力,诱发疼痛者为阳性。提示存在骶髂关节病变或髂骨翼骨折。

7)髂胫束紧张试验(Ober征):让患者取健侧卧位,屈髋屈膝90°,检查者一手固定骨盆,另一手握住患侧踝关节,在髋关节外展情况下,尽量将髋关节过伸,然后松开踝关节,患侧下肢不能下落为阳性。提示髂胫束痉挛引起髋关节屈曲外展畸形。多见于先天性髂胫束挛缩、臀肌挛缩症(图3-4)。

8)髋内收试验:患者健侧卧位,上方肢体屈膝90°,在尽量内收髋关节的同时屈曲髋关节,在屈髋过程中膝关节若在其中任何一点不能触及下方肢体或床面为阳性,提示阔筋膜张肌、臀肌挛缩。

9)"二郎腿"征:患者坐位时不能跷"二郎腿"为阳性,多见于髂筋束挛缩、臀肌挛缩症。

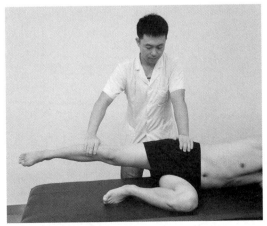

图3-4 髂胫束紧张试验(Ober征)

10）双膝交叉试验：患者仰卧，双髋、双膝中立位，正常时双下肢可内收至双小腿交叉，双膝关节重叠。不能做到为阳性，多见于臀肌挛缩症。

（陈艳华）

三、上肢

（一）肩关节

肩关节是上肢运动的基础，它是由肩胛骨、锁骨和肱骨共同组成，被韧带、关节和肌肉相互连接。肩部体检包括颈椎检查，属于一项外延性检查。如果检查者对损伤部位不确定，可以做一下颈椎检查。正常情况下，肩关节周围软组织会维持关节的稳定性，关节囊前方是肩胛下肌肌腱，上方是冈上肌肌腱和肱二头肌长头腱，后方是冈下肌肌腱和小圆肌肌腱。这些肌腱包绕肱骨头形成"袖状结构"，同时这些肌肉协同肱骨头在关节盂内的旋转活动，因此称之为肩袖。肩袖组织的作用在于稳定位于关节盂内的肱骨头，由此为肩关节的运动肌肉（三角肌及胸大肌）产生有效的作用提供稳定的附着点。

1. 视诊　一般而言，惯用侧肩膀的高度会略低于非惯用侧。①医师首先要观察两侧肩关节的骨突及软组织是否正常及是否对称；②其次是观察患者的动作，这些动作会透露患者上肢是否功能性限制、疼痛、无力等情况的线索。

（1）肩部畸形：①方肩：肩部丧失正常浑圆的外形，呈扁平，常见于肱骨头脱位、腋神经麻痹（三角肌萎缩）；②垂肩：患侧肩低于健侧，提示肩关节脱位、肱骨外科颈骨折、锁骨骨折、腋神经麻痹等；③平肩：肩部平坦，提示斜方肌瘫痪；④翼状肩胛：患者向前平举上肢时肩胛骨部翘起离开胸壁，状如鸟翼，提示前锯肌瘫痪、进行性肌萎缩；⑤先天性高肩胛症：又称司普兰（Sprengel）畸形，患侧肩胛骨短小上移，肩胛骨内上角可高达枕骨结节水平。

（2）肌肉萎缩：是肩部疾病或损伤最常见的症状之一，常发生在三角肌、冈上肌、冈下肌、胸大肌、斜方肌、背阔肌等，常见于冻结肩、肩关节结核、腋神经损伤。

2. 触诊　最好在患者放松的体位下进行触诊，坐位比站立位更能使患者有利于放松肩关节进行体检。

（1）骨触诊：从胸骨上窝、胸锁关节开始触诊，并沿锁骨方向移动。肩锁关节位于锁骨的外侧。当肩关节运动（尤其是伸展）时，与肩关节一起运动的肩锁关节会与其连接的更好。肩锁关节侧面的扁平突起是肩峰，其下面的骨性标志是大结节。触诊可发现喙突正好位于肩锁关节的下方。在某些患者，当上肢处于中度外旋位时，可以触及小结节旁边的结节间沟。肩胛骨的内侧缘、外侧缘以及肩胛冈也都可以触到。同时应该评估肩胛骨与上肢在运动时的协调性。

（2）软组织触诊：四个临床分区：①肩袖：肩袖由四块肌肉组成，从前向后依次为：肩胛下肌、冈上肌、冈下肌、小圆肌。后三者可以在肩被动伸展时触及。评估任何一个可能导致肩袖综合征的因素；②肩峰下囊和三角肌下囊：上肢轻度外展和后伸位，可在肩峰下缘触及。根据是否有压痛、增厚和捻发感来诊断是否有滑囊炎；③腋窝：腋窝是四边形结构，主要由前侧的胸肌、后侧的背阔肌、内侧的第2~6肋骨和前锯肌、外侧的肱二头肌和肱骨结节间沟构成。触诊时首先轻微外展上肢，检查者将示指和中指深入腋窝，内收放松腋窝皮肤以便触及顶部。触诊腋窝淋巴结是否肿大和压痛。深压肱骨干可触及肱动脉搏动；④肩周的主要肌肉：检查胸锁乳突肌、胸大肌、肱二头肌、三角肌、斜方肌、菱形肌、背阔肌和前锯肌。

（3）压痛点：肩部软组织肌肉和筋膜性疼痛是常见疾病，特别是在患者从事某些职业以及过度使用肩关节时。肩关节周围的压痛点的常见部位是肩胛提肌、冈上肌、冈下肌、三角肌、肩胛下肌、小圆肌、大圆肌、菱形肌和胸大肌。压痛点位置不同,对鉴别诊断有意义。①肱骨结节间沟压痛,提示肱二头肌肌腱鞘炎;②喙突压痛,提示肩关节周围炎;③肩峰下压痛,提示肩峰下滑囊炎(肩峰下稍内侧);④肩胛上角压痛,提示颈椎病及项背部劳损。

3. 听诊　主要检查肩关节有无摩擦音或弹响声,肩部疼痛而运动受限不明显的患者常需进行听诊检查。检查方法:以右肩为例,检查者站于患者的背后,将左手掌置于肩部,右手掌握住肘关节,向前后推动肩关节,在肩部屈伸及不同程度的旋转活动中,如有响声或摩擦感即可听到或感觉到。

(1) 肩峰下摩擦样响声:常见于肩峰下滑囊炎。

(2) 弹响声位于肩肱关节:肩肱关节运动到一定角度时出现响声。常见原因:①三角肌或肱二头肌短头的部分纤维增厚,与肱骨结节发生摩擦;②陈旧性肩袖损伤,主要是冈上肌肌腱在上臂外展运动中,当损伤的部位滑过肩峰时,可以产生响声和疼痛;③肱二头肌长头肌腱移位,在滑出结节间沟时,可以闻及弹响声,且局部有锐痛。

(3) 弹响声位于肩胛骨:弹响位于肩胛胸壁关节,从轻细之音到不同程度的粗响。常见原因:①肩胛骨与胸廓之间接触关系不正常;②肩胸间肌肉的损害;③肩胛下滑囊病变;④肩胛骨本身的病变,如:肩胛骨上角向前钩曲、肩胛骨体前面有骨软骨瘤。

4. 运动功能检查　首先检查肩关节的主动运动范围。如果患者自主活动不对称或不能充分完成动作时,应检查被动运动情况。

(1) 主动运动:正常肩关节运动包括外展、臂上举(外展上举、前屈上举)、内收、前屈、后伸、内旋、外旋等7个动作。当肩关节前屈后伸活动受限时提示患者可能患有滑囊炎、肱二头肌肌腱炎、关节炎或冻结肩;内旋是最容易检查的,让患者将手放到后背上并让其沿着脊柱向上移动,正常应该能够触到 T_2 的棘突。内外旋功能受限提示患者可能患有肩关节半脱位、肩袖肌病变、关节炎和肩周炎;内收或外展功能受限提示患者可能患有滑囊炎、肩袖综合征、关节炎或是肩周炎。

(2) 被动运动:如果运动范围在主动运动时没有完全完成,检查者不能检查末梢感觉,那么就应当检查患者肩部的被动运动来检测末梢感觉,这个检查可以了解关节囊的结构。每一个运动要从起始位置零点开始测量,可以采取坐位进行查体,但是仰卧位或俯卧位查体可为患者提供更加稳定的支撑。

(3) 等长抗阻运动:主动运动和被动运动检查完之后,进行等长抵抗运动检查。检查者可以要求患者以相反方向自主收缩最大度的10%~20%收缩肌肉,然后再放松,让患者将肢体主动移向更远的地方,如果移动范围增加,那么问题出现在肌肉而不是关节囊。肩部的等长抗阻运动包括:前屈、伸展、内收、外展、内旋、外旋及肘部屈曲、伸展运动。

5. 特殊检查　在肩部检查中,特殊试验往往用于证实前面的发现或确定诊断。检查者必须熟练掌握特殊检查,因为熟练程度能影响结果的可靠性。

(1) 肩关节稳定性测试

1) 盂肱关节前部不稳定检查:采用恐惧试验。方法:站在患者后面(坐着更好),外展肩部到90°。用一只手缓慢地外旋肩部,同时用另一只手的拇指向前推肱骨头。当患者出现恐惧、害怕甚至拒绝继续检查时,则证明肩部有慢性前方不稳。在外展45°和135°位置重复上述操作(图3-5)。

2) 盂肱关节后部不稳定检查:采用抽屉试验。方法:当怀疑有经常性后脱位的时候,让患者仰卧,放松前臂,检查者握住其前臂,屈肘,肩关节屈曲 20°,外展 90°。检查者拇指从侧面置于喙突。现在内旋肩部并屈曲到约 80° 位,用拇指向后压肱骨头;检查者的拇指可以感知肱骨头是否有向后的异常活动度,但是也可以同时进行 X 线检查以进一步确诊(图 3-6)。

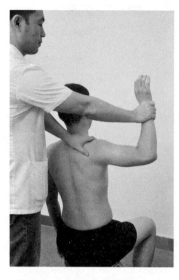
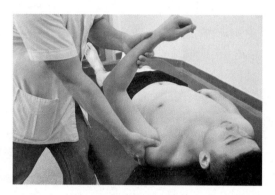

图 3-5　盂肱关节前部不稳定检查(恐惧试验)　　图 3-6　盂肱关节后部不稳定检查(抽屉试验)

3) 盂肱关节下方不稳定检查:检查凹陷征,即患者站立,检查者抓住患者上肢,向下拉。如果有下方松弛,则在肱骨头和肩峰之间的凹陷会变明显。

4) 盂肱关节多向不稳定检查:患者取站立位,脊柱向前轻度屈曲,臂部放松。医师以拇指和示指触摸肱骨头周围。上臂部伸直 20°~30°,将肱骨近端向前推移,检查是否存在前方不稳定。臂部屈曲 20°~30°,向后推移肱骨近端,检查是否存在后方不稳定。向下轻柔地牵引前臂,检查是否存在下方不稳定(图 3-7)。

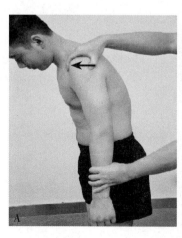
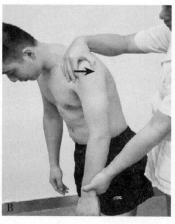
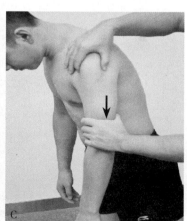

图 3-7　盂肱关节多向不稳定试验

A. 前方不稳试验;B. 后方不稳定试验;C. 下方不稳定试验

5）肱二头肌肌腱不稳试验（Yergason 征）：患者坐位或站立，肩外展位，肘屈曲成直角。肌腱则位于它所在的肱二头肌腱沟内，检查者的手指放在肌腱沟位置上。患者内旋/外旋肩部，如果肌腱不稳则会感觉到肌腱移出它所在的位置，同时可以伴随可听到的咔哒声（图 3-8）。

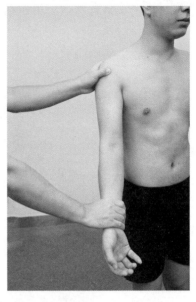

图 3-8 肱二头肌肌腱不稳试验（Yergason 征）

（2）肩胛骨稳定性检查：为了让盂肱关节周围的肌肉以协调正常的状态执行其功能，肩胛骨必须保持稳定性，其附着的肌肉则是盂肱肌群稳定的基础。因而我们在做这方面检查时候，检查者必须仔细观察肩胛骨的运动模式及其异常活动度。

1）靠墙俯卧撑试验：患者站立，距墙壁约一臂距离，然后做靠墙俯卧撑 15~20 次。肩胛部肌肉损伤或肩胛骨异常都会在 5~10 次俯卧撑后出现症状。对于强壮者或年轻人，在地上做正常的俯卧撑可以在更少的次数中出现肩胛骨症状（图 3-9）。

2）肩胛骨对称挤压试验：患者站立位，尽可能向内挤压和收缩双侧肩胛骨，并且尽可能长时间保持这个位置。正常情况下，个人能够在无痛和肌肉疲劳的情况下保持这种状态 15~20 秒，若在 15 秒以内出现剧痛，提示肩胛骨收缩存在问题（图 3-10）。

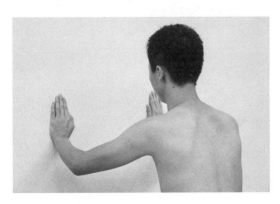

图 3-9 靠墙俯卧撑试验

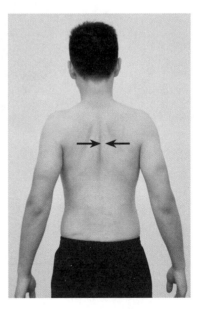

图 3-10 肩胛骨对称挤压试验

（3）肌肉、肌腱损伤检查

1）盂唇撕裂检查（Clunk 试验）：此项检查旨在确定是否存在盂唇的撕裂。患者取仰卧位，医师一手置于肘部上方接近臂部，另一手置于肱骨头处。将臂部完全外展，向前方推移肱骨头,并继续外旋肱骨。发现研磨或弹响则提示盂唇撕裂(图3-11)。

2)肱二头肌肌腱炎检查(Speed试验):肘关节完全伸直,掌心向上,肩关节屈曲90°。当检查者下压使肩关节伸直时让患者对抗。如果肱二头肌肌腱有炎症,在检查过程中患者就会感到疼痛。当肩袖有病变时也会有Speed试验阳性(图3-12)。

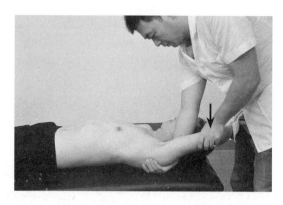

图3-11　盂唇撕裂检查(Clunk试验)

3)肱三头肌紧张试验:患者坐位,上肢前屈,侧转使手臂抬至最高。在固定肱骨同时,检查者将其肘部屈曲。正常情况下,将会有类似于软组织的感觉。如果肱三头肌紧张,肘关节屈曲受限,最终将会有肌肉组织伸展的感觉(图3-13)。

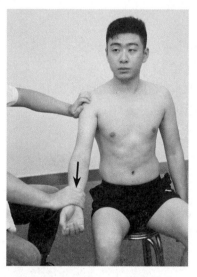

图3-12　肱二头肌肌腱炎检查(Speed试验)

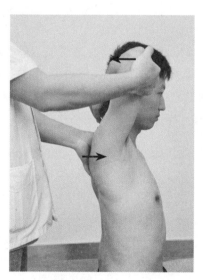

图3-13　肱三头肌紧张试验

4)胸大肌紧张试验:患者仰卧位,将双手交叉置于头下,双臂放低至检查桌面。如果肘部不能接触桌面,为阳性体征,提示胸大肌紧张(图3-14)。

5)胸小肌紧张试验:胸小肌和斜方肌、肩胛提肌共同作用,在外展上肢时稳定肩胛骨。胸小肌紧张时,会导致肩胛骨牵伸,且会使肩胛下角向后倾斜。对胸小肌紧张的检查,患者取仰卧位,检查者将手掌根部置于患者喙突处向检查床按压。正常情况下这一过程不会不适,肩胛骨能够平置于检查床上。但是,如果在后移过程中出现肌紧张(肌组织收缩)即试验阳性,提示胸小肌紧张(图3-15)。

6)三角肌损伤检查:让患者在外展方向抬臂,同时检查者下压患者的肘部,观察并感觉三角肌的收缩。腋神经的牵拉损伤可导致三角肌受累,最常见于肩关节脱位。如果怀疑腋神经瘫痪,应检查上臂外侧面的区域是否有感觉缺失。

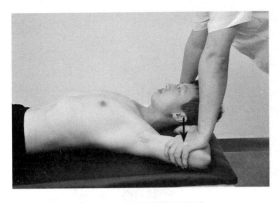

图 3-14　胸大肌紧张试验

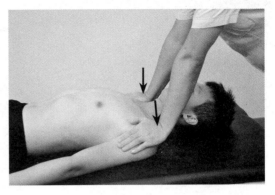

图 3-15　胸小肌紧张试验

7) 冈上肌损伤检查:采用空罐试验(见第二章第二节)、落臂试验(见第二章第三节)。

8) 冈下肌、小圆肌损伤检查:采用坠落试验(患者取坐位,肩关节在肩胛骨平面外展90°,屈肘 90°,检查者使肩关节达到最大程度的外旋,然后放松嘱患者自行保持该位置。若患者无力保持最大外旋,手从上方坠落,至肩内旋,则为阳性,见图 3-16)、外旋抗阻试验(患者肩处于内收位,屈肘 90°,肘部处于体侧并夹紧。嘱患者抗阻力将双肩外旋,使双手远离体侧,若出现肩部疼痛则为阳性)、外旋减弱征(见第二章第二节)。

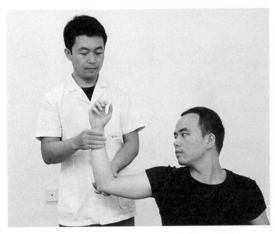

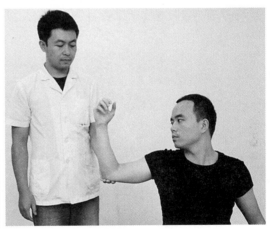

图 3-16　坠落试验

9) 肩胛下肌损伤检查:压腹试验(患者将手置于腹部,手背向前,屈肘 90°,肘关节向前。检查者将患者手向前拉,而嘱患者抗阻力做压腹部的动作。患者在将肘向前时不能保持手压腹的力量或肩后伸则为阳性)、内旋衰减征(患者将手置于下背部,屈肘约 90°,手心向后。检查者将患者的手和前臂向后拉离背部至最大肩内旋度数,然后放松嘱患者自行保持该位置。患肩无力保持者为阳性,图 3-17)、抬离试验(见第二章第二节)。

10) 斜方肌损伤试验:患者坐位,双手在头上方交叉,检查者站在患者身后向前推其肘关节。正常时能清楚地看到斜方肌的三部分收缩以稳定肩胛骨(图 3-18A)。单独检查斜方肌上部,可将上肢轻度外展,抬高肩部,也可抵抗肩关节外展,同时避免头向同侧偏斜(图

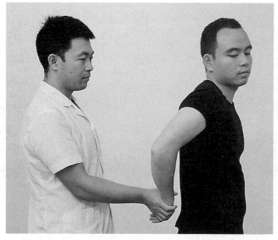
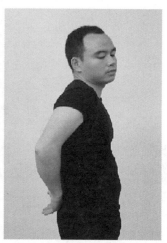

图 3-17　内旋衰减征

3-18B）。如果在完全外展时肩关节能够抬高，则可能有肩胛提肌和菱形肌受累。斜方肌中部检查，可使患者俯卧位，双臂外展 90° 并侧旋，检查者抵抗患者做上臂水平方向伸展，正常时可看到肩胛骨回缩（图 3-18C）。如果肩胛骨前伸，表明斜方肌中部无力。检查斜方肌下部，嘱患者俯卧位，上肢外展 120°，肩关节侧旋，检查者施一外力，阻止外展，正常时能看到肩胛骨回缩（图 3-18D）。如果肩胛骨前伸，提示斜方肌下部无力。如果肩胛骨抬高超出正常范围，提示斜方肌挛缩，或提示患者斜颈（图 3-18）。

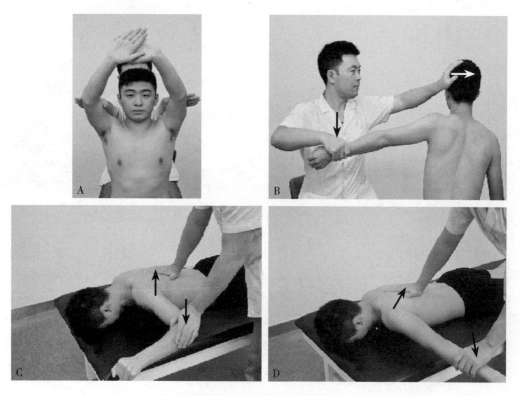

图 3-18　斜方肌损伤试验

11）小锯肌损伤试验：患者俯卧，将手置于对侧髂后上棘。嘱患者抵抗外力做外展、内收动作。疼痛或无力时小锯肌劳损的阳性指征（图 3-19）。

12）前锯肌损伤试验：患者立位，前屈上臂 90°，检查者在上臂施加一向后作用力如果前锯肌无力或萎缩，肩胛骨会呈现翼状突起（翼状肩）。前锯肌无力的患者做外展运动或大于 90° 的前屈运动困难，但斜方肌的代偿作用可在一定程度上协助患者完成上诉运动，斜方肌对前锯肌为代偿作用也见于墙壁和地面的适应俯卧撑（图 3-20）。

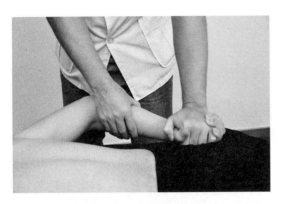

图 3-19　小锯肌损伤试验

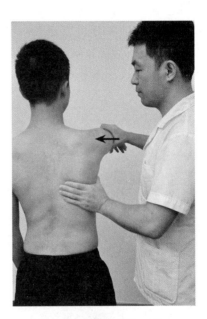

图 3-20　前锯肌损伤试验

13）菱形肌损伤试验：患者俯卧位，或坐位，将患侧手臂置于身后，手放在对侧后衣兜处；检查者将示指沿肩胛骨中线下缘放置，让患者抵抗外力前移肩关节以松弛斜方肌，嘱患者抬高前臂。如果菱形肌正常，检查者的拇指将被推离肩胛骨下部（图 3-21）。

14）背阔肌损伤试验：患者站立位，上肢在肩胛骨平面抬高 160°，使患者抵抗检查者力量将其上肢内旋，像登梯姿势一样，将手臂向下伸展（图 3-22）。

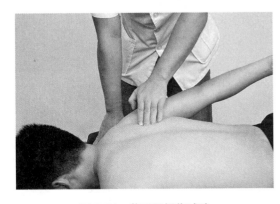

图 3-21　菱形肌损伤试验

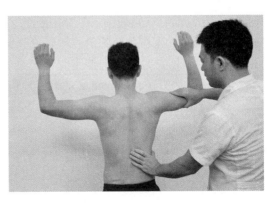

图 3-22　背阔肌损伤试验

6. 神经系统检查　肩部检查包括胸大肌的锁骨段($C_{5\sim6}$)、胸骨段($C_{7\sim8}$,T_1),肱二头肌($C_{5\sim6}$)和肱三头肌($C_{7\sim8}$)。皮节分布因人而异,检查者必须清楚神经根的皮节分布以及周围神经的皮肤分布。将两侧不同感觉的区域做标记。真正的肩部疼痛很少牵涉到肘部以下,肩锁关节或胸锁关节常常受累,并且不会放射。很多器官疾病都会引起肩及周围组织的疼痛,如颈椎、肘、肺、心脏、膈、胆囊和脾。

(1) 肩胛上神经:将手指置于肩胛冈的尾端冈下肌处,同时让患者外旋肩部,检查者加以对抗。感觉疼痛表明可能有肩袖病变;肩胛大切迹处的腱鞘囊肿可导致冈下肌瘫痪、肩部疼痛和无力,通过 MRI 扫描可以确诊(图 3-23)。

(2) 胸长神经:当怀疑前锯肌麻痹时,让患者身体向前倾斜,双手向前抵住墙壁。如果前锯肌麻痹,肩胛骨就会很明显地呈翼状翘起(图 3-24)。

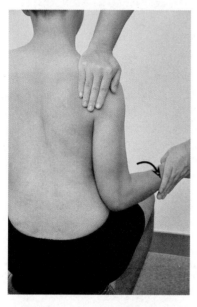

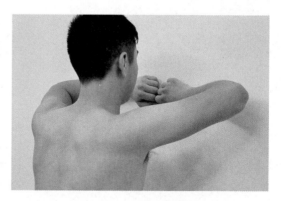

图 3-23　肩胛上神经损伤试验　　　　图 3-24　胸长神经损伤试验

(二) 肘关节

肘关节是由肱骨下端、桡骨头和尺骨鹰嘴组成,分别组成肱尺关节、肱桡关节和上尺桡关节。它允许前臂获得屈曲、伸直和旋前、旋后运动。由于肘关节处肌肉较少,活动范围较肩关节小,因此发生在此处的疾病较肩关节易于诊断。

1. 视诊　检查时嘱患者伸直双侧肘关节,掌侧向前,左右对比,观察提携角,两侧任何小的不同都会很明显。此一角度是由肱骨和尺骨的长轴所形成,在男性正常值为 5° 到 10°,而女性则为 10° 到 15°,其值过大称为肘外翻,即代表其值大于正常值,而肘内翻则意味着提携角减小,肘内翻通常意指似枪柄之形变;观察时另一个强调的重点是鹰嘴突内上髁及外上髁之间的相关位置,当肘关节完全伸直时,就正常情况而言,此三个明显的标志应形成一水平线,当肘关节弯曲成 90° 时,此三个明显的标志应形成一等腰三角形。如果出现骨折、脱位和(或)软骨丢失引起的退行性病变,顶点到底边的距离会变短,等边三角形消失。

(1) 观察两侧是否对称,有无关节强直、肌肉萎缩,瘢痕、瘀斑、畸形和皮肤改变。患有痛风和风湿性关节炎的患者应注意检查其伸肌表面是否有结节。

（2）肘关节疼痛常使肘关节固定于半屈曲位，因为这样可以使关节囊松弛。

（3）肘部畸形：①肘内翻或者肘外翻：肘内翻，提示肱骨外髁骨骺分离；肘外翻，提示儿童期肱骨髁上骨折的继发症。②肘反张：肘关节向后过伸超过10°即为肘反张，提示因肱骨髁上骨折复位不佳，没有保证正常的前倾角所致。③靴形肘：肘关节后脱位、肱骨髁上骨折。④矿工肘：尺骨鹰嘴突部局限性隆起，犹如半个乒乓球扣在肘部，提示尺骨鹰嘴滑囊炎。

（4）肘关节轮廓改变：①肘前凹陷消失，提示外伤性肿胀和桡骨头脱位；②肘关节骨性轮廓增大：骨突明显，肌肉萎缩，提示大骨节病。

2. 触诊　触诊最适宜在患者放松体位的时候进行。尽管触诊也可以在患者站立的时候进行，但从肘关节检查的舒适度而言，患者坐位更受欢迎。

（1）骨性标志：①外侧：外侧髁和桡骨小头；②内侧：内侧髁，检查内外侧是否有压痛；③尺骨鹰嘴；④鹰嘴窝。

（2）软组织触诊

1）内侧：①尺神经：位于肱骨内侧髁和尺骨鹰嘴之间的尺神经沟内。轻触是否有压痛和增厚。此处瘢痕组织容易引起尺神经压迫，触诊时患者的环指和小指会出现针刺感；②腕伸肌和旋前肌群；③内侧副韧带；④滑车上淋巴结。

2）后侧：①鹰嘴；②肱三头肌。

3）两侧：①腕伸肌；②肱桡肌；③侧副韧带；④环状韧带。

4）前侧：①肘窝：一个三角区域，以肱桡肌为下外侧界，以旋前圆肌为下内侧界，以肱骨内外侧髁连线为上界；②通过的结构：肱二头肌肌腱、肱动脉、正中神经和肌皮神经。

（3）压痛点：①肱骨外上髁压痛点，如网球肘等；②肱骨内上髁压痛点，如屈肌总腱劳损等；③尺神经压痛点，如迟发性尺神经炎、尺神经脱位等。

（4）肿块：应注意肿块的部位、硬度和活动度。鹰嘴突部位囊肿，多为鹰嘴滑囊炎；肘后部有溜圆的肿块多为游离体；肘前部肌肉内形成大小不一的硬块，可能是骨化性肌炎。

3. 运动功能检查　首先检测主动活动范围，如果患者不能主动活动或主动活动受限，则检查被动活动范围。

（1）主动运动检查：应当使患者处于坐位时进行检查。必须记住最后进行可能诱发疼痛的运动。如果患者完成一个运动很困难或根本不能完成一个动作，但却不伴随疼痛，检查者必须考虑到可收缩组织严重损伤（断裂）或神经损伤，且必须进行进一步检查。

（2）被动运动：如果主动运动的活动度很完整，则可以在各个方向轻柔地施加过度的重压来测试终末感觉。如果主动运动的活动度不完整，则要小心地进行被动运动来测试终末感觉以及关节囊状态。对于前臂测试时，肘关节应该屈曲90°，同时前臂处在旋后和旋前的中间位置。

（3）等长抗阻运动：为了正确的检查肘复合体的肌肉，该运动必须是等长而且抗阻的。如果等长抵抗收缩减弱且不疼痛的话，检查者必须考虑到可收缩组织的严重损伤或神经损伤。

4. 特殊检查

（1）肘关节韧带稳定性检查：这项检查被设计用来检查肘内翻和外翻的不稳定。检查者的一只手固定住患者的上臂，另一只手抓住患者的手腕。检查者用手把患者的肘部固定在轻度屈曲位(20°~30°),触诊韧带时检查者对患者的前臂远端施加内翻、内收的力来检查外侧副韧带(内翻稳定性),检查内侧副韧带则施加外翻、外展的力。正常情况下,施加力时检查者可以感觉到韧带紧张。只要患者疼痛状况和关节活动度没有任何改变,检查者可数次加力来增加压力。如果在检查中发现过度松弛或感到柔和的终末感觉,这提示韧带损伤(1、2、3度),特别是如果伴有3度损伤则提示关节不稳定。

(2) 关节功能紊乱的检查:如果患者肘关节疼痛(特别是在肘运动时),检查者能够用两种检查来区分疼痛来源:肱桡关节或肱尺关节。检查肱桡关节时,检查者把肘置于疼痛位上,接着让手腕桡偏,使桡骨头挤压肱骨;能够产生疼痛为阳性症状;检查肱尺关节时,检查者把肘置于非疼痛位上,接着让手腕尺偏,使肱尺关节相互挤压;同样能够产生疼痛为阳性体征。

(3) 运动损伤检查

1) 肘三角与肘直线:正常人肘关节屈曲90°时,肱骨内上髁、外上髁与尺骨鹰嘴突,此三点形成一个等腰三角形,称为肘后三角;当肘关节伸直时,三点在一条直线上,称为肘直线。肘关节脱位时,三角形状改变,伸直时不在一条直线上。

2) 髁干角:正常的肱骨长轴与内、外上髁连线成直角。如髁上骨折移位或先天性畸形时,此髁干角改变,成锐角或钝角。

3) 伸肌腱牵拉试验(Mill 征):嘱患者将肘伸直,医者一手握住患者肘部,一手握住患者手部,使腕部屈曲,同时将前臂旋前,如果肱骨外上髁部感到疼痛即为阳性,对诊断肱骨外上髁炎(网球肘)有意义。

4) 内上髁炎(高尔夫球肘)检查:检查者触诊患者的内上髁时,被动旋后患者的前臂,完全伸腕,且伸肘。肱骨内上髁部的疼痛为阳性体征。

(4) 神经损伤检查

1) 神经叩击试验(Tinel 征):轻敲在鹰嘴和内上髁之间的沟中走行的尺神经区域,在尺神经走行的区域会出现刺痛感这一阳性体征。

2) Wartenberg 征:患者坐下将双手放在桌子上。检查者顺从的将患者的指头分开,然后嘱咐患者再合上。患者无力将小指向其余四指靠拢,说明有尺神经损伤。

5. 神经系统检查　检查肘部的反射通常包括肱二头肌($C_{5\sim6}$)、肱桡肌($C_{5\sim6}$)、肱三头肌($C_{7\sim8}$)。检查者还应该评估肘部各种神经的表皮分布并记录其不同处。

(三) 腕手部

腕和手是上肢最灵活和最复杂的部分,也是最容易受到损伤的部分,损伤后可导致严重的功能障碍。手和腕部共28块骨以及19块内部肌肉和20块外部肌肉。在与人交流时,手既可作为表达器官做出各种各样的姿势和动作;同时也可以作为运动和感觉器官,提供诸如物体的温度、厚度、深度、质地、形状以及物体运动等方面的信息。正是由于手具有十分敏锐的感觉及很高的分辨能力,检查者在评估中才能够精确检查和定位。

对腕和手的评估需要注意:外伤和损害的评估越精准越好,以便做出相应的正确处理;检查者应当正确估计手和腕残余的功能,以判断患者日后能否处理日常生活事务。

1. 视诊

(1) 畸形:①先天性畸形:鹅颈畸形、多指畸形、缺指畸形、并指畸形、短指畸形、巨指畸形、裂手畸形、前臂缺如畸形等;②后天畸形:爪形手、扁平手(猿形手、铲状手)、锤状指、指下垂、腕下垂、掌腱膜挛缩、前臂缺血性肌挛缩后遗畸形、餐叉样(枪刺样)畸形等。

(2) 局限性隆起:如腱鞘囊肿。

(3) 腕桡侧窝"鼻烟窝"消失:如舟状骨骨折。

(4) 肿胀:①腕部肿胀:多为急、慢性关节炎,如类风湿性关节炎或结核性关节炎等;②腕部背侧局限性肿胀:多为腱鞘炎、腱鞘囊肿、筋膜或伸肌腱撕裂等;③指间关节肿胀:若无明显外伤,年龄中年以上,提示骨性关节炎(远端指间关节);④近侧指间关节梭形肿胀,提示类风湿性关节炎;⑤腕手部炎症性肿胀:如指腹炎、甲沟炎、手指化脓性腱鞘炎(红肿热痛)等。

(5) 肌肉萎缩:①大鱼际肌群萎缩,轻度萎缩提示腕管综合征或颈椎病,严重萎缩常见于正中神经神经或麻痹;②小鱼际肌群萎缩,提示尺神经损伤。

2. 触诊　触诊最适宜在患者放松体位的时候进行,患者取坐位,手和腕关节放在桌上将使得检查更加容易。对前臂、腕和手进行触诊时,检查者应按由近及远、先背侧后前侧的顺序进行。触诊要检查前臂的肌肉有无触痛或病变。

(1) 骨触诊:①桡骨茎突:它的桡侧是拇长展肌腱和拇短伸肌腱,尺侧是拇长伸肌腱。有时可能在鼻烟壶区触到桡动脉深支;②鼻烟壶区:位于桡骨茎突远端背侧"鼻烟壶"底部的压痛提示舟骨骨折;③舟骨:构成鼻烟区的底部,是近侧列腕骨中最大的骨,在腕骨中最容易发生骨折。

(2) 软组织触诊:①拇长展肌腱和拇短伸肌腱:缩窄性腱鞘炎常发部位。肌腱的炎症可引起活动时的疼痛。②腱鞘囊肿:偶然发生的豆粒大小的囊性肿物,囊内有胶陈样黏液,可见腕部背侧或掌侧。与周围结缔组织无粘连亦无压痛。③掌长肌:让患者屈腕并使拇指和小指指尖相接触,此时可以在腕掌面正中线清楚地看到掌长肌腱。④鱼际隆起:位于拇指基底部,正中神经支配鱼际肌,所以正中神经压迫时可引起鱼际的萎缩。⑤小鱼际隆起:位于小指的基底部,可因尺神经麻痹而发生萎缩。⑥掌腱膜:伸展至各指基底部。增厚时能够触摸到小的结节,经常发生于尺侧,有时能引起手指的屈曲畸形。⑦手指:检查手指是否有压痛和肿胀,以便确定有否感染(指头炎)。指甲感染或甲沟炎往往始于指甲的一侧并逐渐扩展到甲床。

(3) 压痛点:①腕关节压痛:全关节压痛为关节炎,如创伤性、类风湿性或结核性关节炎。②"鼻烟窝"压痛:腕舟骨骨折。检查时将拇指处于掌侧外展位,使桡神经移开"鼻烟窝"的底部,以免神经分支受压产生压痛而与骨折的压痛混淆。③腕背正中压痛:伴局限性肿胀,提示月骨缺血性坏死或腱鞘囊肿。④腕尺侧压痛:下尺桡关节半脱位、三角软骨损伤、腕尺侧副韧带损伤或尺侧伸腕肌腱腱鞘炎。⑤桡骨茎突部压痛:桡骨茎突部狭窄性腱鞘炎。⑥掌指关节掌面压痛:屈指肌腱腱鞘炎,此处有压痛并有硬节。⑦指残端痛:常为创伤性指神经瘤,残端瘢痕与骨断端粘连。

(4) 肿块:多数为腱鞘囊肿,少数为肿瘤。肿瘤中以良性者居多,恶性肿瘤鲜见。

3. 听诊

(1) 手部弹响:弹响是狭窄性腱鞘炎的一个症状,又名"弹响指""扳机指",手指屈伸时,肌腱通过狭窄的腱鞘可产生弹响。多发于拇长屈肌腱或屈指肌腱腱鞘炎。

(2) 腕部的"咯嗒"声:当前臂旋转或按压尺骨小头时,在腕部尺侧若听到或感到"咯嗒"声,提示有可能有腕三角软骨的损伤。

4. 运动功能检查　腕关节最主要的运动是屈伸、收展和环转运动,也必须考虑到前臂的旋前和旋后。掌指关节、近侧和远侧指间关节的运动包括屈曲和伸直。掌指关节也可以做外展运动和内收运动。拇指的运动包括屈曲、伸直、外展、内收和对掌。这些应该是快速的、功能性的测试,用来检测关节。如果在最大运动幅度时仍然感觉不到疼痛,可以附加额外的压力来检测关节是否存在病变。如果患者在任何一种运动时都感到疼痛,应该继续采用被动或对抗试验探查疼痛的病因是否继发于收缩或非收缩性结构。

(1) 主动运动检查:应该同时在双侧上肢进行,患者取坐位,将上臂静置于检查桌上。医生面对患者,观察双侧运动的对称性。检查者要注意,主动运动障碍可由神经性病变引起,同样也可因组织收缩障碍引起。例如,正中神经从腕管经过,在某些情况下可因受压,影响其在手和指部的运动和感觉功能。这种情况称为腕管综合征。

(2) 被动运动检查:手指被动运动测试时,患者应处于坐位,前臂和手置于邻近的检查桌上。检查者坐于患者手部的对面。通过被动运动检查,医生可以判断非收缩性(无活动力)的因素是否是引起患者症状的原因。当关节被置于最大运动范围时,包括韧带、关节囊、筋膜、黏液囊、硬膜和神经根等结构受到牵拉或受到应力。在每个生理性被动运动测试的终末,医生可以通过感觉来判断是正常的还是病理状态。评估运动的受限程度,判断是否属于关节囊受限。由腕关节的关节囊原因所致可在各方向运动上呈现均等的限制。

(3) 等长抗阻运动:和主动运动相同,检查等长抗阻运动时患者也取坐位。并不是所有的等长抗阻运动都需要检查,但是检查者应明白指、拇指、腕是由非固有肌(腕、指、拇指)和固有肌(指、拇指)共同控制的,损伤到这些结构需要检查相应的肌肉。这些运动必须是等长的且处于中立位。

5. 特殊检查

(1) 运动损伤检查

1) 腕三角软骨挤压试验:检查时嘱患者屈肘 90°,掌心向下,医者一手握住前臂远端,另一手紧握手掌部,使腕关节被动向尺侧偏斜,然后屈曲腕关节,使腕关节尺侧发生挤压和研磨,若在腕尺侧引起疼痛为阳性,应考虑腕三角软骨的损伤。

2) 轴位加压实验:检查者一手固定患者腕部,另一手抓住其拇指,顺拇指方向施加一个轴向的力出现疼痛和(或)劈裂音为试验阳性。提示有掌骨或周围腕骨骨折,或是关节病变。这个试验也可用于其他手指。

3) 双手起坐试验:患者双手置于椅子扶手上,仅用双手用力将身子撑起。这个试验腕部受力很大,对于腕关节有炎症或其他病变的患者来说完成这个动作比较困难。

(2) 肌腱检查

1) 指浅屈肌试验:用以判断指浅屈肌是否完整、功能是否健全。检查时,医者将患者被检查处手指固定在伸直位,然后嘱患者屈曲需检查的手指的近端指间关节,这样可以使指浅屈肌单独运动。如果关节屈曲正常,则表明指浅屈肌腱是完整的;若不能屈曲,则该肌腱有断裂或缺如。

2) 指深屈肌试验:用以判断该肌是否完整、功能是否健全。检查时,将患者掌指关节和近端指间关节固定在伸直位,然后让患者屈曲远端指间关节。若能正常屈曲,则表明该肌腱有功能,若不能屈曲,则该肌腱可能断裂或该肌肉的神经支配发生障碍。

6. 神经系统检查   虽然在腕部肌腱走行处可以引出反射,但不作为经常性检查。实际上,前臂、腕和手部的深肌腱反射不作为常规检查。仅有手部的 Hoffmann 病理反射经常用到。怀疑上运动神经元损伤要检查此项。检查者轻弹示指、中指或环指的末节指骨,未轻弹刮的拇指或手指出现反射性的屈曲即为阳性。

检查者必须清楚手部尺神经、正中神经和桡神经的感觉分布,也要注意比较外周神经和神经根感觉分布。如前述,两种分布有区别。但是上肢的每根外周神经在手部都有相对固定的支配区域,神经受损后其相应区域会受到影响。桡神经固定的支配区域位于拇指背侧靠近解剖学上鼻烟壶的顶点;正中神经位于示指尖;尺神经位于小指尖。

(1) 屈腕试验(Phalen 征):患者双手手腕做最大屈曲,同时将双手的手背紧靠在一起,以协助维持此手腕屈曲的姿势,患者维持此姿势 1 分钟,若大拇指、示指、中指和无名指外侧一半的掌侧面出现麻刺现象,则为阳性(图 3-25)。

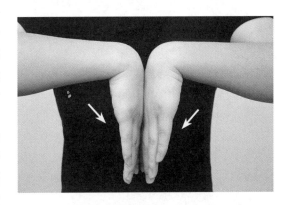

图 3-25 屈腕试验(Phalen 征)

(2) 捏纸试验(Froment 征):患者拇指和示指捏住一张纸,检查者试图将纸抽出,若患者拇指末节因为拇收肌的瘫痪而屈曲,则为阳性。若同时伴有拇指掌指关节的过度背伸,则为 Jeanne 征。提示尺神经损伤。

(宋振华)

四、下肢

(一) 髋关节

髋关节是全身最大的关节,由股骨头和髋臼组成,它通过骨盆上接脊柱,下连下肢,对骨盆和脊柱有很大的影响,也是最完善的杵臼关节。髋关节特点:稳定、灵活、承受重力。它不仅有传递体重的作用,而且在跨步时操纵躯干重心,有使身体向前移动的作用。另外,髋关节解剖结构复杂、位置较深、活动方向多,这给诊断和治疗带来很多麻烦。

1. 视诊 要求:①充分暴露检查部位;②分别从前面、后面和侧面进行观察;③双侧对比检查。除观察局部皮肤情况(擦伤、色泽、瘀斑、窦道、肿胀、隆起、皮肤皱襞)、步态、姿势的变化外,还应观察骨性标志。观察股骨大转子的位置对诊断髋部疾病有非常重要的意义,若大转子向上移位,提示股骨颈骨折和髋关节后脱位;如一侧臀部高突,提示髋关节后上脱位;对比两侧臀横纹是否对称:若一侧臀横纹皱褶明显增多加深、升高,提示先天性髋关节脱位。

当患者进入检查室时,应该观察其步态。如果髋部受影响,患者会小心地减少患侧负重,同时膝部会稍屈曲以吸收振荡。患侧的步长比正常时短,这样可以迅速减轻患侧下肢的负重。如果髋部僵硬,则整个躯体和患侧下肢会一起向前摆动。

2. 触诊 尽管触诊可以在站立位进行,仰卧、侧卧或俯卧位时检查者对患者保持稳定性和放松有益。在髋关节和相关肌肉的触诊中,检查者应该注意是否有触痛、温度变化、肌肉痉挛或其他体征和症状,这些可能是提示原发病变。

(1) 骨性标志:①前方:髂前上棘、髂嵴、大转子、耻骨结节;②后方:髂后下棘、大转子、坐骨结节、骶骨粗隆、骶髂关节。

(2) 肌肉:①屈肌肌群:大腿前 1/4。髂腰肌是髋关节的主要屈肌,肌肉异常挛缩会异致髋关节的屈曲畸形;缝匠肌是人体最长的肌肉;股直肌是前群肌中唯一一跨两个关节的肌肉,可屈髋关节和伸膝关节;②内收肌群:大腿内侧 1/4,包括股薄肌、耻骨肌、短收肌、大收肌、长收肌,长收肌内收肌群中最表浅和唯一可以触及的肌肉;③外展肌群:腿外侧 1/4。臀中肌是髋关节的主要外展肌;④伸肌群:大腿后 1/4。臀大肌是髋关节的主要伸肌,腘绳肌是由外侧的股二头肌以及内侧的半腱肌和半膜肌组成。

(3) 压痛点:髋部的大部分肌肉都可发生肌筋膜功能障碍,而且伴有疼痛症状的触发点。臀大肌、臀中肌、臀小肌、阔筋膜张肌和髂腰肌都是常见的触发点。

3. 叩诊   叩击足跟部或大腿粗隆外侧,若髋关节处引起疼痛或使疼痛加重,提示髋关节脱位、股骨颈骨折等。

4. 听诊   先天性髋关节脱位的患儿,脱位或复位时可听到响声。

5. 运动功能检查   髋关节主动运动如果在活动范围内没有出现疼痛,医师还可以增加一点儿额外的压力进一步检查关节功能。如果患者在这个追加活动中感觉疼痛,医师应该采用被动或抗阻力检查去探究疼痛是否继发于挛缩或非挛缩结构。

(1) 主动运动:医师让患者做以下主动运动:冠状轴上的屈伸;矢状轴上的外展和内收以及纵轴上的内旋和外旋。如果在活动范围内没有出现疼痛,医师还可以增加一点儿额外的压力进一步检查关节功能。

(2) 被动运动检查:如果在主动运动中,活动范围减小,检查者无法测定患者在极限位置的感觉时,需要进行被动运动来确定极限感觉和被动运动度,进行被动运动与主动运动相同,所有活动除了后伸,均可以在患者仰卧位下进行测试。

(3) 等长抗阻运动:进行等长抗阻运动,检查者应该摆正患者髋部的位置,并对患者说"不要让我移动你的髋部",以确保运动是等长的。通过记录等长运动时依靠引起疼痛或者无力现象的动作来决定哪一块肌肉有问题。例如,臀大肌是唯一参与后伸、内收、外旋运动的肌肉。因此,如果三种运动任何一种导致疼痛,检查者应该考虑臀大肌是否有问题。和主动运动一样,最会引起疼痛的活动要最后进行。

髋关节抗阻运动可进行屈曲、伸展、内收、外展、内旋、外旋运动,膝关节等长抵抗屈曲和伸直也必须进行检查,因为两块关节肌肉(腘绳肌和股直肌)作用于膝关节也同时作用于髋关节。

6. 特殊检查

(1) "4"字试验(Patrick 征):评估髋关节或骶髂关节是否存在病变。患者仰卧、检查者将待检查者一侧下肢屈髋屈膝,将他的足部置于另一侧下肢的膝关节上,使检查侧髋关节外展、外旋。检查者缓缓向下压待检查下肢的膝部。阴性结果是所检查下肢的膝部可触及检查床。阳性结果则是受试下肢保持高于对侧下肢,产生疼痛。如果结果为阳性,提示同侧髋关节可能受累,可能会出现髂腰肌痉挛或者骶髂关节受累(图 3-26)。

(2) 单足站立试验(Trendelenburg 征):评估髋关节的稳定性和髋外展肌对骨盆的

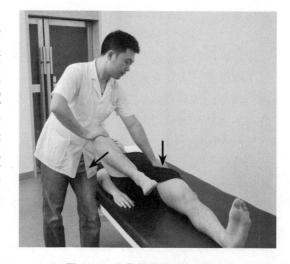

图 3-26   "4"字试验(Patrick 征)

稳定能力。患者单腿站立,正常情况下,对侧骨盆应该上升,若对侧骨盆下降,则提示结果阳性,提示臀中肌力量较差或者髋关节不稳,如髋关节脱位。

(3) 关节盂唇前方撕裂试验:患者取仰卧位,检查者充分屈曲,外旋和外展患者髋关节作为初始体位。然后检查者伸展患者髋关节同时内旋和内收。阳性结果是出现疼痛或者弹响。

(4) 关节盂唇后方撕裂试验:患者取仰卧位,检查者充分屈曲,内旋和内收髋关节作为初始体位。然后检查者伸展髋关节同时外旋和外展。阳性结果是出现疼痛或者弹响。

(5) 托马斯征:评估屈髋肌是否僵硬或挛缩。

(6) 髂胫束紧张试验:评估阔筋膜张肌(髂胫束)功能。

(7) 抬臀现象(Ely 测试)阳性:患者俯卧,检查者被动屈曲患者膝关节。若屈膝时,同时屈曲同侧髋关节,提示股直肌紧张或挛缩。

(8) 侧卧位梨状肌紧张试验:患者侧卧,患侧在上,髋屈曲置于 60°~90° 及膝部屈曲 90° 位置。检查者固定骨盆,然后被动地移动受测髋部内收朝向治疗床。若这样的动作造成臀部或坐骨神经支配区域的疼痛,则提示坐骨神经受到梨状肌压迫(图 3-27)。

7. 测量下肢长度

(1) 下肢解剖长度:下肢解剖长度不匹配,或真性短缩。主要由于先天性畸形(例如青少年髋内翻、先天性髋关节发育不良、骨异常等)或创伤(例如骨折)导致解剖结构的改变。因为解剖性下肢短缩,脊柱和骨盆常常受到影响,导致骨盆外侧倾斜及脊柱侧凸。①下肢长度测量常取髂前上棘至内踝或外踝的长度;②从股骨大转子至膝关节线外侧(用于股骨干短缩测量);③从膝关节线内侧至内踝(用于胫骨干短缩测量)。

真性下肢长度正常但是肚脐至内踝的距离有差异,则表示功能性下肢长度不平衡。这些测量获得的数值可能被肌肉失用、肥胖、剑突和肚脐的不对称或下肢的不对称姿势所影响。

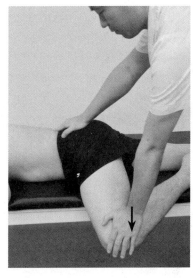

图 3-27　侧卧位梨状肌紧张试验

(2) 功能性下肢长度:是由于姿势、位置而不是结构的原因。例如一侧足旋前或脊柱侧凸时可造成一侧下肢的功能性短缩。评估时患者首先在放松的姿势下进行。在这种姿势下,检查者触诊髂前上棘和髂后上棘,注意观察任何不对称情况。然后患者处于对称姿势,确保距下关节中立位,足趾直朝前方,膝关节伸直,再次检查髂前上棘和髂后上棘是否对称。如果仍然存在差异,检查者应该注意检查是否存在结构性双下肢不等长,骶髂关节功能障碍,或者臀中肌、股四头肌力量较差。

8. 神经系统检查　髋关节没有反射可以引出,可以通过检查髋关节周围肌肉运动了解其神经支配情况。运动检查后进行触觉和针刺觉的检查,了解神经皮节支配范围,如髋关节前外侧的皮节支配范围是 L_1 和 L_2 股外侧皮神经炎会引起这个区域感觉异常。

(二) 膝关节

膝关节是人体关节软骨面最大、关节内部结构最为复杂和滑膜最多的关节,周围滑囊很多,前有髌骨,内有半月板和前后交叉韧带。由股骨下端、胫骨上端、腓骨上端、髌骨、半月板和附着其上的韧带及肌腱组成。其中腓骨上端不直接参与膝关节的构成,仅供侧副韧带和股二头肌外侧头附着。膝部有六个关节面构成三个关节:内侧股胫关节、外侧股胫关节、髌股关节,此三个关节在临床上统称为膝关节。

1. 视诊　患者一进入候诊室,即应着手进行视诊检查,内容包括患者功能状态、体位姿势以及步态等,并特别注意仔细观察患者因不同程度的不适所致的脸部表情。检查时一定要患者脱去长裤和袜子,以便双侧对比。

(1) 观察步态及下蹲情况有无异常:仔细观察有无因膝关节僵直或疼痛引起异常步态。

(2) 观察患者坐下时是否能够屈膝到90°或者只能伸直膝坐下,这有助于理解患者活动时的不适程度和膝部的总体活动范围。

(3) 患者从座位上站立起来时,要观察其膝部位置改变的困难程度,患膝是否能够完全伸直,体重是否能够均匀地分布到双下肢。

(4) 观察膝关节的力线情况,股骨内旋可以产生髌骨对线不良综合征。

(5) 观察有无畸形:正常人膝关节可有5°~10°的生理性外翻角。常见膝关节畸形:①膝内翻畸形,又称"O"形腿;②膝外翻畸形,膝关节外翻角超过15°,则为膝外翻畸形。单侧膝外翻畸形则为"K"形腿,两侧膝外翻则为"X"形腿;③膝反张畸形,正常膝关节伸直时有0°~5°的过伸,如过伸超过5°则为膝反张畸形,又称膝反屈;④膝屈曲畸形,指膝关节不能伸直者。膝关节畸形常见于脊髓灰质炎后遗症、佝偻病、骨折畸形愈合、骨骺发育异常等。

(6) 膝关节肿胀或肿块:常用仰卧位检查。检查时应首先注意区别肿胀是关节内的还是关节外的,然后再区别肿胀是囊性的还是实质性的,有无波动感及硬度等。

(7) 股四头肌萎缩:不能运动或不敢运动,日久出现肌肉失用性萎缩。观察时注意膝关节上方肌肉轮廓,双侧对比。膝关节半月板损伤、膝关节结核、腰椎间盘突出症、类风湿性关节炎患者或下肢骨折长期固定者,均可出现股四头肌萎缩。若肌萎缩不明显,可在髌骨上缘10cm处,测量大腿周径,双侧对比,肌萎缩者周径减少。

2. 触诊　患者仰卧位时最易进行触诊检查,此时膝关节处于伸直位,其双侧不对称性易于被发现;也可让患者坐在检查桌上,小腿垂于桌边,这种体位膝关节的所有部位都有易于触及,关节线也因重力牵拉作用而比较明显,检查者应坐在患者对面的椅上进行检查。以触感膝关节体表的温度开始,做双侧比较。膝关节温度增高提示可能为急性损伤或感染。

(1) 骨触诊:①胫骨粗隆:从近端胫骨内侧的平面开始向胫骨粗隆方向移动来定位胫骨粗隆。从胫骨粗隆向内定位内上髁,内上髁外面的对应部分是外上髁。此三点组成一个三角形;②髌骨:触感整个髌骨,髌骨应该在滑车沟内活动,注意有无髌骨半脱位。活动膝关节感觉捻发音和髌骨的活动度,捻发音提示关节炎。在髌骨下位置进行髌韧带的双侧触诊,检查有无肿胀,此处是髌下囊。与健侧膝关节比较,观察是否对称。

(2) 软组织触诊:①关节间隙:从胫骨近端向上移动手指遇到的第一个凹陷就是关节间隙。关节间隙压痛提示关节内病变,如关节炎或半月板撕裂。②半月板:在胫骨平台近侧缘内侧软组织凹陷处定位内侧半月板。此处压痛提示可能为内侧半月板撕裂。膝关节微屈时在胫骨平台近侧的外缘定位外侧半月板。此处压痛提示可能为外侧半月板撕裂。③胫骨结节:触诊胫骨结节检查有无肿胀或疼痛,从而确定有无胫骨结节骨软骨病(Osgood-Schlatter综合征)。④鹅足囊:触诊胫骨内上侧、胫骨粗隆内侧的鹅足囊,检查有无肥厚、疼痛或渗出。缝匠肌、股薄肌和半腱肌止于鹅足囊。⑤腘动脉:位于膝关节后面的腘窝深处。检查腘动脉的搏动时,嘱患者膝关节处于屈曲休息位时,容易触及。

(3) 压痛点:压痛点常位于髌骨边缘、髌韧带两侧、关节间隙、侧副韧带、胫骨结节及髁部、腓骨头等处。膝骨关节炎压痛点—髌骨两侧;半月板损伤压痛点—该侧关节间隙。

(4) 关节积液:正常膝关节内约有 5ml 滑液,主要生理功能是润滑关节、缓冲力的作用、营养软骨。若关节积液量很大,一望可知;若少量或中等量积液,需要作浮髌试验检查,一般积液量在 10ml 以上,浮髌试验即可出现阳性。

3. 听诊 膝关节面不平滑、髌骨软化、关节内有游离体等均可引起摩擦感或摩擦音。膝伸屈蹲起或做髌骨软骨摩擦试验时,髌后出现沙沙或粗糙的响声为阳性,提示髌骨软骨病或慢性滑膜炎。

4. 运动功能检查 膝部主动运动、被动运动与及抗阻收缩测试包括下列动作:屈曲、伸直、胫骨外旋、胫骨内旋。首先检查的是主动运动,然后被动运动。检查注意事项:两侧对比,并记录主动运动和被动运动的最大活动度。

(1) 主动运动检查:开始检查时患者采取坐位取仰卧位,将最疼痛的运动放在最后进行。在主动运动期间,检查者应该观察①髌骨的移动,以确定它是否能自由、平滑地沿轨道运动;②膝关节活动范围;③运动期间是否有疼痛,疼痛的部位;④限制活动的原因。当膝关节完全屈曲或者完全伸直而患者不痛时,可以施加额外的力量进一步确认其状况。当屈伸的任何位置有疼痛存在时,应该进一步了解其病因,施加被动力量出现的疼痛可能来自非收缩性结构,施加主动抵抗阻力诱发的疼痛则与收缩性结构有关。

(2) 被动运动检查:应该评估膝关节所有方向的活动范围,每种活动的测量都应从解剖起始位置进行,也即膝关节伸直,股骨与胫骨的长轴均位于额状面内,此时,股骨和胫骨长轴通常相交成 170°。

(3) 等长抗阻运动:正确的肌肉检查必须进行等长抵抗运动。患者应该采用仰卧位。理论上,这些等长抵抗运动应在关节保持休息位时进行,建议在膝关节 0°、30°、60° 和 90°时检查股四头肌,同时应观察任何胫骨的异常运动(如韧带不稳)或压迫髌骨时出现的疼痛(如髌骨综合征)。

5. 特殊检查

(1) 浮髌试验:患者取仰卧位,膝关节伸直,检查者一手压在髌骨上方压挤髌上囊,并用手指挤压髌骨两侧,使液体流入关节腔,然后用另一手拇指和中指固定髌骨内外缘,用示指轻轻按压髌骨,若感到髌骨有漂浮感,即随着手指的按动而出现浮沉则为阳性,说明膝关节有积液。

(2) 单腿半蹲试验:患肢单腿站立,逐渐屈膝下蹲时出现膝软、疼痛,或髌骨下出现摩擦音者均为阳性。本试验主要用于检查髌骨软化症。

(3) 髌骨恐惧试验(Apprehension 试验):患者仰卧或坐位,屈膝 30°,股四头肌放松。术者用拇指向外推髌骨。当髌骨仿佛近于外脱位时,患者即收缩股四头肌使髌骨复位即为阳性。患者同时有恐惧的表情。阳性体征说明有髌骨复发性脱位。

(4) 膝关节回旋挤压试验:又称麦氏试验(McMurray test)或半月板弹响试验。本试验是利用膝关节面的旋转和相互研磨动作来检查半月板是否有损伤。操作方法是:嘱患者仰卧,先使膝关节最大屈曲,检查者左手固定膝关节,右手握足踝上较细部,作小腿外展、内旋,同时伸直膝关节,如果外侧有弹响和疼痛,则表明外侧半月板有损伤。反之,作小腿内收、外旋,

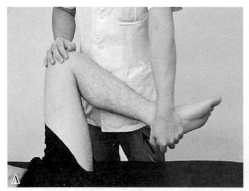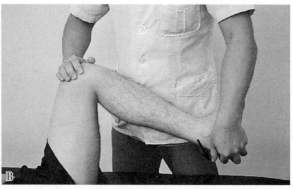

图 3-28　膝关节回旋挤压试验

A. 内侧半月板试验；B. 外侧半月板试验

同时伸直膝关节，内侧出现弹响和疼痛，则表明内侧半月板有损伤（图 3-28）。

（5）研磨提拉试验：包括研磨试验和提拉试验，前者检查半月板，后者检查侧副韧带。①研磨试验：患者俯卧位，膝关节屈曲 90°，助手固定腘窝部，医者双手握住患者足部，沿小腿纵轴方向施加压力的同时，作小腿旋转动作，如有疼痛，提示有半月板破裂，或关节软骨损伤；②提拉试验：本试验主要用于鉴别损伤发生在半月板还是侧副韧带。患者俯卧位，膝关节屈曲 90°，助手按住大腿下端，医者握住患者足踝部，提起小腿，使膝离开检查床面，作外展、外旋或内收内旋活动，若出现膝外侧或内侧疼痛，则为提拉试验阳性。表明有侧副韧带损伤。

（6）膝关节过伸试验（Jones 征）：患者仰卧，检查者一手固定膝部另一手握住小腿下部向上提，将膝关节过度伸展，使半月板前角受到挤压如有疼痛可能为半月板前角损伤或肥厚的髌下脂肪垫受挤压所致。

（7）交锁征：患者活动膝关节时，突然在某一角度有物嵌住，使膝关节不能伸屈并感到疼痛，此现象称为"关节交锁"，当患者慢慢伸屈膝关节，"咔嗒"一响，交锁解除又能活动。

（8）膝关节分离试验：又称侧方挤压试验，用于检查侧副韧带是否损伤。患者仰卧，膝关节伸直，检查者一手握住患肢小腿下端，将小腿外展，另一手按住膝关节外侧，将膝向内侧推压，使内侧副韧带紧张，如出现疼痛和异常的外展摆动即为阳性，则表示内侧副韧带松弛或断裂；反之，用同样方法可以检查外侧副韧带的损伤。

（9）抽屉试验：又称推拉试验，用于检查前后交叉韧带是否损伤。患者仰卧，患肢屈曲 90°，检查者双手握住小腿近端（也可以用肘关节压住足背固定患肢），向前后推拉，如小腿有过度的向前移位，表示前十字韧带松弛或损伤。反之，有向后过多移动，表明后交叉韧带断裂。

（10）髂胫束压迫试验：患者仰卧，屈髋屈膝 90°。术者拇指压患者股骨外上髁处，另一手使膝被动伸直，到 30° 时（直位为 0°）患者感到外上髁处剧痛为阳性，此体征阳性表明髂胫束摩擦综合征。患者主动活动此位置同样疼痛。再结合局部压痛则可诊断。

（11）鹅足压迫试验：屈膝 90°，患者主动内旋小腿，术者给予抗阻力使小腿外旋。患者主诉胫骨髁内侧相当鹅足腱起始处痛即为阳性。说明鹅足下滑囊炎或其下软组织慢性炎症。再结合局部压痛可触诊。

6. 神经系统检查　完成了膝关节试验后,检查者就要判断膝关节周围的反射是否为正常,特别是在神经学上存在可疑的时候。髌骨($L_{3~4}$)和内侧腘绳肌($L_5~S_1$)反射应该双侧对比检查。反射检查完毕后进行轻触觉和针刺觉检查,膝关节前面的皮节是 L_2 和 L_3 支配区。

(三) 踝足部

踝关节是一个滑膜关节,由 3 块骨组成:胫骨、腓骨和距骨。在普通人群中至少有 80% 的人有足部疾患,这些疾患通常可以通过正确的诊断和治疗而治愈。踝和足部的功能障碍能改变行走时的应力,引起下肢其他关节应力的改变,导致相应关节的病理改变。尽管下肢、踝和足部的关节被分开的讨论,但它们共同形成一个功能群,而不是作为孤立的关节。检查者还要清楚腰骶部、骨盆和膝的疼痛可能牵涉到小腿、踝和足。相反,小腿、踝和足的疼痛也可能牵涉到骨盆和膝等部位。

作为下肢运动链的终端,下肢、踝和足部可以通过接触地面将作用在躯体上不同的力量(比如压力、剪力、扭力和张力)分散,在行走的时候尤为明显。每个关节的活动度是非常微小的,但是,当联合起来就有足够的活动度来保持关节的功能运动和功能稳定。

1. 视诊　足的视诊内容非常多,对疾病的诊断有重要意义。因为足受到应力的作用,检查者应该对足进行详细和精确的检查

(1) 鞋:观察患者所使用的鞋子,了解鞋底的磨损情况。在很多情况下,鞋子可以反映足部的缺陷。有扁平足的人鞋底中间部位过早磨破;足内翻患者鞋的外侧会过度磨损;足下垂患者鞋的踇趾处易磨损,提示其摇摆步态;内翻畸形时,鞋子的中前部有一个明显的凸起。

(2) 水肿:观察足的外形。水肿时足失去解剖轮廓,皮肤紧张(失去正常的纹理)。踝部水肿的原因很多。局限性肿胀:在足背或内、外踝下方局限性肿胀多为腱鞘炎或腱鞘囊肿;在跟腱附着于跟骨结节处肿胀多为类风湿性关节炎、跟腱周围炎;第二、三跖趾关节背侧肿胀多为跖骨头软骨炎;第一跖趾关节肿胀多为痛风性关节炎;距下关节肿胀多表现在内外两侧;踝前纵行肿胀为趾长伸肌腱鞘炎;内踝下肿胀为胫后肌、踇长屈肌或距后三角骨损伤时伴发的踇长屈肌腱鞘炎;急性踝关节扭伤整个踝关节肿胀;如果是双侧性的,可能由系统性疾病引起,例如心力衰竭。

(3) 畸形:很多原因可以导致足和踝的畸形。观察是否有踇外翻、锤状趾、爪形趾、重叠趾畸形、高弓足或扁平足,异常受力区是否有胼胝和皮肤增厚。

(4) 步态姿势:在进行检查时,检查者应该记得对比足在承重与非承重情况下的姿势。评估患者使用足部的能力和意愿。观察患者是如何从坐姿变换体位到立姿的;观察患者足跟着地和推动前进的特征;注意患者存在的任何步态偏移和是否使用或需要使用辅助步行工具;注意观察患者在负重情况下与非负重情况下内侧弓的塌陷程度。检查跟骨的排列,注意是否存在负重情况下内、外翻的异常。

2. 触诊　触诊要有一定顺序。患者取坐位、双腿悬于检查床边缘的位置将有利于检查者更好地触诊踝关节和足部的绝大多数结构。从踝关节开始,然后移向远端。首先评定关节前间隙(可以触及的胫骨远端的凹陷即关节间隙)是否存在肿胀或压痛;跖屈踝关节使关节间隙增大,可触及距骨前部。按顺序触诊其他骨及其邻近的关节。反复触诊以确定是否有压痛、畸形、骨刺或肿胀。确保触及距骨和趾骨的全长,不要忽视肌腱的触诊,检查是否有压痛、肿胀及断裂。然后从跟腱开始,分别触诊外踝前部的肌腱、中部的肌腱以及后部的腓骨。

(1) 骨触诊:①第一趾骨头:第一趾骨头是容易发生病变的地方,如姆外翻。姆外翻患者的第一趾骨体向内侧成角,趾骨头周围软组织肿胀。此区域变红,通常被称为姆囊炎。痛风经常表现为第一跖趾关节的疼痛和压痛(所谓足痛风)。②第五趾骨头:该区域有一滑囊且容易发炎,局部皮肤变红,有压痛,称为裁缝师滑囊炎(因为裁缝用该部位踩缝纫机的踏板)或小趾滑囊炎。③第五跖骨底:腓骨短肌腱止于该处。在踝内翻损伤时,可发生该骨的滑脱骨折。④舟骨:舟骨粗隆的压痛见于舟骨无菌性坏死的患者(舟骨骨软骨炎)。⑤腓骨头:踝关节损伤时可造成腓骨头骨折。外力可造成胫骨和腓骨之间骨间膜的损伤,并使腓骨头骨折。

(2) 软组织触诊:①三角韧带:踝关节的内侧副韧带,在内踝下可以触及。在踝外翻损伤时可以扭伤或撕裂;②胫后肌腱:该肌腱位于内踝后方,扁平足畸形的患者长时间站立可以导致该肌腱肿胀和压痛;③足背动脉:足背动脉行走于足的背面第一、二跖骨之间,很容易触及搏动。搏动减弱见于血管病变,但有15%的人可发生动脉缺如;④跟腱:从小腿下1/3至跟骨都可以触及跟腱。跟腱断裂时,可以触及局部凹陷并能诱发疼痛。该区域有两个滑囊:一个位于跟腱前面(跟后滑囊),另一个位于跟腱与皮肤之间称为跟腱囊。有滑囊炎时可引起疼痛。

(3) 压痛点:①外踝:骨折时局部有明显的压痛且伴肿胀或有骨擦音。踝关节扭伤时,腓侧副韧带一般都有不同程度的损伤,损伤处常有压痛。根据压痛点的部位,可明确具体韧带损伤。②内踝:骨折时局部有明显的压痛且伴肿胀或有骨擦音。内侧副韧带为三角韧带,损伤的机会相对较少。但内踝骨折的机会相对较多,故于内踝部有明显压痛要注意是否有骨折的可能。

(4) 皮温及血液循环:检查足部皮温及动脉的搏动,检查足趾的毛细血管反应,以判断血运情况。如局部皮温过高,又见发红,或有波动感,要考虑是否有感染性病灶存在。

3. 运动功能检查

(1) 主动运动:这些检查均应在负重和非负重状态下(直腿坐位或仰卧位)进行,任何不同都应记录下来。在负重情况下,指导患者用足趾站立和行走,以了解踝关节的跖屈和足趾的屈曲情况;指导患者使用足跟站立和行走,了解踝关节背屈和足趾伸直情况;要求患者用足外侧缘站立,测试足的内翻情况;要求患者用足的内侧缘站立,测试足的外翻情况。在非负重状态下,指导患者尽可能背屈踝关节,医师可以施加一个向下或向内或向外的力,进行推动,这样可以检查足背屈、跖屈、内翻和外翻的情况。然后让患者屈曲、伸直及分开足趾,这样可以了解足伸直、屈曲、外展和内收的情况。

主动运动检查有助于医师了解患者是否存在明显的限制,医师需要牢记检查时应该与对侧进行比较。如果关节活动结束时未出现任何疼痛,可以增加一些额外的力量去更全面地了解此关节。如果患者在主动活动中出现疼痛,应该通过被动检查和抵抗阻等长试验继续查找疼痛的原因是继发于可收缩性结构还是不可收缩性结构。

(2) 被动运动:医师可以通过这类检查来确定不能收缩的(惰性的)结构是否就是造成患者问题的原因。

(3) 等长抗阻运动:等长抵抗运动是用来检测围绕足、踝和小腿的可收缩组织的。患者保持坐位或仰卧位,并且脚置于解剖位(中立或90°)。膝关节等长抵抗屈曲一定要检查,因为小腿三头肌(比目鱼肌和腓肠肌共同组成)既作用于踝、足部,也作用于膝部。小腿、踝和足的等长抵抗运动包括:膝关节屈曲、踝关节跖屈、背伸、旋后、旋前、足趾伸直和屈曲。

在检测足、踝肌肉强度时,最重要的是观察肌肉的功能能否得到代偿。在检查踝关节时,注意检查足趾的活动。如果踝关节周围的肌肉力量较差,患者会应用足趾屈肌或伸肌来进行替代,起到代偿作用。

4. 特殊检查 在评估小腿、踝和足时,判断距骨在负重和不负重的情况下的中立位很重要,它可以帮助检查者区分功能性障碍和器质性病变。其他要进行的检查包括力线、腿功能性长度和胫骨扭转试验。特殊检查不单独进行,只是用来证实临床检查结果。

(1) 腓肠肌挤压试验(Thompson 征):通过该检查可以确认跟腱的断裂。跟腱断裂的部位通常位于跟骨止点近端 2~6cm 处,此处与血供临界区相一致。进行该检查时,患者需要取俯卧位,足部悬于检查床外侧。用手握紧、挤压腓肠肌,观察是否存在踝关节跖屈。如果发现跖屈消失,则该检查结果阳性。

(2) 踝足部前抽屉试验:该试验用于确定胫腓前韧带、前方关节囊和跟腓韧带等结构的完整性。进行该检查时,患者坐在检查床边,膝关节屈曲;医师用一手固定检查侧小腿,另一手握住跟骨部位,将该侧踝关节跖屈20°。在该位置,距腓前韧带与小腿纵轴垂直。试着将跟骨和距骨向前抽出踝榫,足部过度的前方移位通常伴有摩擦声,提示前抽屉试验阳性(图 3-29)。这个试验也可在患者仰卧位,髋关节、膝关节屈曲时进行。试验的可靠性有赖于患者的放松程度和配合性。

(3) 内翻应力试验:如果前抽屉试验阳性,需要进行本试验,目的是确认是否合并

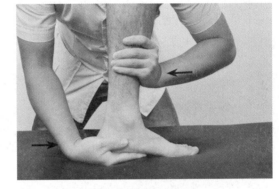

图 3-29 踝足部前抽屉试验

存在跟腓韧带的损伤,而跟腓韧带与避免过度内翻有关。试验时,患者可以坐在检查床边,也可以仰卧于检查床上。将患者的足跟部置于医师的手掌内,内翻跟骨和距骨。如果出现踝榫内距骨过度内翻,则结果为阳性。

(4) 踝关节背伸试验:本试验是检查腓肠肌和比目鱼肌挛缩的特殊检查方法。二者区别:无论伸膝或屈膝,踝关节均不能背伸,说明比目鱼肌挛缩;若膝关节伸直时,踝关节不能背伸,而当屈曲膝关节时,踝关节能够背伸,说明腓肠肌挛缩。

(5) 足内、外翻试验:将足内翻及外翻时如发生疼痛,说明内侧或外侧韧带损伤。

(6) 距骨横向搬动试验:用于检查有无胫腓关节分离。检查时检者一手固定小腿,另一手握住足跟,然后横向推动,如果距骨与内外踝有撞击感即为阳性,说明有距腓骨分离,下胫腓韧带断裂。

(7) 应力试验:应力骨折通常发生在小腿和足部。如果怀疑发生了应力骨折,使用音叉在骨局部有压痛的部位进行检查:如果存在应力骨折,则局部放置音叉后疼痛会增加,本试验尚需通过 X 线片或 MRI 检查加以确认。

(8) 足弓检查:前足和后足从正常排列状态出现偏移是较为常见的现象。由于这些排列偏移造成负重的异常引起的疼痛和疾病,如肌腱炎、应力骨折、鸡眼和其他压迫性问题。异常排列的类型通常在初期是柔软性的,逐渐变成僵硬性的。最常见的异常是后足外翻伴代偿性前足内翻,通常被称为扁平足。

1）柔性扁平足和僵硬性扁平足的检查：当患者取坐位或站立位时，均应该正常观察到弧形的内侧纵弓。当患者取坐位时，其内侧弧形纵弓存在，而在站立位负重时内侧纵弓消失，这就被称为柔性扁平足；如果在坐位时内侧弧形纵弓也消失了，则其被称为僵硬性扁平足。

2）内侧纵弓的检查：患者俯卧，触及并标记内踝和第1跖趾关节，内侧纵弓线（Feiss线）是指内踝与第1跖趾关节之间的连线（图3-30）。通过Feiss线，可以确定舟状骨结节的相对位置。患者负重时，再次评价舟状骨结节的位置。将直线和地板之间的空间高度三等分，正常情况下舟状骨结节应该靠近直线，如果舟状骨结节更低，则根据其相对位置确定扁平足的程度，1度扁平足为舟状骨结节离直线的距离约为高度的1/3，2度扁平足为舟状骨结节离直线的距离约为高度的1/3~2/3，3度扁平足之舟状骨结节位于地面。

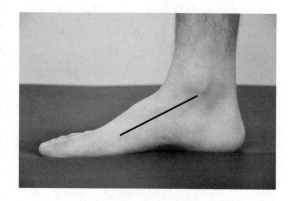

图3-30　内侧纵弓线（Feiss线）

3）测量足弓指数：用量尺测出足的高度（从地面至足背面最高处）和长度（从足跟后缘至最长趾的末端），将足的高度除以足的长度，再乘100，所得数据即为足弓指数。正常足弓指数在31~29范围内，轻度平足为29~25，25以下者为严重扁平足。

4）力线检查：力线检查时用来判断腿部和后足以及后足和前足关系的。这些检查用来区别功能性和解剖学（结构性）畸形或不对称。①腿-足跟力线：患者俯卧位，腿伸出床沿，检查者于跟骨中线上在跟腱和跟骨衔接处做一个标记，在距第一个标记远端约1cm且尽可能接近跟骨中线处做第二个标记，将这两个点连起来就形成了跟骨线，在小腿的下1/3的中线上做两个标记，连接两点形成胫骨线，然后检查者将距跟关节摆在俯卧的中间位，保持这个姿势，看上述两条线的关系。如果两条线平行或者轻度成角（2°~8°），则腿-足跟力线正常。如果足跟内翻，则患者有后足内翻；如果足跟外翻，则有后足外翻；②前足-足跟力线：患者仰卧位，脚伸出床沿。检查者将患者足摆在仰卧的中立位。保持此姿势，最大限度向前旋转跗骨间关节，然后观察足跟的垂线和第二到第四跖骨平面的关系。正常情况下两者是垂直关系。如果足的内侧抬高，则患者前足内翻；如果足的外侧抬高，则患者前足外翻。

5）胫骨扭转的检查：在出生的时候，胫骨有近30°的内旋，至3岁时，胫骨存在15°的外旋。足趾过度朝内可能与胫骨内旋有关。当患者坐于检查床边，检查者想象一个垂直于胫骨的平面，并延伸通过胫骨结节。该平面延伸通过踝榫时应该存在15°的外旋，如果该平面外旋角度<13°，则患者存在胫骨内旋扭转；如果该平面外旋角度>18°，则患者存在胫骨外旋扭转。

5. 神经系统检查

（1）轻触觉和针刺觉检查：检查者必须知道足部的外周神经感觉分布，尤其是腓浅神经、腓深神经和隐神经以及胫神经的分布（腓肠神经、跟骨内侧神经、足底内侧神经、足底外侧神经），小腿皮节在 L_{3-5}、S_1 和 S_2。

（2）反射检查：在此区域常做的检查是跟腱反射（S_{1-2}）和胫后反射（L_{4-5}）。这些反射可能随年龄而减退，在年老者中，甚至可能消失。跟腱反射主要检查 S_1 神经根，当 S_1 神经根有病变、坐骨神经或胫神经受损时，跟腱反射减弱或消失。跟腱断裂也会导致踝反射消失。

（3）锥体束反射检查（上运动神经元损伤出现的病理反射）：检查病理反射有很多方法，包括巴宾斯基征（Babinski 征）、查多克征（Chaddock 征）、奥本海姆征（Oppenheim 征）和戈登征（Gordon 征）。这些方法的阳性体征都有姆趾的背伸。巴宾斯基征还可以引起其余趾的扇形展开，是最常用和最可靠的检查方法。

（4）跖间神经瘤（Morton 神经瘤）检查：通常发生在第 2、第 3 趾蹼间，这里有趾间神经的分支。用手握住足部，并将跖骨进行挤压会引起疼痛，通过跖骨深横韧带注射麻醉药麻醉神经瘤可明确诊断。

（5）腓神经压迫检查：腓总神经绕过腓骨头部位，位于皮下浅表，常易发生损伤，使用叩诊锤轻敲腓骨头下方和外侧，可能引出 Tinel 征，患者会感到小腿外侧和足背侧有向下放射的麻刺感。神经损伤后患者出现足下垂症状。

（6）跗管综合征检查：在跗管屈肌支持带深面的胫后神经发生卡压会引起跗管综合征。在内踝下方使用叩诊锤轻敲击可引出 Tinel 征。

（宋振华）

第二节　关节功能评定

一、肌力评定

肌力（muscle strength）是指肌肉收缩时产生的最大力量，又称绝对肌力。肌力评定是肌肉、骨骼、神经系统疾病的诊断及功能评定的基本内容之一。

肌力评定的主要目的是判断肌力减弱的部位和程度，协助某些神经肌肉疾病的定位诊断，预防肌力失衡引起的损伤和畸形，评价肌力增强训练的效果。

肌力评定方法分徒手肌力测试与器械肌力测试，后者分等长、等张、等速肌力测试。

（一）徒手肌力测试

徒手肌力测试（manual muscle test，MMT）是根据受检肌肉群的功能，选择不同的受检部位，在减重、抗重力和抗阻力条件下完成一定动作，按动作的活动范围和抗重力或抗阻力的情况下去分级。MMT 的缺点是只能表明肌力的大小，不能反映肌肉收缩的耐力；定量分级标准较粗略；难以排除测试者主观评价的误差。

1. 肌力分级标准

（1）Lovett 分级法：肌力分级标准有多种，临床应用最广泛的是 Lovett 分级法（表 3-1）。

表 3-1　肌力分级标准（Lovett 分级法）

分级	简称	标准	相当于正常肌力的百分比（%）
0	M0	无可见或可感觉到的肌肉收缩	0
1	M1	可扪及肌肉轻微收缩，但无关节活动	10
2	M2	在去重力条件下，能完成关节全范围的运动	25
3	M3	能抗重力完成关节全范围的运动，不能抗阻力	50
4	M4	能抗重力和轻度阻力运动	75
5	M5	能抗重力和最大阻力运动	100

（2）MRC 分级法：在 Lovett 分级法基础上，MRC 分级法对肌力进行了细分（表 3-2）。当被测肌力比某级稍强时，在此级右上角加"+"，当被测肌力比某级稍差，则在此级右上角加"−"。

表 3-2　肌力分级标准（MRC 分级法）

级别	英文简写	特征
5	N	能对抗与正常相应肌肉相同的阻力，且能作全范围的活动
5^-	N^-	能对抗与 5 级相同的阻力，但活动范围在 50%~100% 之间
4^+	G^+	在活动的初、中期能对抗的阻力与 4 级相同，但在末期能对抗 5 级阻力
4	G	能对抗阻力，且能完成全范围的活动，但阻力达不到 5 级水平
4^-	G^-	能对抗的阻力与 4 级同，但活动范围在 50%~100% 之间
3^+	F^+	情况与 3 级相仿，但在运动末期能对抗一定的阻力
3	F	能对抗重力运动，且能完成全范围的活动，但不能对抗任何阻力
3^-	F^-	能对抗重力运动，但活动范围在 50%~100% 之间
2^+	P^+	能对抗重力运动，但运动范围小于 50%
2	P	不能抗重力，但在消除重力影响后能作全范围运动
2^-	P^-	消除重力影响时能活动，但活动范围在 50%~100% 之间
1	T	触诊能发现有肌肉收缩，但不引起任何关节运动
0	Z	无任何肌肉收缩

2. 肢体主要肌肉的徒手肌力测试

（1）上肢：上肢主要肌肉的徒手肌力测试见表 3-3。

表 3-3　上肢主要肌肉的徒手肌力测试

上肢	徒手肌力测试标准		
	1 级	2 级	3、4、5 级
斜方肌 菱形肌	坐位，臂外展放桌上，试图使肩胛骨内收时可触及肌收缩	同左，使肩胛骨主动内收时可见运动	俯卧，两臂稍抬起，使肩胛骨内收，阻力为将肩胛骨向外推
斜方肌下部	俯卧，一臂前伸内旋，试图使肩胛骨内收及下移时，可触及斜方肌下部收缩	同左，可见有肩胛骨内收及下移运动	同左，肩胛骨内收及下移，阻力为将肩胛骨上角向上外推
斜方肌上部、肩胛提肌	俯卧，试图耸肩时可触及斜方肌上部收缩	同左，能主动耸肩	坐位，两臂垂于体侧，耸肩，向下压的阻力加于肩锁关节上方，能抗阻力为 5、4 级，不抗阻力为 3 级
前锯肌	坐位，一臂向前放桌上，上臂前伸时在肩胛骨内缘可触及肌收缩	同左，上臂前伸时可见肩胛骨活动	坐位，上臂前平举屈肘，上臂向前移动，肘不伸，向后推的阻力加于肘部
三角肌前部、喙肱肌	仰卧，尝试屈曲肩关节时可触及三角肌前部收缩	侧卧，受检上肢放于滑板上，肩可主动屈曲	坐位，肩内旋，屈肘，掌心向下，肩屈曲，阻力加于上臂远端

续表

上肢	徒手肌力测试标准		
	1级	2级	3、4、5级
三角肌后部、大圆肌、背阔肌	俯卧,尝试后伸肩关节时,可触及大圆肌、背阔肌收缩	向对侧侧卧,受检上肢放于滑板上,肩可主动伸展	俯卧,肩伸展30°~40°,阻力加于上臂远端
三角肌中部、冈上肌	仰卧,尝试肩外展时可触及三角肌收缩	仰卧,上肢放于床面上,肩可主动外展	坐位,屈肘,肩外展至90°,阻力加于上臂远端
冈下肌、小圆肌	俯卧,上肢在床缘外下垂,试图肩外旋时在肩胛骨外缘可触及肌肉收缩	俯卧,肩可主动外旋	俯卧,肩外展,屈肘,前臂在床缘外下垂,肩外展,阻力加于前臂远端
肩胛下肌、大圆肌、胸大肌、背阔肌	俯卧,上肢在床缘外下垂,试图肩关节内旋时,在腋窝前、后壁可触及肌肉收缩	俯卧,肩可主动内旋	俯卧,肩外展,屈肘,前臂在床缘外下垂,肩内旋,阻力加于前臂远端
肱二头肌、肱肌、肱桡肌	坐位,肩外展,上臂放于滑板上,试图屈曲肘关节时可触及相应肌肉收缩	位置同左,肘关节可主动屈曲	坐位,上肢下垂,屈曲肘关节,阻力加于前臂远端。测肱二头肌旋后位、测肱肌旋前位、测肱桡肌前臂中立位
肱三头肌、肘肌	坐位,肩外展,屈肘,上肢放滑板上,试图伸肘时可触及肱三头肌活动	体位同左,肘关节可主动伸展	俯卧,肩外展、屈肘,前臂在床缘外下垂,伸肘关节,阻力加于前臂远端
旋后肌、肱二头肌	俯卧或坐位,肩外展,前臂在床缘外下垂,试图前臂旋后时可于前臂上端桡侧触及肌肉收缩	俯卧位,前臂可主动旋后	坐位,屈肘90°,前臂旋前位,做旋后动作,握住腕部施加反方向阻力
旋前圆肌、旋前方肌	俯卧或坐位,肩外展,前臂在床缘外下垂,试图前臂旋前时可在肘关节下、腕上触及肌肉收缩	俯卧位,前臂可主动旋前	坐位,屈肘90°,前臂旋后位,做旋前动作,握住腕部施加反方向阻力
尺侧屈腕肌	同侧侧卧或坐位,试图做腕掌侧屈及尺侧偏时可触及其肌腱活动	体位同左,腕可掌屈及尺侧偏	体位同左,屈肘,腕向掌侧屈及尺侧偏,阻力加于小鱼际
桡侧屈腕肌	坐位,上肢屈肘放于滑板上,试图腕关节屈曲及桡侧偏时可触及其肌腱活动	体位同左,腕可掌屈及桡侧偏	体位同左,腕向掌侧屈并向桡侧偏,阻力加于大鱼际
尺侧伸腕肌	坐位,屈肘,上肢放于滑板上,试图腕背伸及尺侧偏时可触及肌腱活动	体位同左,腕可背伸及尺侧偏	体位同左,去掉滑板,腕背伸并向尺侧偏阻力加于掌背尺侧
桡侧腕长、短伸肌	坐位,屈肘,上肢放于滑板上,试图腕背伸及桡侧偏时可触及其肌腱活动	体位同左,腕可背伸及桡侧偏	体位同左,去掉滑板,腕背伸并向桡侧偏
指总伸肌	试图伸掌指关节时可触及掌背的肌腱活动	坐位,前臂中立位,手掌垂直时掌指关节可主动伸展	伸掌指关节并维持指间关节屈曲,阻力加于手指近节背侧

上肢	徒手肌力测试标准		
	1级	2级	3、4、5级
指浅屈肌	屈近端指间关节时可在手指近节掌侧触及肌腱活动	坐位,有一定的近端指间关节活动	屈曲近端指间关节,阻力加于手指中节掌侧
指深屈肌	屈远端指间关节时可在手指中节掌侧触及肌腱活动	有一定的远端指间关节屈曲活动	固定近端指间关节,屈远端指间关节,阻力加于手指末节指腹
拇收肌	内收拇指时可于1、2掌骨间触及肌肉活动	有一定的拇内收动作	拇伸直,从外侧位内收,阻力加于拇指尺侧
拇长、短展肌	外展拇指时可于桡骨茎突远端触及肌腱活动	有一定的拇外展动作	拇伸直,从内收位外展,阻力加于第一掌骨桡侧
拇短屈肌	屈拇时于第一掌骨掌侧触及肌肉活动	有一定的拇屈曲动作	手心向上,拇指掌指关节屈曲,阻力加于拇指近节掌侧
拇长屈肌	屈拇时于拇指近节掌侧触及肌腱活动	有一定的拇屈曲动作	手心向上,固定拇指近节,阻力加于拇指远节指腹
拇短伸肌	伸拇时于第一掌骨背侧触及肌肉活动	有一定的拇伸直动作	手心向下,拇指掌指关节伸展,阻力加于拇指近节背侧
拇长伸肌	伸拇时于拇指近节背侧触及肌腱活动	有一定的拇指指间关节伸展动作	手心向下,固定拇指近节:伸指间关节,阻力加于拇指远节背侧

(2) 下肢:下肢主要肌肉的徒手肌力测试见表3-4。

表3-4 下肢主要肌肉的徒手肌力测试

下肢	徒手肌力测试标准		
	1级	2级	3、4、5级
髂腰肌	仰卧,试图屈髋时于腹股沟上缘可触及肌活动	向同侧侧卧,托住对侧下肢,可主动屈髋	仰卧也可坐位,小腿悬于床缘外,屈髋,阻力加于大腿远端前面
臀大肌 腘绳肌	俯卧,试图伸髋时于臀部及坐骨结节下方触及肌活动	向同侧侧卧,托住对侧下肢,可主动伸髋	俯卧,屈膝(测臀大肌)或伸膝(测腘绳肌),伸髋10°~15°,阻力加于大腿远端后面
内收大、长、短肌 股薄肌耻骨肌	仰卧,分腿30°,试图髋内收时于股内侧部可触及肌活动	同左,下肢放滑板上可主动内收髋	向同侧侧卧,两腿伸,托住对侧下肢,髋内收,阻力加于大腿远端内侧
臀中、小肌 阔筋膜张肌	仰卧,试图髋外展时于大转子上方可触及肌活动	同左,下肢放滑板上可主动外展髋	向对侧侧卧,对侧下肢半屈,髋外展,阻力加于大腿远端外侧
股方肌、梨状肌、臀大肌,上、下孖肌 闭孔内、外肌	仰卧或坐位,腿伸直,试图髋外旋时于大转子上方可触及肌活动	同左,可主动外旋髋	仰卧或坐位,小腿在床缘外下垂,髋外旋,阻力加于小腿下端内侧

续表

下肢	徒手肌力测试标准		
	1级	2级	3、4、5级
臀小肌、阔筋膜张肌	仰卧或坐位,腿伸直,试图髋内旋时大转子上方可触及肌活动	同左,可主动内旋髋	仰卧或坐位,小腿在床缘外下垂,髋内旋,阻力加于小腿下端外侧
腘绳肌	俯卧,试图屈膝时可于腘窝两侧触及肌腱活动	向同侧侧卧,托住对侧下肢,可主动屈膝	俯卧,膝从伸直位屈曲,阻力加于小腿下端后面
股四头肌	仰卧或坐位,试图伸膝时可触及髌韧带活动	向同侧侧卧,托住对侧下肢,可主动伸膝	仰卧或坐位,小腿在床缘外下垂,伸膝,阻力加于小腿下端前面
腓肠肌比目鱼肌	侧卧,试图踝跖屈时可触及跟腱活动	同左,踝可主动跖屈	仰卧位或俯卧,膝伸直(测腓肠肌)或膝屈曲(测比目鱼肌),踝跖屈,阻力加于足跟
胫前肌	仰卧,试图踝背屈及足内翻时可触及其肌腱活动	侧卧,可主动踝背屈、足内翻	坐位,小腿下垂,踝背屈并足内翻,阻力加于足背内缘
胫后肌	仰卧,试图足内翻及跖屈时于内踝后方可触及腱活动	同左,可主动跖屈踝、足内翻	向同侧侧卧,足在床缘外,足内翻并踝跖屈,阻力加于足内缘
腓骨长、短肌	仰卧,试图足外翻时于外踝后方可触及腱活动	同左,可主动踝跖屈、足外翻	向对侧侧卧,使跖屈的足外翻,阻力加于足外缘

3. 徒手肌力测试的注意事项

(1) 若为单侧肢体病变,应先查健侧对应肌肉的肌力,以便健患的对比。

(2) 当主动肌的肌力减弱时,协同肌可能取代主动肌引起代偿运动。避免代偿动作的方法是将受试肌肉或肌群摆放在正确的位置,检查者的固定方法要得当,触摸受试肌肉以确保测试动作精确完成且无代偿运动。

(3) 重复检查同一块肌肉的最大收缩力时,应间隔 2 分钟为宜。

(4) 正常肌力受性别、年龄、身体形态及职业的影响,存在个体差异,因此,在进行 3 级以上的肌力检查时,给予阻力的大小要根据被检者的个体情况来决定。

(5) 检查不同肌肉时需采取相对应的体位,检查者应在同一体位下完成所有肌力检查内容后,再让患者更换体位,根据体位变化来安排检查的顺序。

(6) 检查者应尽量靠近被检者,便于固定、实施手法,但不应妨碍运动。

(7) 施加阻力时,要注意阻力的方向,应与肌肉或肌群的牵拉方向相反;阻力的施加点应在肌肉附着点的远端部位。肌力达 4 级以上时,所作抗阻须连续施加,且与运动方向相反。

(8) 选择适合的检查时间,疲劳、运动后或饱餐后均不宜检查。

(二) 器械肌力测试

1. 等长肌力测试 等长肌力测试(isometric muscle test,IMMT)是测定肌肉等长收缩的能力,适用于 3 级以上肌力的检查,可以取得较为精确的定量评定。通常采用专门器械进行测试,常用方法有握力测试、捏力测试、背肌力测试、四肢肌群肌力测试等。

(1) 握力测试:用握力计测试手握力大小,反映屈指肌肌力。握力计有多种型号,但用法和结果基本一致。握力大小以握力指数评定,握力指数 = 手握力(kg)/ 体重(kg)×100%,握力指数正常值为大于 50%。测试时,将把手调至适当宽度,立位或坐位,上肢置于体侧自然下垂,屈肘 90°,前臂和腕处于中立位,用力握 2~3 次,取最大值。检查时应避免用上肢其他肌群来代偿。

(2) 捏力测试:用捏力计测试拇指与其他手指间的捏力大小,反映拇指对掌肌及四肢屈肌的肌力。测试时调整好捏力计,用拇指分别于其他手指相对捏压捏力计 2~3 次,取最大值。正常值约为握力的 30% 左右。

(3) 背肌力测定:用拉力计测定背肌肌力的大小,用拉力指数评定。拉力指数 = 拉力(kg)/ 体重(kg)×100%,一般男性的正常拉力指数为体重的 1.5~2 倍(150%~200%),女性的体重的 1~1.5 倍(100%~150%)。测试时两膝伸直,将拉力计把手调至膝关节高度,两手抓住把手,然后腰部伸展用力上提把手。进行背肌力测定时,腰椎应力大幅度增加,易引起腰痛,故不适用于腰痛患者及老年人。

(4) 四肢肌群肌力测试:在标准姿势下通过测力计,可测试四肢各组肌群(如腕、肩、踝的屈伸肌群及肩外展肌群)的肌力。测力计一般由力学传感器及相应软硬件构成。根据传感器的敏感性,可测得的肌力范围可自极微弱到数百牛顿不等。

2. 等张肌力测试   等张肌力测试(isotonic muscle test, ITMT)是测定肌肉克服阻力收缩做功的能力。测试时,被测肌肉收缩,完成全关节活动范围的运动,所克服的阻力值不变。测出一次全关节活动度运动过程中所抵抗的最大阻力值,称为该被测者该关节一次运动的最大负荷量(1 repeat maximum, 1RM);完成 10 次规范的全关节活动范围运动所能抵抗的最大阻力值则为 10RM。

3. 等速肌力测试   等速运动是在整个运动过程中运动速度(角速度)保持不变的一种肌肉收缩方式。等速肌力测试等速肌力测定(isokinetic muscle test, IKMT)需要借助特定的等速测试仪来完成。等速测试仪内部特定结构使运动的角速度保持恒定,可以记录不同运动速度下,不同关节活动范围内某个关节周围拮抗肌的肌肉峰力矩、爆发力、耐力、功率、肌肉达到峰力矩的时间、角度,肌肉标准位置和标准时间下的力矩、屈 / 伸比值,双侧对应肌肉的力量差值、肌力 / 体重百分比等一系列数据。等速肌力测试的优点是能提供肌力、肌肉做功量和功率输出、肌肉爆发力和耐力等多种数据;能同时完成一组拮抗肌测试是公认的评价肌肉功能与肌肉力学特性的最佳方法。等速肌力测试的缺点是测试仪器价格昂贵,操作较复杂,不同型号的仪器测试出的结构有显著差异,无可比性。

二、关节活动度评定

关节活动度又称关节活动范围(range of motion, ROM),是指关节活动时可达的最大弧度。具体而言是指关节的移动骨在靠近或远离固定骨的运动过程中,移动骨所达到的新位置与起始位置之间的夹角。又分为主动关节活动范围(active range of motion, AROM)和被动关节活动范围(passive range of motion, PROM)。

(一) 上肢关节活动度评定

上肢关节活动度评定见表 3-5。

表 3-5 上肢关节活动度评定

关节	运动	受检体位	量角器放置方法			正常值
			轴心	固定臂	移动臂	
肩	屈/伸	坐或立位,臂置于体侧,肘伸展	肩峰	与腋中线平行	与肱骨纵轴平行	屈:0°~180° 伸:0°~50°
	外展	坐或立位,臂置于体侧,肘伸展	肩峰	与身体中线平行	同上	0°~180°
	内旋/外旋	仰卧,肩外展90°,肘屈曲90°	鹰嘴	与腋中线平行	与前臂纵轴平行	各 0°~90°
肘	屈/伸	仰卧、坐位或立位,臂取解剖位	肱骨外上髁	与肱骨纵轴平行	与桡骨纵轴平行	0°~150°
桡尺	旋前/旋后	坐位,上臂置于体侧,肘屈曲90°,前臂中立位	尺骨茎突	与地面垂直	腕关节背面(测旋前)或掌面(测旋后)	各 0°~90°
	屈/伸	坐或站位,前臂完全旋前	尺骨茎突	与前臂纵轴平行	与第2掌骨纵轴平行	屈 0°~90° 伸 0°~70°
腕	尺/桡侧偏	坐位,屈肘,前臂旋前,腕中立位	腕背侧中点	前臂背侧中线	第3掌骨纵轴	桡偏 0°~25° 尺偏 0°~55°
掌指	屈/伸	坐位,腕中立	近侧指骨近端	与掌骨平行	与近侧指骨平行	伸 0°~20° 屈 0°~90° 拇指 0°-30°
指间	屈伸	同上	远侧指骨近端	与近侧指骨平行	与远侧指骨平行	近侧指间为 0°~100° 远侧指间为 0°~80°
拇指腕掌	内收/外展	同上	腕掌关节	与示指平行	与拇指平行	0°~60°

(二)下肢关节活动度评定

下肢关节活动度评定见表 3-6。

表 3-6 下肢关节活动度评定

关节	运动	受检体位	量角器放置方法			正常值
			轴心	固定臂	移动臂	
髋	前屈	仰卧或侧卧,对侧下肢伸展	股骨大转子	与身体纵轴平行	与股骨纵轴平行	0°~125°
	后伸	被测下肢在上	同上	同上	同上	0°~15°
	内收/外展	仰卧	髂前上棘	左右髂前上棘连线的垂直线	髂前上棘至髌骨中心的连线	各 0°~45°

续表

| 关节 | 运动 | 受检体位 | 量角器放置方法 | | | 正常值 |
			轴心	固定臂	移动臂	
	内旋/外旋	仰卧,两小腿于床缘外下垂	髌骨下端	与地面垂直	与胫骨纵轴平行	各0°~45°
膝	屈/伸	俯卧、侧卧或坐在椅子边缘	股骨外踝	与股骨纵轴平行	与胫骨纵轴平行	屈0°~150° 伸0°
踝	背伸/跖屈	仰卧,踝处于中立位	腓骨纵轴线与足外缘交叉处	与腓骨纵轴平行	与第5跖骨纵轴平行	背屈0°~20° 跖屈0°~45°
	外翻/内翻	俯卧,足位于床缘外	踝后方两踝终点	小腿后纵轴	轴心与足跟终点连线	内翻0°~35°, 外翻0°~25°

（三）脊柱活动度评定

脊柱活动度评定见表3-7。

表3-7　脊柱活动度评定

| 关节 | 运动 | 受检体位 | 量角器放置方法 | | | 正常值 |
			轴心	固定臂	移动臂	
颈部	前屈	坐或立位,在侧方测量	肩峰	平行前额面中心线	头顶与耳孔连线	0°~60°
	后伸	同上	同上	同上	同上	0°~50°
	左、右旋转	坐或仰卧,于头顶测量	头顶后方	头顶中心矢状面	鼻梁与枕骨结节的连线	各0°~70°
	左、右侧屈	坐或立位,于后方测量	第7颈椎棘突	第7颈椎与第5腰椎棘突的连线	头顶中心与第7颈椎棘突的连线	0°~50°
胸腰部	前屈	坐位或立位	第5腰椎棘突	通过第5腰椎棘突的垂线	第7颈椎与第5腰椎棘突连线	0°~45°
	后伸	同上	同上	同上	同上	0°~30°
	左、右旋转	坐位,臀部固定	头顶部中点	双侧髂嵴上缘连线的平行线	双侧肩峰连线的平行线	0°~40°
	左、右侧屈	坐位或立位	第5腰椎棘突	两侧髂嵴连线中点的垂线	第7颈椎与第5腰椎棘突连线	各0°~50°

三、关节功能丧失程度评定

（一）肩关节功能丧失程度评定

表3-8示肩关节功能丧失程度。

表 3-8 肩关节功能丧失程度

关节活动度		肌力（%）				
	（°）	≤M1	M2	M3	M4	M5
前屈	≥171	100	75	50	25	0
	151~170	100	77	55	32	10
	131~150	100	80	60	40	20
	111~130	100	82	65	47	30
	91~110	100	85	70	55	40
	71~90	100	87	75	62	50
	51~70	100	90	80	70	60
	31~50	100	92	85	77	70
	≤30	100	95	90	85	80
后伸	≥41	100	75	50	25	0
	31~40	100	80	60	40	20
	21~30	100	85	70	55	40
	11~20	100	90	80	70	60
	≤10	100	95	90	85	80
外展	≥171	100	75	50	25	0
	151~170	100	77	55	32	10
	131~150	100	80	60	40	20
	111~130	100	82	65	47	30
	91~110	100	85	70	55	40
	71~90	100	87	75	62	50
	51~70	100	90	80	70	60
	31~50	100	92	85	77	70
	≤30	100	95	90	85	80
内收	≥41	100	75	50	25	0
	31~40	100	80	60	40	20
	21~30	100	85	70	55	40
	11~20	100	90	80	70	60
	≤10	100	95	90	85	80
内旋	≥81	100	75	50	25	0
	71~80	100	77	55	32	10
	61~70	100	80	60	40	20
	51~60	100	82	65	47	30
	41~50	100	85	70	55	40
	31~40	100	87	75	62	50
	21~30	100	90	80	70	60
	11~20	100	92	85	77	70
	≤10	100	95	90	85	80

续表

关节活动度		肌力（%）			
（°）	≤M1	M2	M3	M4	M5
外旋 ≥81	100	75	50	25	0
71~80	100	77	55	32	10
61~70	100	80	60	40	20
51~60	100	82	65	47	30
41~50	100	85	70	55	40
31~40	100	87	75	62	50
21~30	100	90	80	70	60
11~20	100	92	85	77	70
≤10	100	95	90	85	80

（二）肘关节功能丧失程度评定

表 3-9 示肘关节功能丧失程度。

表 3-9　肘关节功能丧失程度

关节活动度		肌力（%）			
（°）	≤M1	M2	M3	M4	M5
屈曲 ≥41	100	75	50	25	0
36~40	100	77	55	32	10
31~35	100	80	60	40	20
26~30	100	82	65	47	30
21~25	100	85	70	55	40
16~20	100	87	75	62	50
11~15	100	90	80	70	60
6~10	100	92	85	77	70
≤5	100	95	90	85	80
伸展 81~90	100	75	50	25	0
71~80	100	77	55	32	10
61~70	100	80	60	40	20
51~60	100	82	65	47	30
41~50	100	85	70	55	40
31~40	100	87	75	62	50
21~30	100	90	80	70	60
11~20	100	92	85	77	70
≤10	100	95	90	85	80

注:肘关节屈曲 90 度为中立位 0 度

(三) 腕关节功能丧失程度评定

表 3-10 示腕关节功能丧失程度。

表 3-10　腕关节功能丧失程度

关节活动度		肌力(%)				
	(°)	≤M1	M2	M3	M4	M5
掌屈	≥61	100	75	50	25	0
	51~60	100	77	55	32	10
	41~50	100	80	60	40	20
	31~40	100	82	65	47	30
	26~30	100	85	70	55	40
	21~25	100	87	75	62	50
	16~20	100	90	80	70	60
	11~15	100	92	85	77	70
	≤10	100	95	90	85	80
背伸	≥61	100	75	50	25	0
	51~60	100	77	55	32	10
	41~50	100	80	60	40	20
	31~40	100	82	65	47	30
	26~30	100	85	70	55	40
	21~25	100	87	75	62	50
	16~20	100	90	80	70	60
	11~15	100	92	85	77	70
	≤10	100	95	90	85	80
桡偏	≥21	100	75	50	25	0
	16~20	100	80	60	40	20
	11~15	100	85	70	55	40
	6~10	100	90	80	70	60
	≤5	100	95	90	85	80
尺偏	≥41	100	75	50	25	0
	31~40	100	80	60	40	20
	21~30	100	85	70	55	40
	11~20	100	90	80	70	60
	≤10	100	95	90	85	80

(四) 髋关节功能丧失程度评定

表 3-11 示髋关节功能丧失程度。

表 3-11　髋关节功能丧失程度

关节活动度		肌力（%）				
	（°）	≤M1	M2	M3	M4	M5
前屈	≥121	100	75	50	25	0
	106~120	100	77	55	32	10
	91~105	100	80	60	40	20
	76~90	100	82	65	47	30
	61~75	100	85	70	55	40
	46~60	100	87	75	62	50
	31~45	100	90	80	70	60
	16~30	100	92	85	77	70
	≤15	100	95	90	85	80
后伸	≥11	100	75	50	25	0
	6~10	100	85	70	55	20
	1~5	100	90	80	70	50
	0	100	95	90	85	80
外展	≥41	100	75	50	25	0
	31~40	100	80	60	40	20
	21~30	100	85	70	55	40
	11~20	100	90	80	70	60
	≤10	100	95	90	85	80
内收	≥16	100	75	50	25	0
	11~15	100	80	60	40	20
	6~10	100	85	70	55	40
	1~5	100	90	80	70	60
	0	100	95	90	85	80
外旋	≥41	100	75	50	25	0
	31~40	100	80	60	40	20
	21~30	100	85	70	55	40
	11~20	100	90	80	70	60
	≤10	100	95	90	85	80
内旋	≥41	100	75	50	25	0
	31~40	100	80	60	40	20
	21~30	100	85	70	55	40
	11~20	100	90	80	70	60
	≤10	100	95	90	85	80

注：前屈是指屈膝位前屈

(五) 膝关节功能丧失程度评定

表 3-12 示膝关节功能丧失程度。

表 3-12 膝关节功能丧失程度

关节活动度		肌力(%)				
	(°)	≤M1	M2	M3	M4	M5
屈曲	≥130	100	75	50	25	0
	116~129	100	77	55	32	10
	101~115	100	80	60	40	20
	86~100	100	82	65	47	30
	71~85	100	85	70	55	40
	61~70	100	87	75	62	50
	46~60	100	90	80	70	60
	31~45	100	92	85	77	70
	≤30	100	95	90	85	80
伸展	≥-5	100	75	50	25	0
	-6~-10	100	77	55	32	10
	-11~-20	100	80	60	40	20
	-21~-25	100	82	65	47	30
	-26~-30	100	85	70	55	40
	-31~-35	100	87	75	62	50
	-36~-40	100	90	80	70	60
	-41~-45	100	92	85	77	70
	≤-46	100	95	90	85	80

注:负值示膝关节伸展时到达功能位所差的度数。膝关节功能丧失程度为膝关节屈曲与伸展活动度对应功能丧失程度之和。当二者之和大于100%时,以100%计算

(六) 踝关节功能丧失程度评定

表 3-13 示踝关节功能丧失程度。

表 3-13 踝关节功能丧失程度

关节活动度		肌力(%)				
	(°)	≤M1	M2	M3	M4	M5
背伸	≥16	100	75	50	25	0
	11~15	100	80	60	40	20

续表

关节活动度	肌力（%）				
（°）	≤M1	M2	M3	M4	M5
6~10	100	85	70	55	40
1~5	100	90	80	70	60
0	100	95	90	85	80
跖屈　≥41	100	75	50	25	0
31~40	100	80	60	40	20
21~30	100	85	70	55	40
11~20	100	90	80	70	60
≤10	100	95	90	85	80

（林王森枝）

第三节　感觉评定

感觉（sensation）是人脑对直接作用于感受器官的客观事物个别属性的反应，个别属性包括大小、形状、颜色、硬度、湿度、味道、气味、声音等。感觉评定可分为浅感觉、深感觉和复合觉评定。

一、浅感觉评定

（一）触觉

1. 评定方法

（1）刺激：嘱患者闭目，用棉签或软毛笔轻触患者皮肤。

（2）询问：有无一种轻痒的感觉。

2. 意义　触觉障碍常见脊髓后索病损。

3. 注意事项

（1）测试时注意两侧对称部位的比较，刺激的动作要轻，刺激不应过频。

（2）检查四肢时，刺激的走向应与长轴平行，检查胸腹部的方向应与肋骨平行。

（3）检查顺序为面部、颈部、上肢、躯干、下肢。

（二）痛觉

1. 评定方法

（1）刺激：嘱患者闭目，用大头针尖端轻刺患者皮肤。

（2）询问：有无疼痛感觉。

2. 意义　局部疼痛为炎性病变影响该部末梢神经之故；烧灼性疼痛见于交感神经不完全损伤。

3. 注意事项

(1) 两侧对比,近端和远端对比,并记录感觉障碍的类型(疼痛、疼痛减退或消失、感觉过敏)及具体部位。

(2) 对痛觉减退的患者检查要从有障碍部位向正常部位检查,对痛觉过敏的患者要从正常部位向有障碍的部位检查。

(三) 温度觉

1. 评定方法

(1) 刺激:嘱患者闭目,用盛有热水(40~45℃)及冷水(5~10℃)的试管,交替接触患者皮肤。

(2) 询问:患者"冷"或"热"。

2. 意义 温度觉障碍常见脊髓丘脑侧束病损。

3. 注意事项

(1) 选用的试管直径要小,管底面积与皮肤接触面不要过大,接触时间以 2~3 秒为宜。

(2) 检查时应注意两侧对称部位的比较。

(四) 压觉

1. 评定方法

(1) 刺激:检查者用拇指或指尖用力压在被检查者皮肤表面。

(2) 询问:患者是否感到压力。

2. 意义 压觉障碍常见脊髓后索病损。

3. 注意事项 压力大小应足以使皮肤下陷以刺激深感受器。

二、深感觉评定

(一) 位置觉

1. 评定方法

(1) 刺激:嘱患者闭目,检查者将其肢体移动并停止在某种位置。

(2) 询问:患者肢体所处的位置,或另一侧肢体模仿出相同的位置。

2. 意义 位置觉障碍说明传导深感觉的神经纤维或大脑感觉中枢病损。

3. 注意事项 四肢残疾或严重损伤的患者不适宜此检查方法。

(二) 运动觉

1. 评定方法

(1) 刺激:嘱患者闭目,检查者在一个较小的范围里被动活动患者的肢体,让患者说出肢体运动的方向。如检查者用示指和拇指轻持患者的手指或足趾两侧做轻微的被动伸或屈的动作(约 5°左右),若感觉不清楚可加大活动幅度或再试较大的关节。

(2) 询问:患者肢体活动的方向("向上"或"向下"),或用对侧肢体进行模仿。患者在检查者加大关节的被动活动范围后才可辨别肢体位置的变化时,提示存在本体感觉障碍。

2. 意义 运动觉障碍说明传导深感觉的的神经纤维或大脑感觉中枢病损。

3. 注意事项

(1) 检查者检查时要轻握患者的手指或足趾,注意不要太过用力。

(2) 检查时是轻握患者的手指或足趾两侧而不是握住手指或足趾的上下两侧。

（3）患者要向检查者说出肢体被动运动的方向。

（三）振动觉

1. 评定方法

（1）刺激：用每秒震动 128~256 次（Hz）的音叉柄端置于患者的骨隆起处。检查时常选择的骨隆起部位有：胸骨、锁骨、肩峰、鹰嘴、尺桡骨茎突、腕关节、棘突、髂前上棘、股骨粗隆、腓骨小头及内、外踝等。

（2）询问：被检查者有无振动感，并注意振动感持续的时间，两侧对比。正常人有共鸣性振动感。

2. 意义　振动觉障碍常见于脊髓后索损害。

3. 注意事项　四肢残疾或本身有严重损失的患者不适宜此检查方法。

三、复合觉评定

由于复合感觉是大脑皮质（顶叶）对各种感觉刺激整合的结果，因此必须在深、浅感觉均正常时，复合觉检查才有意义。

（一）皮肤定位觉

1. 评定方法

（1）刺激：嘱被检查者闭目，用手轻触被检查者皮肤。

（2）询问：嘱被检查者说出或用手指出被触及的部位，正常误差手部 <3.5mm，躯干部 <1cm。

2. 意义　皮肤定位觉障碍常见于皮质病变的患者。

3. 注意事项

（1）检查前要准备好所要用到的刺激物，若检查者用手刺激患者皮肤则最好在检查前将指甲剪短剪平，防止戳痛患者。

（2）皮肤有严重损伤的患者，不适宜此检查方法。

（二）两点辨别觉

1. 评定方法

（1）刺激：嘱被检查者闭目，采用心电图测径器或触觉测量器沿所检查区域长轴刺激两点皮肤，两点的压力要一致。若患者有两点感觉，再缩小两点的距离，直到患者感觉为一点时停止，测出此时两点间的距离。

（2）询问：患者感觉到"1 点"或"2 点"。

2. 意义　两点辨别距离越小，越接近正常值范围，说明该神经的感觉功能越好。触觉正常而两点分辨觉障碍见于额叶疾患。

3. 注意事项

（1）检查者用分开的双脚规刺激患者皮肤时要注意力度的大小，防止将患者戳伤。

（2）皮肤有严重损伤的患者，不适宜此检查方法。

（三）图形觉

图形觉是检查患者对图形的识别能力。

1. 评定方法

（1）刺激：嘱被检查者闭目，用铅笔或火柴棒在其皮肤上写数字或画图形（如圆形、方形、三角形等)。

(2) 询问:患者所画内容。

2. 意义　图形觉障碍提示见于脑皮质病变的患者。

3. 注意事项　皮肤有严重损伤的患者不适宜此检查方法。

(四) 实体觉

实体觉是检查患者对实物的大小、形状、性质的识别能力。

1. 评定方法

(1) 刺激:嘱被检查闭目,将日常生活中熟悉的物品放置于患者手中(如火柴盒、小刀、铅笔、橡皮、手表等)。

(2) 询问:被检查者抚摩该物的名称、大小及形状等。

2. 意义　实体觉功能障碍提示为丘脑水平以上的病变。

3. 注意事项

(1) 检查时应先测患侧。

(2) 上肢本身残疾或有损伤的患者,不适宜此检查方法。

(五) 重量觉

重量觉是检查分辨重量的能力。

1. 评定方法

(1) 刺激:检查者将形状、大小相同,但重量逐渐增加的物品逐一放在患者手上;或双手同时分别放置不同重量的上述检查物品。

(2) 询问:患者手中重量与前一重量比较或双手进行比较后说出谁轻谁重。

2. 意义　重量觉障碍常见于脑皮质病变的患者。

3. 注意事项

(1) 检查时应先测患侧。

(2) 上肢本身残疾或有损伤的患者,不适宜此检查方法。

(林王森枝)

第四节　疼痛评定

疼痛包括伤害性疼痛与神经性疼痛,伤害性疼痛由炎症、创伤、劳损、肿瘤、缺血等原因引起,神经性疼痛包括中枢神经性疼痛与外周神经性疼痛,复杂性区域疼痛综合征(CRPS)是一种较特殊的神经性疼痛。疼痛康复建立在准确的疼痛评估之上,疼痛评估有单维度评分法(unidimensional scales)和多维度评分法(multidimensional scales)两类,前者指基于患者的自我疼痛感觉来测量患者疼痛的典型方法,主观性较强,有其局限性;后者指采用生理和行为等多个指标进行主客观两方面的综合评估,包括患者生活的多个方面的观察,如情绪、精神、日常活动、人际关系、睡眠质量等。疼痛强度(pain intensity,PI)通常是临床上描述痛感最常用的维度,可由不同的单维度量表进行测量。这些量表在回答选项、问卷长度、文字描述、涵盖时间等方面不同。而多维度量表能够评估疼痛对患者认知、行为、情感反应的影响。

一、单维度评估量表

疼痛的自我评价被公认为是疼痛评估的最可靠方法。单维度评估量表是基于患者自我疼痛感觉来测量疼痛的典型方法。优点是简单易用和直观,医护工作者稍加培训即可正确应用。缺点是仅仅只是包括疼痛强度单一指标,而没有对功能影响等其他方面的指标。

(一) 视觉模拟评分法

视觉模拟评分法(visual analogue scale,VAS)也称直观类比标度法,是最常用的疼痛评估工具。VAS又分线条法和脸谱法,线条法(图 3-31)是在纸上面划一条 10cm 的横线,横线的一端为 0 表示无痛,另一端为 10 表示剧痛,中间部分表示不同程度的疼痛。让病人根据自我感觉在横线上划一记号,医师根据病人标出的位置为其评出分数,临床评定是以"0~2"分为"优","3~5"分为"良","6~8"分为"可",>"8"分为"差"。此方法简单易行,相对比较客观,而且敏感;另一类是脸谱法(图 3-32),在标尺旁边标有易于小儿理解的笑或哭的脸谱,主要适合用于 7 岁以上、意识正常的小儿疼痛评估。疼痛评估前向患者解释疼痛发生机制、表述与使用方法,让患者知道准确地评估疼痛是医务人员了解其疼痛程度的关键,并采取相应措施以消除或减轻疼痛,以求得患者的配合。该评估方法可以较为准确地掌握疼痛的程度,利于评估控制疼痛的效果。目前已经发展出很多改良版本,比如在量尺上增加可以自由滑动的游标和将量尺设置成竖直形式以便于卧床患者应用。VAS 的信度已经被许多研究所证实,具有较高的信效度。

无痛　　　　　　　　　　　　　　　　　　　　　　　　　　　剧痛

图 3-31　线条法

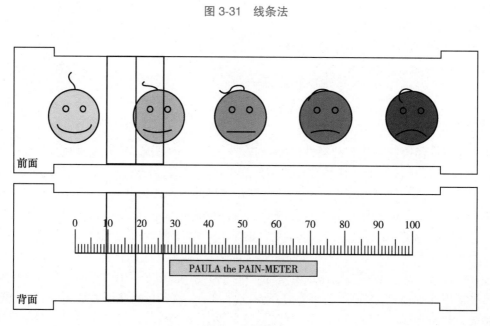

图 3-32　脸谱法

(二) 数字分级评分法

数字分级评分法(numerical rating scale,NRS)是在 VAS 基础上发展而来的,这种方法较 VAS 更加简便,容易被患者理解,所以在疼痛评估中更为常用。此方法由 0~10 共 11 个点组成,数字从低到高表示从无痛到最痛,0 分表示不痛,10 分表示剧痛,由患者自己选择不同分值来量化疼痛程度(图 3-33)。NRS 具有较高信度与效度,易于记录,适用于文化程度相对较高的患者。但 NRS 的刻度较为抽象,在临床工作中向患者解释 NRS 的使用方法比较困难,故不适合文化程度低或文盲患者。

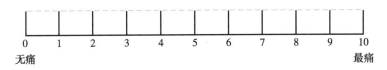

图 3-33　数字分级评分法(NRS-10)

(三) 语言分级评分法

语言分级评分法(verbal rating scale,VRS)由数个按照等级排列的描述疼痛的词语组成,常见的有五点、六点和十点等分级评分方法。语言分级评分法又称口述分级评分法,通常见到的是 5 点口述分级评分法(the 5-point verbal rating scales,VRS-5),将疼痛分为:①轻微的疼痛;②引起不适感的疼痛;③具有窘迫感的疼痛;④严重的疼痛;⑤剧烈的疼痛。此法便于患者理解,简单,但不够精确,缺乏灵敏度,适合于临床。VRS 在术后疼痛评估中可能会对患者更方便,临床上也有将 NRS 和 VRS 结合起来进行解释和限定,综合了两者的优点。

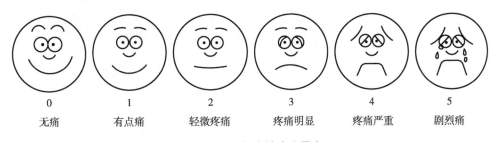

图 3-34　面部表情疼痛量表

(四) 面部表情疼痛评测法

疼痛的面部表情量表法采用 6 种面部表情从微笑、悲伤至痛苦哭泣的图画来表达疼痛程度的(图 3-34)。疼痛评估时要求患者选择一张最能表达其疼痛的脸谱。此法最初用于儿童的疼痛评估,但实践证明此法适合于任何年龄,尤其适用于 3 岁以上,没有特定的文化背景或性别要求,这种评估方法简单、直观,形象易于掌握,不需要任何附加设备,特别适用于急性疼痛者、老人、小儿、文化程度较低者、表达能力丧失者及认知功能障碍者。

(五) 体图评分法

体图评分法是由躯体正、反两面图组成,可应用于有交流障碍的患者。医生或患者均可在体图上画出疼痛的位置,可直接提供患者较为准确的疼痛位置和范围。此法可用于急、慢性疼痛,可作为临床诊断、制订治疗计划及疗效比较的疼痛定位与评定方法。患者将自己的疼痛部位在图中标出,用笔涂盖。

利用不同的符号来表示不同性质的疼痛,并由患者在体图上相应位置标出确切的疼痛部位和性质。对于疼痛强度的评定患者可用不同彩色来表示。如绿、红、蓝、黑分别代表无痛、轻痛或重度痛,也可用不同符号为 +,++,+++,++++,同样表示疼痛强度。

(六) 痛阈测试法

疼痛阈值测试仪器可在测试端夹持不同形状的刺激头(针状、锥状、刃状等),对人的受试部位进行不同形式的压迫刺激,同时显示受力的大小,测试数据可自动保存并导入电脑用于进一步统计分析。目前使用的疼痛阈值测试仪,除了机械的(毛发针、弹簧针),还有辐射热的、电流的、化学的、电热的和温控的。

1. 压力测痛法　主要用于痛阈及耐痛阈的评定,是一种相对客观的评定疼痛的方法,特别适于骨骼、肌肉系统疼痛的评定。不适用于末梢神经炎、糖尿病、凝血系统疾病有出血倾向的患者。

2. 评定方法　将压力测痛器的测痛探头平稳的对准痛点,逐渐施加压力,同时观察和听取患者反应,然后记录诱发第一次疼痛所需要的压力强度,此值为痛阈。继续施加压力至不可耐受时,记录最高疼痛耐受限度的压力强度,此值为耐痛阈。同时记录所评定区域的体表定位以便对比,应在数日或数周后重复评定(图 3-35)。

3. 注意事项

(1) 患者需放松,保持合适体位。

(2) 测痛器的探头需对准痛点,避免用其边缘测试。

(3) 测量记录应从压力测痛器加压时开始,整个过程中应平稳地施加相同的压力。

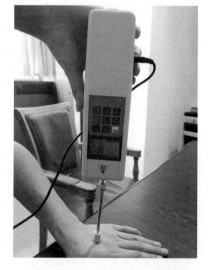

图 3-35　疼痛阈压力测试法

二、多维度评估量表

疼痛体验是复杂的主观感受,单维度评估量表不可能综合测量疼痛的各个方面。因此,需要多维度评估量表来对疼痛体验的若干组成部分进行评估。现有的多维度疼痛评估包括对患者生活的多个方面的观察(情绪、精神、日常活动、人际关系、睡眠质量等)。

McGill 疼痛情况调查表(McGill pain questionnaire,MPQ)是用于疼痛评估的多维度测量工具,包含疼痛分级指数(pain rating index,PRI)评定、视觉模拟评分法(VAS)、现有疼痛强度(present pain intensity,PPI)评定,用于评估疼痛的情感及感觉部位、强度、时间特性等项目,包括 20 个类别,每个类别分为 2~5 个级别(表 3-14)。目前已广泛使用于临床和疼痛研究。McGill 疼痛情况调查简表(the short-form MPQ,SF-MPQ)是 MPQ 的简化形式,即简式 MPQ,操作更加简便,但不适用于神志不清或发音障碍者。

表 3-14　McGill 疼痛情况调查简表

1. 疼痛分级指数（PRI）评定

疼痛性质	疼痛程度			
A. 感觉项	无	轻	中	重
跳痛	0	1	2	3
刺痛	0	1	2	3
刀割痛	0	1	2	3
锐痛	0	1	2	3
痉挛牵扯痛	0	1	2	3
绞痛	0	1	2	3
热灼痛	0	1	2	3
持续固定痛	0	1	2	3
胀痛	0	1	2	3
触痛	0	1	2	3
撕裂痛	0	1	2	3
B. 情感项				
软弱无力	0	1	2	3
厌烦	0	1	2	3
害怕	0	1	2	3
受罪、惩罚感	0	1	2	3

感觉项总分＿＿＿＿＿＿＿＿＿＿；情感项总分＿＿＿＿＿＿

2. 视觉模拟评分法（VAS）

无痛（0mm）--------------------------------- 剧痛（100mm）

3. 现有痛强度（PPI）评定

0- 无痛；1- 轻度不适；2- 不适；3- 难受；4- 可怕的痛；5- 极为痛苦

注：评第 1 项时，向患者逐项提问，根据患者回答的疼痛程度在相应级别作记号；评第 2 项时，图中线段长为 10cm，并按 mm 定出刻度，让患者用笔根据自己疼痛感受在线段上标明相应的点；评第 3 项时，根据患者主观感受在相应分值上作记号；最后对 PRI、VAS、PPI 进行总评，分数越高疼痛越重

三、生理行为指标

对机体的任何损伤都将影响机体的防御系统和免疫系统，并出现一系列的生理学改变。临床上处于镇静、意识障碍状态的患者，其疼痛的行为表现常不明显，自主神经系统介导的生理指标可在一定程度上反映患者的疼痛程度。疼痛时主要表现为交感神经系统和肾上腺系统的兴奋，可引起心率加快、血压升高、呼吸频率加快、体温升高、表情痛苦、肌肉紧张、掌心出汗、肤色改变、氧饱和度下降等变化。疼痛引起的生理行为指标变化与疼痛程度间具有

明显的相关性,但不同个体在这几方面的变异差异较大,有可能导致评估的不准确,故应与行为评估法一起进行综合评估、多方位的评估。

(吴　文)

第五节　骨关节影像学检查

1895 年伦琴发现 X 线后,X 线就逐渐应用于人体检查,后来发展成为 X 线诊断学,奠定了影像诊断学的基础。20 世纪 70 年代和 80 年代相继出现了 CT、MRI 等新的成像技术。虽然各种成像方法的原理不同,但都是以影像的方式显示人体的内部结构,从而达到疾病诊断的目的,是特殊的诊断方法。纵观影像学的发展历史,可以看出其诊断范畴不断扩大,其诊断技术不断进步,是当今发展最快且作用重大的学科之一。

骨关节及其邻近软组织疾病多而复杂,本节主要讲述与康复医学相关骨关节疾病的影像学检查。由于骨关节本身的解剖结构特点,使各种影像学检查方法都能在不同程度上反映这些疾病的病理变化。

学习骨关节影像学检查应该注意以下几点:①不同成像技术和检查方法都有各自的优点和不足,相互之间不可完全替代。例如,对于常见的外伤性疾病,X 线检查就能明确诊断大多数骨折,其给人的整体观很强;但对于不规则小骨如腕骨、跗骨的骨折显示就远不如 CT 的灵敏度高;而 MRI 则对骨挫伤的显示有更高的敏感度。因此,需要掌握不同成像技术和检查方法在不同疾病中的作用和限度,以便能恰当地选择其中的一种或综合几种来进行疾病诊断。②影像诊断主要是通过对图像的观察和分析得出的。因此,需要掌握图像的观察和分析方法,熟悉骨关节的正常影像学表现和基本病变,并了解其在病理变化中的意义。③影像诊断虽然是根据影像变化推断出来的,但除了本身的影像资料以外,还应密切结合临床病史、症状、体征,甚至其他检查资料,才能得出比较正确的诊断。另外也应看到,影像诊断有其自身的局限性,并非所有的疾病都可根据影像检查作出诊断。④影像诊断的主要依据是图像。不论是 X 线,还是 CT、MRI 图像都是由从黑到白的不同灰阶组成的,但是在不同的检查方法中,各种灰阶代表的意义并不相同。因此,需要了解不同检查方法的原理,以及灰阶在不同检查方法中代表的含义。

一、检查技术与报告解读

(一) X 线成像

X 线是波长极短的电磁波,其特性包括穿透性、荧光效应、感光效应和电离效应。除此之外,人体各组织之间存在密度、厚度的差别也是 X 线能用于人体成像的重要原因。当 X 线穿过人体不同密度和厚度的组织后,衰减的程度不同,到达胶片上各位置的 X 线剂量也就出现了差异,从而产生了不同灰阶的图像。

按密度高低可对人体组织进行划分:高密度包括骨皮质以及骨化、钙化等;中等密度包括软骨、软组织、液体等;低密度包括皮下脂肪、积气等。在同等厚度下,当 X 线穿过密度较高的组织如骨皮质后,X 线衰减大,胶片上呈白影;反之,穿过密度较低的组织如脂肪后,X 线衰减小,胶片上呈黑影。如果病变组织与邻近正常组织的密度明显不同,X 线成像后就能将其表现出来。

X 线图像是 X 线束穿透路径上人体各组织图像投影的总和,方便对受检部位进行整体观察,但各组织间相互存在重叠,对密度与邻近正常组织差异不大的病变显示率较低。

随着影像技术的快速发展,数字 X 线成像已广泛普及,主要包括计算机 X 线成像(computed radiography,CR)和数字平板 X 线成像系统(digital radiography,DR)。数字化图像相对于传统 X 线摄影有许多优势,图像质量通常更优,可以调节图像的对比度和明暗度,辐射剂量更小,更方便储存和传输。对数字化图像的观察、分析与传统 X 线胶片相同。

X 线的特殊检查方式还包括透视、软线摄影、造影等,在骨关节康复方面均很少应用,故不再详述。

X 线检查是骨关节系统疾病应用最多以及首选的影像检查方法。在 X 线图像读片时,首先要判断摄片的条件和体位是否满足诊断需求,例如,四肢长骨摄片应至少包含一个邻近的关节、图像清晰、无体外异物重叠等等,其次要依次全面观察,对于临床怀疑病变的部位,作重点观察。识别异常 X 线表现是疾病诊断的关键,不仅要求熟悉正常和变异的 X 线表现,还必须熟悉骨关节系统的基本病变。发现病变后要重点观察其位置、数目、大小、形状、边缘、密度以及与周围组织的关系,再结合临床资料进行综合分析才能得出正确的诊断。

特别需要注意的是,儿童骨关节发育进程存在较大差异,康复医师需要对儿童骨关节进行 X 线检查时,最好能同时申请摄照对侧,以便双侧对照比较。

(二) CT

最初的断层 CT,是使 X 线束按照事先设定厚度的某一层面围绕人体旋转,由探测器接收透过人体的 X 线,再经过一系列转换和计算机后处理,即可得到该层面的 CT 图像,通常是横断面图像,重复进行以上步骤,可获得用于诊断的连续的多层面 CT 图像。这种 CT 需要每个层面逐层扫描,扫描时间长,现已逐步被螺旋 CT 替代。

螺旋 CT,是在 X 线束旋转的同时使检查床匀速平移,这样就可以螺旋式推进扫描方式取代传统的断层扫描方式。结果是扫描时间缩短,并能得到整个扫描范围的容积图像,这为计算机后处理图像创造了条件。

螺旋 CT 可根据不同的硬件条件进行档次的划分。例如根据 CT 装置内的探测器排数进行划分,只有单排探测器的称为单排螺旋 CT,有多排探测器的称为多排螺旋 CT(multi-slice CT,MSCT),如有 128 排探测器就是 128 排螺旋 CT。在设定层厚和层间距一致的情况下,使 X 线束旋转一圈,128 排螺旋 CT 得到的图像数量是单排螺旋 CT 的 128 倍。所以螺旋 CT 排数越大,扫描时间越短,这使得一些需要快速完成扫描的检查变得可能,如连续多部位增强扫描、多期像增强扫描、血管三维重建等,对因生理或病理原因而不能保持静止部位的检查也更易获得满意的图像质量。并且 MSCT 还能降低扫描时的辐射剂量,给常规体检以及疾病多次复查带来了更有利的条件。另外还可根据 CT 装置内发射 X 线束的 X 线球管数量进行划分,通常的螺旋 CT 只有一个 X 线球管,高端螺旋 CT 可配备两个 X 线球管,称为双源 CT。双源 CT 也能像 MSCT 一样提高检查速度和降低辐射剂量,并且还能通过快速切换 X 线束的千伏数,使得一次扫描就能得到两种能量的图像数据,并对图像进行剪影后处理,既可在增强扫描中直接获得虚拟平扫图像,还能在三维重建中消除骨骼保留血管。

CT 图像相对于传统 X 线图像来说降低了空间分辨力,但优势是断层图像对病变的显示很少受临近正常组织的重叠干扰。并且提高了密度分辨力,例如软组织和水的密度虽然差别不大,但 CT 能将其区分出来。同 X 线图像一样,密度高的组织在 CT 上呈白影,密度低的组织在 CT 上呈黑影。CT 不仅能以灰度表示组织密度的高低，还有一个具体的量化指标，即 CT 值，单位为 HU，它是计算机根据 X 线穿透人体时的衰减系数计算得出的。在设定计算方法之前，国际上对一些特殊部位的 CT 值有明确的规定，如规定骨皮质的 CT 值为 +1000HU，水的 CT 值为 0HU，空气的 CT 值为 -1000HU。人体绝大多数组织的 CT 值介于 -1000HU 至 +1000HU 之间，骨折后手术放置的金属固定器材的 CT 值可达几千 HU。

CT 的常用扫描方式是平扫和增强扫描。

平扫即不注射对比剂直接进行扫描，密度过于接近的组织在平扫时无法区分出来。另外现在常提到的高分辨 CT 扫描通常是用在平扫时的一种特殊扫描方式，在 MSCT 上不难完成，原理主要是通过改变计算机的图像后处理算法和减小层厚，而提高空间分辨力，突出显示细微结构，骨关节也是其常用的检查部位之一。缺点是由于本身的算法限制，会降低密度分辨力，密度相近的软组织在高分辨力 CT 图像上难以区分，并且 CT 值的测量也会变得不准确。

增强扫描即是经过静脉注射碘对比剂后再进行扫描，因为不同组织之间，特别是病变组织与正常组织之间的血供丰富程度常有差异，血供高的组织内碘对比剂含量多，尤其是血管内的血液，在增强扫描时与平扫的密度差别很大，称之为明显强化；血供低的组织内碘对比剂含量少，如骨和脂肪，在增强扫描时与平扫的密度差别较小，称之为无明显强化。所以，增强扫描时能区分更多本身密度相差不大的组织，并能观察到病变组织的血供情况，这对于疾病的定性诊断具有非常重要的意义。碘对比剂非常黏稠，为了能快速大量注射入静脉内，现在的 CT 装置多配有高压注射器来完成注射。碘对比剂注射后根据其在人体的分布的情况会进行多次 CT 扫描，如碘对比剂主要集中在动脉时进行的 CT 扫描称为动脉期，在全身均匀分布时称为静脉期，也可能在均匀分布后再等待几分钟进行扫描，这时称为延迟扫描，这些不同期像的扫描主要是为了了解血液进入病变内和流出病变外的时间特性，很多病变都有自身的血供特点，根据这些特点可能与其他疾病鉴别开来，做出定性诊断。

虽然现在使用的非离子型碘对比剂较以前已有很大进步，不良反应发生率大幅减少，但仍有较低的发生不良反应的可能性。不良反应症状繁多，可能出现热感、腹部不适或疼痛、恶心、呕吐、腹泻、咳嗽、血压升高或降低、心率紊乱、头晕头痛、衰弱无力、发热、血栓性静脉炎、甲亢、腮腺炎、结膜炎、鼻炎、咽炎、吞咽困难、皮疹、皮肤水疱、红斑、荨麻疹、瘙痒、血管性水肿等。治疗可用地塞米松 5 至 10mg。当对碘剂过敏时会发生更严重反应，包括呼吸困难、喉痉挛、喉头水肿、支气管痉挛、肺水肿、癫痫发作、发绀、晕厥、甚至死亡，应迅速请急诊医师协同诊治。因碘剂主要通过肾脏排泄，故血肌酐过高时，不宜行 CT 增强检查，否则可能诱发急性肾衰竭。另外注射对比剂时如管道滑出静脉外，可发生对比剂渗漏，因高压注射器压力大、推速快，对比剂渗漏往往是严重而广泛的，造成周围组织坏死。治疗用硫酸镁和地塞米松湿敷肿胀部位。

前面提到螺旋 CT 获得的是容积数据，计算机可以根据这些数据进行复杂的后处理重建，包括冠状面、矢状面、任意斜面的二维断层图像，甚至曲面的图像重建，还能重建为三维立体图像，包括不需要增强扫描就能完成的骨骼三维重建和必须在增强扫描后完成的血管三维重建。但值得注意的是，三维图像虽然给人的整体观比较强，但不利于细微结构的观察，影像学的精准诊断很多都是基于二维断层图像上得出的。

在 CT 读片时，首先必须掌握窗技术，也就是调节 CT 图像的窗位和窗宽。窗位指的是人为设定的一个 CT 值,以这个 CT 值为观察灰度图像的中心。窗宽指的是所观察灰度图像的 CT 值范围,在这个范围以内的 CT 值将以不同的灰度来显示,范围以外的 CT 值以黑或白来显示。例如,假设骨骼周围软组织的平均 CT 值为 40HU,观察软组织时就应把窗位设置为 40HU,为了使软组织内部以及与邻近组织的对比更强烈,窗宽不宜设置过大,假设把窗宽设置为 240HU,那么这就意味着,以 40HU 为中心,±120HU 的范围即 CT 值在 −80HU 至 +160HU 之间的组织会以不同的灰度显示出来,其他低于 -80HU 的所有组织都会显示为黑影,高于 160HU 的所有组织都会显示为白影。窗位和窗宽的具体数值通常会在每幅 CT 图像的角落显示出来,窗位一般以 center 或 level 的首字母表示,窗宽一般以 width 的首字母表示,如前例表示为 “C40,W240”。窗位是根据所观察组织的平均 CT 值来设定,窗位越高,观察组织的密度也越高;窗位越低,观察组织的密度也越低。窗宽是根据需要的对比度来设定,窗宽越宽,观察的 CT 值范围也越大,但不同密度组织之间的对比度越低;窗宽越窄,观察的 CT 值范围也越小,但不同密度组织之间的对比度越高。例如,观察骨骼时,因为骨皮质的密度很高,所以窗位设定要高,一般选 300~600HU 之间的一个 CT 值,又因为观察时要兼顾到低密度骨松质的显示,所以窗宽设定要宽,一般选 900~1600HU 之间的一个范围。窗技术对于 CT 读片非常重要,关系到能否清晰地把病变显示出来,初学者必须熟练掌握窗位窗宽的调节。打印到胶片上的 CT 图像就是因为无法调节窗位窗宽,再加上图像较小、较少,所以其诊断价值与计算机上的原始 CT 图像不可同日而语。

CT 图像比较多,读片时必须细致观察每幅图像,并且要熟悉每个层面的断层解剖。可疑有病变时,一定要注意观察邻近的层面。增强扫描无论在定位诊断还是定性诊断方面都具有重要价值,增强扫描图像一定要注意与平扫图像病变的 CT 值进行对比,如 CT 值无明显变化即称为不强化或无明显强化,CT 值增高即称之为强化。强化按照程度可以分为轻度强化、中度强化和明显强化,按照强化的方式可以分为均匀强化、环形强化、不均匀强化等等,各自带来不同的影像诊断信息。其余读片注意事项与 X 线检查相同,在此不再赘述。

(三) MRI

将人体置于强的外磁场中,施加特定频率的射频脉冲,将发生一系列物理学现象,并产生磁共振信号。人体各组织产生的磁共振信号不同,病变组织产生的磁共振信号与正常组织也不相同,这就构成了 MRI 的基础。因为氢核在人体分布广泛,成像效果好,故 MRI 通常用氢核成像。

磁共振检查时,施加的射频脉冲并非一成不变的,而通常是不同脉冲的组合,并且组合的方式是可以人为调整的。常用的调整方式是调节重复时间(repetition time,TR)和回波时间(echo time,TE)。TR 是指两个射频脉冲之间的间隔时间,TE 是指施加射频脉冲至接收 MRI 信号的时间,它们的单位都为 ms。调节 TR 和 TE 的主要目的是为了获得不同参数的 MRI 图像,MRI 的图像参数是指 T_1、T_2、质子密度(proton density,PD)等。通常所说的 T_1 加权像(T_1 weighted imaging,T_1WI)就是主要以 T_1 参数构成的图像,T_2 加权像(T_2 weighted imaging,T_2WI)就是主要以 T_2 参数构成的图像,质子密度加权像(proton density weighted imaging,PDWI)主要由 PD 参数构成。例如,扫描 T_1WI 时,会选择短 TR 和短 TE,通常 TR<800ms,TE<15ms,这样得到的图像就主要是由 T_1 参数构成;扫描 T_2WI 时,会选择长 TR 和长 TE,通常 TR>2000ms,TE>50ms,这样的图像就主要是由 T_2 参数构成。TR 和 TE 是非常重要的 MRI 技术数据,直接决定了 MRI 图像的参数类型,也是医生辨识 MRI 图像参数类型的基础方法之一,通常在 MRI 胶片上都会把 TR 和 TE 值标记在图像的角落。临床实际工作中也把这些不同参数的 MRI 图像称之为序列,比如 T_1WI 横断面图像就算是一个序列,T_2WI 矢状面图像也是一个序列。

除了选择不同的 TR 和 TE 可得到不同的 MRI 图像以外,还有很多因素和扫描技术也能影响磁共振成像。例如人体内液体的流动、多种多样的射频脉冲组合方式、对比剂等。这些不同的 MRI 图像能给医生带来非常丰富的诊断信息。常用的其他成像方式有脂肪抑制像、水成像、周围神经成像以及包括弥散加权成像、磁敏感成像、波谱扫描的功能成像等等。其中,脂肪抑制像在骨关节的 MRI 检查中应用非常普遍,因骨髓以脂肪组织为主,当骨髓内存在病变时常会被脂肪信号所掩盖,而脂肪抑制像可选择性抑制脂肪信号,即便只存在轻微病变也能清晰显示出来。

MRI 图像和 CT 图像一样是由不同的灰度组成的灰阶图像,但表述不同,白影在 MRI 上称为高信号,黑影称为低信号,灰影称为中等信号。但人体内每一组织在不同的加权像上可以表现为不同强度的信号。例如,脑脊液在 T_1WI 上呈低信号,但在 T_2WI 上则呈高信号。人体各组织在不同加权像上的信号强度是由组织自身的 T_1 值或 T_2 值或 PD 值等决定的,这就好像各组织都有自身的密度一样,它们都是组织本身的特性。如果两种组织有不同的 T_1 值,它们在 T_1WI 上就会显示出不同的灰度差异,代表不同的信号强度。表 3-15 显示了几种正常组织在 T_1WI 和 T_2WI 上的信号强度。

表 3-15　正常骨关节组织在 MRI 的信号强度及影像灰度

		骨皮质	黄骨髓和脂肪	红骨髓、软骨和肌肉	肌腱和韧带	脑脊液
T_1WI	信号强度	低信号	高信号	中等信号	低信号	低信号
	影像灰度	黑影	白影	灰影	黑影	黑影
T_2WI	信号强度	低信号	高信号	中等信号	低信号	高信号
	影像灰度	黑影	白影	灰影	黑影	白影

T_1 值长的组织在 T_1WI 上会表现成低信号,T_1 值短的组织会表现成高信号;T_2WI 与 T_1WI 相反,T_2 值长的组织在 T_2WI 上会表现成高信号,T_2 值短的组织会表现成低信号。故此,长 T_1、短 T_1、长 T_2、短 T_2 是 MRI 诊断报告中用来描述信号高低的常用术语(表 3-16)。熟悉这些术语,是临床医生能看明白 MRI 诊断报告的前提。

表 3-16　影像术语对照

影像术语	对应的信号强度	对应的影像灰度
长 T_1 信号	低信号	黑影
短 T_1 信号	高信号	白影
短 T_2 信号	低信号	黑影
长 T_2 信号	高信号	白影

MRI 图像与 CT 的另一个不同之处是多方位成像,绝大部分冠状面、矢状面或任意斜面图像在 CT 上是通过计算机后处理重建而来,而 MRI 通常是直接扫描获得。

流空效应也是 MRI 图像的特点,快速流动的血液,在扫描时会因为接收不到信号而表现为低信号黑影,称之为流空效应。但有时血液流速较慢的血管,在 MRI 某些成像序列上可能表现为高信号。并且 MRI 可通过施加特定的射频脉冲,使得某些血管不需要对比剂就能行三维重建。

MRI 所用对比剂为顺磁性物质,目前钆剂的应用较为普遍,其不良反应的发生率与 CT 的碘剂相比较低,可能引起注射部位疼痛、发热、头晕头痛,恶心呕吐、腹泻、口干、味觉障碍、感觉异常、心律失常、低血压、皮疹、瘙痒,严重时会引起肾源性系统性纤维化。MRI 增强扫描通常是在 T_1WI 上进行的,所以增强图像也是和平扫的 T_1WI 进行强化程度的比较,不同组织因血供的差异会出现不同的强化程度,其余内容与 CT 增强类似。

MRI 有检查禁忌证,绝对禁忌证包括术后体内含磁性物质、外伤后体内金属异物、安装心脏起搏器,相对禁忌证包括高热、病情危重、幽闭恐惧症、孕妇等,普通轮椅、病床和含磁性的生命监护、维持装置也不能推入 MRI 检查室。

知识链接

磁共振成像原理

人体内含有大量的氢质子,每个质子都有一个小磁场,在自然状态下这些小磁场的方向杂乱无章,相互抵消。

当将人体置于一个强大的静磁场时,这些质子会沿外界静磁场的方向排列和旋转,叠加产生一个纵向磁化矢量。

这时如果对人体短暂发射一个特定频率的射频脉冲,氢质子就会吸收射频脉冲的能量而发生能级跃迁,同时纵向磁化矢量的强度和方向也会随着射频脉冲发生改变,这称为磁共振现象。当射频脉冲停止后,氢质子的能级和纵向磁化矢量会恢复到初始状态,并在这个过程中释放出电磁能量。

如果放置一个线圈把电磁能量转换成电流,就能接收到这些磁共振信号。因为不同组织的氢质子含量不同,在射频脉冲后释放的能量就会出现差异,根据这些差异就能对不同的组织进行区分。

(四) X 线、CT、MRI 检查方法比较

三种检查方法的优缺点比较见表 3-17。

表 3-17　X 线、CT、MRI 检查的优缺点比较

	X 线	CT	MRI
电离辐射	低	高	无
图像	重叠	断层	断层
空间分辨力	高	低	低
密度分辨力	低	高	无
软组织分辨力	低	较高	高
绝对禁忌证	无	很少	少
检查费用	低	较高	高

就实际临床应用而言,X线是骨关节首选影像学检查,具有简便、经济的优点,便于对受检部位的整体观察,其优越性不可被CT、MRI完全替代,在术后复查、长骨和短骨骨折、关节脱位、慢性关节病、肿瘤类疾病、遗传疾病、发育异常、代谢障碍、内分泌骨病的诊断方面,具有重要价值。CT由于不受临近组织的重叠干扰,在细微结构的显示上明显优于X线,尤其在扁骨和不规则骨骨折、关节囊内骨折、骨肿瘤类疾病方面,非常适合行CT检查明确诊断,而且可以行三维重建和增强扫描,另外CT也能清晰显示腰椎间盘膨出和突出,但缺点是不能显示椎管内脊髓,对颈椎间盘成像也较差。MRI在观察骨挫伤、软骨损伤、骨髓水肿、韧带和肌腱撕裂、股骨头缺血坏死、急慢性关节炎、椎间盘膨出和突出、周围神经病变、软组织病变方面有非常明显的优势,对少部分骨肿瘤类病变也有特异性表现,但对骨肿瘤类病变具有关键鉴别意义的钙化、骨化、硬化的显示不如CT。有的疑难病例,可能需要综合多种影像检查和临床资料才能得出与实际相符的诊断。

(五)影像报告解读

影像报告对疾病的诊断结论,包括定位诊断和定性诊断两个方面。现代影像显示解剖结构能力强,定位诊断通常都比较明确而可靠,同时还能显示病变的数目和大小等。影像报告在定性诊断方面大致可分为三种情况:肯定性诊断、可能性诊断、排除性诊断。这三种诊断依次代表放射科医师对疾病诊断把握度的高低,供临床医师参考。

应当指出,影像诊断是当代疾病诊断中的重要组成部分,某些疾病的影像学表现很有特异性,可完全通过影像学作出诊断,也有某些疾病在影像学上无特异性表现,定性诊断很困难。因此,需要了解影像学诊断的价值与限度,正确应用到临床工作中。

二、正常影像表现

(一)四肢骨

成人长骨发育完全,按部位分为骨干和靠近关节的骨端,骨端覆盖有关节软骨。儿童长骨的骺软骨未完全骨化,分为骨干、干骺端、骺板、骺端四部分。骨干与骨端、干骺端之间没有明确的分界线。长骨外层为骨皮质,因含钙多、密度高而在X线、CT上呈现白影,越靠近骨干中部越厚,越靠近骨端或骺端越薄。骨皮质的内外两侧均有骨膜覆盖,正常情况下骨膜在X线、CT、MRI上均不会显示。骨皮质内包含松质骨和骨髓腔内的脂肪组织和造血组织,松质骨的骨小梁在X线和CT上呈高密度的网状排列,但密度低于骨皮质,脂肪组织和造血组织分别代表无造血功能的黄骨髓和有造血功能的红骨髓,它们在X线上均呈低密度黑影,但在CT上,黄骨髓呈黑影,红骨髓密度稍高,呈灰影。骨皮质在MRI常规的T_1WI、T_2WI、脂肪抑制像等均呈低信号,黄骨髓在T_1WI和T_2WI上均呈高信号白影,在脂肪抑制序列呈低信号黑影,红骨髓在T_1WI、T_2WI和脂肪抑制序列呈中等信号的灰影,骨小梁的MRI信号常被骨髓信号所掩盖,不显示出来。骨骺完全为软骨时,与骺板、关节软骨一样在X线上不显影,在CT上呈软组织密度,在MRI T_1WI、T_2WI上呈中等信号,在脂肪抑制像上信号稍高。随着骨骺的不断骨化,在X线上会逐渐显影、增大。同时骺板会不断变薄,最后消失,原骺板所在部位可残留不规则线样致密影。

腕骨与跗骨形态各异,骨之间的关节面较多,且并不平直,导致解剖结构较复杂。辨识各骨在X线的位置和轮廓是正确诊断的基础(图3-36,图3-37)。在CT和MRI上必须通过连续层面的观察进行辨识。

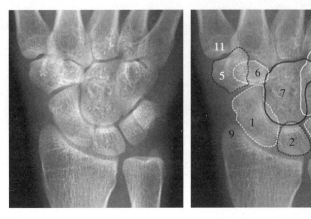

图 3-36　腕关节 X 线正位片

1. 舟骨；2. 月骨；3. 三角骨；4. 豆状骨；5. 大多角骨；6. 小多角骨；7. 头状骨；8. 钩骨；9. 桡骨茎突；10. 尺骨茎突；11. 第一掌骨基部

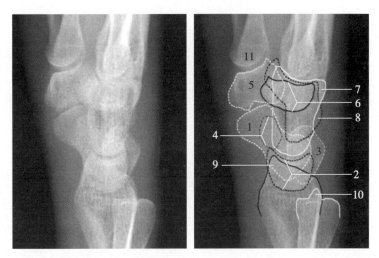

图 3-37　腕关节 X 线侧位片

1. 舟骨；2. 月骨；3. 三角骨；4. 豆状骨；5. 大多角骨；6. 小多角骨；7. 头状骨；8. 钩骨；9. 桡骨茎突；10. 尺骨茎突；11. 第一掌骨基部

　　副骨和籽骨是四肢骨的常见正常变异（图 3-38，图 3-39）。副骨是指由于某一块骨的骨化中心在发育过程中没有融合，而形成多一块或几块的小骨，也可由一个额外的骨化中心发育而来。副骨最常见于腕骨和跗骨旁。每块副骨都有名称，但学术上并未统一，如位于腓骨下方的副骨既可称为"腓副骨"，也有名字为"腓骨下骨"。籽骨是在附着于骨骼附近的肌腱中产生，多见于手和足。大部分籽骨没有名称。识别副骨和籽骨在读片中非常重要，勿将其误认为撕脱骨折。一般来说，副骨和籽骨都有比较固定的存在位置，并且它们的边缘有完整的骨皮质，而新发生的撕脱骨折的撕脱面没有骨皮质包绕。

　　（二）脊柱

　　因脊柱需克服重力，椎体的骨小梁以纵行为主。X 线正位片上，椎体内左右各有一个环形高密度影，为椎弓根的投影，为椎体 X 线解剖的重要部位，部分病变可首先累及椎弓根导

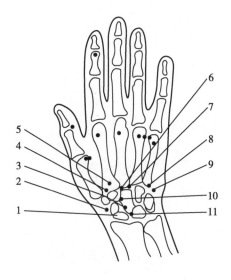

图 3-38　手腕的常见副骨和籽骨
1. 分裂舟骨；2. 桡外副骨；3. 下月骨；4. 前大多角骨；5. 第二小多角骨；6. 茎突副骨；7. 下头骨；8.Vasalius 副骨；9. 尺外副骨；10. 中央副骨；11. 上月骨

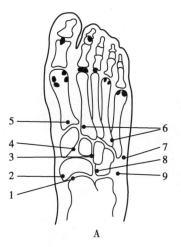

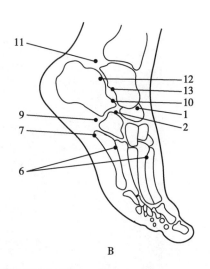

A   B

图 3-39　足踝的常见副骨和籽骨
1. 副舟骨；2. 胫外副骨；3. 钩突副骨；4. 楔间副骨；5. 腓跖部副骨；6. 跖间副骨；7. Vasalius 副骨；8. 第二骰骨；9. 腓副骨；10. 第二跟骨；11. 三角副骨；12. 副距骨；13. 载距副骨

致其形态不完整。该环形影的外侧与横突相连,上下方的突起分别对应上下关节突,关节突关节又称为椎小关节,其关节间隙在颈、胸椎时侧位片显示更清楚,在腰椎时正位片显示更清楚。每个椎体的棘突投影于对应椎体的正中偏下方,形态类似三角形,边缘致密。X 线侧位片上可见椎弓根位于椎体后方,向上、向下、向后分别延续为上关节突、下关节突、棘突。因椎间盘为软组织密度,在 X 线上呈半透明影像,称之为椎间隙,位于椎体之间。侧位片上相邻的椎体、椎弓、关节突及椎间隙围绕而成的椭圆形半透明影即椎间孔,与椎管的位置重叠,颈椎椎间孔在斜位片上显示清楚,胸、腰椎椎间孔在侧位片上显示清楚。

　　椎骨形态不规则,CT 更易显示其结构。有时可在椎体边缘看到“Y”形低密度影,为椎体静脉管,勿将其当成骨折线。椎管前部有后纵韧带附着于椎体后缘,椎管后外部可见黄韧带附着于椎弓板上,黄韧带正常厚度约 2~4mm。硬膜囊占据椎管大部分空间,两侧可见神经根穿行。硬膜囊边缘部分密度较低,为脑脊液,中心部分密度较高,为脊髓,两者分界不甚明显。椎间盘在 CT 上呈软组织密度,腰椎间盘相对较大、较厚,CT 薄层扫描即可清晰显示,颈椎间盘相对较小、较薄,再加上 CT 本身软组织分辨力不高,故常难以诊断颈椎间盘疾病。

MRI 显示硬膜囊和椎间盘结构非常清楚。硬膜囊内脑脊液和脊髓分界清晰,T_1WI 上脑脊液呈低信号,脊髓呈中等信号,T_2WI 上脑脊液呈高信号,脊髓呈中等信号,在腰椎硬膜囊内还可见点状成丛的马尾神经。MRI T_2WI 能区分椎间盘的纤维环和髓核,纤维环信号低,髓核信号较高,较小、较薄的颈椎间盘在 MRI 上也能清晰显示。后纵韧带和黄韧带紧密放置于椎体和椎弓板上,在 MRI 上呈低信号,无法将其与骨皮质区分开来。

(三) 软组织

X 线的软组织分辨力低,仅可显示皮肤、皮下脂肪和肌肉的大致轮廓,皮肤和肌肉密度稍高,皮下脂肪密度较低。在 CT 软组织窗上,在周围低密度脂肪组织的衬托下,能够分辨肌肉和肌腱,但这些组织如仅有轻度水肿和积液,则不易识别。MRI 能够更清晰地显示肌肉、肌腱、韧带、软骨甚至神经,肌肉在 MRI 上常呈中等信号,肌腱、韧带常为低信号,神经根据扫描参数的不同会有不同的信号表现。MRI 对软组织疾病引起的大小、形态、边缘、信号等的异常改变非常敏感。

对血管的观察常通过 X 线造影或 CT 血管成像(CT angiography,CTA)、磁共振血管成像(magnetic resonance angiography,MRA)。因为引入了碘对比剂,血管在 X 线、CT 上都呈高密度影,CT 更是因为可以进行去骨、重建等后处理操作,清晰显示血管的三维空间结构。MRA既可通过调整扫描参数、也可通过注射钆对比剂使血管呈高信号显影,但就效果而言,通常稍逊于 CTA。

三、基本病变表现

骨关节疾病的病理改变和影像学表现多种多样,但不同的病理改变反映在影像上,可以概括为以下几个基本表现。在实际工作中发现并分析这些基本病变表现,是推断病理改变和得出正确诊断的基础,故此,学习和掌握这些基本病变表现非常重要。

(一) 骨质疏松

骨质疏松是指一定单位体积内正常钙化的骨组织减少,即骨的有机成分和钙盐都减少,两者的比例正常。

骨质疏松的 X 线表现主要是骨质密度减低,骨小梁变细、减少、间隙增宽,骨皮质变薄。在椎体还可见上下缘内凹,椎间隙增宽。CT 所见表现与 X 线基本相同。MRI 除可见骨皮质变薄外,还常因黄骨髓的增多而在 T_1WI、T_2WI 上表现为高信号。

骨质疏松常见于多种疾病。广泛性骨质疏松可见于绝经后妇女、老年人、营养不良等,局限性骨质疏松可见于骨折、感染等。骨质疏松本身缺乏特异性,仅根据这一表现难以作出鉴别诊断。

(二) 骨质软化

骨质软化是指一定单位体积内骨组织的钙盐减少,但有机成分正常。

骨质软化的基本 X 线表现也是骨质密度减低,骨小梁稀疏,骨皮质变薄,但与骨质疏松不同的是,骨小梁和骨皮质边缘模糊,这是因大量未钙化的骨样组织所致。在儿童期发病,除基本表现外,典型可见长骨干骺端增宽呈杯口状,边缘模糊呈毛刷样改变,骺板增宽,骨骺轮廓毛糙不光整,负重长骨骨干缩短并向一侧凸曲,下肢成"O"形或"X"形畸形,易发生青枝骨折。在成人发病少见,除基本表现外,可见广泛的骨骼变形,较具特征的是骨盆变形呈三叶状,出现骨折和假骨折线,假骨折线与骨皮质垂直,好发于耻骨支、坐骨、股骨上端等。

骨质软化的发病原因主要为维生素 D 缺乏,在儿童常见于佝偻病,在成人为骨质软化症。

(三) 骨质破坏

骨质破坏是指正常骨组织被病理组织所替代。

骨质破坏的 X 线表现是骨质密度减低,形成骨质缺损,无正常骨结构。CT 比 X 线更易显示骨质破坏的边缘是否清晰、是否累及骨皮质、内部是否有钙化和分隔等,这对于区分良恶性骨质破坏具有重要意义。MRI 上显示为正常的骨质被不同信号强度的病理组织取代,MRI 显示的病变范围可能大于 CT,但对钙化、骨化、残留骨、骨皮质的显示不如 CT。

骨质破坏多见于炎症、肿瘤或肿瘤样病变。不同病变造成的骨质破坏有各自的特点,例如,炎症急性期和恶性肿瘤引起的骨质破坏,边缘常模糊,没有高密度硬化边,容易累及骨皮质;而炎症慢性期和良性肿瘤引起的骨质破坏,边界清楚,多伴有硬化边,骨皮质呈受压改变。

(四) 骨质增生硬化

骨质增生硬化是指一定单位体积内骨量的增多。

骨质增生硬化的 X 线表现是骨质密度增高,骨小梁增多、增粗、密集,骨皮质增厚,可伴有骨骼变形。CT 表现与 X 线相似。MRI 上主要见骨皮质增厚,在各个序列上均呈低信号。

骨质增生硬化可见于多种疾病。局部性骨质增生硬化非常常见,好发于炎症、骨折后修复、骨肿瘤等,普遍性骨质增生硬化较少见,可出现于某些代谢或内分泌障碍疾病如甲状旁腺功能低下,或中毒性疾病如氟中毒。

(五) 骨质坏死

骨质坏死是指骨组织局部停止代谢。坏死的骨质称为死骨。

骨质坏死的 X 线表现是骨质密度增高。原因是死骨内有新骨形成,以及在周围骨质破坏的低密度衬托下表现的相对高密度。死骨可随病情演变而逐渐吸收。

骨质坏死多见于慢性化脓性骨髓炎、骨缺血坏死及骨折后。

(六) 骨膜异常

骨膜异常是指骨膜在病变的刺激下水肿、增厚,最终形成骨膜新生骨。

X 线和 CT 上可见骨膜新生骨,习惯上也称为骨膜增生,表现多为邻近骨皮质并与之平行的线状或多层状高密度影。随新生骨的不断形成,密度可逐渐增高,并与骨皮质融合,也可因病情进展导致新生骨破坏,表现为线状或多层状影中断。MRI 可显示 X 线和 CT 不能发现的早期骨膜水肿,在 T_1WI 呈等信号,T_2WI 呈高信号,当演变为骨膜新生骨后,在 MRI 各序列上均为低信号。

骨膜异常常见于炎症、肿瘤、骨折等。不同病变引起骨膜异常的形态可有不同。例如,良性骨肿瘤、骨折引起的骨膜新生骨通常不会被再次破坏;而恶性骨肿瘤引起的骨膜新生骨在肿瘤附近常出现反复破坏,未被破坏的残留骨膜新生骨呈三角形,称为骨膜三角或 Codman 三角,恶性骨肿瘤的骨膜新生骨还可形成特异的形状,如针状、日光放射状、葱皮状等;炎症引起的骨膜新生骨介于前两者之间,有时可见骨膜新生骨破坏,但发生率较低。

（七）骨骼变形

各类检查均可显示骨骼外形的改变。X 线有时因邻近骨骼的重叠而不便于观察,CT 骨骼三维重建能更直观地反映骨骼的形态。

骨骼变形可见于肿瘤、慢性炎症、骨折愈合后、先天畸形、骨发育障碍等。

（八）骨折

骨折是指骨的连续性中断。

X 线是骨折的常用检查方法,可以显示骨断裂之间的低密度透亮线,当骨折断端之间在 X 线投照方向上相互重叠或嵌入时,不会显示透亮线,仅表现为骨小梁的中断(图 3-40)。CT 表现与 X 线类似,但更易显示扁骨、不规则骨和关节囊内骨折。骨折断端之间的缝隙在 MRI 上可表现为低信号,也可因液体渗出或出血表现为高信号,另外 MRI 还能显示邻近的骨挫伤或骨髓水肿,在 T_1WI 上呈片状低信号,在 T_2WI 上与正常骨髓同为高信号而不易发现,在脂肪抑制像上呈明显高信号。骨挫伤和骨髓水肿可不合并骨折而单独存在,X 线和 CT 上不能显示。

骨折最常见于外伤,也见于骨骼本身病变后产生病理性骨折。

（九）关节间隙增宽或狭窄

炎症早期,常因关节囊内液体渗出或滑膜增生,可于检查时发现关节间隙增宽,表现为关节骨端或骺端间距延长。X 线不能显示关节间隙积液和滑膜增生,CT 对少量积液和滑膜增生不敏感,积液

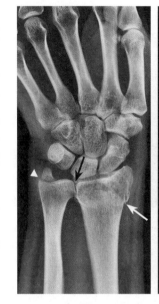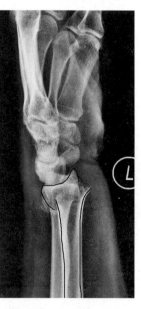

图 3-40　Colles 骨折 X 线图像

左桡骨远端骨皮质中断(白箭头),断端向背侧移位,掌侧成角,合并尺骨茎突骨折(白三角)和桡尺远侧关节半脱位(黑箭头)

多时可显示关节囊内的水样低密度影,MRI 对关节积液非常敏感,尤其是脂肪抑制像,呈明显的高信号,而增生的滑膜在关节积液的衬托下表现为稍低信号影。

炎症晚期,因关节软骨和软骨下骨的侵蚀和破坏而导致关节间隙狭窄,表现为关节骨端或骺端间距缩短。X 线和 CT 不能直接显示软骨的破坏,只有当软骨下骨受累时,才能发现相应的骨质破坏、增生硬化等。MRI 能够清晰显示软骨的变薄、缺损、中断,软骨下骨的受累在 T_1WI、T_2WI 上表现为低信号,在脂肪抑制像上表现为高信号。

关节间隙增宽或狭窄可见于各类关节炎症。

（十）关节强直

关节强直分为骨性关节强直和纤维性关节强直,两者共同的特征是关节失去活动功能。骨性关节强直时,X 线和 CT 表现为关节间隙消失,可见骨小梁贯穿关节骨端,MRI 则可见骨髓信号连接两端骨质。纤维性强直时,各影像检查显示的关节间隙可能仅表现为狭窄,X 线和 CT 难以显示连接骨端的纤维组织,诊断时应结合临床症状,MRI 可见关节间隙内高、低混

杂的异常信号影。

骨性关节强直常见于化脓性关节炎,纤维性关节强直常见于关节结核。

(十一)关节脱位

关节脱位是指关节骨端的分离、错位。当两关节面完全不对应时称为完全脱位,当两关节面尚有部分对应时称为不完全脱位。

X线检查可见关节失去正常形态,关节面部分或完全不对应(图3-41)。CT能发现X线不易观察的关节脱位,如肩锁关节脱位、骶髂关节脱位等。MRI则对关节脱位后的关节腔积液显示更清楚。

关节脱位主要见于外伤,另外也可见于先天性和病理性疾病。

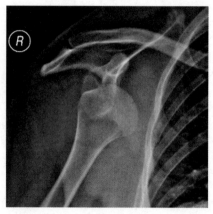

图3-41　右肩关节脱位X线图像
右肱骨头向内侧移位,与肩胛骨关节盂失去正常对位关系

(十二)周围软组织病变

X线检查有时无法区分炎症、外伤所致的软组织肿胀和肿瘤导致的软组织肿块,它们均表现为软组织影增大,密度增高,肌间脂肪间隙变窄或消失。当可见软组织内积气、皮肤增厚、皮下脂肪密度增高时,则更倾向于软组织肿胀。当肢体长期不运动,在X线上可见肌肉萎缩,表现为肢体变细,肌肉缩小。当发生骨化性肌炎疾病时,可见软组织内钙化或骨化。

软组织肿胀在CT上表现为软组织影膨大,界限模糊,皮肤增厚,皮下脂肪可见网状密度增高影。软组织肿块通常较为局限,呈类圆形或不规则形,邻近组织呈受压改变。如为急性血肿,密度相对较高。增强扫描便于将软组织肿块与周围正常软组织区分开来,根据肿块本身的血供特点,可出现不同的强化方式。

MRI上软组织肿胀表现为T_1WI低信号、T_2WI高信号,界限模糊不清。软组织肿块通常在T_1WI信号稍低,T_2WI信号稍高,也可因肿块内部出现坏死、出血而出现其他异常信号,软组织肿块的边界通常是清楚的。MRI对软组织钙化的显示不如X线和CT。MRI的优势是能显示肌腱、韧带的撕裂,分为不完全撕裂和完全撕裂。不完全撕裂时,可见肌腱、韧带在T_2WI、脂肪抑制像上信号增高,尤以脂肪抑制像表现明显,但连续性存在;完全撕裂也称为断裂,可见肌腱、韧带连续性中断,断端回缩、变皱,T_2WI、脂肪抑制像信号增高。肌腱的腱鞘炎表现为沿腱鞘周围分布的水样信号影,在T_2WI或脂肪抑制像上容易观察到;腱鞘囊肿的分布范围则相对局限,呈囊样,信号同样类似于水。MRI还可显示粗大神经的病变,包括颈丛神经、腰丛神经、坐骨神经等,主要表现有形态的改变包括增粗和萎缩,其内信号不均匀,以及邻近结构的压迫等。

四、骨科康复常见伤病的影像学诊断

(一)骨折

X线发现骨折透亮线后首先需明确骨折的类型。根据骨折是否贯穿骨骼分为完全性和不完全性。根据骨折线的走行分为横形、斜形、螺旋形骨折等。根据碎骨块的情况分为撕脱骨折、粉碎性骨折等(图3-42)。其次要明确骨折断端对位对线关系。判断移位时,通常以骨折近端为准,描述骨折远端移位的方向和程度。判断成角时,通常以成角顶点所指的方向为成角方向。

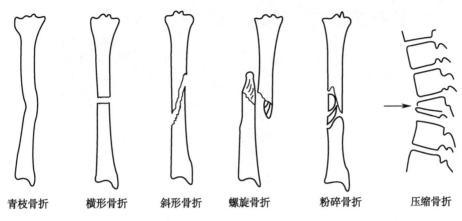

青枝骨折　　　横形骨折　　　斜形骨折　　　螺旋骨折　　　粉碎骨折　　　压缩骨折

图 3-42　骨折的常见类型

嵌入性骨折在 X 线上看不见透亮线,而可能表现为条带状高密度影,仔细观察可见到骨小梁中断。少数嵌入性骨折 X 线表现几乎接近正常,很难诊断,这类骨折好发于股骨颈。当临床怀疑股骨颈骨折而 X 线表现无明显异常时,特别需与健侧比较有无形态上的细微改变,或补充 CT 扫描降低漏诊的发生率。除股骨颈骨折外,肋骨和鼻骨骨折也常因为骨折断端无明显移位而在 X 线上很难察觉,CT 检出这类骨折的概率会比 X 线高很多。

儿童骨折有其自身的特点。骨骺分离是指骺板出现骨折,因骺板本身在 X 线上不显影,其主要表现为骺板增宽,或干骺端与骨骺对位关系异常,观察时注意与健侧比较。青枝骨折是一种儿童的不完全骨折,表现为骨皮质局限性皱褶、成角,看不到骨折透亮线。

脊柱骨折可分为压缩性骨折和爆裂骨折,在 X 线上骨折透亮线的表现常不明显。压缩性骨折的主要 X 线表现是椎体前部受压变扁,前部高度相对于后部高度缩小大于 15%。爆裂骨折时可见整个椎体压缩变扁,受压情况可与邻近正常椎体比较,甚至累及椎弓(图 3-43)。CT 在脊柱骨折方面具有明显优势,可发现 X 线遗漏的骨折,也能显示骨折透亮线,并判断椎管是否受压。MRI 则可直接显示脊髓是否合并损伤,当脊髓受累时可于 T_2WI 显示高信号。

骨折的愈合。骨折后断端附近产生的新骨称为骨痂,X 线上可见骨痂逐渐增大、密度增高,骨折透亮线变模糊。骨折痊愈后,外部骨痂可被吸收,连接断端之间的骨痂变得坚实致密,骨折透亮线消失。

骨折的常见并发症:①骨折延迟愈合或不愈合:延迟愈合的表现是骨痂生长慢,骨折透亮线长期存在;不愈合表现为骨折断端硬化变白;②骨折畸形愈合:骨折透亮线虽然消失,但愈合处存在成角、旋转、短缩或延长;③骨质疏松:骨密度减低,骨小梁稀疏;④骨感染:表现类似骨髓炎;⑤骨缺血坏死:最常见于股骨头,腕舟骨也较常见,表现以硬化坏死为主,合并囊样变(即小囊状骨质破坏)、骨骼变形等;⑥创伤性关节炎:类似退行性骨关节病,关节骨端可见囊样变、增生硬化、骨赘形成,关节间隙不均匀狭窄甚至强直;⑦骨化性肌炎:肌肉内出现高密度骨化块,并可逐渐进展。

当透亮线明显时,骨折易于诊断。但有不少病例的透亮线很不明显,给诊断带来困难。读片时必须结合临床,对疼痛明显的部位作重点观察,同时有效结合 CT、MRI 辅助诊断,特别是股骨颈、肋骨、颅骨、脊柱、各关节处的损伤更有进一步检查的必要。对于没有相关条件的地区,也可在一周后复查 X 线,可因断端位置的变化发现之前未检出的骨折。

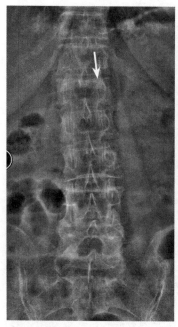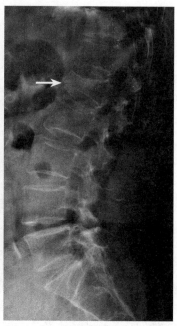

图 3-43　腰椎爆裂骨折 X 线图像

腰椎骨质疏松,第 1 腰椎明显受压变扁,前缘、上缘骨皮质略不连续(白箭),椎体后缘与邻近椎体相比亦有受压

骨折鉴别诊断主要包括骨的滋养血管、副骨和籽骨。滋养血管穿过骨皮质时的边界不如骨折锐利,密度也比骨折透亮线稍高,CT 上为点状或单一层面的线状,更易与骨折线区别。副骨和籽骨在正常影像表现已述及,在此不再赘述。

(二) 脊柱畸形

1. 椎体融合　相邻两个或两个以上的椎体融合,影像上可见椎间盘部分或完全消失。

2. 寰枕融合　表现为寰椎与枕骨大孔邻近骨质融合,可部分或完全融合。有时合并颅底凹陷症,即枢椎齿状突上缘超过硬腭与枕骨大孔后缘连线以上 5mm。X 线有时测量不够精确,颈椎 CT 矢状面重建及 MRI 都能显示清晰。

3. 移行椎　在颈、胸、腰、骶和尾椎交界处的椎体出现邻近节段脊椎的特点。如腰椎骶化是指第 5 腰椎出现骶椎的特征,双侧或单侧横突肥大,与骶骨融合或形成假关节,腰 5 骶 1 椎间隙变窄甚至消失。又如颈椎胸化是指第 7 颈椎两侧出现颈肋,类似胸椎。其他畸形还包括胸椎腰化、腰椎胸化、骶椎腰化等等。要准确辨识移行椎,应从寰椎开始向下计数。

4. 脊柱侧凸　因承重力学因素,脊柱侧凸一般呈"S"形或反"S"形。Cobb 法是常用测量脊柱侧凸角度的方法。首先在正位片上确定侧凸的端椎,脊柱凸侧的椎间隙较宽,而在凹侧椎间隙开始变宽的第一个椎体被认为不属于该弯曲的一部分,因此其相邻的一个椎体被认为是该弯曲的端椎;其次在上端椎的椎体上缘划一横线,同样在下端椎椎体的下缘划一横线;最后测量两横线的交角就是 Cobb 角。需注意的是,部分脊柱侧凸合并有半椎体畸形,即椎体的某一侧未发育,在正位片上椎体呈三角形状。

5. 椎弓峡部裂　绝大多数发生于第 5 腰椎,脊柱侧位片上可见椎弓峡部中断不连续,可见透亮线,邻近骨质硬化变白,正位片上可见局部骨质密度增高,结构紊乱。但正侧位片通常不能作为诊断椎弓峡部裂的依据,而需补充斜位片。斜位片上脊椎附件的投影类似一只"猎狗":被检侧横突似"狗头",椎弓根似"狗的眼睛",上关节突似"狗的耳朵",椎弓峡部似"狗的颈部",椎弓似"狗的身体",下关节突似"狗的前后腿"(图3-44)。椎弓峡部裂时,可在斜位片上见到"狗的颈部"中断,出现透亮裂隙(图3-45)。CT、MRI能直接显示椎弓峡部裂,更易诊断。

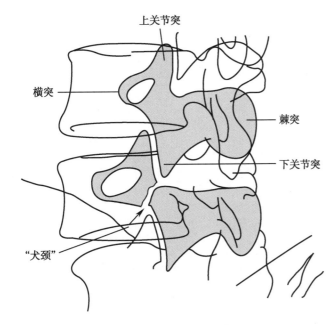

图 3-44　椎弓峡部裂示意图

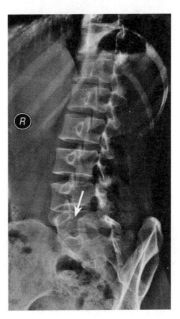

图 3-45　第 5 腰椎右侧椎弓峡部裂 X 线图像

腰椎右后斜位片示第 5 腰椎"狗的颈部"不连续(白箭头)

(三) 发育性髋关节脱位

又称为先天性髋关节脱位、髋关节发育不良,多见于女孩。

X 线可见髋臼变浅,股骨头缩小,有时可合并缺血坏死。判断股骨头是否在髋臼的方法很多。在股骨头骨骺显影之前,可观察耻骨上支下缘与股骨颈内缘的弧线是否连续,此为 Shenton 线,还可观察髂骨外缘和股骨颈外缘的连线是否连续。股骨头骨骺显影之后,可通过 Perkin 方格评估股骨头位置(图3-46)。CT 因辐射剂量较大、对髋关节脱位的显示优势不明显等原因,临床应用较少。

MRI 本身对软骨显示清晰,对髋关节脱位的诊断有帮助,但扫描时间长,噪音大,婴幼儿制动困难,临床上也应用较少。

(四) 股骨头缺血坏死

成人股骨头缺血坏死好发于 30~60 岁,儿童股骨头骨骺缺血坏死好发于 3~14 岁。随病情进展,多数病例最终发展为双侧受累。

成人股骨头缺血坏死 X 线表现为股骨头内不规则硬化坏死区,合并片状、小囊状透亮区,即高密度区、低密度区并存,随后股骨头塌陷变扁,骨性关节面不光整,最后累及到髋关节,关节间隙变窄,边缘骨赘形成,甚至出现髋关节半脱位。

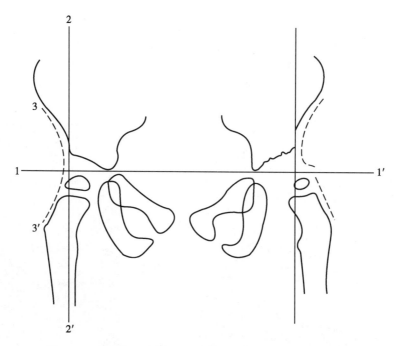

图 3-46　发育性髋关节脱位测量示意图（右侧正常，左侧脱位）

Perkin 方格（1-1' 为经过双髂骨下缘的连线，2-2' 为经过髋臼外缘并与 1-1' 垂直的竖线，正常时股骨头骨骺应位于该方格的内下象限）；3-3' 为 Shenton 线，正常时连续平滑

　　儿童股骨头骨骺缺血坏死 X 线亦可见高密度硬化坏死与低密度透亮区并存，同时生长发育迟缓，骨骺扁而小，其内可见出现裂隙，股骨颈增粗变短，如治疗不及时，后期发展为髋臼平直、髋关节半脱位。

　　CT 能发现早期 X 线阴性的硬化坏死及透亮区表现，也易于检出骨皮质不光整出现的塌陷征（图 3-47）。

　　MRI 对股骨头缺血坏死更加敏感，初期就可见股骨头骨质信号不均匀（图 3-47），能比 X 线、CT 更早对本病作出诊断。

　　股骨头缺血坏死为常见病，当出现股骨头形态改变时易于诊断，早期诊断时应行 MRI 检查。鉴别诊断包括髋关节退行性骨关节炎，退行性骨关节炎时关节两端骨质均受累，出现硬化或囊样改变，而股骨头缺血坏死前期仅以股骨头异常改变为主，退行性骨关节炎关节间隙狭窄、骨赘征象出现相对较早，股骨头形态改变不明显。

（五）骨结核

骨结核好发于儿童和青少年。不同部位的骨结核，影像学表现不同。

长骨结核。X 线可见类圆形骨质破坏区，好发于干骺端和骨骺，骺板易受累，骨质破坏边界清晰，通常无明显硬化边，其内可见死骨，较具特征性，骨质破坏周围常伴有骨质疏松（图 3-48）。因结核多侵犯软骨，故长骨结核易累及关节形成关节结核。

短骨结核好发于手足诸骨，常多骨发病。X 线所见骨质破坏特点与长骨结核类似，但因短骨较细，骨质破坏常呈膨胀性撑大骨骼，使骨骼变形增粗，骨皮质变薄，影像学称之为"骨气臌"。

脊椎结核是最常见的骨关节结核。因脊椎形态不规则，骨质破坏的边缘、死骨等特征在

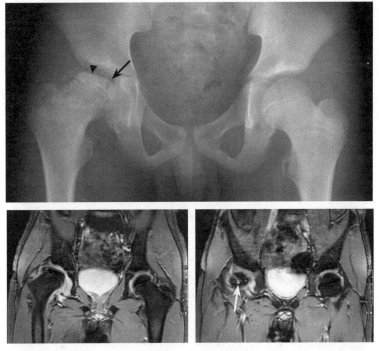

图 3-47 右股骨头骨骺缺血坏死 X 线与 MRI 图像

X 线显示右股骨头骨骺变扁、缩小，其内可见裂隙（黑三角），密度稍增高（黑箭头）；MRI 冠状面脂肪抑制像除显示右股骨头骨骺形态变化外，可见其内信号不均匀，多发小囊状高信号影（白箭头）

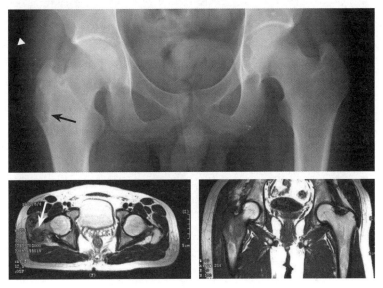

图 3-48 右股骨大转子结核 X 线与 MRI 图像

X 线显示右股骨大转子可见骨质破坏，边界清晰，伴有轻微硬化（黑箭头），周围软组织肿胀（白三角）；MRI 横断面 T_2WI 显示骨质破坏呈中等信号，边缘显示比 X 线更清晰（白箭头）；MRI 冠状面 T_1WI 显示大转子稍低信号骨质破坏，除此之外，邻近骨质信号明显减低，提示受累，周围软组织肿胀明显

X 线上不易显示。脊椎结核的重要特征是极易累及椎间盘,引起椎间隙狭窄,后期因相邻的多个椎体受累后压缩变扁,可见相应节段脊柱后凸。脊椎结核的另一个特征是冷脓肿,主要为椎旁软组织受累,腰椎冷脓肿的 X 线表现为腰大肌轮廓增大,两侧明显不对称,胸椎冷脓肿表现为椎旁梭形软组织影,颈椎冷脓肿常可见咽后软组织影增厚(图 3-49)。

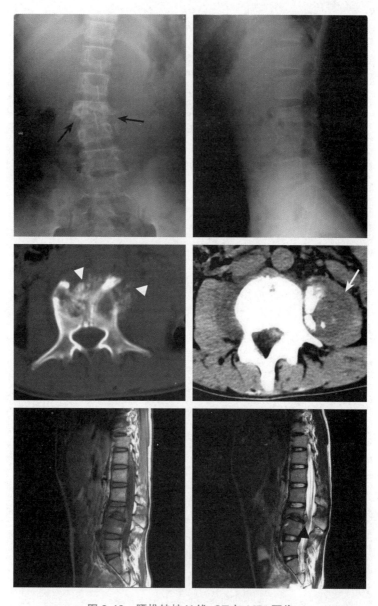

图 3-49 腰椎结核 X 线、CT 与 MRI 图像

X 线显示第 3 腰椎不规则骨质破坏,其内可见不规则高密度死骨(黑箭头),椎弓根形态不完整,腰 3/4 椎间隙变窄,模糊不清,脊柱腰段右凸;CT 能更清晰显示骨质破坏区内絮状、结节状死骨(白三角),左腰大肌内可见明显低密度冷脓肿(白箭头),其内亦可见死骨,右侧腰大肌也有部分受累;MRI T_1WI 及 T_2WI 矢状面显示第 3 腰椎受压变扁,椎间盘受累 T_2 信号减低,椎间隙稍变窄,后方软组织肿胀压迫硬膜囊(黑箭头)

CT 与 X 线相比更易观察骨质破坏的边缘、死骨、冷脓肿等,也能更早期发现骨质破坏(图 3-49)。

MRI 对骨质信号的异常改变更加敏感,也有利于显示椎间盘的受累变薄和椎管的受压情况,但对死骨的显示不如 CT(图 3-48,图 3-49)。

骨结核诊断要点。骨质破坏易侵犯骺板、关节和椎间盘,边缘清楚但少见硬化,死骨和冷脓肿的形成较具特征性。

骨结核鉴别诊断。长骨结核需与骨囊肿鉴别,骨囊肿不易累及关节骨端,更不会侵犯关节,骨质破坏边缘常有明显硬化,其内无死骨,还易合并病理性骨折,CT、MRI 可见其内为液性密度或信号。短骨结核需与软骨瘤鉴别,软骨瘤骨质破坏边缘常有硬化,其内可见点状或环状软骨钙化,另外,软骨瘤中心性和偏心性生长均可出现,但短骨结核一般为中心性生长。脊椎结核需与转移瘤鉴别,转移瘤易侵犯椎弓,结核则否,转移瘤不易侵犯椎间盘,结核则是,除此之外,发现椎旁冷脓肿形成则支持结核的诊断。

(六) 骨囊肿

属于肿瘤样病变,半数以上病例位于 11~30 岁,好发于长骨的干骺端和骨干,尤其是肱骨和股骨的上段。

X 线表现为类圆形膨胀性骨质破坏(图 3-50),通常位于骨骼中心,不呈偏心性生长,骨质破坏边界清,伴有硬化边,其内可见分隔,邻近骨皮质变薄,发生病理性骨折是就诊的主要原因。

CT 和 MRI 可见骨质破坏内为水样密度和信号(图 3-50)。

依据以上典型影像学表现不难诊断。有时需与骨纤维异常增殖症鉴别,后者累及范围较大,形态多不规则,内部密度稍高呈磨玻璃样,CT、MRI 可见其内有明显实性成分。

(七) 骨纤维异常增殖症

属于肿瘤样病变,半数以上病例位于 11~30 岁,全身诸骨均可发病,可单发,也可多发,发生于长骨者多位于干骺端和骨干。

X 线所见骨质破坏的表现多样,通常范围较广,形态不规则,膨胀性生长,受累骨骼膨大变形,骨质破坏边界清并有硬化,其内可呈磨玻璃影,也可见囊状影和粗大分隔。

CT 可更清晰显示肿瘤内部结构,如较特异的磨玻璃影改变(图 3-51)。

MRI 因病变内部结构多样,信号混杂,无明显特异性改变。

根据其广泛的病变范围、膨胀性骨质破坏及内部磨玻璃影改变,多数病例易于诊断。需与软骨瘤鉴别,软骨瘤通常不发生于骨干,范围较局限,骨质破坏区内可见软骨点状或环状钙化为其特点。

(八) 骨软骨瘤

又称外生骨疣,是来源于软骨的良性骨肿瘤,也是最常见骨肿瘤。11~30 岁发病约占总数的 75%。肿瘤可单发,也可多发,好发于长骨干骺端,尤其以膝关节周围最为常见。

瘤体包含骨性基底和软骨帽两部分。基底在 X 线上表现为骨性突起,与母骨相连处较宽,可见骨皮质和骨松质分别与母骨相连,顶端通常背离邻近关节生长(图 3-52)。软骨帽覆盖于基底的顶端,X 线通常不显影,偶尔可见其软骨点状或环状钙化。

CT 所见与 X 线类似,肿瘤基底与母骨相连处显示更清晰。

MRI 可清晰显示软骨帽,与关节软骨信号相似。

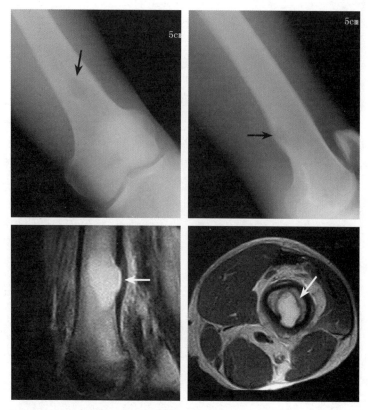

图 3-50　左股骨骨囊肿 X 线与 MRI 图像

X 线显示左股骨下段类圆形骨质破坏（黑箭头），边界清，位于骨干中心，注意侧位片上骨干中心处病灶密度稍高不甚明显，后方骨皮质膨胀；MRI 矢状面脂肪抑制像及横断面 T_2WI 可清晰显示病灶全貌（白箭头），其内为均匀高信号，类似于水

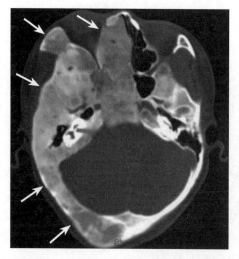

图 3-51　颅骨骨纤维异常增殖症 CT 图像

颅骨右侧骨质弥漫性增厚（白箭头），骨质破坏区内呈典型磨玻璃样改变

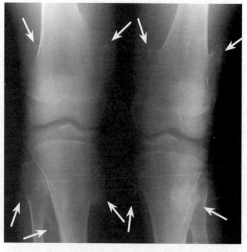

图 3-52　双膝关节多发骨软骨瘤 X 线图像

双膝关节长骨干骺端多发骨性突起（白箭头），与母骨相连，背离关节生长

与母骨相连的、背离临近关节的骨性突起是本病的特征,易于诊断。X线显示连接处不明确时,可行 CT 辅助诊断。偶尔需与皮质旁骨肉瘤鉴别,皮质旁骨肉瘤起源于骨皮质表面,并不与母骨骨髓腔相通,高密度瘤体与母骨之间有一狭窄的缝隙。

(九) 骨巨细胞瘤

一种侵袭性肿瘤,大部分为良性,也有少部分为恶性。骨巨细胞瘤的发病年龄较特殊,比多数骨肿瘤发病年龄偏大,以 20~40 岁最常见,骺板闭合前很少发生骨巨细胞瘤。发病部位也有一定特殊性,骨巨细胞瘤好发于长骨的关节骨端,通常临近关节面。

X线所见骨质破坏位于骺板闭合后的关节骨端,呈明显膨胀性、偏心性生长,最大径线常与骨干垂直,骨质破坏边缘清楚但无硬化,其内可见分隔,形成皂泡样表现(图 3-53)。当出现以下征象时提示恶性:肿瘤边缘模糊,骨皮质破坏不完整,出现骨膜反应甚至 Codman 三角,瘤周软组织肿块形成,骨肿瘤生长迅速。

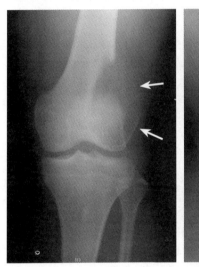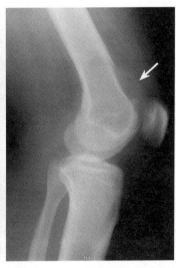

图 3-53　左股骨骨巨细胞瘤 X 线图像

左股骨下端偏心性、膨胀性骨质破坏(白箭头),几乎累及关节面,与正
常骨组织分界清楚,且无硬化缘,内部有少许分隔

CT 显示骨质破坏的边缘和瘤周软组织肿块更清晰,对区分肿瘤良恶性有很大帮助。

因肿瘤内可出现坏死和出血,MRI 信号常不均匀,无明显特异性。

骺板闭合后关节骨端的骨质破坏,膨胀性、偏心性、多房性、横向生长为骨巨细胞瘤的特点。应与动脉瘤样骨囊肿鉴别,动脉瘤样骨囊肿的偏心性生长更明显,骨质破坏边缘常有硬化边,其内以液性和血性密度为主,CT、尤其是 MRI 常见液液平面。

(十) 骨肉瘤

最常见的原发性恶性骨肿瘤,11~30 岁发病约占全部病例的 80%,好发于长骨干骺端,以膝关节周围较为常见。

骨质破坏在 X 线上表现为浸润性,而非膨胀性,边缘模糊不清,受累骨皮质被侵蚀而中断,邻近常见 Codman 三角和软组织肿块,骨质破坏区和软组织肿块内可见高密度的肿瘤骨为其特征性表现(图 3-54)。

CT 能更好地发现肿瘤骨,形态不一,密度高于软组织,CT 值从几十至数百 HU 不等,发现肿瘤骨即高度提示骨肉瘤的诊断。

MRI 能更准确显示骨肉瘤的侵犯范围,通常比 X 线和 CT 范围要大,但对肿瘤骨的显示不如 CT。

发现和识别肿瘤骨是影像学诊断骨肉瘤的关键。骨肉瘤需与化脓性骨髓炎鉴别。化脓性骨髓炎会有新骨生成,有时类似骨肉瘤的肿瘤骨,但密度通常不如肿瘤骨高;另外 Codman 三角虽然可见,但发生率远比骨肉瘤低;周围软组织以肿胀为主,而非软组织肿块;诊断时还需多结合临床表现,如急性起病、发热、中性粒细胞明显增高等。

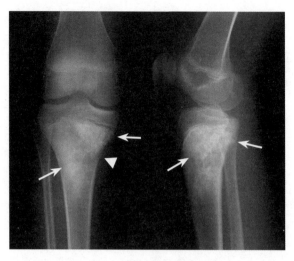

图 3-54　右胫骨骨肉瘤 X 线图像

右胫骨上段骨质破坏,界限不清,其内大量高密度肿瘤骨(白三角),正位片示内侧缘骨皮质侵蚀,邻近可见轻微的骨膜新生骨被再次破坏(白箭头)

(十一) 转移性骨肿瘤

最常见的恶性骨肿瘤,发病年龄通常大于 40 岁,以多发为主。全身各骨均可发生转移,但以中轴骨最常见,肘关节、膝关节远端较少发生转移。影像学上常把转移瘤分为溶骨型、成骨型和混合型。

溶骨型转移瘤的 X 线表现以骨质破坏为主,骨皮质常受累中断,邻近可见软组织肿块,发生于长骨者以骨干和干骺端多见,发生于脊椎者椎体常受压变扁,并累及椎弓根,使得正位片上的环形椎弓根影不完整,椎间隙通常保持完好。

成骨型转移瘤相对少见,呈结节状高密度影,位于松质骨内,通常不侵犯骨皮质。

混合型兼有以上两种表现。

因中轴骨形态不规则,导致 X 线发现转移瘤的概率较低,而 CT 在这方面有明显优势,可发现大量 X 线不能检出的病灶。溶骨型骨质破坏、成骨型高密度结节的边界在 CT 上显示清楚,另外小的软组织肿块在 CT 也能明确显示。

MRI 对转移瘤的显示比 CT 更敏感,肿瘤在 T_1WI 上呈低信号,在 T_2WI 上可为高信号或低信号,最明显的是脂肪抑制像,呈明显高信号,在正常低信号骨髓的衬托下非常清晰(图 3-55,图 3-56)。

明确原发肿瘤对转移性骨肿瘤的诊断非常重要。有的肿瘤易发生骨转移,称为亲骨性肿瘤,如前列腺癌、肾癌、甲状腺癌、乳腺癌、肺癌、鼻咽癌,其中前列腺癌容易出现成骨型转移;另有一些肿瘤不易转移至骨,称为厌骨性肿瘤,如皮肤、消化道和子宫的恶性肿瘤。转移性骨肿瘤作为最常见恶性骨肿瘤,中老年人一旦发现累及骨皮质的溶骨性骨质破坏,均应考虑到转移瘤的可能。

鉴别诊断主要是骨髓瘤,骨髓瘤通常不累及椎弓,骨质破坏有时可见骨皮质膨胀性改变,而非完全侵蚀,尿本 - 周蛋白阳性。

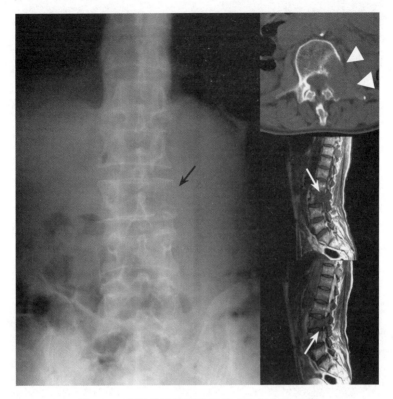

图 3-55　腰椎转移性腺癌 X 线、CT 与 MRI 图像

X 线显示第 3 腰椎左侧骨质破坏（黑箭头），正常环形椎弓根形态消失，椎体左缘骨皮质、左侧横突骨皮质受侵中断；CT 清楚显示椎体骨质破坏的范围（白箭头），椎体及附件均受累；MRI 显示 T_1WI 和 T_2WI 均呈稍低信号（白三角），脊椎转移瘤与结核的主要区别是椎间盘无受累，椎间隙无狭窄

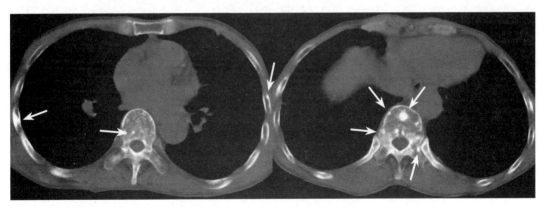

图 3-56　前列腺癌骨转移 CT 图像

前列腺癌患者，双侧肋骨、胸椎呈多发结节状高密度影（白箭头）

（十二）关节脱位

诊断关节脱位应判断脱位的方向,通常是以近侧关节骨端为准,远侧关节骨端移位的方向为脱位方向。部分关节有常见的脱位方向,如肩关节以前脱位常见,肘关节、髋关节以后脱位常见。

完全脱位在 X 线上易被检出,发现脱位后,应仔细观察有无合并骨折,以免漏诊。

半脱位的 X 线表现有时不甚明显,需结合有无活动障碍及双侧对比观察。尤其是部分小关节的半脱位在临床工作中易被忽视,如肩锁关节半脱位、桡尺远侧关节半脱位、下胫腓联合分离等。

腕骨较多,形态不规则,月骨脱位和月骨周围脱位较常见而且不易辨认。月骨脱位是指月骨向掌侧移位,腕关节正位片上仅可见桡月关节间隙不均匀,应以侧位片为主要诊断依据,侧位片上可见月骨不在桡骨骨干延长线上,而向掌侧移位,桡月关节间隙明显增宽(图3-57)。月骨周围脱位是指月骨位置正常,其余腕骨向背侧移位,也是以侧位片较易观察,X线可见头月关节间隙消失,头状骨向背侧偏移,月骨仍保持在桡骨骨干延长线上(图 3-58)。

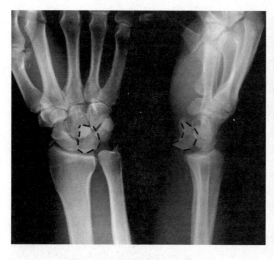

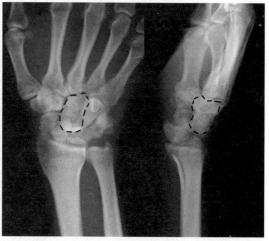

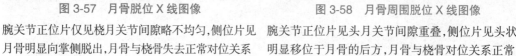

图 3-57　月骨脱位 X 线图像

腕关节正位片仅见桡月关节间隙略不均匀,侧位片见月骨明显向掌侧脱出,月骨与桡骨失去正常对位关系

图 3-58　月骨周围脱位 X 线图像

腕关节正位片见头月关节间隙重叠,侧位片见头状骨明显移位于月骨的后方,月骨与桡骨对位关系正常

儿童因骨骺发育不完全,部分关节脱位诊断困难。以儿童常见的桡骨头半脱位为例,应注意正侧位片上肱骨小头是否在桡骨骨干延长线上,与桡骨头对齐,并与健侧比较,有时仅凭影像学表现难以诊断。

寰枢关节可因外伤发生脱位。X 线正位片上可见枢椎齿状突位置不居中,摄片时需用张口位以减少颅骨重叠,技术难度较大,有时不能获得满意图像。X 线侧位片上可见枢椎齿状突与寰椎前弓之间距离增宽,成人超过 2mm 或儿童超过 4mm 可考虑寰枢关节脱位(图3-59)。CT 或 MRI 很容易发现齿状突轻微的偏移(图 3-60)。

脊椎滑脱表现为相邻两个椎体对位不整齐,存在前后或左右方向的偏移。当脊椎滑脱合并椎弓峡部裂时称为真性滑脱,否则为假性滑脱。评价脊椎滑脱时,通常以下位椎体为准,判断上位椎体的滑脱方向和程度,把下位椎体的上缘平均分成四段,上位椎体偏离距离小于

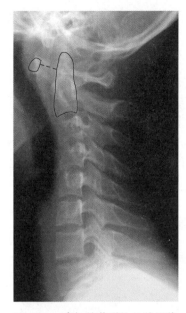

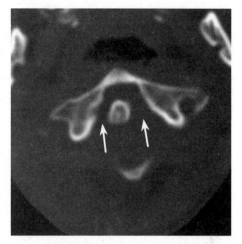

图 3-59　寰枢关节脱位 X 线图像

颈椎侧位片见枢椎齿状突与寰椎前弓间距明显增宽(虚线)

图 3-60　寰枢关节脱位 CT 图像

横断面见齿状突与寰椎前弓距离增宽,且齿状突位置不居中(白箭头),向右侧偏移

1 段时即 I 度滑脱,偏移距离大于 1 段、小于 2 段时即 II 度滑脱,以此类推。

CT 和 MRI 主要用于 X 线不易发现的关节脱位或其他合并病变,如肩锁关节半脱位、骶髂关节脱位等。

(十三)关节软骨损伤

X 线和 CT 难以直接显示关节软骨损伤,仅当发现骨折累及关节面时,应考虑本病。

MRI 在软骨损伤方面有明显优势。以临床常见的髌软骨软化为例,MRI 可显示髌骨关节软骨变薄或中断,受损的软骨下骨质常出现片状水肿或挫伤,以膝关节矢状面和横断面的脂肪抑制像显示最佳(图 3-61)。部分髌软骨软化合并髌股关节半脱位。注意单纯髌

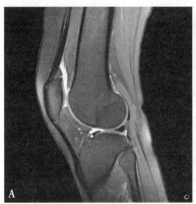

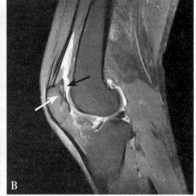

图 3-61　髌软骨软化 MRI 图像

A. MRI 矢状面脂肪抑制像显示正常髌软骨,边缘光整,厚度均匀,呈稍高信号;

B. 髌软骨软化,可见髌软骨部分缺损(黑箭头),软骨下骨水肿(白箭头),信号增高

软骨软化时不应在股骨髌面出现异常信号,当股骨髌面出现异常信号时,应考虑髌股关节炎。

(十四) 关节结核

关节结核好发于青少年,髋关节和膝关节为最常受累关节。

X线可见关节骨质疏松和软组织肿胀,此为最早出现表现,但缺乏特异性。病情进展后出现虫蚀样关节骨质破坏,首先累及关节的非承重面,即关节边缘部分,然后结核逐渐侵蚀承重关节面,引起关节间隙狭窄。CT比X线显示清晰,尤其是软组织肿胀时,CT能发现是否合并冷脓肿、甚至窦道等。MRI能更早期发现骨质异常信号改变,脂肪抑制像呈明显高信号。MRI也非常易于发现关节内积液、滑膜增厚,软骨破坏等(图3-62)。

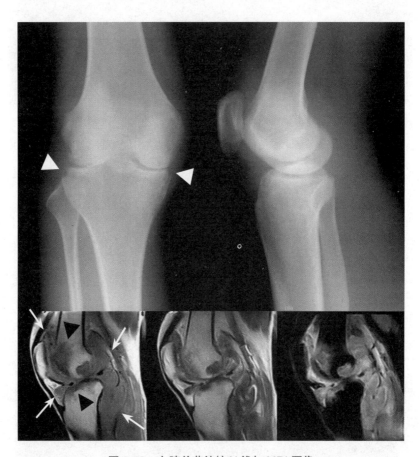

图 3-62 左膝关节结核 X 线与 MRI 图像

X线显示左股骨下端、胫骨上端关节边缘见低密度骨质破坏(白三角),股骨下端骨质增白硬化,膝关节间隙稍变窄,周围软组织肿胀;MRI T_1WI、T_2WI 及脂肪抑制像分别显示股骨下端、胫骨上端受侵非常明显(黑三角),同时关节内见大量增生滑膜(白箭头),信号与肌肉类似

当发现关节非承重面骨质破坏时,需考虑到关节结核可能,诊断需结合胸片、结核中毒症状等。主要鉴别诊断为化脓性关节炎,后者病程相对较短,引起的关节骨质破坏常首先累及关节承重面,故关节间隙早期易出现狭窄。

（十五）退行性骨关节炎

又称为骨性关节炎。可由软骨和骨退行性引起，为原发性；也可由外伤、炎症导致，为继发性。

X 线表现为关节间隙或椎间隙狭窄，关节下骨因缓冲的软骨被破坏而形成片状致密硬化影或小囊样变，边缘易形成骨赘，为尖角状突起（图 3-63）。晚期四肢关节间隙内可合并游离体，表现为钙化或骨化样高密度影，形态不一。

CT、MRI 与 X 线所见类似。骨赘有时在横断面上表现为小骨块，勿将其误认为骨折，多层面观察可见与邻近母骨相连。

退行性骨关节病的特征是慢性起病，常合并典型骨赘，周围软组织不受累，诊断一般不难。

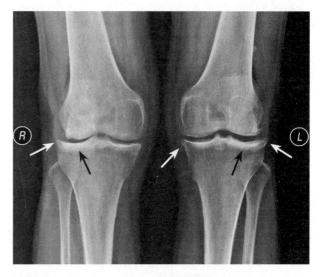

图 3-63 双膝退行性骨关节炎 X 线图像

双膝关节间隙不均匀变窄，边缘骨质增生，骨赘形成（白箭头），双股骨外髁、胫骨外侧平台关节面下骨质致密硬化（黑箭头）

（十六）类风湿性关节炎

类风湿性关节炎常累及手足小关节，多见于中老年女性。

X 线可见骨质疏松，早期即可出现，甚至可能是唯一表现，但不具有特异性。病情进展可见多个关节间隙狭窄，关节骨端可见小囊状骨质破坏，关节周围软组织梭形肿胀。至晚期关节呈半脱位表现，手腕受累关节远端骨骼明显向尺侧偏移，具有一定特异性，甚至可发展为关节强直（图 3-64）。

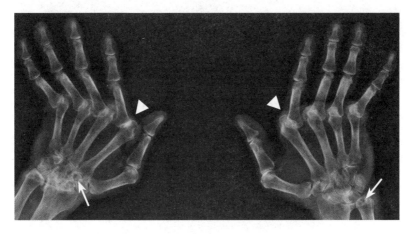

图 3-64 类风湿性关节炎 X 线图像

双手腕骨明显骨质疏松，双手第 2~5 掌指关节半脱位，指骨向尺侧偏移（白三角），腕关节间隙明显狭窄，部分消失，邻近骨质多发囊状骨质破坏（白箭头）

CT 在类风湿性关节炎应用很少。

MRI 可直接显示关节腔内增厚的滑膜和关节软骨受损,有助于早期诊断类风湿性关节炎。

类风湿性关节炎好发于中老年女性,手足小关节多发病变,伴梭形软组织肿胀,晚期关节向尺侧脱位时更易于诊断。早期仅见骨质疏松时诊断较难,需结合类风湿因子、晨僵等症状综合诊断。

(十七) 强直性脊柱炎

主要发生于青年男性,以中轴骨受累为主,从下向上进展。

X 线可见双侧骶髂关节间隙狭窄,骨性关节面模糊,关节骨端增生硬化,骶髂关节改变是最早、也是最常见的表现,几乎 100% 均有受累,至晚期发展为骨性强直。脊椎改变从腰椎向颈椎发展,侧位片上脊椎前缘变直,呈"方椎"改变;椎旁韧带逐渐钙化,形成"竹节样"改变,正位片上通常更明显,很具特征性(图 3-65)。四肢关节也可受累,以髋关节最常见,表现为关节间隙狭窄骨性关节面模糊,最终进展为骨性强直。

因骶髂关节在 X 线上存在重叠,关节间隙早期狭窄时不易察觉,CT 断层扫描能更早发现骶髂关节的异常变化,具体内容与 X 线相同。

与类风湿性关节炎一样,MRI 有利于直接显示滑膜增厚和软骨变薄、中断。增厚的滑膜

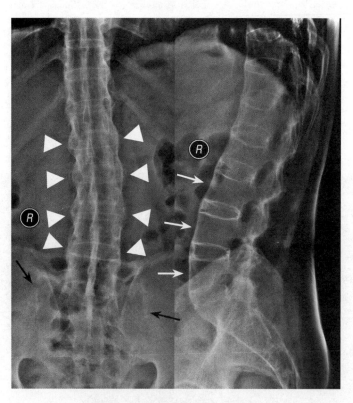

图 3-65　强直性脊柱炎 X 线图像

双骶髂关节强直,关节间隙消失(黑箭头)。正位片见腰椎呈"竹节样"表现(白三角),由椎旁韧带钙化所致,颇具特征性,侧位片腰椎呈"方椎"表现(白箭头)

在 T_1WI 呈低信号,T_2WI 呈稍高信号,脂肪抑制像在关节腔积液的衬托下易于发现,信号比水稍低。

强直性脊柱炎的影像表现从双侧骶髂关节狭窄到竹节状脊柱,且发生于青年男性,颇具特异性。

（十八）韧带与肌腱撕裂

可见于急性损伤或慢性劳损。

X 线一般不用于韧带与肌腱撕裂的检查。

当韧带与肌腱撕裂明显或发生断裂时,CT 可见相应区域软组织肿胀,失去正常形态,有时可见高密度出血。CT 的优势是能发现合并的细小撕脱骨折,但对韧带与肌腱撕裂的检出不太敏感。

MRI 是本病的首选检查方法,可直接显示韧带与肌腱的不完全撕裂和完全撕裂。韧带与肌腱撕裂的主要 MRI 表现如同基本病变表现所述,下面仅以肩袖撕裂为例讲述其 MRI 表现。肩袖撕裂以冈上肌肌腱撕裂最常见,其他肌腱的撕裂也多合并有冈上肌肌腱撕裂。冈上肌肌腱撕裂原因以肩峰下撞击最常见,肩峰形态可为平坦形、弧形和钩形,分别对应为Ⅰ型、Ⅱ型、Ⅲ型肩峰。Ⅲ型肩峰时,肩肱间隙明显缩小,冈上肌肌腱易受撞击发生撕裂。撕裂表现同肌腱撕裂基本病变表现,在冠状面脂肪抑制像上显示最佳,不完全撕裂时在 T_2WI、脂肪抑制像上呈高信号,但未贯穿肌腱全层,完全撕裂时可见高信号贯穿肌腱全层,肌腱中断,断端回缩（图 3-66）。

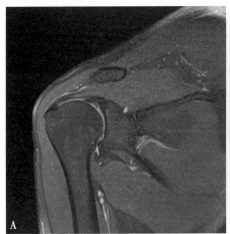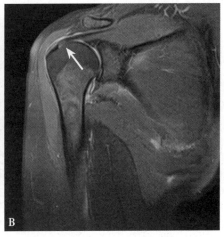

图 3-66 正常肩袖与肩袖不完全撕裂 MRI

A. MRI 冠状面脂肪抑制像显示正常冈上肌肌腱,位于肱骨头上方,呈条状低信号影;B. 显示冈上肌肌腱邻近肱骨头处信号局限性增高（白箭头）,但未贯穿肌腱全程

韧带与肌腱撕裂在 MRI 的 T_2WI、脂肪抑制像上表现为高信号,通常较易诊断。但读片时应识别生理性解剖变异或血管导致的高信号,勿将其误认为撕裂。对于部分不明显的撕裂,以及区分不完全撕裂和完全撕裂,MRI 所见仍可能与关节镜之间存在差异。

知识拓展

肩关节 MRI 造影

肩关节慢性损伤是临床常见病、多发病，常引起肩关节疼痛、活动受限等，影像学检查在明确损伤类型时具有重要作用。虽然常规 MRI 检查相对于传统 X 线、CT 在软组织分辨力方面有明显的优势，但仍有部分轻微的软组织撕裂在 MRI 平扫时不易明确，可能导致误诊和漏诊。

肩关节 MRI 造影对于肩关节损伤疾病的诊断具有更高价值，分为直接造影和间接造影。直接造影是将对比剂用生理盐水稀释并加入利多卡因后，在 X 线透视定位下，穿刺关节腔并注入，该检查方法需要具有一定的穿刺技术。间接造影检查方法类似于肩关节 MRI 增强扫描，但又与之不同。肩关节 MRI 增强在静脉注射对比剂后，通常在 1 分钟内开始扫描，此时对比剂主要存在于血管和肌肉软组织中，尤其适用于肿瘤类疾病诊断与鉴别诊断。间接造影时对比剂仍经由静脉注射，然后充分活动被检肩关节，在 10~15 分钟后再行 MRI 扫描，此时对比剂可进入关节液以及撕裂后的缺损区或纤维内，提高结构的对比度，更易于观察肩袖、盂唇撕裂，可有效提高术前诊断率，并且该方法操作简单，容易施行。

（十九）膝关节半月板撕裂

半月板撕裂为临床常见病，从青年至老年均可发病。

X 线和 CT 仅当半月板出现钙化时显示高密度影，较少用于诊断半月板撕裂。

MRI 矢状面和冠状面对半月板显示较好，正常时表现为三角形低信号结构。半月板撕裂时在低信号的半月板内出现高信号。MRI 将半月板撕裂分为 3 度：Ⅰ度指半月板内出现点状高信号；Ⅱ度指出现线状高信号，但未达半月板的关节面；Ⅲ度指出现线状高信号，并且延伸至半月板的关节面（图 3-67）。

怀疑膝关节半月板撕裂时应首选 MRI 检查，低信号的半月板内出现高信号为其主要表现。诊断半月板撕裂时，应熟悉邻近解剖结构，如部分韧带与半月板相邻，两者之间的缝隙可能为高信号，勿将其认为是半月板撕裂。

（二十）椎间盘病变

椎间盘病变主要包括椎间盘变性、椎间盘膨出、椎间盘突出、椎间盘脱出。

X 线不能显示椎间盘，当发现椎间隙变窄时，可能提示椎间盘病变（图 3-68）。

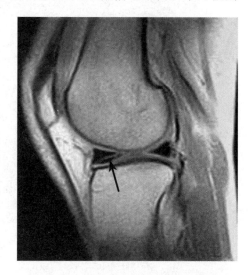

图 3-67 半月板Ⅲ度撕裂 MRI 图像
MRI PDWI 矢状面显示半月板前角条状信号增高影（黑箭头），并延伸至半月板关节面

CT 上椎间盘变性表现为其内存在气泡影，密度类似空气；椎间盘膨出表现为椎间盘向周围均匀膨出，超过邻近椎体边缘 2mm 以上；椎间盘突出表现为椎间盘向某一方向局限性突出（图 3-69）；椎间盘脱出的表现是软组织密度的髓核明显脱出于椎间盘，脱出部分甚至位于上位椎体或下位椎体的后方。椎间盘膨

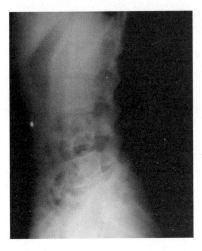

图 3-68　腰 5 骶 1 椎间盘突出 X 线图像

腰椎侧位片见腰 5 骶 1 椎间隙稍变窄,该征象无明显特异性

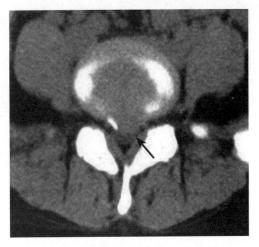

图 3-69　腰椎间盘突出 CT 图像

腰 5 骶 1 椎间盘明显向后方局限性突出(黑箭头),合并条状钙化,硬膜囊受压

出、突出、脱出均可使硬膜囊和椎间孔缩小,继而压迫脊髓和神经。CT 很常用于腰椎间盘病变的诊断,但因颈椎间盘较小、较薄,CT 显示效果较差。

MRI 软组织分辨力高,颈椎间盘和腰椎间盘病变都能得到很好显示,甚至能发现椎管内的病变。椎间盘变性在 MRI 上主要表现为 T_2WI 信号减低,MRI 除发现与 CT 表现类似的椎间盘膨出、突出和脱出之外,还能显示一些继发表现,如椎间盘后部的纤维环撕裂时,可在 T_2WI 上显示高信号;脊髓受压后在 T_2WI 上出现片状高信号时,提示脊髓变性。

MRI 应作为椎间盘病变的首选检查方法,因为部分椎管内病变的临床表现与椎间盘病变相似,而 CT 有时很难除外椎管内病变。

(陈思浩)

第六节　肌骨超声影像检查

一、肌骨超声影像的检查原理与操作流程

(一) 肌骨超声检查设备与成像原理

1. 肌骨超声检查设备与探头

(1) 肌骨超声检查设备:肌骨超声(musculoskeletal ultrasound)检查设备有大有小,大到台式机器,小到便携式、掌式设备。与传统的超声诊断设备相同,肌骨超声成像设备包括计算机主机、监视器、探头等。超声探头是组成超声成像设备最重要的部分。超声探头是发出和接收超声波的器件,探头的核心是以压电材料制成的压电晶片,发射时探头把电能转化为声能,接收时又把声能转换为电能。因此,超声探头又称为超声换能器。

(2) 探头:探头频率为产生声波的频率,单位是兆赫(MHz),频率的大小决定声波穿透组织的深度和成像清晰度。超声探头分为高频探头和低频探头,高频探头又分为线阵探头和

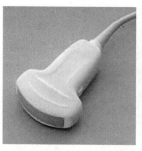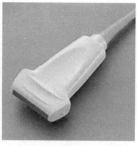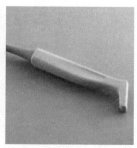

图 3-70　肌骨超声检查探头

从左至右依次为低频凸阵探头、高频线阵探头和高频足印探头

足印探头(图 3-70),探头的频率越高,成像越清晰,但声波穿透力下降,深部的组织结构显像欠佳;低频探头的穿透力大于高频探头,对深部组织结构的显示较好,但对靠近探头的组织显示清晰度下降。高频(7~10MHz)线阵探头适合浅表的肌肉骨骼检查,如肩关节,指间关节;对于体表不平的肢体末端小关节,如手指、脚趾关节,体积较小的高频足印探头使得操作便捷舒适;低频凸阵探头(3.5~5MHz)更适合深部结构,如髋关节及脊柱小关节。实际工作中,因观察的对象不同选择适合的探头进行检查操作。

2. 成像原理

(1) 声波的物理特性

1) 声速:声波在介质中传播的速度称为声速,一般用 c 表示。声速的大小取决于介质的密度和弹性模量。人体软组织的平均声速约 1540m/s。不同软组织的声速有所不同,但差距不大。一般来说,声速随组织中蛋白质含量增加而增加,随水分和脂肪含量增加而减低。

2) 波长:波动传播时,同一个方向上两个相邻的相位相差为 2π 的质点间的距离,成为波长。用 λ 表示。

3) 声波频率:单位时间通过某点的完整波的数目成为频率,用 f 表示,单位为赫兹(Hz)。

$$c=f\times\lambda$$

(2) 超声波的相关物理特性:频率超过 20kHz 的声波是超声波,属于机械波。对于机械波来说,频率越低,波长越长,方向性差。频率越高,波长越短,波传播的方向性越显著。声波在介质中传播时,质点振动的幅度随传播的距离增大而减小。这种现象称为声衰减。

肌骨超声影像成像利用声波反射(回声)成像原理,并借助探头晶片的压电效应,使得电信号和声能量实现相互转换。超声仪器将电信号发送至探头,探头将电信号转化为声波,经耦合剂作为介质,发射到生物体内。生物体不同组织有不同的声阻抗,在声阻抗突变的组织和脏器界面会反射部分声波,一部分声波继续向组织内传播,遇到声阻抗突变的组织界面形成二次反射、三次反射,直至声波完全衰减不能形成反射。超声探头接收来自生物体反射的声波,经声电信号转换,在计算机内进行处理放大,经 B 型(Brightness modulation)超声成像法,获得生物体内组织界面的位置信息和结构信息,并以二维黑白图片显示在电脑荧屏上(图 3-71)。

3. 影响肌骨超声影像质量的因素

（1）客观因素：肌骨超声影像的成像质量主要由超声机器功能参数配置和探头的规格性能决定。其他客观因素包括超声探头放置与受检部位是否垂直等操作规范也会影响影像的清晰度；受检部位凹凸不平影响声波向组织内传导；适量耦合剂保证探头与受检组织表面接触紧密无空气等都是影响成像质量的客观因素。

（2）主观因素：设备的操作者对局部解剖熟悉程度、对超声成像特点等基础知识的认识掌握水平；探头与受检组织角度关系的调整，及操作者个人经验水平等主观因素也会影响成像质量。如同一台机器和同样的参数配置，经验丰富的操作者可以获得比初学者更好的图像质量。

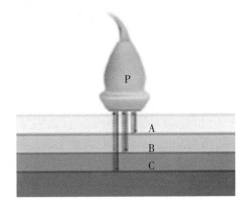

图 3-71　超声影像成像原理
P 为超声探头，A、B、C 分别代表不同的组织界面

（3）各向异性：各向异性（anisotropy）为肌骨超声影像伪像，其影响成像的清晰度，容易造成对图像的错误判读。其产生原因为超声声束与观察的靶目标（肌腱、肌肉、神经等）不垂直时产生的回声缺失现象，可通过调整探头倾斜角度或者改变体位等方法克服。

4. 肌骨超声影像检查技术的优缺点与应用范围

（1）优点：检查无侵入性、健患双侧对比，实时动态观察，动静态结合分析判断病情，实时成像可引导病变部位的介入治疗，减少对周围组织不必要的伤害。超声波无辐射对人体无损害，检查价格便宜，可反复多次检查，方便随访及跟踪病情变化。这些是肌骨超声影像技术相较现有临床的 X 线，CT 和 MRI 检查技术最大优点。

（2）缺点：超声影像范围与超声探头相关，是声波能到达组织的断面成像，是局部成像，另外，声波不能穿透骨组织，不能获得检查部位整体成像信息。

（3）应用范围：肌骨超声影像技术可用于检查及评估软组织病变，如皮肤、皮下、肌筋膜、肌肉、肌腱、韧带、关节囊、滑囊及周围神经等，还可以评估关节表面、骨表面、关节软骨等超声影像下可见的解剖结构。肌骨超声影像检查没有绝对禁忌证。可广泛应用于与肌骨疼痛疾病诊疗相关的临床学科，包括骨科、运动医学科、康复科、疼痛科及风湿免疫科。

（二）肌骨超声检查的操作流程与注意事项

前已述及，超声设备性能等客观因素及检查者个人经验水平、知识水平和操作规范等主观因素均会影响超声影像成像质量。为使超声影像成像更清晰、客观、全面反映检查部位病变情况，实施肌骨超声检查时应遵循一定的检查流程，对操作者需注意相关事项和要求。

1. 检查流程

（1）开机后，根据检查内容调试设备检查参数，选择适当的检查探头。

（2）检查部位涂上适量超声耦合剂后，将探头置于受检部位的体表位置，灵活调整探头倾斜角度直至受检部位组织图像显示清晰，在控制面板上调整焦点位置、视窗深度、增益等参数，使得观察部位居于视窗中部位置。

（3）遵循已有的肌骨超声检查操作指南，分别完成受检部位长轴及短轴成像检查，依次完成受检部位不同解剖切面的影像检查，避免疏漏。

（4）超声影像上,观察不同组织的解剖层次和组织特性,准确辨识正常组织与病变组织的影像特点,明确病变的性质和位置。

（5）留存超声影像静态图片或者动态录像,以备后续随访对比或研究使用。

2. 注意事项

（1）探头握持及稳定方法:横握探头时,拇指和食指、中指分别探头两侧,无名指及小指和小鱼际部位接触受检部位旁边的皮肤。此为"执笔式"握持探头方法,既保证探头在检查部位小范围的灵活移动,又避免探头在受检部位来回晃动。

（2）检查者的操作体位:检查者靠近受检者要检查的部位,检查者的座椅高度适中,最好带有轮子和靠背,保证检查过程的舒适性。检查者,受检部位及超声仪最好位于一条视觉直线上,减少检查者过度扭转颈部。

（3）操作者知识准备:应熟悉所检查部位的局部解剖,熟悉超声成像原理、超声伪像等理论知识,熟悉超声诊断设备操作面板的使用。

二、正常肌骨组织超声影像表现

超声波反射产生图像表现与组织的声阻抗和声波入射角度有关。当结构与超声束垂直时超声成像最佳。肌骨组织在超声上有特异性声像表现,分别描述为高回声、等回声、低回声和无回声。正常组织中骨面为高回声,肌肉为等回声,血液为无回声。

（一）肌肉与肌腱

正常肌肉组织主要表现为稍低回声伴分散的高回声纤维隔膜或肌束膜。当肌肉长轴成像时这些隔膜聚集成腱膜或肌腱,当横断时成像时肌间隔膜产生星空表现。

正常肌腱表现为高回声,内部呈纤维状结构。长轴切面肌腱呈连续线状结构(图 3-72)。

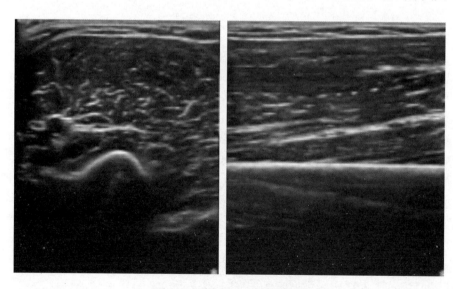

图 3-72　肱二头肌超声影像图
左为探头横切面,右为探头纵切面

（二）滑囊与韧带

身体大多数滑囊都是潜在的间隙,超声下很难辨别。一些滑囊可能含有少量低回声液体,把邻近高回声滑囊壁分开。

韧带表现为高回声,呈分层状结构,与肌腱相比,其回声结构更致密,在两个骨附着点之间延伸。正常韧带由于周围有脂肪组织包绕,常呈相对低回声。当声束垂直韧带时,呈高回声(图 3-73)。

（三）骨与软骨

正常骨皮质反射超声束,产生明亮、光滑和连续回声。骨深方有声影,当与声束垂直时可见混响伪像(图 3-74)。

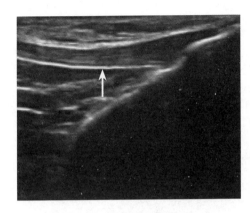

图 3-73　髌韧带超声影像图
箭头示髌韧带

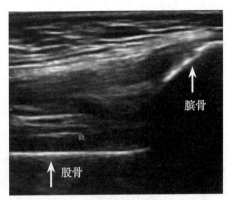

图 3-74　下肢骨皮质超声影像图

骨表面的透明软骨呈低回声且较均匀,如股骨滑车软骨。而纤维软骨,如肩、髋关节盂唇、膝半月板可呈高回声。

（四）神经

正常周围神经长轴成像时表现为束状结构,其内的神经束表现为低回声,神经束膜由于为结缔组织呈高回声。短轴切面时神经横断面成像表现为蜂窝状或者斑点状回声,较易识别。

（五）皮肤与皮下组织

表皮和真皮表现为高回声。皮下脂肪为低回声,其中的纤维分隔呈高回声。

三、病变肌骨组织的异常超声影像表现

异常超声影像描述分为高回声、低回声和无回声。高回声为钙化、结石和气泡,低回声为炎症、渗出,无回声为积血、积液。不同部位根据病变不同显示不同回声信号。

（一）肌腱病变

肌腱发生病变类型较多,如慢性退行性变、撕裂、钙化等,可引发病变部位疼痛及功能障碍。上肢关节中,肩袖肌腱、肱二头肌肌腱、指总伸肌腱、拇长屈肌腱及手指屈肌腱易被累及。下肢关节中髌腱(髌韧带)及跟腱易被累及。

肌腱病(tendinosis)为劳损所致退行性变。超声图像上短轴显示受累肌腱肿大变圆、回声信号下降,长轴肌腱结构完整,应用彩色多普勒可见病灶部位血流信号增加,其代表局部新生血管,不是炎症表现。病理研究显示,病变肌腱内可见纤维性或黏液性改变,无急性炎症细胞浸润。肌腱病可以进展至肌腱的部分撕裂或全层撕裂。

肌腱受到外力损伤后可发生部分撕裂或者全层断裂,常见部位为冈上肌肌腱和跟腱。超声影像长轴显示肌腱完整性破坏,局部肿胀呈低回声,断裂处呈无回声暗区。对于部分撕裂肌腱,需在长、宽、厚三个方向进行评估及测量其断裂程度。

肌腱钙化常发生在肩袖和跟腱处,有时也可发生在指总伸肌腱处。肩袖处以冈上肌肌腱和肩胛下肌肌腱较常见。超声影像下钙化肌腱内出现强回声,钙化影像通常不规则,表现为散在单发或多发强回声斑块,边界清晰,后方伴明显声影。钙化物可刺激肌腱发生炎性反应,肌腱可表现为回声信号下降,厚度增加。

(二)韧带病变

韧带连接相邻的关节面,对关节起支持保护作用。韧带病变常见类型包括断裂、钙化、扭伤等。常发生在肩部、膝部和踝部。

对于扭伤的肌腱,短轴超声影像下可见肿胀肌腱的厚度增加,回声信号下降,健患侧双侧对比图像差别更明显。长轴影像可见韧带完整性保持,受伤局部的韧带呈现低回声区(图3-75)。与扭伤韧带相比,断裂韧带肿胀更加显著,混杂回声,断裂处无回声。长轴显示韧带完整性丧失。

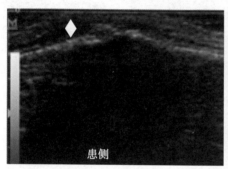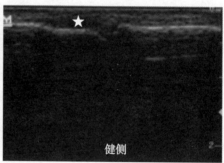

图 3-75   手指韧带扭伤超声影像图
与健侧手指韧带(星号)相比,患侧扭伤韧带(菱形)表现为低回声,厚度增加

导致韧带钙化的常见原因为损伤或者退行性变,韧带内可见点片装高回声信号,伴声影,如果伴发炎症,韧带可发生厚度增加,回声信号下降等超声影像改变。

(三)肌肉病变

肌肉损伤可分为急性和慢性。急性损伤在临床上可分为三级。I级:肌纤维未见明显断裂,II级:部分断裂或中度断裂,肌力下降,III级:肌纤维完全断裂。超声图像上,肌肉挫伤和出血的急性期显示为高回声。部分肌纤维断裂提示肌肉部分撕裂,而全部的肌纤维断裂提示全层撕裂。血肿在后期可呈低回声。软组织血肿在吸收的过程中,可以形成增厚的稍高回声信号囊壁,中间为无回声液性暗区(图3-76)。

异位骨化超声上表现为强回声,后方伴声影。

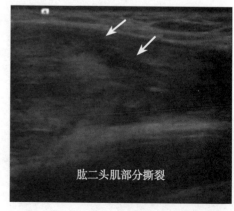

图 3-76   肱二头肌部分撕裂超声影像图
箭头示撕裂部位,被无回声液体填塞

肌肉损伤区发生骨化时成为骨化性肌炎。超声可较 X 线更早的发现骨化性肌炎。患者临床表现为骨化性肌炎处疼痛显著。

（四）滑囊病变

常见滑囊病变位置在肩部、肘部、髋部、膝部和跟骨后。滑囊为机体内潜在间隙，正常情况下很难分辨。一旦发生病变，如滑囊炎时，滑囊壁增厚，滑囊内积液等病理改变。超声影像下在肌肉与肌腱之间，或者肌腱与肌腱之间可见肿大的滑囊。肩峰下滑囊壁呈高回声双层结构，囊壁中间有无回声液性暗区。髌骨滑囊炎可表现为滑囊积液，根据囊液性质不同，可表现为不同回声信号，如果为单纯积液，积液回声呈均匀的无回声暗区，如果为血性积液，则表现为无回声暗区内散在点状高回声影像。退行性膝关节病变的髌上囊在积液的同时，还可见到增生肿大的滑囊皱襞，呈稍低回声，动态检查可发现皱襞在囊液中漂浮移动。

（五）周围神经病变

周围神经病变常发生在腕部。正中神经病变最常见。导致正中神经损伤的常见原因为压迫或者挫伤。短轴超声影像可见病变神经肿大、周围有无回声暗区，长轴影像可见神经连续性保持完整，因为肿胀神经及其束膜结构显示更加清晰。

（六）骨病变

急性骨折表现为骨皮质连续性中断，有时可见错位畸形。骨折部位依据损伤程度可出现局部软组织肿胀或积血，超声影像呈现低回声。探头加压时可导致局部疼痛。超声影像对局部组织有放大效果，可发现 X 线不能发现的微小骨折（图 3-77A）。正常骨表面平滑且呈高回声，后方见声影（图 3-77B）。有研究显示，超声在诊断肋骨骨折方面优于 X 线检查。

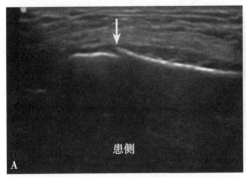
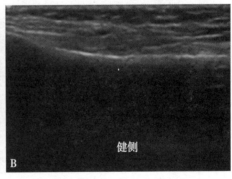

图 3-77　桡骨远端急性骨折超声影像图
A.箭头示桡骨骨皮质连续性中断；B.正常骨皮质

撕脱性骨折，足部发生撕脱性骨折较多见，在撕脱部位可见高回声的骨皮质脱离骨面，骨皮质下方伴声影，局部组织显示为低回声，探头按压撕脱局部可诱发疼痛。

骨关节骨赘形成，常见膝关节的胫股关节面边缘，超声下可见关节骨面不规则增生，长轴切面骨赘呈瓣状，周围软组织呈低回声，滑膜增厚等表现。局部有压痛。

（七）软骨病变

最常发生软骨病变的部位为膝半月板、膝滑车软骨。致病原因多为退行性变，外伤。半月板退行性时超声表现为回声信号下降或者回声不均匀，尤其是半月板撕裂时，可表现为半月板内出现无回声或低回声区，边界清晰。但由于骨面的阻挡，超声不能完全显示位于深部的半月板,只能探及关节间的浅表部分。MRI 仍是了解半月板损伤程度的首选工具。除了半月板退变外,骨性关节炎患者还可见半月板外凸,尤其是内侧半月板外凸较常见。

半月板囊肿可表现为无回声暗区,或者低回声混杂囊肿。

膝关节股骨滑车软骨易发生退行性变。表现为软骨变薄或缺损。超声影像下显示无回声的软骨层厚度下降,回声不均匀,或者软骨位置有异常信号增高影,软骨下骨不规则改变等。

假性痛风时钙盐可沉积在滑车软骨和半月板上,超声下表现为强回声信号。沉积在软骨表面时,称为双线征。

四、骨科康复常见伤病的超声影像诊断

(一)上肢关节及周围疾病

1. 肩部病变

(1)肌腱炎:超声影像表现为肌腱肿胀增厚,回声下降。判断肌腱是否肿胀,最好进行双侧肌腱对比,冈上肌肌腱和肩胛下肌肌腱属于好发部位(图 3-78)。

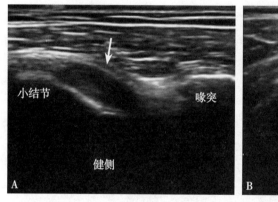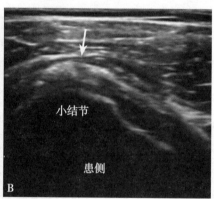

图 3-78　肩胛下肌肌腱炎超声影像图
A. 正常肌腱;B. 增厚肌腱

(2)钙化性肌腱炎:最常见为冈上肌肌腱附着在大结节处,其次为肩胛下肌。钙化肌腱内出现异常强回声,后方伴或不伴声影。钙化组织可刺激肌腱组织引起炎症反应,因此肌腱有肿胀增厚。慢性者伴有肩峰下滑囊增厚或积液(图 3-79)。

(3)肩袖撕裂:肩袖撕裂最好发于冈上肌肌腱前部,接近大结节附着处。肩袖撕裂的超声表现是肌腱内低回声/无回声区,为排除各项异性伪像所致伪像,可通过调整探头与体表的角度进行辨别。如调整探头入射角度后,回声信号无变化,则为真实病灶。另外,如将探头施压

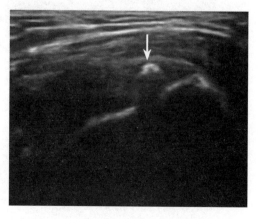

图 3-79　冈上肌肌腱钙化超声影像图
箭头示钙化灶,钙化灶后方伴声影

于断裂处肌腱时,可见肌腱裂口增大。按撕裂肌腱所处位置,冈上肌肌腱撕裂分为滑囊面、关节面和肌腱内撕裂。对于肩袖肌腱,根据肌腱撕裂位置,常分为关节面撕裂和滑囊面撕裂。关节面撕裂发生率大于滑囊面撕裂率。超声影像上,滑囊面撕裂表现为肌腱局部变薄,肌腱表面凹陷、大结节局部附着处肌腱缺失等(图3-80)。关节面部分撕裂表现为局灶性低回声或混合性回声,伴有纤维连续性中断。也有肌腱内撕裂,超声影像下腱内出现局灶性低回声或混合性回声滑囊面及关节面完整。腱内出现条状无回声暗区(图3-81)。跟腱撕裂均为全层断裂,撕裂局部肿胀,长轴观察显示肌腱断端边缘不整,探头压迫可见断端分离,分离处无回声液性暗区。短轴可见肌腱增厚,断裂处肌腱呈混杂回声信号。

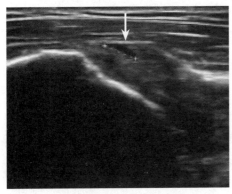
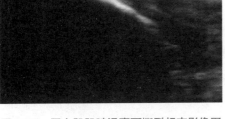

图 3-80　冈上肌肌腱滑囊面撕裂超声影像图　　图 3-81　冈上肌肌腱中间撕裂超声影像图

　　(4) 肱二头肌长头肌腱及腱鞘病变:二头肌肌腱病变主要为肌腱炎、腱鞘炎、腱鞘积液和脱位。由于肱二头肌肌腱鞘和盂肱关节交通,腱鞘内层滑膜与关节滑膜延续,许多肩关节病变也可通过肱肱二头肌肌腱及腱鞘表现出来。因此肱二头肌肌腱及腱鞘也可作为观察肩关节病变的一个窗口。

　　1) 肱二头肌肌腱炎:在声像上显示肌腱增粗,腱鞘内出现液体或伴有滑膜增生。判断肌腱有无肿胀的最好方法是双侧对比。腱鞘炎可以是腱鞘的直接病变,也可和肌腱病变伴发。超声表现为腱鞘内积液,腱鞘增厚,多普勒超声显示血流信号增加。由于肱二头肌肌腱鞘与盂肱关节交通,腱鞘内液体增多可以由肌腱炎、腱鞘炎引起,也可以由许多其他关节病造成,腱鞘积液本身并非特异性征象,超声不能依据腱鞘内出现液体而诊断肌腱炎或腱鞘炎(图3-82,图3-83)。

　　2) 肱二头肌长头肌腱撕裂:可分为慢性撕裂和急性撕裂。慢性撕裂多见于慢性肌腱炎,长期反复摩擦使得肌腱变细,回声增强,断裂主要发生在结节间沟入口处,断端与结节间沟粘连,一般肌腹无回缩。检查时探头沿肌腱长轴自结节间沟向关节近段移动,仔细观察肌腱是否延续。当肌腱发生纵行撕裂时,短轴断面显示为肌腱内线状低回声或无回声。急性撕裂多由外伤引起,断端回缩,肱二头肌肌腹呈团块样隆起。超声检查显示结节间沟内肌腱缺失(图3-84)。部分患者肌腱撕裂后结节间沟内显示增生的滑膜或肉芽组织,其缺乏肌腱组织纤维纹理结构,可相鉴别。

　　3) 肱二头肌肌腱脱位:可分为完全脱位和不完全脱位两种类型,一般向内侧脱位,外侧者罕见。通常伴有肩袖、喙肱韧带、肱横韧带、盂肱上韧带撕裂。肱骨外旋位结节间沟处横

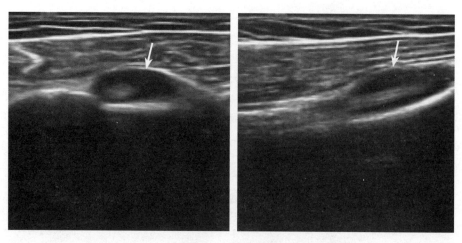

图 3-82　肱二头肌长头肌腱腱鞘积液超声影像图

箭头示无回声积液区

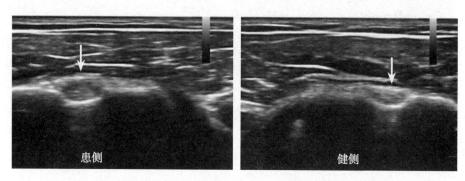

患侧　　　　　　　　　　　　健侧

图 3-83　肱二头肌长头肌腱炎超声影像图

患侧肌腱回声信号下降,形态变圆,腱鞘内少许无回声暗区

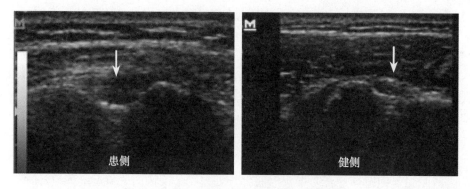

患侧　　　　　　　　　　　　健侧

图 3-84　肱二头肌长头肌腱断裂超声影像图

患侧结节间沟空虚,未见肌腱

断面扫查,不全脱位时可见肌腱骑跨于结节间沟内侧壁上,肱骨内旋时不能复位;完全脱位时肌腱完全位于结节间沟外,移位的肌腱可位于肩胛下肌腱浅方或深方(图 3-85)。

(5)滑囊病变:肩周有多个滑囊结构,彼此相通,相互间有间隔。正常滑囊厚度不大于2mm,包括两层强回声滑囊壁和其间一层薄的低回声液体。正常情况下,其为潜在间隙,超

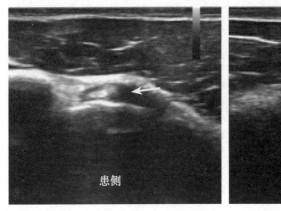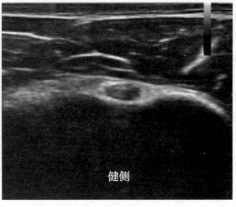

图 3-85　肱二头肌长头肌腱脱位超声影像图

箭头示滑出结节间沟的肱二头肌长头肌腱

声影像不易发现。其中峰下 - 三角肌下滑囊是人体最大的滑囊,位于肩袖和三角肌及肩峰之间。

1) 肩峰 - 三角肌下滑囊炎 / 滑囊积液:超声影像下显示为滑囊滑膜增厚,呈高回声,如有积液,呈无回声暗区(图 3-86)。滑囊滑膜增厚回声明显减低时,类似滑囊内积液(图 3-87)。探头加压扫查,滑囊内液体可被推移变形,而增厚的滑膜则无明显变化。如果滑囊内液体增多且关节内同时存在液体时,应高度怀疑肩袖全层撕裂。

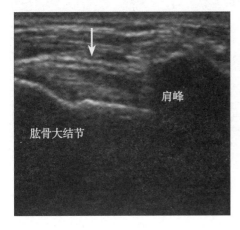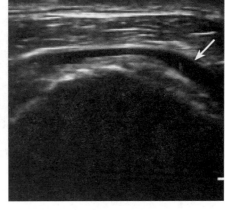

图 3-86　肩峰 - 三角肌下滑囊增厚超声影像图

箭头示双层结构

图 3-87　肩峰 - 三角肌下滑囊积液超声影像图

箭头示无回声液体

2) 喙突 - 肩胛下肌滑囊炎 / 积滑囊液:当患肩外旋困难时,动态超声检查可见肩胛下肌自喙突下滑出受限。喙突 - 肩胛下肌滑囊囊壁回声信号无明显增高,考虑跟滑囊隐藏在喙突和肌腱间,回声信号较少有关。有些滑囊可见无回声信号积液(图 3-88,图 3-89)。

(6) 肩峰下撞击综合征:冈上肌肌腱、肩峰 - 三角肌下滑囊在上肢外展和前屈时与喙肩弓发生摩擦和撞击。撞击综合征多发生在冈上肌肌腱和肩峰 - 三角肌下滑囊。肌腱发生肿胀、部分或全层撕裂,肌腱钙化等改变。三角肌下滑囊表现为急性和慢性炎症,滑囊内积液、

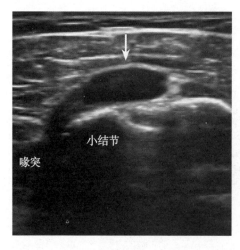
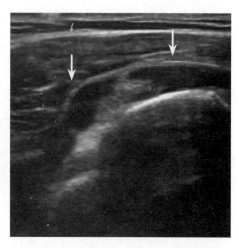

图 3-88　喙突 - 肩胛下肌滑囊积液超声影像图

图 3-89　肩周多滑囊积液超声影像图

滑囊滑膜增生和滑囊周围脂肪组织增厚。滑囊壁内有丰富的末梢神经,受到牵拉引起患侧肩关节剧烈疼痛,夜间加重。上肢外展动态检查时,可见肩峰三角肌下滑囊被挤压,冈上肌肌腱滑动受阻向上膨出(图 3-90)。

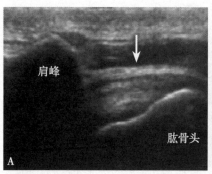
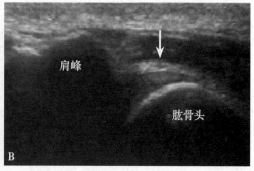

图 3-90　肩峰下撞击综合征超声影像图

A. 健侧;B. 患侧

可见肩峰与肱骨头间的冈上肌肌腱及滑囊被推挤膨出

（7）肩锁关节损伤:导致肩锁关节病变的常见原因为直接或间接外伤,肩锁关节扭伤时超声显示韧带肿胀,关节囊膨出,关节无畸形。肩锁关节脱位多合并周围韧带损伤,超声表现为关节间隙增宽,关节面错位,往往合并肩锁韧带完全撕裂,表现为韧带于锁骨或肩峰附着处剥离,也可出现撕脱性骨折。除肩锁韧带外,常有喙锁韧带的完全撕裂。

肩锁关节退行性变常见于中老年人群。表现为肩锁关节肿胀,关节面骨刺形成,探头加压时有压痛(图 3-91)。

肩锁关节 Geyser 征,指冈上肌肌腱走行于肩锁关节下方的部分发生撕裂时,盂肱关节积液可借裂口进入肩峰下滑囊和肩锁关节,形成 Geyser 征。有时可合并浅方的滑囊囊肿。

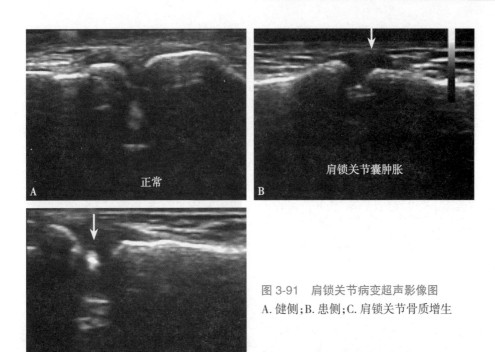

图 3-91　肩锁关节病变超声影像图
A. 健侧；B. 患侧；C. 肩锁关节骨质增生

（8）盂肱关节积液：肩关节积液是一种非特异性改变，各种炎症、感染和外伤均可引起关节积液，盂肱关节积液液体受重力影响主要分布于肱二头肌长头腱鞘、后隐窝和腋下隐窝。

腋下隐窝检查肩关节积液最为敏感腋下关节囊附着于外科颈，正常肩关节外展时该隐窝内无液体，当关节出现少量积液，腋下隐窝即分离。肱二头肌腱鞘与盂肱关节交通，当关节出现积液，液体可流入肱二头肌腱鞘内。正常情况下，肱二头肌腱鞘内处少量液体，位于腱鞘远端内侧隐窝内，厚度小于 2mm，在液体增多时，包绕肌腱周围呈环形低回声晕，同时内侧隐窝液深增加。冈下肌和后盂唇之间为盂肱关节后隐窝，正常冈下肌深层纤维与盂唇之间液体深度小于 2mm，液体大于 2mm 表明关节积液。

（9）粘连性关节囊炎：亦称冻结肩，好发于中老年人群，可能与肩关节长期制动有关。糖尿病肩痛患者有时也可表现为病理上主要表现为关节囊挛缩、粘连，关节容积缩小，腋下隐窝及肩胛下滑囊闭塞（图 3-92，图 3-93）。诊断主要依据临床症状和肩关节运动试验。

正常肩关节囊声像图上显示为肩袖的关节面。腋下隐窝关节囊作为一层独立组织结构，其厚度随外展程度不同可改变，于臂下垂时形成皱褶，超声显示为关节囊变厚；外展时关节囊紧张，表现为关节囊变薄。肩周炎患者声像图主要显示腋下关节囊增厚、回声减低，厚度不随关节伸展改变，动态检查显示肱骨头在关节囊内滑动困难。肱二头肌肌腱鞘内可见少量积液，出现腱鞘积液的原因可能是由于关节容积变小，关节内液体受挤压从而流入腱鞘内。

（10）盂肱关节炎：盂肱关节骨关节炎少见，主要发生在以上肢活动为主的运动员，超声显示大结节、肩峰、肩锁关节骨质增生改变，外展时可引起肱骨头与肩峰顶撞（图 3-94，图 3-95）。

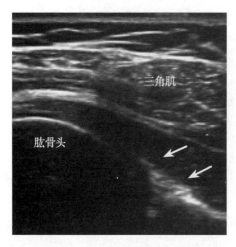
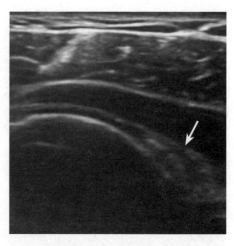

图 3-92　正常盂肱关节后方超声影像图
箭头示高回声三角区域为盂唇

图 3-93　盂肱关节后隐窝积液超声影像图
箭头示积液超声影像

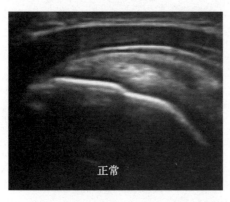
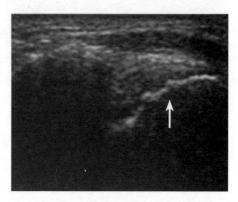

图 3-94　正常肱骨头超声影像图
骨皮质光滑

图 3-95　盂肱骨性关节炎超声影像图
骨皮质骨赘生成

类风湿关节炎表现为三角肌下滑囊、盂肱关节、肩锁关节滑膜增生,液体渗出,软骨和骨质出现侵蚀改变,滑膜炎也可同时侵蚀肩袖,引起肌腱肿胀,后期肩袖萎缩变薄甚至消失。

(11)盂肱关节(半)脱位:导致盂肱关节半脱位的原因很多。偏瘫后因偏瘫肢体无力造成肱骨头从关节盂内脱出。超声影像下肩峰与肱骨头的间距明显增加(图 3-96)。

(12)盂唇损伤:盂唇是附着于肩胛盂的一圈纤维软骨结构,可加深盂窝,与关节囊、盂肱韧带、肩袖、肱二头肌肌腱一起共同维持肩关节稳定。上盂唇和前盂唇位置深,受锁骨及喙突遮挡,检查声窗小,盂唇显示困难。后盂唇位置较浅,超声容易显示。正常盂唇声像图上呈三角形强回声,底部附着于骨性肩盂,尖端游离,表面与关节囊密切交织。

盂唇损伤病理上表现为变性和撕裂,影像学诊断主要依靠 MRI。磨损盂唇的在声像上表现为盂唇游离端变钝,表面不规则;撕裂表现为盂唇内出现线状强回声或盂唇形状不规则。大的撕裂盂唇与肩盂出现分离。裂口内有无回声液体聚集,动态检查盂唇与肩盂活动不一致,大范围剥脱可造成盂唇缺损,肩盂裸露。

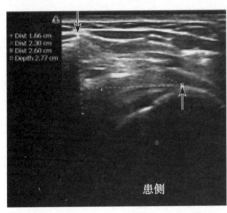
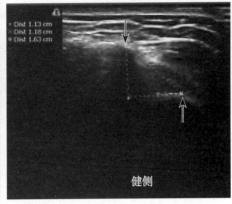

图 3-96　盂肱关节半脱位超声影像图

肩峰与肱骨头间距增加

2. 肘部病变

(1) 肱骨外上髁炎:又称网球肘,肘部最常见的肌腱病,位于外上髁附着处的伸肌总腱出现退行性变和炎性改变。声像图表现为伸肌总腱附着处增粗、回声减低且不均匀,肌腱周围偶有少量积液。慢性病程患者肌腱附着处会有钙化,肱骨外上髁表面不规则等表现(图 3-97)。

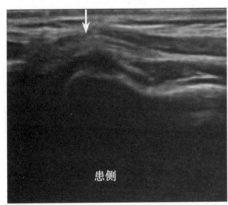
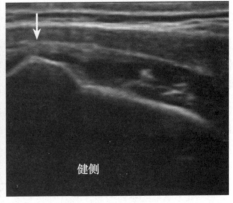

图 3-97　肱骨外上髁炎超声影像图

箭头示附着点增厚肌腱

(2) 肱骨内上髁炎:又称高尔夫球肘,是附着于内上髁的屈肌总腱发生的非特异性肌腱病变。超声影像表现为内上髁附着处的屈肌总腱变厚,肌腱回声低且不均匀,有时可见肌腱周围软组织水肿或积液。慢性病程患者可见肌腱钙化。

(3) 鹰嘴滑囊炎:超声影像下可见滑囊内积液、滑囊壁增厚。局部压痛。

(4) 肘滑囊炎:超声表现为边界光滑的囊性病灶,有时可见分隔,位于肘关节肱二头肌肌腱远侧和桡骨粗隆的附近。

(5) 腱鞘囊肿和滑膜囊肿:超声表现为位于关节周围边界清楚的囊性病灶,与关节腔相同或不相同,囊性可表现为各种类型回声,有时存在分隔或分叶。

(6) 肘管综合征:短轴超声影像表现为尺神经变粗变圆,与健侧对比更易发现异常。

3. 腕/手部病变

(1) 狭窄性腱鞘炎:常见的是腕部及手指的狭窄性腱鞘炎,肌腱与腱鞘反复摩擦引起慢性劳损性炎症。在手指常发生屈肌腱鞘炎,又称弹响指或扳机指;在拇指为拇长屈肌腱鞘炎,又称弹响拇;在腕部为拇长展肌和拇短伸肌腱鞘炎,又称桡骨茎突狭窄性腱鞘炎。超声影像表现为掌指关节处或骨突处肌腱肿大变圆、腱鞘内有无回声积液暗区,腱鞘增厚,回声减低,如果急性期,彩色多普勒超声显示增厚的腱鞘内血流信号丰富(图 3-98)。

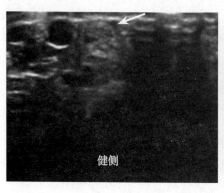
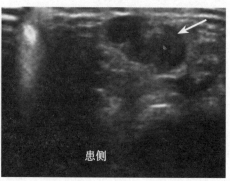

图 3-98 手指肌腱炎超声影像图
箭头示患侧肌腱形态肿大,回声下降,腱鞘内少许积液

(2) 肌腱撕裂:超声表现为肌腱回声的连续性中断,动态扫查肌腱失去运动功能。撕裂近段肌腱回缩肿胀,呈不规则的低回声。撕裂缺损由周围的纤维组织填充,有时酷似残存的肌腱组织,但其回声偏低,无典型的肌腱纤维层状结构,有助于鉴别。

(3) 腕管综合征:在腕管压迫近段,神经肿胀,超声图像横断面积大于 $10\sim15\text{mm}^2$ 有诊断意义。腕管段,神经受压变平。正中神经边缘模糊,回声减低,内部结构不清。屈肌腱鞘炎是引起腕管综合征的最常见病因。超声表现为腱鞘增厚,回声减低,有时可见腱鞘内积液。彩色多普勒超声可见丰富血流信号(图 3-99)。

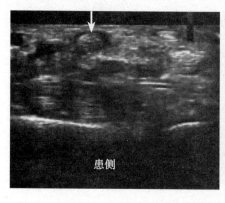
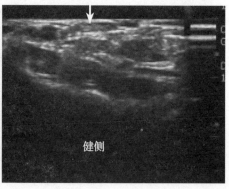

图 3-99 腕管综合征超声影像图
箭头示肿大的正中神经,鞘内无回声积液

(4) 腱鞘囊肿:腱鞘囊肿是手腕最常见的肿物,贴附于肌腱或关节囊旁。囊内含有胶胨状、黏液样稠厚液体。腱鞘囊肿好发在腕关节背侧、掌侧及手指关节的掌侧,邻近肌腱和关节,囊肿有时与关节相通。腱鞘囊肿的超声声像表现与囊肿的发生时间和位置有关,新近形成的囊肿表现为囊壁光滑的无回声,内部无分隔或分隔纤细。陈旧性囊肿内部回声增多,可见粗大的分隔,部分腱鞘囊肿可类似实性肿物回声。腱鞘囊肿质韧,探头加压近部分被压缩,而滑囊积液与腱鞘积液则容易挤压变形(图 3-100)。

(二)下肢关节及周围疾病

1. 髋部及周围疾病

由于髋关节位置较深,线阵探头显像范围较凸阵探头欠佳。建议优先选用凸阵探头观察髋关节积液及盂唇。

(1)髋关节腔积液与滑膜增生:关节积液在超声上显示为无回声或低回声,其回声与积液的性质有关。患侧与正常侧的关节腔厚度差异 2mm 以上有诊断意义(图 3-101)。

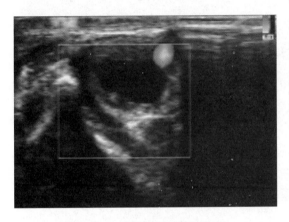

图 3-100 腱鞘囊肿超声影像图
无回声暗区,红色为伴行的动脉

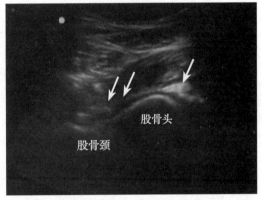

图 3-101 髋关节积液超声影像图
单箭头示髋关节盂唇,双箭头示髋关节内无回声液性暗区

(2)髂腰肌滑囊炎:髂腰肌滑囊位于髂腰肌肌腱与髋关节前部之间,正常情况下滑囊呈塌陷状,超声不能显示。发滑囊病变出现扩张时,超声显示滑囊增大,内呈无回声或低回声,可伴有分隔,囊内可见增生的滑膜呈结节状偏高回声。

(3)坐骨结节臀肌间滑囊炎:坐骨结节与臀大肌之间可见囊性包块,内为无回声或可见沉积物呈低回声,随体位改变而移动,探头压迫结节时可诱发疼痛;慢性者囊壁可见增厚。

(4)大转子疼痛综合征:大转子疼痛综合征为大转子周围肌腱、滑囊病变所致的临床综合征,其表现为慢性持续性髋外侧疼痛,约半数患者疼痛可放射至大腿外侧,偶尔至膝下。

超声影像下,臀中肌病变肌腱显示回声减低,内部纤维结构欠清,肌腱可增厚;慢性病程患者病变肌腱内可见钙化灶、骨赘。钙化的超声影像显示为肌腱内强回声点片状影,其后可伴声影或无明显声影;骨赘则显示为从大转子骨面向上凸起的强回声突起,于骨面相连。如有肌腱撕裂,则显示为肌腱内的无回声裂隙。伴发大转子滑囊炎时,滑囊内可见积液及滑囊壁增厚

(5)腘绳肌损伤:腘绳肌损伤常见原因为运动损伤,多为运动幅度过大致腘绳肌过伸,表

现为大腿后侧疼痛剧烈,局部肿胀明显。

急性肌肉撕裂伤,超声影像表现可见肌纤维连续性中断,局部可见血肿,呈低回声或无回声。血肿吸收期可见呈低回声的肉芽组织逐渐填充血肿腔。慢性期,损伤范围不大者局部可见瘢痕组织形成,呈偏高回声,内部肌纤维结构显示不清。腘绳肌肌腱的慢性劳损可导致肌腱病,超声显示肌腱增厚,回声减低;附着处坐骨结节表面不平滑。伴有撕裂者,于肌腱内部可见无回声裂隙;有时肌腱内可见钙化。

(6)股内收肌群损伤:股内收肌群位于大腿内侧,损伤多由于髋部过度外展所致。临床表现为大腿内侧疼痛肿胀,髋关节内收、外展疼痛,活动受限。

内收肌撕裂伤的超声影像表现为疼痛处肌纤维局部中断,可见低回声或无回声。低回声为损伤肿胀的肌肉,无回声为撕裂处局部积血。严重者可见耻骨撕脱骨折,耻骨骨皮质中断,可见强回声骨片突出。肌腱断裂者亚急性期或慢性期可见回缩肌腱增厚,呈一边缘较钝的低回声肿块,后方可见回声衰减(图 3-102)。

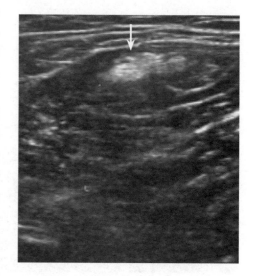

图 3-102　长收肌拉伤后血肿机化形成硬结的超声影像图(箭头)

(7)弹响髋:髋部弹响是指髋关节在做某些运动时出现听得见或感觉到的咔哒响,由多种关节内或关节外的病因所致。关节内弹响多与关节本身的异常有关,X 线、CT 或 MRI 可很好地显示病变而做出诊断。关节内弹响超声影像因声波无法透入探查。关节外弹响可分为内侧弹响和外侧弹响。髋关节内侧弹响是由于髂腰肌及其肌腱在髂耻隆起往复运动而引起的弹响;髋关节外侧弹响是由于髂胫束后缘或臀大肌肌腱部的前缘增厚,在髋关节屈曲、内收或内旋活动时,增厚的组织自大转子的突出部滑过时发出弹响。

将超声探头放置于患髋外侧或内侧弹响处,与健侧对比,慢性病程患者可见肌腱增厚,回声信号增高等表现。动态扫查,弹响者可见髂胫束或臀大肌肌腱在大转子滑动受阻,继而克服阻力猛地滑至大转子前方,同时伴局部弹响。

2. 膝部及周围病变

(1)髌腱撕裂:多发生于从事高强度运动的运动员,损伤部位多位于髌腱的髌骨附着处。肌腱断裂后,断端之间可见无回声暗区(积液)。部分撕裂为髌腱的部分纤维连续性中断,局部可见无回声积液。

(2)髌腱病:最常累及髌腱的近端止点处,亦称为跳跃膝。临床上表现为慢性反复的膝前部疼痛和髌腱髌骨附着处压痛。超声表现为局部肌腱增厚,回声减低,有时可伴有小的撕裂(图 3-103,图 3-104)。

(3)髂胫束综合征:又称跑步膝,为髂胫束在股骨外侧髁反复摩擦所致,以运动中和运动后出现膝关节外侧疼痛为其特点。超声表现为髂胫束在股骨外侧髁处增厚,回声减低,其周围组织水肿、局部压痛(图 3-105)。

(4)膝内侧副韧带损伤:膝内侧副韧带损伤包括不完全断裂和完全断裂。超声检查内侧

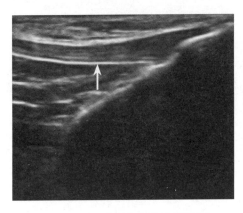

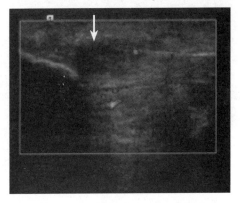

图 3-103　正常髌韧带超声影像图

图 3-104　髌韧带炎超声影像图

箭头示低回声处为肿胀髌韧带,多普勒超声可见血流信号

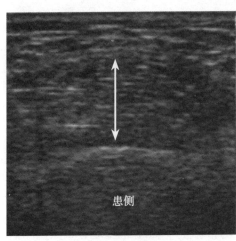

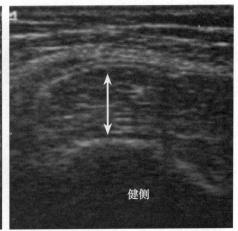

患侧

健侧

图 3-105　股骨下端外侧超声影像图

箭头内为增厚的髂胫束

副韧带损伤可分为3度,Ⅰ度为单纯韧带拉伤,无关节不稳,超声显示韧带水肿增厚,回声减低;Ⅱ度为韧带部分撕裂伴有中度关节不稳,超声显示为韧带增厚、局部可见无回声裂隙;Ⅲ度为韧带完全断裂,超声可见韧带浅层和深层连续性中断,断裂处可见低回声的积液或血肿。

(5) 膝外侧副韧带损伤:膝外侧副韧带损伤较内侧副韧带损伤少见且程度较轻。腓侧副韧带撕裂多发生在止点处,多伴有腓骨小头撕脱骨折。超声检查韧带拉伤或部分撕裂时可见腓侧副韧带局限性增厚或弥漫性增厚,内部回声减低,纤维束结构显示不清。完全断裂时,可见韧带连续性中断,两断端之间可见积液,断端回缩。

(6) 急性前交叉韧带损伤:在大多数患者,超声不能直接显示前交叉韧带,诊断主要依据间接征象:髁间窝外侧壁前交叉韧带附着处的低回声血肿,髌上囊积液增多。

(7) 后交叉韧带损伤:患者有膝关节损伤史。超声可显示后交叉韧带中远段及其在胫骨附着处,为条形低回声结构。怀疑韧带损伤时,应注意韧带的厚度、内部回声、后方边界。损伤时可见韧带弥漫性增厚,内部回声不均匀,后侧边界不清,有时可呈波浪状。后交叉韧带

>8~10mm 时,提示后交叉韧带有损伤。

(8)腓肠肌内侧头远端损伤:腓肠肌内侧头远端肌肉与肌腱连接处损伤较为常见,亦称为网球腿。腓肠肌内侧头撕裂后超声有多种表现,较小撕裂时,腓肠肌内侧头肌腹远端与其腱膜之间可见形态不规则的不均质回声区,与损伤后局部出血有关;较大的撕裂,腓肠肌内侧头远端常可见液体回声,为局部血肿形成。

(9)跖肌及其肌腱损伤:跖肌起自股骨外侧髁上方,肌腱向后内侧走行,跨过腘窝,然后走行在腓肠肌与比目鱼肌之间,最后于跟腱内侧止于跟骨。正常跖肌于小腿近端横切面显示其肌腹为三角形结构,比目鱼肌为其底,腓肠肌 2 个头分别为其两边。

跖肌腱严重损伤时,于肌肉—肌腱移行处可发生撕裂,撕裂后断端肌腹可回缩和增厚,表现为腓肠肌和比目鱼肌之间一个软组织肿块,局部可见较大血肿。当肌腱连续性完整而局部仅可见积液时,可为肌腱拉伤所致。

(10)半月板退行性变:正常半月板超声声像呈等回声,内部回声均匀,呈倒三角形状,位于股骨于胫骨间。退变时可见半月板回声下降,骨面间隙变窄(图 3-106)。

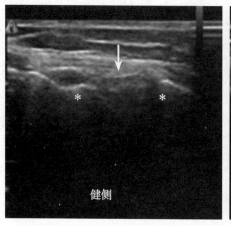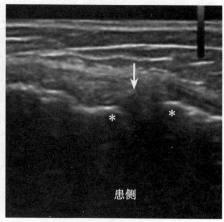

图 3-106　半月板退行性变超声影像图
箭头示患侧半月板回声下降,* 之间关节间隙变窄

(11)髌前滑囊炎:髌前滑囊位于髌骨下段及髌腱上 1/3 的浅侧。急性期超声检查可见髌前滑囊扩张,内积液呈无回声。慢性期囊壁可增厚,有时见增生的滑膜,呈结节状或等回声。

(12)鹅足肌腱炎:患者表现为胫骨内侧髁处疼痛,超声检查在胫骨附着处深部可见积液,呈无回声,有时包绕鹅足腱(图 3-107)。

(13)膝内侧副韧带滑囊炎:膝内侧副韧带滑囊位于膝内侧副韧带深、浅两层之间,正常情况下超声难以显示。出现炎症时,超声可见胫内副韧带深层与浅层之间积液,而韧带连续性完整,内部回声正常。

(14)Baker 囊肿:Baker 囊肿的大小与关节腔内病变的病程有关。膝内侧横切面检查,可见囊肿颈位于腓肠肌内侧头与半膜肌腱之间,底部为关节囊与腓肠肌内侧头肌腱之间的部分,浅部为腓肠肌肌腱浅侧的部位。纵切面显示囊肿下缘一般呈光滑的外凸形态(图 3-108)。

(15)骨关节炎:最常累及膝关节,关节软骨病变是膝关节骨关节炎最主要的病理改变,合并骨赘形成、关节内游离体和膝关节周围软组织改变。临床上患者表现为关节疼痛、僵硬、无

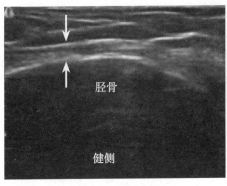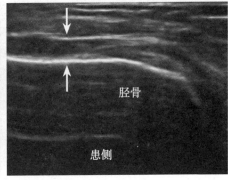

图 3-107 鹅足肌腱炎超声影像图

患侧箭头之间为肿胀肌腱,回声下降,厚度增加

力和活动障碍等。超声检查可发现:①髌上囊内可见积液,可伴有滑膜增厚(图 3-109);②部分患者髌上囊内可见数量不等的强回声游离体;③股骨负重面关节软骨发生不同程度的改变;④腘窝内可见 Baker 囊肿;⑤膝关节边缘可见强回声骨赘形成(图 3-110);⑥内侧半月板或见不同程度的外凸(图 3-111);⑦部分患者可见膝内、外侧副韧带慢性损伤改变。

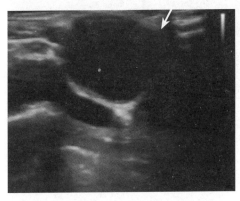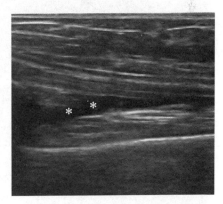

图 3-108 Baker 囊肿超声影像图

图 3-109 髌上囊积液超声影像图

＊为无回声积液

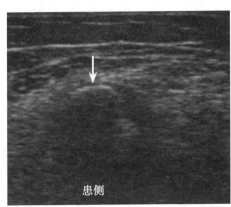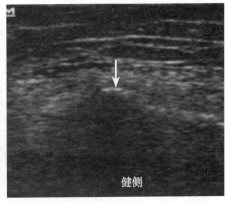

图 3-110 膝骨关节炎超声影像图

箭头示股骨关节面骨赘

（16）腘肌扭伤：多为运动损伤，表现为膝关节外侧疼痛，膝关节屈伸受限，外侧关节间隙压痛明显。与健侧相比，患者腘肌超声影像增厚，混合回声，不伴液性暗区。探头下压肿胀处可诱发疼痛（图3-112）。

（17）小腿肌肉血肿：小腿受外力挫伤后一直未行正规治疗，就诊时超声影像发现腓肠肌内无回声区为血肿，血肿周围组织已机化成厚厚的囊壁（图3-113）。

（18）小腿血管疾病介入治疗后：小腿肌肉内血管瘤，予注射硬化剂治疗后复查。与健侧对比，发现注射硬化剂的患侧腓肠肌回声信号增加，厚度变薄，触诊病变肌肉感质地较硬，无疼痛（图3-114）。

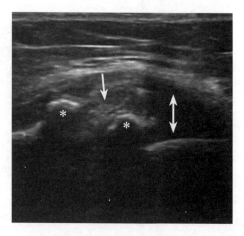

图3-111　膝骨关节炎超声影像图
＊示关节面骨赘，双箭头示增厚滑膜，单箭头示突出半月板

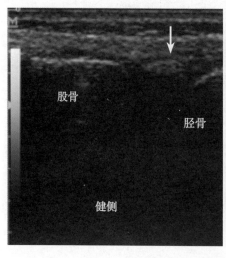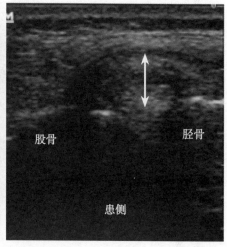

图3-112　腘肌扭伤超声影像图
双箭头示肿胀腘肌

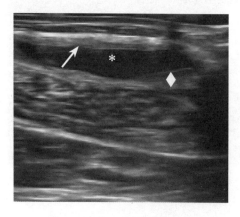

图3-113　小腿外伤后肌肉血肿超声影像图
＊示无回声积血，◆双箭头示增厚囊壁，↑示囊壁内膜

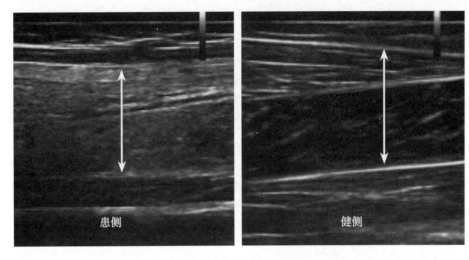

图 3-114 小腿肌肉血管瘤注射硬化剂后超声影像图

3. 踝关节及周围损伤

（1）急性韧带损伤：临床最常见的韧带损伤为距腓前韧带，严重的损伤可导致距腓前韧带和跟腓韧带同时损伤。根据韧带损伤的严重程度可分为 3 型，Ⅰ型：韧带轻度拉伤而无明显撕裂；Ⅱ型：韧带部分撕裂；Ⅲ型：韧带完全撕裂。

急性韧带部分损伤时，超声显示韧带增厚、回声减低，局部有压痛。韧带完全断裂时可见韧带连续性中断，两断端回缩、弯曲，断端之间可出现低回声液性回声（图 3-115）。合并撕脱骨折时，可见韧带附着处出现异常骨折片，后方伴声影。距腓前韧带损伤可伴有关节囊撕裂，从而导致踝关节腔内积液流至踝前外侧软组织内，而跟腓韧带的完全损伤可导致踝关节腔与腓肌肌腱的腱鞘相通。

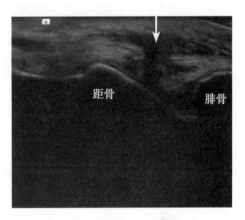

图 3-115 距腓前韧带完全撕裂超声影像图
箭头示韧带断裂处，断端短缩，完整性消失，韧带间无回声暗区

（2）急性跟腱断裂：跟腱断裂多发生在剧烈运动或劳动中用力使足跖屈或拉紧跟腱时，发生断裂后足跖屈功能障碍。跟腱完全断裂时，超声显示跟腱连续性中断，断端不整齐如马尾状，急性撕裂可见两断端之间的血肿，呈高回声。动态超声检查有助于判断跟腱完全撕裂情况（图 3-116）。

（3）腓骨肌腱不稳：包括肌腱脱位和半脱位。行走时，足背屈时腓骨肌腱滑脱移出踝沟，移至外踝前面；跖屈时又回到踝沟。动态超声检查时，探头横切放置于腓骨肌沟处，让患者主动做被动和主动的足背屈和外翻，可显示腓骨肌腱滑动。

（4）腓骨肌腱断裂：当腓骨短肌腱发生纵向撕裂时，超声表现为肌腱内部纵向的无回声裂隙，腱鞘内亦可见积液。

（5）腓骨肌腱炎：是踝外侧疼痛常见的原因，有时可继发于踝关节扭伤后，踝外侧疼痛长期不能缓解。超声探查可发现经外踝上方处腓骨肌腱肿大，回声信号变低，腱鞘内少许积

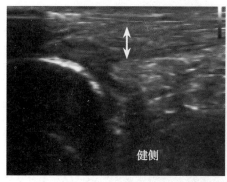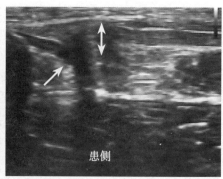

健侧　　　　　　　　　患侧

图 3-116　跟腱断裂超声影像图

患侧跟腱完整性消失,单箭头示断裂处积血无回声信号

液,超声探头按压肿大处肌腱可诱发疼痛加重(图 3-117)。

(6) 胫骨后肌腱部分或完全断裂:股骨后肌腱的慢性自发性断裂是踝内侧慢性疼痛的常见原因。急性期可见肌腱连续性中断,断裂处可见积液,腱鞘常保持完整。

胫骨后肌腱撕裂超声影像分为 3 型,Ⅰ型:肌腱增厚,内可见纵行撕裂和退行性改变,肌腱表现不规则、与周围组织粘连;Ⅱ型:肌腱拉长,局部变细,且由于撕裂和纤维组织形成导致肌腱回声异常;Ⅲ型:肌腱完全断裂,两断端之间可见积液或低回声肉芽组织。

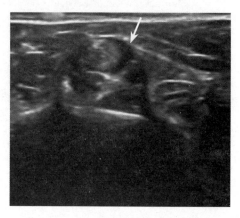

图 3-117　腓骨肌腱炎超声影像图

箭头示肿大的肌腱,腱鞘内有无回声积液

(7) 副舟骨疼痛综合征:副足舟骨是常见的足部解剖变异,由于胫骨后肌腱大部或全部止于副舟骨,容易使副舟骨的支持组织及足内侧纵弓的支持组织发生疲劳、慢性损伤和非特异性炎性反应而出现疼痛。超声表现:软骨联合损伤后,其内部回声不均匀、周围可见积液或可见软骨与骨膜分离。超声还可显示胫骨后肌腱有无撕裂。

(8) 内踝处腱鞘炎:以胫骨后肌腱腱鞘炎多见。超声检查可见腱鞘扩张,内为积液,肌腱亦可增厚,呈低回声(图 3-118)。

(9) 跟腱周围炎:跟腱周围无腱鞘,跑跳过多或站立过久可导致腱周组织劳损性损伤。患者主要表现为疼痛。超声显示跟腱内部回声正常,而跟腱周围组织水肿,回声减低,跟腱边界不规则,跟腱前脂肪组织回声不均匀(图 3-119)。

(10) 跟腱病:由累积性微小损伤、年龄增长或两者共同作用导致的肌腱退行性变。超声表现:跟腱局限性或弥漫性增厚,回声减低,伴或不伴肌腱内钙化(图 3-120)。

(11) 跟骨骨刺:跟骨退行性变或累积劳损所致。跟骨末端骨面不光滑,骨性隆突形成,周围肌腱信号回声较无骨突处降低。伴或不伴压痛(图 3-121)。

(12) 滑囊炎:跟骨后滑囊炎患者表现为踝后部疼痛,踝背屈时可加重。超声显示跟骨后

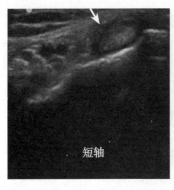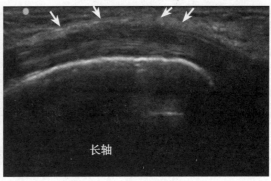

短轴　　　　　　　　　长轴

图 3-118　胫骨后肌肌腱炎超声影像图
短轴箭头示肿大肌腱,伴周围腱鞘积液,长轴箭头示纵向走形的肿大肌腱

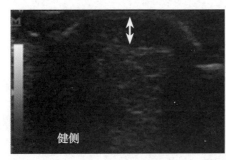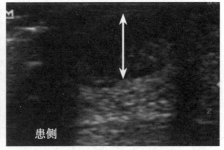

健侧　　　　　　　　　患侧

图 3-119　慢性跟腱炎超声影像图
箭头示肿胀肌腱,跟腱内回声不均匀

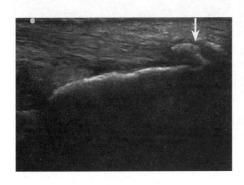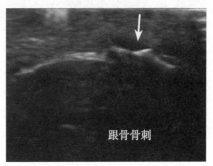

跟骨骨刺

图 3-120　跟腱钙化的超声影像图　　　图 3-121 跟骨骨刺超声影像图
　　　　　　　　　　　　　　　　　　箭头示骨面骨赘形成,跟骨骨面不平滑

滑囊扩张,呈逗号状无回声可低回声,位于跟腱和跟骨后上部之间,厚度 >3mm,囊壁不规则增厚。

(13) 踝关节炎 / 跗骨间关节炎:可由多种原因造成,单纯性关节腔积液时,关节囊可隆起;关节内滑膜增生时,可见增生的滑膜呈低回声或等回声,急性期滑膜内可见丰富的血液信号。超声可敏感显示踝关节腔内积液,需要进行踝关节腔积液穿刺抽吸时,可从踝关节前部进针(图 3-122,图 3-123)。

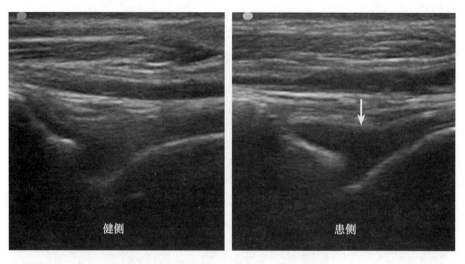

图 3-122　踝关节内积液超声影像图

箭头示无回声暗区为关节内积液

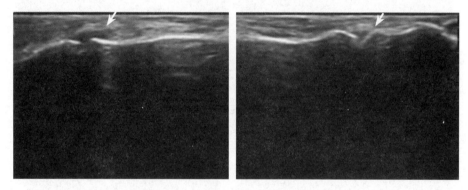

图 3-123　足背跗骨间关节炎超声影像图

箭头示关节囊肿胀,回声下降,少量积液

(14)关节内软骨或骨性游离体:超声可准确显示关节内的游离体,显示为强回声结节,动态观察可见其在关节腔内活动。

(15)足底筋膜炎:为足底筋膜及其周围组织的慢性无菌性炎症。主要为负重时足跟部疼痛。超声表现:于足底筋膜近跟骨附着处可见增厚,厚度 >4mm,回声减低,有时可见钙化灶(图 3-124)。

(16)足踝部滑囊炎:常见滑囊有跟腱囊、跟骨底滑囊、胫骨后肌腱滑囊等。临床上滑囊炎可分为急性和慢性。足踝部滑囊炎与身体其他部位滑囊炎表现类似:急性期囊内积液增加;慢性期囊壁增厚,有时可见滑膜增生呈结节状。

(17)痛风性关节炎:痛风是由于遗传性或获得性病因引起嘌呤代谢紊乱所致的疾病,其特征性病理改变为痛风石形成。超声表现为:①软骨“双线”征;②滑膜增厚伴“落雪”征;③痛风石形成;④病变侵犯骨时局部可见骨质侵蚀性改变。

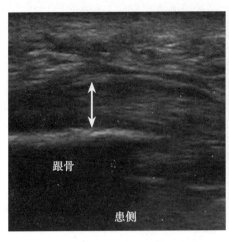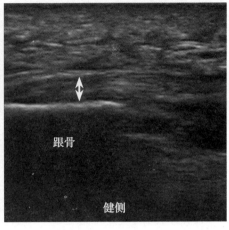

图 3-124　足底筋膜炎超声影像图

双箭头示足底筋膜,患侧足底筋膜明显增厚,回声信号下降

五、超声影像引导介入治疗

由于肌骨超声影像技术具有实时动态成像的功能,可在超声设备的显示屏上实时跟踪穿刺针的位置,对包括皮下、筋膜、肌肉、肌腱、滑膜、滑液囊和关节腔等病灶部位,进而达到精准定位介入治疗的目的。

与盲法相比较,超声影像引导治疗不仅是精准定位靶肌部位,且同时可以避免伤及靶肌周围的血管、神经。前已述及,超声影像技术具有使用便捷、预约简便、无放射性、价格低廉等特点,更因为高频探头对软组织成像清晰的特点,相较于 CT 引导,超声影像技术更适合进行引导精准定位注射治疗肌骨系统疾病。

(一)介入操作准备、流程及注意事项

1. 设备、超声探头及穿刺针的选择　彩色多普勒超声诊断仪,高频线阵探头、低频凸阵探头、刷状线阵探头。根据介入治疗的部位及病灶性质选择不同长度及型号枕头,如肩峰下滑囊注射,临床常选用牙科穿刺针(0.5mm×38mm),但髌上囊注射玻璃酸钠则需选择 5ml 注射器配置的注射针头,而髋关节及脊柱小关节注射则需选择长度稍长的肝胆穿刺针(0.7mm×80mm)(图 3-125)。

2. 患者及操作者体位　患者应处于舒适的治疗体位,方便患者在放松的状态下接受治疗。患者的治疗部位需充分暴露,方便进行消毒和操作。操作床应选择可以升降

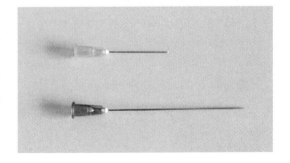

图 3-125　超声引导下注射用针头

上方为牙科穿刺针,下方为肝胆穿刺针

的电动床。操作者根据治疗部位调整床面高低,操作者可坐于转椅或站立进行介入操作。另外,超声诊断仪、操作面及操作者应处于同一方向上,可减少操作者不必要的转颈角度,减少长时间操作导致的疲劳。

3. 操作的无菌要求　操作部位充分消毒,使用无菌耦合剂,一次性探头套,操作部位覆盖无菌巾。操作人员佩戴无菌手套、口包,操作人员一人独立完成无菌穿刺操作,一个辅助人员负责调整及控制超声设备。

4. 进针方法　在介入操作之前,操作者对要注射部位的体表及进针部位进行标识。待正式操作时,可将探头放置在标识过的体表位置,注射针与体表呈一定的倾斜角度进行穿刺。注射过程中通过调整注射针倾斜角度,避开周围血管神经,进而达到注射部位。一般是优势手注射,非优势手拿探头。

5. 注意事项

(1) 操作前与患者及家属谈话,签署知情同意书。了解患者既往疾病史、服药史及药敏史。必要时抽血了解患者凝血功能。

(2) 严格无菌操作:操作部位,探头及操作者都必须进行无菌准备。

(3) 穿刺平面、探头及进针:因超声为断面部分部位扫描成像,只有穿刺针位于超声声波平面内,才能清晰成像。所以,要根据病变位置调整超声探头放置的体表部位,还需注意留有充分的操作空间方便进针过程通畅。

(4) 进针方式:平面内进针可更好的显示整个针身,且方便调整进针路径。平面外进针,路径短,但仅在穿刺针经过声波平面时方可显示,易造成反复多次进针。最好选择平面内进针。

(5) 对局部解剖的熟悉和对异常结构的超声影像辨识是精准注射的前提。

(二) 常见部位的超声影像引导介入治疗

1. 肩峰-三角肌下滑囊注射

(1) 适应证:肩峰下滑囊炎,冈上肌肌腱炎。

(2) 操作要点

1) 患者健侧侧卧,患肩向上,手自然放置在同侧髋部。

2) 完成局部消毒等无菌操作准备。

3) 超声探头置于肩峰下,一侧探头固定在肩峰外缘,另一侧探头固定在大结节上。适当调整倾斜探头及视窗深度、增益等参数,达到滑囊的最佳视觉效果。

4) 采取平面内进针方法,进针部位再次消毒,进针点距离探头边缘 1cm 左右进针。

5) 超声影像引导下,实时调整进针路径等,针尖准确刺破滑囊壁并进入滑囊,注入适量生理盐水扩张滑囊,证实针尖处于滑囊内,随后注入适量药物。

6) 待注射完成后,拔出注射针,注射针眼处消毒并覆盖无菌辅料(图 3-126)。

2. 肱二头肌长头肌腱腱鞘注射

(1) 适应证:肱二头肌长头肌腱炎。

(2) 操作要点

1) 患者平卧,患肩轻度外展,前臂旋后,手心向上。

2) 完成局部消毒等无菌操作准备。

3) 超声探头置于喙突外侧,探头一侧固定于小结节,探头另一侧固定在大结节上。适当调整倾斜探头及视窗深度、增益等参数。使腱鞘影像达到最清晰的视觉效果。

4) 采取平面内进针方法,进针部位再次消毒,从桡侧向尺侧进针,进针点距离探头边缘 0.5~1cm 左右。

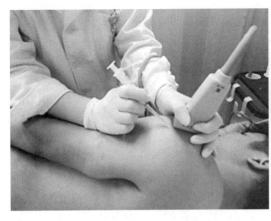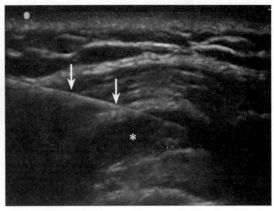

图 3-126　肩峰下滑囊注射与超声影像图（平面内进针）

↓示高回声线状影为穿刺针影像，＊示充满注射液体的肩峰下滑囊

5）超声影像引导下，实时调整进针路径等，针尖准确刺破腱鞘囊壁并进入腱鞘，注入适量生理盐水扩张滑囊证实针尖处于腱鞘内。随后注入适量药物。

6）待注射完成后，拔出注射针，注射针眼处消毒并覆盖无菌辅料（图 3-127）。

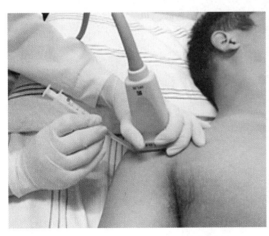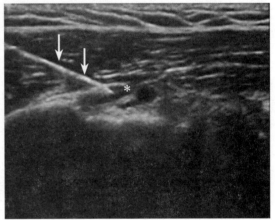

图 3-127　肱二头肌长头肌腱腱鞘注射与超声影像图

↓示高回声线状影为穿刺针影像，＊示充满液体的肱二头肌长头肌腱腱鞘

3. 桡骨茎突腱鞘注射

（1）适应证：桡骨茎突狭窄性腱鞘炎。

（2）操作要点

1）患者坐位，患侧肩前屈，前臂置于操作平台上保持中立位，腕少许尺侧偏。

2）完成局部消毒等无菌操作准备。

3）超声探头沿前臂长轴置于桡骨远端，探头一侧固定桡骨远端，另一侧固定在腕骨及第一掌骨。适当调整倾斜探头及视窗深度、增益等参数，使肌腱影像达到最清晰。

4）采取平面内进针方法，进针部位再次消毒，从近心端向远端进针，进针点距离探头边缘 0.5~1cm 左右，注意进针路径在声波平面下。

5）超声影像引导下，实时调整进针路径等，针尖准确刺破腱鞘囊壁并进入腱鞘，注入适量生理盐水扩张滑囊证实针尖处于腱鞘内。随后注入适量药物。

6）待注射完成后，拔出注射针，注射针眼处消毒并覆盖无菌辅料（图3-128）。

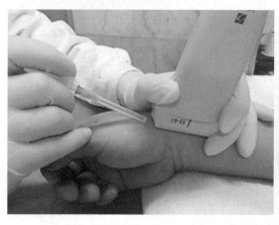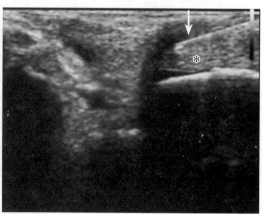

图 3-128　桡骨茎突狭窄性腱鞘炎注射与超声影像图

↓示高回声线状影为穿刺针影像，＊示肌腱

4. 髋关节注射

（1）适应证：髋关节 OA。

（2）操作要点

1）患者自然平卧位，患侧伸髋伸膝。

2）完成局部消毒等无菌操作准备。

3）选用低频凸阵探头，探头垂直于股骨走行方向、沿股骨远端移向近端，待股骨影像由弧线变为直线时，顺时针旋转超声探头可见股骨头及股骨颈平面。适当调整倾斜探头及视窗深度、增益等参数，使股骨颈及前隐窝影像达到最清晰。

4）采取平面内进针方法，进针部位再次消毒，从近心端向远端进针，进针点距离探头边缘 1~2cm 左右，注意进针路径在声波平面下。

5）超声影像引导下，实时调整进针路径等，针尖准确刺破囊壁并进入前隐窝，注入适量生理盐水扩张滑囊证实针尖处于隐窝内，随后注入适量药物。

6）待注射完成后，拔出注射针，注射针眼处消毒并覆盖无菌辅料（图3-129）。

5. 髌上囊注射

（1）适应证：膝关节 OA，膝滑膜炎等。

（2）操作要点

1）患者自然平卧位，患侧伸髋伸膝。

2）完成局部消毒等无菌操作准备。

3）选用高频线阵探头，探头垂直于股骨走行方向、置于髌骨上缘约 1-2cm 位置。适当调整倾斜探头及视窗深度、增益等参数，使股骨及髌上囊影像达到最清晰。

4）采取平面内进针方法，进针部位再次消毒，从近心端向远端进针，进针点距离探头边缘 2cm 左右，注意进针路径在声波平面下。

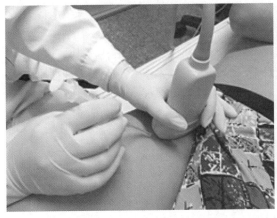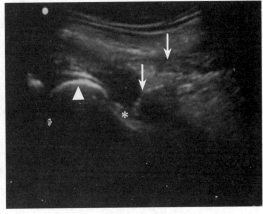

图 3-129 髋关节注射与超声影像图

↓示穿刺针所在位置,*示股骨颈及前隐窝所在位置,△示股骨头

5）超声影像引导下,实时调整进针路径等,针尖准确刺破囊壁并进入囊内,如囊内已有较多积液,可先抽出后再注入药液。如囊内无明显积液,可注入适量生理盐水扩张滑囊证实针尖处于滑囊内,随后注入适量药物。

6）待注射完成后,拔出注射针,注射针眼处消毒并覆盖无菌辅料(图 3-130)。

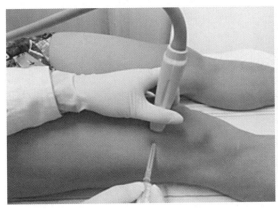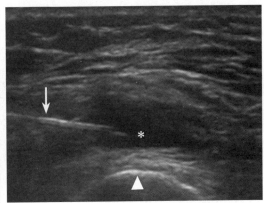

图 3-130 髌上囊注射与超声影像图

↓示穿刺针所在位置,*示髌上囊所在位置,△示股骨皮质

6. 踝关节注射

(1) 适应证:踝关节 OA,踝滑膜炎等。

(2) 操作要点

1）患者自然平卧位,患侧伸髋伸膝,踝处于自然跖屈状态。

2）完成局部消毒等无菌操作准备。

3）选用高频线阵探头,探头平行于胫骨走行方向。探头一侧置于胫骨末端,另一侧置于距骨上端。适当调整倾斜探头及视窗深度、增益等参数,使胫骨、距骨及前隐窝囊影像达到最清晰。

4）采取平面内进针方法,进针部位再次消毒,从近心端向远端进针,进针点距离探头边缘2cm左右,注意进针路径在声波平面下。

5）超声影像引导下,实时调整进针路径等,针尖准确刺破关节囊壁并进入前隐窝内,如囊内已有较多积液,可先抽出后再注入药液。如囊内无明显积液,可注入适量生理盐水扩张滑囊证实针尖处于滑囊内,随后注入适量药物。

6）待注射完成后,拔出注射针,注射针眼处消毒并覆盖无菌辅料(图3-131)。

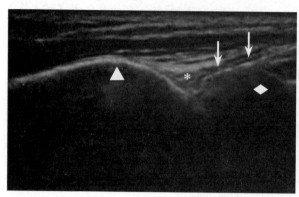
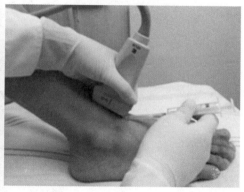

图 3-131   踝关节腔注射与超声影像图

↓示穿刺针所在位置,＊示踝关节前隐窝所在位置,△示胫骨皮质,◇示距骨

（姜　丽）

第七节　步　态　分　析

步态分析(gait analysis)是应用运动生物力学的测试手段,结合人体解剖学、生理学的知识对人体运动(包括行走和跑步)时的肢体和关节活动及功能状态进行量化测量和评估,提供基于一系列时间、几何、力学等概念的参数值和曲线的一种运动生物力学研究方法。

一、步态周期与步态分析方法

(一) 步态周期

1. 分期   分期行走过程中,从一侧足跟着地开始到该侧足跟再次着地构成一个步态周期。一个步态周期可分为阶段:站立相和摆动相,站立相又分为双支撑期和单支撑期。双足同时触地的过程称为双支撑期,每一个步态周期中出现两次双支撑期,即初始双支撑期和终末双支撑期。单支撑期是单足与地面接触的过程。一般情况下,站立相约占整个步态周期的60%,两个双支撑期各占10%,单支撑期占40%。摆动相指足与地面无接触(在空中移动),肢体向前移动的过程,摆动相占整个步态周期的40%。然而,各时期的精确时间随着个人行走速度的不同而变化,在行走速度为1.36m/s时,站立相和摆动相分别占步态周期的62%和38%,而每个双支撑期占步态周期的12%(表3-18)。这两个步态时相与行走速度呈反比关系(即站立相和摆动相随着步态速度的增加而缩短,随着速度的减慢而不断增大)。站立相的各分期之间存在着不同的关系。行走较快按比例地延长了单支撑期,缩短了两个双支撑期。当行走速度减慢时刚好相反,这个变化模式也是非线性的。一侧肢体的单支撑期等于另一侧肢体的摆动相,因为它们同时出现。双足着地时有一个间隔来交换肢体的支撑作用,这是行走的基本特征。当没有双足支撑期时,人进入了跑的模式。

表 3-18　步态周期分期所占百分比

阶段		通用行走速度	习惯行走速度(1.36m/s)
站立相	初始双支撑期	10%	12%
	单支撑期	40%	68%
	终末双支撑期	10%	12%
摆动相		40%	38%

另外,步态周期也通过"跨步长时间、步长时间"来确定。一个跨步长时间是同侧肢体连续两次初始触地所用的时间,相当于一个步态周期;步长时间指两侧肢体分别初始触地所用的时间。一个步态周期中,每个跨步长有两个步长。在一个跨步长的中点,另一只足触地开始它的支撑相。

2. 步态时相　步态分析的早期阶段,研究者们根据不同的功能要求识别每个运动模式来定义步态时相。现在已经明确,每个跨步长包含了八个功能模式(时相)。

采用正常的活动作为关键动作来划分时相,对于截肢者是适用的,但对于瘫痪或关节炎患者,却常常不能区分出步态时相,如站立相的开始被称为"足跟着地",而瘫痪患者的足跟从来不接触地面或在步态周期中比较晚的接触地面;同时,与地面初始触地的部位可能是全足,而不是足跟先着地。为了避免这些问题,Rancho Los Amigos 步态分析委员会提出了步态功能时相的通用术语(图 3-132),这也是目前临床上广泛应用的、由 Perry 提出的八步态时相分类方法(图 3-133)。

为了完成选择性的协作运动,八个步态时相各有其功能上的目标和关键模式。这些时相有次序的合并能使肢体完成三个基本任务:承重、单腿支撑和摆动腿的行进。

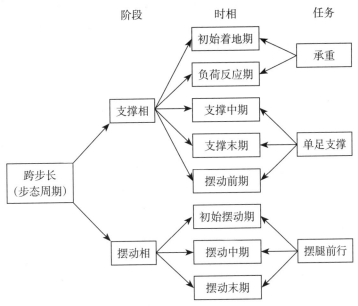

图 3-132　步态时相通用术语

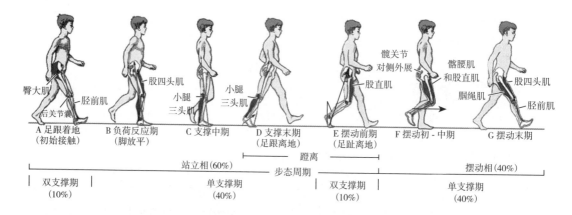

图 3-133　八个步态时相(Perry 法)

(1) 任务一：承重(weight acceptance, WA)。承重是支撑相的第一个任务,必须满足三个功能要求：①缓冲；②开始运动肢体的稳定性；③保持行进。挑战体现在体重突然转移到刚刚完成向前摆动的肢体上,并且下肢对线一直在变化,使得下肢不稳定。包括两个步态时相：初始着地期和承重反应期。

时相 1 为初始着地期：初始着地期(initial contact)的间隔时间是步态周期的 0~2%。这个阶段包括了足落到地面的瞬间和体重开始转移的即时反应。这个时间的关节姿势决定了肢体负荷反应的模式。目标是：以足跟为轴的足的滚动开始了支撑相,以及由于足和地面的冲击而减速。

时相 2 为负荷反应期：又称为承重反应期(loading response),间隔时间是步态周期的 2%~12%。这是初始双支撑期的第二个阶段。该阶段随着足与地面的初始接触,继续向前直到另一侧肢体摆动。目标是：缓冲、维持承重稳定性和保持行进。

(2) 任务二：单腿支撑(single limb support, SLS)。抬起对侧足进入摆动相时,支撑腿开始了单支撑期。这个阶段持续到对侧足再次着地。在此期间,不论是在矢状面还是冠状面,身体重量都必须由一侧下肢完全承担,同时继续行进。这个任务包含了两个阶段：支撑中期和支撑末期。主要根据行进机制来区分这两个阶段。

时相 3 为支撑中期：支撑中期(midstance)的间隔时间是步态周期的 12%~31%。这是单支撑期的前半部分。从对侧足抬起开始,持续到重心在前足上方并呈一条直线。目标是：绕着固定足行进；保持肢体和躯干的稳定。

时相 4 为支撑末期：支撑末期(terminal stance)的间隔时间是步态周期的 31%~50%。该阶段完成了单足支撑期。以足跟抬起开始,持续到对侧足着地。整个阶段体重移动到前足之前。目标是：身体行进超过支撑足；保持肢体和躯干稳定。

(3) 任务三：摆动腿的行进(swing limb advancement, SLA)。为了满足肢体前进的高要求,准备姿势开始于站立相,接着通过三个姿势进行摆动,即：抬腿,前进完成一个跨步长以及为下一个站立相做准备。该任务包括四个步态时相：摆动前期(支撑末期)、初始摆动期、摆动中期和摆动末期。

时相 5 为摆动前期：摆动前期(pre-swing)的间隔时间是步态周期的 50%~62%。站立相的最后阶段是步态周期的第二个双支撑期(终末双支撑期)。它以对侧肢体的初始着地开始，以同侧肢体的蹬离结束。一些研究人员给这个阶段命名为：体重释放和体重转移。然而，在这个时间出现的所有运动和肌肉活动都与行进有关。当体重突然转移，肢体迅速卸下负荷，拖动的下肢利用向前的"推力"行进，同时也为该侧肢体迅速摆动的要求做准备。因此，术语"摆动前期"从功能上代表着它的功能责任，起动将要在摆动相向前的运动。目标是：为了摆动相将肢体放在适当的位置；加速行进。

时相6为摆动初期：摆动初期(initial swing)的间隔时间是步态周期的62%~75%。这个摆动相的第一个时期约占摆动相的1/3。它开始于足从地面上抬起，结束于摆动足与支撑足并排相对。目标是：足廓清(足离开地面)和肢体从拖动位置向前移动。

时相7为摆动中期：摆动中期(mid-swing)的间隔时间是步态周期的75%~87%。这个阶段，是摆动相的中间1/3时相，以摆动腿与支撑腿并排相对开始。当摆动腿向前，胫骨竖直，髋和膝关节都呈屈曲姿势时结束。目标是：肢体向前和足廓清(足离开地面)。

时相8为摆动末期：摆动末期(terminal swing)的间隔时期是步态周期的87%~100%。这个阶段是摆动相的最后阶段，以胫骨竖直开始，足跟着地结束。当小腿向前移动超过大腿时，完成肢体向前的任务。目标是：完成肢体向前；肢体为进入站立相做准备。

3. 步行状态 在步态分析中，研究者设计实验方案时，有各种各样步行的说法来要求受试者，因此，受试者按照要求进行不同状态的步行。

(1) 恒定步行：步行中包含着一系列的动作：从静止状态迈步，达到一定速度步行，再停下来。不规定时间距离，通常的步态分析以恒定步行状态作为对受试者的要求。因此，有必要明确恒定步行的标准。一般情况下，恒定步行可以理解为：在至少10步以上的连续步行中，除掉前后过渡状态的中间部分为恒定步行。但是，在有疾病的患者中有时达不到恒定步行。另外，在实际测试环境中，有时即使是正常人也会由于心理上的压力影响其恒定性。

(2) 自由步行：研究者进行步态测试时，有时候会说："那么，请您迈步走吧"，像这样对步行速度没有特殊要求时，称为自由步行。为了消除测试对象的紧张心理，根据测量环境，先做1~2次预备步行。例如：在马路上观察步行的时候，测试对象没有意识到自己是在被人观测，就叫做自由步行。

(3) 规定步行："请您尽量快速行走"，像这样对步行速度有具体指示时，称为规定步行，在一些特定场合下，例如，要求测试对象把脚踩到测力台上就是规定步行，但是经过几次练习后，如果可以自然行走，也可以认为是自由步行。

(4) 负荷步行："请按节拍器的声音行走""请踩着地上的线行走"，像这样提出与测试对象原来的步行速度不同的具体动作目标时，称为负荷步行。

(5) 正常步行：特指没有神经系统、运动系统疾病的测试对象自然行走或是自由步行，也称为正常步行。另外，患病时，对于正常步行来说，是异常行走或病态行走，对于正常步行来说，用障碍步行与之相对应。

(6) 裸足步行：通常情况下，只要测试对象不穿特别的鞋，在临床上做步态检查时，都可以穿着鞋进行。但是，如果需要了解足本来的活动，或者在研究鞋对足的影响时，在不穿鞋状态下进行步态测量称为裸足步行。在明确是在穿鞋状态下测试时称为穿鞋步行。

(7) 辅具步行：佩戴矫形器行走时，称为矫形器步行；使用拐杖行走时称为拐杖步行；佩戴假肢行走时称为假肢步行。这些都属于依靠辅具行走，统称为辅具步行。

(二) 步态分析方法

步态分析方法是从 19 世纪末采用拍摄照片来记录步态开始的,随着计算机技术的发展,开始出现三维空间综合运动分析系统,不仅能定性描述人体三维运动及其变化过程,还能从运动力学以及生物运动学方面定量分析其运动状态,同时还出现了能量代谢的测量方法。

步态分析方法分为:定性分析法和定量分析法。

1. 定性分析法　这种方法多用于临床,是由医务人员用肉眼观察患者行走过程,然后根据印象或按照一定观察项目逐项评价,得出结论。步态观察应由受过训练和有丰富临床经验的医生来进行。进行步态观察时,患者应尽量少穿衣服以便于观察,嘱咐患者以自然和习惯的姿势和速度来回步行数次,从正面、背面、侧面观察患者的步行情况,正面、背面有助于观察躯干和骨盆的倾斜情况;侧面有助于观察脊柱运动、髋关节运动的情况,并且侧面是观察支撑腿负重反应的最佳角度。

该目测步态分析法只能定性,不能定量。应首先从总体上进行评价,注意患者步行时身体不同部位运动的对称性、协调性和节奏性,观察行走时每一个环节的情况,包括头、肩、上肢、躯干、骨盆、髋关节、膝关节、踝关节及足部;各时相中两下肢各关节姿位和活动幅度是否正常和适度;骨盆的运动、重心的转换和上下肢的摆动是否自然和对称;行走的节律是否均匀;速度是否合适。临床医生应对患者的步频、步宽、跨步长、上肢摆动、躯干运动以及身体的起伏情况予以记录。如果行走时出现疼痛,则应观察疼痛出现的时间,即:在步行周期中何时出现疼痛。对需用助行器辅助行走者,需观察持拐或杖的步态和徒手行走的步态,以便显示出应用助行器时可能掩饰住的异常。也可根据步态评定表格逐一进行观察,如 Brunnstrom 偏瘫步态分析评定表,美国加利福尼亚 RLA 医学中心设计的 RLA 步态观察分析表。

2. 定量分析法　它是借助器械或专门设备来观察步态。所用的器械或设备可以非常简单,如:卷尺、秒表、量角器等测量工具加上能留下足印的相应设备;也可以较为复杂,如:利用电子角度计、肌电图、高速摄像、测力台等。

(1) 足印法:是一种古老的测量方法,它是通过对测试者所走过的足迹进行测量,从而测得步态参数。这种测试方法操作十分简单,可得到步长、步频、步速等参数,但测得的结果精度低,不能进行实时测量。

(2) 步态分析系统:分为二维和三维步态分析系统。二维步态分析是假定人体步行时髋、膝、踝关节的运动均在同一平面内,分析技术相对简单,所得参数能够反映步态的基本特征,在步态分析的早期使用较多。三维步态分析(three dimensional gait analysis)系统分硬件和软件两部分,硬件部分包括摄像机、测力台或足底压力平板、动态肌电图和气体代谢分析仪,软件部分包括信号采集和分析软件、建模软件等。三维步态分析系统可以测量人体多个平面的运动,可以提供运动学参数、动力学参数、肌电活动参数、能量参数,因此能够更准确地反映步态的特征。

1) 运动学参数:运动学参数包括时空参数、加速度(包括角加速度和加速度)、各关节在二维或三维空间的角度和运动范围。

步态分析中常用的基本时空参数(temporal-spatial parameters)包括步长、步幅、步频、步速和步行周期(图 3-134)。对步态最基本的空间描述包括了一个步态周期的长度和一步的长度。步幅,又名跨步长(stride length),是指同一侧足的足跟相继两次着地之间的纵向距离。步长(step length)是指不同侧足的足跟相继着地之间的纵向距离,对左、右足步长的比较可

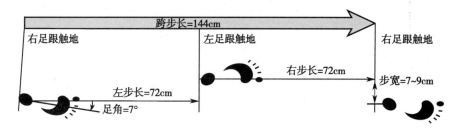

图 3-134　步态的时空参数

帮助我们评价步态的对称性。步宽（step width）是指左右两足间的横向距离，一般以足跟中点为测量点，通常为 7~9cm。足偏角（foot angle）是身体前进的方向与足的长轴（足跟与第二跖骨的连线）之间的夹角。正常人大约为 7°。

对步态最基本的时间描述是步频，步频（stride frequency）是指每分钟的步数。另外，还有步态周期时间（一个跨步长所对应的时间）、步时（完成左或右一步的时间，即步频的倒数）和每个步态时相所用的时间。

对于行走而言，行走的速度与时间和空间的测量相关，它是通过计算在规定的时间内行走的距离而得出的。单位是 m/s 或 km/h。基于年龄和身体因素，如身高和体重，行走的速度是有差异的。在所有步态的时间和空间测量中，步速是最好和最基本的对个人行走能力进行描述的参数。在正常人，一个步态周期需要 1s 多的时间，距离约为 1.44m，步速为 1.37m/s。女性和男性相比，步速更慢、步长更短，步频更快。这些不同可能部分反映了在性别方面人体测量的差异。

在研究中常用的参数有：步态周期中不同时相的关节角度、关节角度曲线、角度 - 角度图、分节棍图，而单一的角度数值变化意义不大。

2）动力学参数：动力学参数包括了三维测力台获取的三维地面反作用力和通过足底压力分布测试系统获取的足底各区域的压力 / 压强峰值、冲量值等。

如果运动捕捉系统与测力设备同步，可以计算出关节力、关节力矩，功、能量和功率。

3）肌电参数：包括时域参数、频域参数。①时域参数：反映肌电幅值（肌电信号的振幅大小），肌电幅值随肌肉疲劳程度的加深而增大。均分根值（root mean square，RMS）是将表面肌电原始信号进行均方根处理，其数值变化通常与肌肉收缩力大小有关；积分肌电值（integrated electromyogram，iEMG）是指所得肌电信号经整流滤波求单位时间内曲线下面积的总和，它可反映肌电信号随时间进行的强弱变化；②频域参数：主要用来定量描述表面肌电信号功率谱曲线的变化或者各种频率分量的相对变化，通常与肌肉功能状态即疲劳程度有关。中位频率（median frequency，MF）是指无论从高低两端频率的任何一端算起，恰好位于总功率 50% 处的频率；随着疲劳程度的加深，肌电信号的频谱左移，即平均功率频率（mean power frequency，MPF）降低。详见本章第八节。

在正常人步行中，股四头肌活动、踝关节背伸肌活动与步行能力显著相关，姿势的变化与步长、步速、支撑相显著相关。其中，股四头肌活动与每个步态参数都有很重要的影响。在推动身体重心向上、向前时，腓肠肌和比目鱼肌显示出最大峰值活动。

应注意的是，虽然步态分析 EMG 能提供某一块肌肉活动的信息并显示相应的活动增量情况，但动态 EMG 并不告诉我们有关的肌力，肌肉是否在随意控制之下，或是否是等长收缩、向心收缩或离心收缩。

4) 能量参数：包括能量代谢参数和机械能参数。能量代谢参数是指步行中的能量代谢，可以在步态分析过程中同时用气体分析仪或能量代谢舱（chamber）测量及分析气体中含氧量的变化，以此来计算步行中的能量消耗量，用以衡量步行效率，但不能查明行走时具体的异常机制；机械能消耗参数可以应用动能、势能及其转换技术来计算在一个步态周期中身体不同部位的能量消耗（产能及耗能），可查明行走异常时耗能高的特定部位和特定时期，有助于研究步态异常机制，选择恰当的治疗方法。

知识拓展

步态分析的技术发展

随着传感器和电子技术的不断进步，微型传感器和高度集成化电子技术使得应用便携式设备测量步态成为可能。目前，采用加速度传感器和陀螺仪的人体活动监测设备有很多，一般通过垂直加速度的频率和大小来计算身体活动（physical activity）的数量，估计能量消耗，故又称为活动监视器（activities monitor）。同时可利用自动关联技术或者峰值搜索算法等可以输出步态的时空参数，如单腿站立时间、双腿站立时间、步速、步长、步速等，这些传感器的优点是佩戴方便，对受试者干扰小，缺点是给出的步态参数有限，参数的准确性不一。另外，人工智能应用于病理步态的识别与检测也开始受到关注。

二、正常步态

正常步态是人体在中枢神经系统控制下，通过骨盆、髋、膝、踝以及足趾的一系列活动而完成，在此过程中，躯干则基本保持在两足之间的支撑面上。即：正常人行走时全身部位包括双下肢、双上肢、肩部、脊柱以及骨盆都在进行关联活动以确保整个步行系统的协调与稳定。简单而言，正常步态应该是平稳、协调、有节律的两腿交替进行，是指当一个健康成人用自我感觉最自然、最舒服的姿态行进时的步态，它具有如下三个特点：身体平稳、步长适当、耗能最少。步态是经过学习而获得的，因此，它又具有个体特性。

正常步态的必须条件，包括 5 个方面：①站立相良好的稳定性。②摆动相足放松。③足够的步长。④膝关节在站立相吸收震荡并且蓄积能量，在摆动相带动小腿和足部运动。膝关节必须在站立相完全伸直，在摆动相屈曲大约 60°。⑤平衡肌群对于正常行走也是必不可少的，如屈髋肌及小腿三头肌等。正常步态应该是双侧对称的，虽然有些人受左利或右利的影响会在行走时偏重于一侧肢体，造成轻微的步态不对称，但这种不对称如果相差超过8%~10%，则应视为异常。

（一）重心的变化

正常步态下，身体重心的变化应该是上下、左右大约为 2cm（图 3-135）。

（二）踝足复合体

观察步态的起点经常集中在足地接触模式的改变。分析的内容包括足和踝关节的运动，同时考虑肌肉活动和行走功能之间独特的平衡。

1. 足支撑模式　足跟和前足与地面接触时间的不同形成了足支撑的三个时期。与地

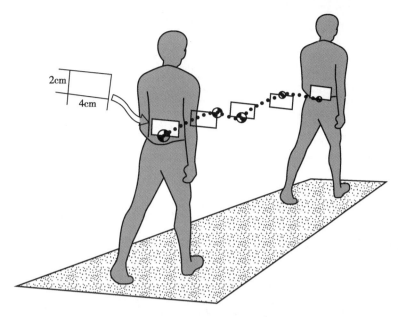

图 3-135　正常情况下一个步态周期人体重心的变化

面接触的时间一般按下列顺序出现：足跟，足放平（足跟和前足）和前足。前足与地面接触的最后部位是第一跖骨和足踇趾。这时，体重移到另一只脚。

（1）足跟支撑：支撑相一般是从足跟与地面接触开始。这个动作称为足跟着地（heel strike）。接触地面后，足跟作为与地面接触的唯一部位继续完成步态周期的第一个 6%~12%。

（2）足放平：前足触地结束了仅有足跟支撑的时期。引出了足放平的姿势。这个大约维持步态周期的 20%。前足触地的方式因人而异。有 70% 的人第五跖骨头是前足触地的第一部分，导致足跟和第五跖骨支撑至少有 0.1 秒的间隔，平均占步态周期的 10%。

（3）前足支撑：足跟抬起改变了足支撑的模式，为前足支撑。这个出现在步态周期的 31% 的时刻，维持到支撑末期。

2. 足踝关节　胫骨和足之间的连接通常称为踝，这个关节的运动是屈和伸。然而，这些概念太有限。胫骨和足之间的运动包括了两个关键关节的综合运动。胫骨和跟骨之间有距骨插入，距骨用于负重。垂直方向上，胫距关节和距下关节是承重关节。通常而言，术语"踝"就指胫距关节。而踝关节有最大的运动范围，踝关节不能独立于距下关节完成各项功能。

3. 踝关节步态动力学　在临床上，踝关节在矢状面内运动的术语是屈曲和伸展。虽然这些术语也能确定踝关节的运动，但是踝关节运动的定义已经发生了改变。一些专家遵循一般的规则："屈曲"表示两块骨骼之间的角度减小的运动（即：屈曲是足向着胫骨向上的运动）；"伸展"表示肢体相对伸直（足远离腿）的运动。其他的临床医生认为足向上运动为"伸展"，因为与足趾移动的方向一致。按照这个逻辑，足向下运动被称为"屈曲"。第一个术语在神经系统方面是正确的。足的向上运动是原始屈肌系统运动的一部分（即：伴随着髋关节和膝关节屈曲）；同时，足的向下运动也是伸肌协同运动的一部分。为了解决这个混乱，用"背屈"或"背伸"来替代这个术语，表示足的向上运动，用"跖屈"表示足的向下运动。

正常情况下，踝关节在一个步态周期内的运动范围背伸平均约 10°，跖屈平均约 20°（图 3-136）。

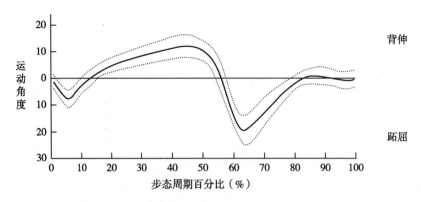

图 3-136　正常情况下一个步态周期踝关节的运动范围

（三）膝关节和髋关节

在正常行走情况下，膝关节在站立相吸收震荡并且蓄积能量，在摆动相带动小腿和足部运动。膝关节必须在支撑相完全伸直，在摆动相屈曲大约 60°。膝关节在一个步态周期内的运动范围屈曲平均约 0~60°（图 3-137）。而髋关节在一个步态周期内的运动范围屈曲平均约 35°，伸展平均约 10°（图 3-138）。

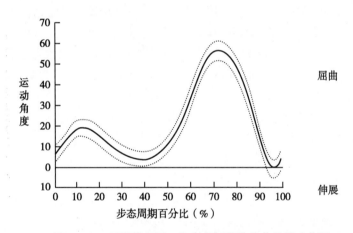

图 3-137　正常情况下一个步态周期膝关节的运动范围

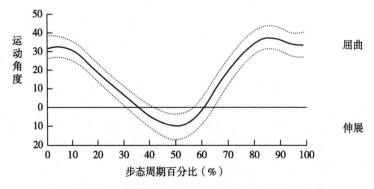

图 3-138　正常情况下一个步态周期髋关节的运动范围

膝关节是站立相稳定的关键,而在摆动相,膝关节的运动幅度大于其他任何关节,因此膝关节功能影响着整个下肢。

（四）肩关节和肘关节的运动

在正常行走情况下,人体上肢的肩关节和肘关节也起着一定的协调作用。在一个步态周期中,其运动范围,肘关节屈曲平均约20°~50°,肩关节运动范围平均约伸展20°到屈曲10°（图3-139）。

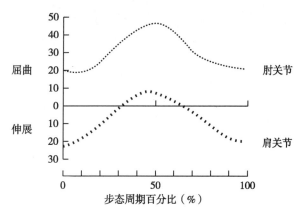

图3-139　正常情况下一个步态周期肩、肘关节的运动范围

（五）肌肉控制模式

在步态周期的支撑相,肌肉控制的目的是以储存能量的方式提供承重稳定性、震荡吸收以及越过支撑足前进。但是,下肢伸肌群是个例外,它们在摆动末期开始活动,且持续到支撑末期。执行三个协同功能作用:①摆动相和站立相的过渡(摆动末期);②承重期(初始着地期、承重反应期);③越过支撑足前进(支撑中期、支撑末期、摆动前期)。下肢前进依赖于两种肌肉活动模式,从站立相到摆动相转换时在摆动前期完成的。随后,在摆动初期有大量的屈肌协同运动,它们会抬高下肢并推进下肢前移。摆动初期的活动效应会持续通过摆动中期,肌肉活动只有最小幅度的增加。

（六）行走的运动控制

行走是人们实现运动转移所需要的基础运动,同时,也是人们一天中进行最多的活动。在理想的情况下,行走应该是高效率的,既可使疲劳最小化,也是安全的,可避免跌倒和相关的损伤。多年的练习使一个健康人能在行走的同时,进行谈话,张望,甚至避开障碍物和应对一些失稳的因素。

许多神经和非神经成分一起控制行走。尽管脊髓信号产生器能够产生固定的运动模式并且表现出特定的适应功能,来自高级中枢的下传统路和外周的感觉反馈允许运动模式,对任务适应性及环境条件有着丰富的多变性。控制运动的一个重要部分是稳定头部,因为头部包括了两个最重要的控制运动的感觉器官,前庭和视觉系统。对于神经系统完整的成年人,头部的稳定有极大的精确性,通过前庭-迷路反射使凝视稳定。因此,尽管行走对于一个健康人来说表面上是不费力的,但对于学步的婴幼儿和老年人来说,行走仍是困难的。出生不久,婴幼儿需要几个月的时间学会站立和行走。事实上,要到7岁时才会有成熟的步态。在生命的后期,随着年龄的增大,行走会变得越来越困难。因为随着肌肉力量减少,平衡能力下降,或是由于疾病,老人需要手杖或助行器才能安全行走。

三、异常步态

在正常行走中,每一个参与的关节都需要有足够的运动范围和力量,同时也需要中枢神经系统进行复杂的运动控制。行走的复杂性使正常步态模式易受功能缺损的影响。然而,尽管有时存在很严重的功能缺损,但机体还有修正步态模式的能力。病理步态的特征因功能缺损的本质和个人代偿能力的不同而不同。能观察到的步态异常可能是对特殊的损伤或代偿的直接反应。损害患者行走能力的许多疾病在主要的病理方面显著不同,这些疾病在引起步行异常的力学机制方面,有五种分类:畸形、肌肉无力、感觉受损、疼痛和运动控制受损。每个种类都有典型的功能损害模式,认识到这些特征可以使检查者更好地从代偿性运动中区分原发性损伤。

(一)导致异常步态的五种分类

1. 畸形　功能性畸形指患者的组织不具有足够的被动运动,在步行中无法获得正常的姿势和关节活动范围,挛缩是最常见的原因。导致畸形的其他原因,包括:异常的关节形态和先天性障碍,比如:马蹄内翻足。膝关节屈曲挛缩是运动功能受限的一个很好的例子。在步态周期的站立相,膝关节屈曲挛缩抑制了大腿越过胫骨向前行进,需要更强烈的肌肉活动来稳定屈曲承重的膝关节。在摆动相,由于膝关节屈曲挛缩,使膝关节在摆动末期伸展减少,而缩短了步长。

2. 肌无力　这类患者的问题是肌肉力量不足以满足行走的需要。失用性肌萎缩和神经损伤会促使这种限制的发生。当下运动神经元疾病或肌肉病变时,唯一的损害是肌无力。如果患者只有肌无力,在站立相,患者能够调整肌肉的活动时间,以避免危险的姿势并产生保护性的力线。相似地,在摆动相,患者能够找到巧妙的方法使肢体向前。每个主要的肌群都有代偿姿势,患者也可以通过以较慢的速度行走减少需求。肌无力在"临界值"的患者,其异常首先表现在对无力的肌肉需求最高的时相。例如:在支撑末期,胫骨向前坍塌和(或)不能完成正常的足跟抬起,是小腿肌群无力的两种常见的表现,因为这是对跖屈肌需求最高的时相。

3. 感觉丧失　本体感觉受损会影响行走,因为它使患者不知道其髋、膝、踝或足的准确位置以及与地面接触的方式。因此,患者不知道什么时候将体重安全地转移到下肢。运动控制完好的人可以通过保持膝关节锁定或用额外的力撞击地面增加触地的力矩来代偿。感觉缺失和肌无力的混合作用阻止了代偿的及时出现。因此,即使中度感觉缺失,行走也是慢且谨慎的。有较大感觉丧失时,患者通过视觉系统提供的患腿的位置信息来补偿本体感觉的缺失。

4. 疼痛　组织过度牵张是骨骼肌疼痛的主要原因。与创伤或炎症相关的关节肿胀是常见的情况。对疼痛的生理性反应引起了两个影响有效行走的障碍:畸形和肌无力。

畸形引起的原因是为了减小组织的牵张,肿胀的关节倾向于处在休息的姿势。有实验证明:自发性休息的姿势是关节内压力最小的位置。任何方向的运动都可以增加关节的紧张度。踝关节压力最小的姿势是15°跖屈;膝关节是在屈曲15°~60°;而髋关节最小压力的范围是屈曲30°~65°。

肌无力是由于关节肿胀或疼痛阻碍了运动。在步态分析过程中,当患者关节肿胀时,检查者应该预见到患者较小的肌力,而增加保护性的姿势。

疼痛引起的非正常步态模式被称为减痛步态。因为要避免让疼痛的下肢支撑体重,故经常引起一种特殊的步态,主要表现为步长缩短,疼痛下肢的支撑时间和对侧下肢的摆动时间缩短。假如因为肌肉的活动引起与髋关节压缩相关的疼痛,将会发生头和躯干向疼痛的负重下肢的侧移,以舒缓受伤侧的足在站立时的承重。假如疼痛的来源不是髋,躯干可能会轻度地向摆动下肢倾斜并尝试着将位于支撑期受伤腿的重力转移过来。

5. 运动控制受损　因不同组合和不同程度,中枢神经(脑或脊髓)受损引起痉挛性瘫痪的患者有四种功能缺失。包括肌无力、选择性控制受损、原始运动模式出现和痉挛。运动控制受损可由脑或者脊髓的颈段和胸段的运动区域损伤引起。临床案例有脑卒中、颅脑损伤、四肢瘫痪、截瘫、多发性硬化症、脑瘫、脑积水、感染和肿瘤。

肌无力是目前主要的发现。治疗的难点是确定康复早期模拟肌肉活动的方法,以准确预测神经缺失的深度。

当反射保持完好时,选择性控制的损伤可以解释为无力(类似于迟缓性麻痹)。这种控制损害通过支配肌肉活动的时间和强度保护患者。患者可能难以激活每个步态时相要求的唯一的肌肉组合,而整个肢体一般都会受累,远端控制损失会更加严重。例如:在承重反应期,胫骨前部肌群(踝关节屈肌)和伸膝肌群不可能剧烈活动,踝关节最可能以跖屈姿势结束。

原始运动模式通常是随意控制的替代来源,这使得患者有意识地用屈曲模式迈步(即:髋关节、膝关节同时屈曲,同时踝关节内翻背屈)。在支撑相的稳定性通过伸肌模式获得,此时,伸髋肌、伸膝肌和跖屈肌一起活动。屈曲和伸展无法同时出现,这排除了从摆动相到站立相平稳过渡的运动模式。原始模式还使患者无法调节肌肉在不同步态时相的活动强度。肌无力可能进一步限制模式的效用。例如:关键肌群在屈曲协同作用(屈髋肌、屈膝肌、踝关节背屈肌)时力量不充分,患者失去了在摆动相抬腿和向前行进的能力。因此,足趾拖拽可能接着发生。

在站立相和摆动相,痉挛阻碍了肌肉进行离心收缩的质量。当快速牵拉引起阵挛时,痉挛的存在是显而易见的。然而,高敏感性的肌肉被缓慢拉伸可能被错过或认为是挛缩,因为肌肉的活动是持续的。腓肠肌和比目鱼肌痉挛导致持续的踝关节跖屈。由于缺少踝关节摇杆以及跖骨头不能完成绕前足摇杆的上抬,行进受阻。髋关节屈肌痉挛阻碍了支撑相末期完成下肢后伸姿势的能力,而在摆动前期股四头肌持续的活动阻止了下肢行进,从而导致了"僵硬腿"模式。伴随着腘绳肌痉挛引起的持续的膝关节屈曲,限制了摆动末期的有效性,以及支撑相大腿前进的能力。

不合适的时相产生于控制错误和痉挛的共同作用。任何肌肉的活动可能被延长或缩短、持续或缺乏。其开始和终止可能提早或延迟。在步行过程中,每一个时相的错误都可以改变接下来的运动的模式。

现代医学强调早期活动的重要性,已经明显地改变了患者在功能上的潜力。当患者开始进行康复训练时,挛缩程度减轻,痉挛也不太严重,因此,主要临床表现是肌无力。每个患者都有其不同损伤的组合,这改变了其行走的能力。

(二)骨关节系统损伤导致的异常步态

骨关节系统的损伤,例如过度或受限的关节活动角度,或肌力不足,都可能造成步态异常。包括踝关节跖屈挛缩步态、踝背伸肌无力步态、股四头肌无力步态、膝关节屈曲挛缩步态。

不正常的关节活动范围可能是由于受伤后引起,肌肉或软组织太紧张或挛缩,不正常的关节结构,关节不稳定或先天性结缔组织松弛等原因造成。在很多情况下,一个关节的活动度异常可能会引起一个或多个关节周围的组织的代偿。不正常的关节运动范围继发于:受伤、毗邻组织或肌肉的张力增加或挛缩、不正常的关节结构、关节失稳和先天性的连接组织松弛等。

具体有以下一些病理步态:

1. 保护性跛行　走路时,患侧足刚一着地,健侧足就赶快起步前移;健足触地时间长,患足着地时间短;患腿迈步小,健腿跨步大;患腿负重小,健腿负重大。这种保护性患足点地跛行,多见下肢受伤者。

2. 拖腿性跛行　走路时,健腿在前面患腿拖后,患肢前足着地,足跟提起表现为拖腿蹭地跛行。可见于儿童急性髋关节扭伤、早期髋关节结核或髋关节骨膜炎等.

3. 肌病步态　见于进行性肌营养不良症等。由于躯干和骨盆带肌无力导致脊柱前凸,行走时臀部左右摇摆,状如鸭步。

4. 癔症步态　可表现奇形怪状的步态,下肢肌力虽佳,但不能支撑体重,向各个方向摇摆而似欲跌倒,搀扶行走时步态拖曳,但罕有跌倒致伤者。见于心因性疾病。

5. 摇摆步态　走路时患者靠躯干两侧摇摆。使对侧骨盆抬高,来带动下肢提前进。所以每前走一步,躯干要向对侧摆动一下,看上去好像鸭子行走,所以又称“鸭行步”。常见于小儿先天性髋关节双侧脱位、进行性肌营养不良、严重的“O”形腿等患者。

在临床诊疗中,步态异常临床分型应结合病因。有些典型的异常步态,对某些特定疾病具有提示意义,通过望诊即可做出诊断。对一些不典型步态,则必须作细致检查,通过综合分析,对诊断亦有一定的帮助。

四、步态分析的临床应用

步态研究的基本要素包括几个方面,即人体、环节和关节、神经 - 肌肉 - 骨骼系统、运动学特征(速度、加速度和角加速度)、动力学特征(力和力矩)、静力学特征(重心、重力线和平衡)。判断步态异常需要经过系统的步态分析,主要从时空参数、运动学参数、动力学参数、肌电活动参数以及能量代谢参数等几个方面来评定。

(一) 步态分析在临床应用中的功能

目前,步态分析应用于临床,主要是为了运动功能评估;指导疾病的诊断和治疗;治疗与康复方案的疗效评价;人工关节、假肢、辅具设计与评估。因此,步态分析与骨科、康复科、假肢和矫形器的研发和装配后训练等都有着密切的关系。

1. 功能评定　以老年人为例。大多数老年人常速行走时步态的各参数反映了老年人运动功能的退化,特别是膝关节的股四头肌和小腿三头肌功能衰退明显,老年人应注意这两处运动能力的练习。人体在站立和行走时的平衡能力,可以从人体重心的摆动幅度和频率反映出来。在黑暗环境或视力下降时,老年人行走时的平衡能力明显低于青年人。另外,对于关节置换患者、残疾人残肢残存功能等也可以通过步态分析进行评价。

2. 指导诊疗　通过精确测量步行时的运动轨迹、关节角度、速度、周期与时相、肌电图、重心位移和功率能量消耗,客观地判断和推测偏瘫患者的步态功能后,可提出进一步的指导治疗方案。根据步态的生物力学分析,不仅可以对患者的运动能力进行评价,而且患者本身的耐受性可以通过步态训练得以增强。

3. 疗效评定　步态分析为疗效评定提供了客观手段。如:股四头肌瘫痪患者不仅足 - 地接触力有明显异常,并常伴有行走中的膝反屈,同时健侧下肢的支撑时相延长,从而增加行走的稳定性。如果股四头肌手术有效,可以发现上述情况的好转。利用步态分析方法评价偏瘫的各种治疗已成为一种常规的手段,既客观又定量地分析了各种治疗效果。步态分析不仅可以用作训练治疗前后效果对比评定,还可以用作各种治疗方法的疗效比较。

4. 辅具设计　正常步态是指健康人用自我感觉最自然、最舒服的姿势进行的步态。然而假肢使用者,由于受到假肢的限制,以及心理因素的影响,其步态与正常人步态有较大区别,例如:单侧膝上假肢使用者,异常步态主要表现为假肢侧站立相短、摆动相长,而健侧摆动相短、站立相长。由于假肢在站立相不能屈膝,造成患者假肢侧进入摆动相时,人体重心上下移动幅度大。因此,在假肢装配中应考虑假肢能提供可控制的膝力矩,以保证足够的助伸力,缩短摆动相,减少冲击力。完全脊髓损伤患者,只能借助于康复工程方法来补偿或替代其失去的功能,通过对正常人步态动力学分析,建立助行装置运动状态的力学模型,并通过动力学的仿真分析,确定配套电动和传动系统的参数。在此理论研究基础上制成样机,通过测定患者不对称步态的各项参数,与正常步态的各项参数研究比较,确定患者的目标步态,设计合理的行走辅助装置。

(二)临床步态分析方法

基本的步态分析测试系统有五种,其中三种关注的是组成行走动作的特定事件。运动捕捉与分析系统定义单个关节运动的范围和时间;测力台显示在承重阶段经历的功能要求;动态肌电图确定肌肉功能的时期和相对强度。每个系统作为一个诊断技术为步态的一个方面服务。经常地,数据记录通过三个系统同步进行,提供了影响步态的较全面的画面。剩下的两个步态分析技术概括了影响步态的力学因素。测量一个患者的跨步长特征以确定整个行走的能力,而通过能量消耗测量系统揭示其行走效率。

这五个基本测量系统里有几种技术的选择。其不同在于成本、便利和所提供数据的完整性。选择哪个系统基于特殊的临床或科研情况的需要、工作人员和资金。一些决定是可选择的,而一些选择由病理类型来确定。观察性的步态分析可以根据特殊的数据(系统)需要进行指导,以阐明步态病理,基本原因和功能结果。

所有对下肢问题进行管理的专业人士都用到一些形式的步态分析。最简单的方法是通过一般的筛查,记录一个人行走模式的异常。然而,如果观察者用一个系统的方式来分析,更可能做出正确的决定。这样避免了只关注显而易见的事件,而忽略了其他可能更重要的有细微差异的事件。

完整、系统的步态分析,包括三个步骤:①信息组织;②观察顺序的建立(数据采集);③数据解释的形式。

正常的功能通过解剖面积和步态周期事件的时相来分类。临床经验发现的各种各样病理学原因导致的步态异常,也遵从同样的分类标准。有一个分析表格,使医生更便于观察过程。除了确定步态差异外,还能帮助观察者注意到异常步态的各个相位。进而从一些细微之处区分异常步态。通常情况下,记录表格的纵向顺序从近端(躯干)到远端(足趾),而分析时的顺序与此相反,即:从足到躯干。但结果是对患者的病痛在解剖学上的正确概括。

观察性分析(数据获取)最好分两步完成。首先,总体观察整个运动流程。接着,根据解剖学顺序,对发生在不同关节的多个事件进行分析。多种方法的临床经验表明:从足部开始,然后自下而上,按照地面接触、踝/足、膝、髋,骨盆和躯干这个顺序来评估。应先熟悉正常的功能。对每个关节在每个步态时相运动的方向和大小,观察者都要铭记在心。有了对正常功能的全面理解,就可以根据与正常功能的差异来诊断异常步态的病理特征。无论患者的步态总体情况如何,观察者都应该依次分析与步态时相有关的每个部位的表现,来确定其是否正常。基本上,观察者在步态分析表上水平移动来记录患者每个部位的情况。

对结果的解释分为两个水平。首先,总结出现在每个步态时相的步态差异,确定每个下肢的功能。通过这个方法,区分是损害行进或稳定的运动还是代偿运动。然后,针对与基本任务相关的每个时相结果,确定影响承重和肢体行进的制约因素。这些功能性的制约因素,可以通过身体的一些表现,诸如无力、挛缩、痉挛,感觉丧失和疼痛等,来进行分析推断。当找不到原因时,则推荐使用设备进行步态分析。

下面以"膝关节置换手术效果的生物力学评价"为例,介绍临床步态分析的流程和方法。

1. 明确研究目的　通过比较手术前和手术后患者的步态特征,评价膝关节置换术的效果。

2. 选取受试者

(1) 通常分实验组、对照组(正常受试者),两组之间的年龄、性别、身高、体重等相匹配;实验组还可以细分为手术前、手术后 1 周、手术后 1 个月、3 个月、6 个月、12 个月等。

(2) 设计受试者的纳入标准、排除标准。

(3) 受试者的例数(样本含量):根据预实验或文献资料,结合实验精度、实验设计类型,按估计样本含量的相应公式计算来确定。

3. 确定实验设备　三维运动捕捉系统或便携式步态分析设备;三维测力台或足底压力分布测试系统;动态肌电图。可以是三类中的一种,也可以是两种或三种,依研究需要而定。

4. 选择测试方法　对于膝关节置换手术效果评价,不同设备的测试方法有所不同。

(1) 应用三维运动捕捉系统和三维测力台测试:在受试者体表标志点贴上 marker,以最自然的步速在长约 10m 的跑道上行走,通过运动捕捉系统记录 marker 运动轨迹,通过三维测力平台采集人体行走过程中的地面反作用力,建立人体行走时的三维模型,继而求得行走过程中的运动学、动力学参数。

(2) 应用多传感器的便携式步态分析仪测试:目前用在临床上比较好的设备由 1 个主机和 7 个肢体微型传感器组成。通过粘贴在双大腿、双踝、双足和胸骨上的三维加速度传感器采集步态数据,并即时无线传输至腰部的主机。受试者在 20 米或以上长度跑道上自由行走,试验开始后,受试者以平常速度在跑道上行走一个来回(约 40 米)。数据采集结束,将设备内数据导入计算机,获得运动学和动力学参数。

(3) 应用足底压力分布测试系统测试受试者的足底压力:受试者赤足,在铺有 10 米长的塑胶跑道上行走,受试者两足各 3 次踏上平板。要求踏上平板前行走约 5 米的距离,通过平板后行走约 2 米的距离。在正式测试之前,每位受试者先进行几次行走,以确保能够适应实验环境,保证符合实验要求,准确地踏上平板。

(4) 应用动态肌电图采集受试者双下肢胫前肌、腓肠肌外侧头 4 块肌肉的肌电信号:找出 4 块肌肉的肌腹最膨隆处,对需粘贴区域进行刮毛,砂片打磨,乙醇消毒清洁皮肤增加导电性,然后贴上无线电极,并打开每个电极上的开关。令受试者在 25m(可以自己根据需要确定)的平地上自由行走四个来回,采集受试者行走时的肌电信号。通过粘贴在肌腹上的电极将肌电信号无线传输至肌电获取软件,并通过分析软件进行信号的处理与分析。

5. 解释参数含义　参数的确定及对其含义的描述,是用步态分析方法解释临床问题的关键部分。

(1) 使用三维运动捕捉系统进行步态研究,一般用到的运动学参数:包括一个步态周期内的时空参数、髋关节屈曲伸展角度、内收外展角度、内旋外旋角度,膝关节屈曲伸展角度、内翻外翻角度、内旋外旋角度,踝关节背伸跖曲角度、内翻外翻角度、内旋外旋角度等。临床上常用的关节角度参数包括:①站立相和摆动相的最大或最小角度,如摆动相膝关节最大屈曲角度;②一个步态周期内特定时刻的角度,如初次着地时角度。另外,角度-时间曲线与角度-角度曲线也能反映一些临床问题。通过对患者与正常人各关节在不同平面(冠状面、矢状面和水平面)上活动的角度-时间关系曲线,比较治疗前与治疗后不同时间段,步态周期的不同时相角度-时间关系曲线,来反映患者各关节的功能情况和治疗效果。通过角度-角度曲线,可以形象地表现行走中两个关节间的协调关系,当神经、肌肉功能异常时,角度-角度曲线也出现异常,表明两侧下肢的协调性差。当有病变影响关节活动角度时,也很容易从角度-角度图中反映出来。

(2) 使用便携式步态分析设备进行步态研究,除了可以得到单足站立时间、双足站立时间、步长、跨步长/步幅、步速之外,还可以测得这些参数:①摆动加速度:是指摆动初期,脚离地最大加速度即为摆动加速度(pulling acceleration),单位为 G(G=1 个重力加速度,后同)。②下肢最大摆动功率:指摆动期,下肢最大摆动加速度;单位时间该值的平方乘以肢体质量即为下肢最大摆动功率(swing power),单位为 W。③地面冲击力:脚跟触地瞬间的最大落地加速度,乘以肢体质量即为地面冲击力(ground impact)。④落脚控制:摆动相末期,神经、肌肉、骨骼系统对下肢落地的控制能力,称为落脚控制(foot fall)。⑤脚离地角度:脚离地瞬间与地面的夹角,称为脚离地角度(preswing angle)。

(3) 通过三维测力台获取受试者行走时的地面反作用力,往往结合三维运动捕捉系统同步测试,结合运动学参数计算各关节的力矩,从而更好地解释关节功能。临床应用时,主要观察力-时间曲线的特征,即:峰值、谷值的出现时间和幅度的变化。行走时,足-地接触力在垂直方向上的分力最大,在每个步态周期转折点出现极值,足跟着地时有一极大值,随足部逐渐放平,受力面积逐渐增大,力值也减小,足部完全放平时力值达最小,至足跟离地,足趾蹬地时出现另一极大值。即:在整个步态周期中,垂直方向受力曲线具有典型的对称双峰性质。正常人足-地接触力在水平、前后方向受力较小,且基本对称。

(4) 通过足底压力分布测试系统测得的参数,一般包括足底各区域压强峰值、冲量、足支撑相分期(足跟着地期、全足支撑期和蹬伸期)、足平衡参数,足弓指数以及足轴角,这些参数能综合反映患者行走的姿态和稳定性。

(5) 通过动态肌电图获得的肌电数据,消噪后导入软件进行处理分析。①时域上:以30ms 的窗及 20ms 步长计算各步态周期内肌电信号的均方根值,并将时间进行归一化,取 20 个步态周期的平均值,做出均方根图,并得到均方根峰值。分别将各组的所有受试者的肌电均方根图进行平均,将正常人的均方根图作为参考,对比实验组患者患侧与健侧各肌肉的均方根图形差异。②频域上:对肌电信号进行快速傅里叶变换,算出每个步态周期的平均功率频率和中位频率,同样取 20 个步态周期的平均值,得到两项频域参数。

6. 数据处理和统计学分析　数据处理用于提炼对研究有用的参数;应用统计学方法对有用数据进行分析,根据研究的具体问题选择正确的统计学方法。

7. 对结果进行分析讨论　根据统计学结果,结合患者临床情况,对每项结果进行解释、分析和讨论。例如:应用便携式步态分析设备对患者进行步态测试,发现术后 6 周,健侧和患侧的摆腿强度都显著低于术前;患侧步幅显著低于术前。

8. 得出结论　通过步态参数的比较,术后步态得到明显改善,说明手术有效。

(闫松华)

第八节　动态肌电图检查

动态肌电图(dynamic electromyography,DEMG)又称为表面肌电图(surface electromyography,sEMG),它是一种客观、无创、实时检测肌肉功能的电生理技术。动态肌电图作为一种客观反映神经肌肉系统生物电活动的检测手段和方法,其最大的特点在于其非损伤性、多靶点检测以及肌电信号特征变化与内在生理病理改变的一致性。

1980年代以来,动态肌电图的研究取得了快速的发展。在检测技术研究领域,动态肌电检测从传统的有线信号传输发展到无线传输,从以"点探测"为特征的传统表面肌电信号采集到以"面探测"为特征的阵列式表面肌电;在信号分析领域,从传统的时域、频域分析,发展到时频联合分析和今天广为使用的线性、非线性和图像分析等;在基础生理学研究领域,围绕肌肉活动EMG特征变化的生理和病理生理机制不断深入;在应用研究方面,动态肌电图被广泛运用于临床医学、康复医学、体育科学、人机工程等领域,单独的动态肌电图信息或者与其他检测技术共同揭示出来的神经肌肉系统活动信息为多种状态下神经肌肉系统活动提供了精确可靠的信息,成为神经肌肉功能评价研究的客观依据。

一、动态肌电图的信号来源与指标解读

(一) 动态肌电图的发展

动态肌电图的信号分析和特征提取主要集中在线性时域和频域两个方面,但近年来许多学者开始尝试将非线性数学方法引入动态肌电图的信号分析,从而使肌电信号更加准确贴的反映出神经肌肉功能的变化情况,常见的非线性特征参数主要包括动态肌电图的信号关联维度、肌电复杂度、Lyapunov指数、确定性线段百分比等。

动态肌电图的表面信号也常被用于人体神经肌肉活动系统分析、动作识别与外部辅助运动系统的驱动与控制。人体活动时驱动肌群与动作之间的协调关系,可用于评估被检肌群参与活动的同步化程度以及收缩水平等,这一技术目前已被广地用于神经肌肉功能障碍患者的"肌肉活动协同性"研究,包括"肌电步态分析""肌电姿态分析""肌电体态分析"等,可提供患者神经肌肉系统整体活动的内在肌肉收缩水平、肌肉疲劳程度和不同肌群活动时间序列关系生理控制信息,而不只是外在运动学、动力学物理信息,使得疾病的诊断和评估更加完整。在动作识别研究方面,基于多靶点肌电活动的人体动作识别,特别是手语手势识别技术,在新一代人机交互技术与控制的研究中起到重要的作用,结合低功耗控制设备,可实现隔空的手势操作。此外,利用健侧肢体肌电活动驱动的"肌电假肢"也是通过肌电信号经由微电脑发出活动指令,通过微型马达等驱动系统带动假肢关节完成活动。

肌肉收缩功能是指肌肉收缩克服和对抗阻力活动的能力,主要表现为肌肉力量、肌肉耐力和肌肉功率三种基本形式。基于表面肌电信号的局部肌肉收缩功能评价具有良好的局部性,在采用"连续递增"(ramp)还是"步进递增"(step)的阻力刺激模式,人体绝大部分表浅肌群的肌电信号时域、频域指标和非线性分析指标均随对抗阻力的增加而单调线性递增,表现出良好的负荷阻力依赖性,伴随局部肌肉疲劳的发生和发展,肌电信号的频域分析指标MF、MPF和非线性分析指标复杂度等均呈线性递减变化,而反映肌电信号活动有序性的非

线性指标确定性线段百分比呈单调递增变化。除此以外,利用局部肌肉疲劳过程中肌电信号时域和频域特征建立的"时 - 频联合分析方法"、基于不同强度疲劳负荷建立的"肌电疲劳阈值"和基于阵列式表面肌电技术建立的观测方法,也为采用动态肌电图评价局部肌肉疲劳度提供了有效的手段。

姿势控制(posture control)是大脑维持身体重心稳定、保持身体平衡和维系肢体空间定位的基本身体能力。人体在各种姿势干扰因素的作用下,可以通过中枢神经系统主导的无意识性的前馈控制、反馈控制和意识性的随意运动控制机制,依次激活姿势肌肉活动、发动动作肌肉活动以及协调姿势肌肉与动作肌肉之间的活动,从而快速有效地应对各种突发姿势干扰对身体重心稳定性和肢体空间定位的影响,实现大脑对身体姿势的"多肌群多机制协同控制"。动态肌电图能够客观反映被检肌肉激活与关闭的时间序列,也能够提供被检肌肉的激活水平。

研究和探索动态肌电信号在神经肌肉活动过程中表现出来的各种特征性变化的生理学、病理学机制将成为基础研究的热点问题。而在应用研究领域,建立面向临床医学、康复医学等应用研究领域的标准化、规范化的动态肌电检测试验和构建功能评价标准将是未来研究的重要发展方向。

知识链接

动态肌电图的发展史

在 17 世纪中叶,Francesco Redi 研究发现电鱼的电能来自于一种高度特化的肌肉组织。1791 年,意大利解剖学家 Luiggi Galvani 通过一系列的研究获得了肌肉收缩与电变化关系的直接证据,并且通过静电电荷的改变实现了肌肉收缩的诱发,为此,其本人被后人称为"电生理学之父"。1842 年 Carlo Matteucci 证实蛙肌肉收缩时存在动作电位。与此同时,Volta 发明了第一个能够产生电流的装置用以刺激肌肉收缩,这一技术引起了广泛的关注。1860 年代,Duchenne 等采用这一方法针对完整肌肉开展了大量的研究,从而获得了关于肌肉收缩和动力学特性的系统性认识。1838 年,Matteucci 等使用检流计在活动的蛙神经纤维和损伤的肌肉上检测到电压的变化。1849 年,Du Bois-Reymand 首次在随意收缩的人类肌肉上观察到生物电的变化。1920 年,Forbes 和 Thacher 利用 1897 年 Braun 发明的阴极射线真空管将记录到的肌肉动作电位放大。1922 年,Gasser 和 Erlanger 采用新发明的阴极射线示波器代替传统的检流计在肌肉活动是观察到生物电信号的变化,这一改进使他们赢得了 1944 年的诺贝尔奖。经过 1930—1950 年代的持续性改进,科学家们开始广泛应用 EMG 技术研究正常和异常的肌肉电活动。1930 年代,"放松"研究之父 Edmund Jacobson 采用 EMG 技术研究冥想和情绪对肌肉活动的影响,他还大量应用 EMG 技术评估其放松训练对肌肉活动的影响。1940 年,科学家们尝试采用 EMG 技术研究动态性肌肉活动。1942—1944 年 Herbert Jasper 在 McGill 大学设计和研制了第一台肌电图机。1950 年代,Floyd 和 Silver 采用表面肌电信号分析技术研究发现,慢性腰痛患者在躯干处于完全前屈位由韧带维系稳定的情况下背部肌肉活动处于完全关闭状态。1960 年代诞生了生物反馈技术,著名肌电图学者 Basmajian 采用针式肌电图对单个运动单位开展研究,证明了生物反馈技术对单个运动单位的作用。1960 前苏联工程学家 Kobrinsky 领导的团队利用所检测到的肌电信号控制手部假肢,开创了肌电假肢的研究。

（二）动态肌电图的肌电信号来源与影响因素

1. 动态肌电图的肌电信号来源　动态肌电图的肌电信号是源于大脑运动皮质控制之下的脊髓运动神经元的生物电活动，形成于众多外周运动单位电位在时间和空间上的总和。神经肌肉系统在进行随意性和非随意性活动时，生物电变化经表面电极引导、放大、显示和记录所获得，其振幅约为 0~5000μV，频率 30~350Hz，主频介于 50~150Hz。在控制良好的条件下，表面肌电信号活动的变化在一定程度上能够定量反映肌肉活动的局部疲劳程度、肌力水平、肌肉激活模式、多肌群协调性等肌肉活动和中枢控制特征的变化规律。但是，单纯的动态肌电图结果仅可作为肌肉收缩过程中肌电激活的反映，在进行肌肉功能的整体反映和动作分析时，通常结合影像学分析和力学分析，从而构成完整的力 - 电 - 动三者相结合的分析系统，用以对人体神经肌肉功能的整体分析，因此动态肌电图在康复医学、临床医学、体育科学、人机工效学等科研和临床研究领域有着极为广泛的应用。

动态肌电图的信号记录于产生收缩的肌肉表面。而表面肌电信号的最根源来源于中枢神经系统的随意或者非随意的神经冲动发放，达到脊髓的前角运动神经元，前角运动神经元发放冲动，经过周围神经以及神经肌肉接头使得相应的支配的肌肉产生收缩，肌肉的收缩导致了生物电变化的产生，而相应的生物电变化通过容积传导的方式经过脂肪、皮肤等组织产生一定的衰减后最终达到皮肤表面贴布的表面电极，众多运动单位电位获得所产生的生物电活动累计叠加被表面电极获取、放大、记录并进行最后的分析。具体示意图见图 3-140。

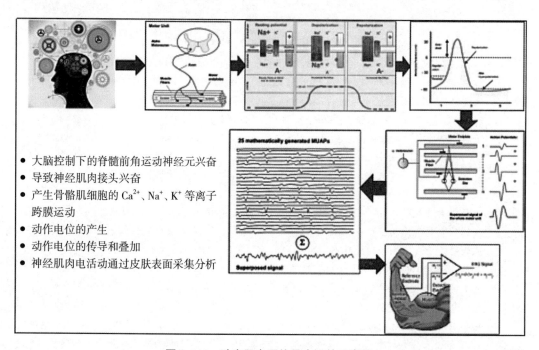

- 大脑控制下的脊髓前角运动神经元兴奋
- 导致神经肌肉接头兴奋
- 产生骨骼肌细胞的 Ca^{2+}、Na^+、K^+ 等离子跨膜运动
- 动作电位的产生
- 动作电位的传导和叠加
- 神经肌肉电活动通过皮肤表面采集分析

图 3-140　动态肌电图信号来源的示意图

因此，可以说动态肌电图可反映神经肌肉控制过程里面最终反映在肌肉收缩程度、形式上的生理学变化情况，但并不一定能反映导致神经肌肉控制、肌肉收缩等病理情况出现时病变的部位、性质和程度。此外，由于不同的肌肉收缩形式如向心收缩、离心收缩等情况下肌肉工作效率的差别，导致记录到的表面肌电值会产生明显的变化，故表面肌电原始信号的记

录以及数据的结果获得较为容易,但是数据的分析以及对于神经肌肉功能最终的评估和判定结果来讲仍需要结合力学、动力学、影像学等手段。

2. 动态肌电图检查的影响因素 肌肉收缩时所产生的电信号需要经过肌肉组织、皮下组织、皮肤等组织形成的复杂的容积导体通过表面电极间接的被检测并记录,故动态肌电图检查受到多因素的影响。

(1) 解剖和生理:每个人的肌肉位置、走行都不完全相同,而电信号一般沿着肌纤维的方向进行传导,故表面电极的放置位置一般沿着肌纤维走向进行贴布。

(2) 噪音干扰:表面肌电受到的干扰主要来自电源和心电信号。电源干扰可以通过增大受试者与仪器之间的距离,避免仪器和其他仪器共接,或者在仪器中加入特定频率的陷波器而减少。而心电信号比肌电信号强,且持续存在,由于其对身体左侧的影响大,可以通过缩小两个记录电极之间的距离而减少。

(3) 电阻影响:表皮组织相对干燥并有致密的角质层和毛发等物质,导致表面电极的接触阻抗可高达数十 $M\Omega$,而在理想状态下表面电极的接触阻抗最好低于 $5k\Omega$ 。因此在做表面肌电检测时常采用的方法是用 75% 的乙醇脱脂,让乙醇挥发后再粘贴记录电极,必要时剔除肌电采集区域的毛发和汗液等,同时尽量缩短导线的长度。

(4) 采样时的姿势:肌肉等长收缩时,电极与肌肉的相对位置不变,所采集的肌电信号稳定。但如果在进行运动过程中采样时,电极与肌肉之间的相对位置、电极之间的位置时刻会发生变化。无论是等长收缩还是运动过程中采样,表面肌电的分析结果均会受到姿势的影响。故采样应建立在解剖中立位的基础上,同时尽量保持每次采样在同一体位下进行。如在腰部竖脊肌进行表面肌电屈曲 - 放松测试记录时,由于腰部前屈过程中竖脊肌的延展较大,导致两个记录电极产生明显的位移,故常在腰部半屈位进行表面电极的贴布,以尽量减少电极移动对于肌电信号所产生的影响。

(5) 脂肪组织:脂肪组织对结果的影响在肌肉放松时较肌肉运动时大,但是不影响双侧的对称性。皮下脂肪组织越厚,肌电信噪比越低,且脂肪层厚度对等长收缩的影响大于等张收缩和等速收缩。脂肪对于时阈指标存在过滤性,脂肪越厚,表面采集到的肌电信号时阈指标越低。

(6) 电极:肌电信号通过表面电极的导电膏、汗液等电解质进行传导,形成一个金属 - 电解质溶液界面,这个界面上的化学反应会产生一个电极电位。而表面肌电信号随着肌肉收缩和被测部位移动而发生低频的漂移,称为运动伪迹。电极位置偏差可以造成结果的偏差。电极的材质、形状和制作工艺也会影响到采集的肌电信号质量。

(7) 性别与年龄:性别和年龄使人与人之间的生理功能不同,当然所记录的肌电情况也不同。在动态采样过程中,肌电信号的募集水平随年龄的增大而降低,但静态采样时这种差别消失。

(8) 容积传导:容积传导是指记录目标肌肉肌电波的同时记录到距离电极很远的肌肉运动所产生的肌电波。故表面肌电检测时应将原动肌、拮抗肌、协同肌作为一个运动单元来考虑,同时也将参考电极贴布在待测肌肉周围且不贴在待测肌肉上以减少容积传到误差。

(9) 温度:温度对于神经传导和兴奋性存在着明显的影响,过低和过高的温度都可导致神经的兴奋性和传导性下降,从而导致记录到的肌电信号偏低。22℃ ~25℃左右的室内温度适合进行肌肉收缩时表面肌电信号的采集分析。

（三）动态肌电图的检测指标及临床意义

1. 时域指标　时域分析是将肌电信号看作时间的函数，用来刻画时间序列信号的振幅特征，可反映运动单位募集数量的变化，其数值变化通常与肌肉收缩力有关。主要指标有积分肌电值（iEMG）、均方根值（RMS）、平均肌电值等。

（1）积分肌电值：指一定时间内肌肉中参与活动的运动单位放电总量。在时间不变的前提下，其值的大小在一定程度上反映了参加工作的运动单位的数量多少和每个运动单位的放电大小。

（2）均方根值：一般认为与运动单位募集和兴奋节律的同步化有关，又取决于肌肉负荷性因素和肌肉本身生理、生化过程之间的内在联系。

（3）平均肌电值：平均肌电值（average electromyogram，AEMG）是反映肌肉电信号的强度，与参与的运动单位数目及放电频率同步化程度有关，平均肌电值的改变与运动单位的大小及肌纤维的密度有关。

2. 频域指标　频域分析指标是通过对自相关函数做快速傅立叶变换（fast fourier transform，FFT），据功率谱密度（power density spectrum，PDS）确定肌电值中不同频段信号分布情况，在疲劳分析研究中应用较多。随着肌肉运动后疲劳的发生发展，会出现肌电频谱左移现象。

（1）中位频率和平均功率频率：中位频率（MF）和平均功率频率（MPF）是反映信号频率特征的生物物理指标，其高低与外周运动单位动作电位的传导速度，参与活动的运动单位类型以及其同步化程度有关。两者的区别为计算方式不一致。

（2）肌电疲劳阈：肌电疲劳阈（electromyographic fatigue threshold，EMGFT）是应用频域指标在肌肉疲劳时下降的特征来进行肌肉疲劳研究的一个指标。

3. 协调性指标　协同收缩率是反映拮抗肌在主动收缩过程中所占的比例，主要与肌肉活动时的协调性相关。屈曲 - 放松现象是指在躯干完全屈曲时，椎旁肌表面肌电活动完全消失的一种正常现象。触发时间和触发顺序是指肌肉在受到生物物理刺激后到肌肉产生肌电活动之间的时间，以及不同肌肉激活的时间顺序上的差异。上述指标与肌肉的协调、控制和放松能力相关。

4. 非线性指标　非线性系统是指系统状态的变化以一种复杂的方式依赖于系统先前状态的有机整体，在这里，复杂的方式是指除成比例、相差常量以及这两者组合之外的任何其他方式。在实践过程中人们发现，系统运动的若干数值特征可以用于识别或刻画非线性运动，主要有分数维值、熵、功率谱、复杂度、李雅普诺夫指数（Lyapunov exponent）等。但目前非线性指标的临床研究较少。

（四）肌电评价的标准化

动态肌电图的信号是一个高度可变信号，信号依赖于电极放置的方法和位置，皮肤上的汗水和温度，肌肉是否疲劳，此时肌肉的收缩速度和肌肉长度，附近肌肉的串扰，皮下脂肪厚度，和被测试者在做测试动作时的差异等。上面所述的会干扰信号测量，在表面肌电试验中以上状况也很难全部保持一致，在临床中情况就更加复杂，此外，如果对于某一项实验，要求在一段时间内多次跟踪肌电信号，每次采集的时都会重新贴敷采集电极，每次采集的贴敷位置的变化，这同样会造成信号幅度变化，这会使得整个实验过程的有效性和可靠性降低。为了解决这个信号幅度变化较大的问题，需要将肌电信号幅度进行标准化处理。表面肌电信号的标准化过程是把测得表面肌电信号实际的电压值转化成和标准测试条件下的测得表面肌电信号的百分比。

1. 幅度标准化　具体的幅度标准化方法视实验方法而有不同,主要有以下几种方法:最大主动收缩强度(maximum voluntary contraction,MVC)归一化、参考主动收缩强度(reference voluntary contractions,RVC)归一化、信号最大值(maximum value,MV or Peak value,PV)归一化法。

(1) 最大主动收缩强度归一化法:最大主动收缩强度归一法是每次实验前先让测试目标肌肉做最大强度等长收缩,通常需要重复最大等长收缩多次,每次动作保持3~5秒。对多次的最大等长收缩信号段取包络或对信号采取低通滤波,得出多次的强度最大值,对此信号求平均,得到的结果即是标准化的基础值。此后将目标肌肉做动作实验结果转换为实验结果与标准化基础值的比值,这样就完成了最大主动收缩强度标准化。需要注意的是,做最大等长收缩时,根据目标肌肉的不同,选取相应的归一化动作。归一化动作要使得目标肌肉实现最大自主等长收缩。取最大主动收缩时的强度平均值作为基础值,而后续实验时采集的实际信号的强度被标准化至0到1之间。

最大主动收缩归一法可以在一个长期的实验过程中,从被试的各次最大主动收缩的数据看出肌肉特征变化的一些趋势。也可以在很大程度上消除由于个体差异造成的信号的差异,用于对比不同个体的动作差异。但做最大主动收缩归一化会增加了原有实验的步骤,而且在实验前要求测试者使用较大力量,可能会导致后续试验中由于肌肉疲劳造成数据的可信度降低。此外测试要求被测试者要有正常的主动运动能力,这一点要在测试时注意。

(2) 参考主动收缩归一化:最大主动收缩归一法要求被试者能完成最大自主收缩,但在实际中会有新的情况,例如我们很难测试到脑卒中患者的最大自主收缩。同样,在一些肌肉,为了测试某块肌肉的最大等长收缩值,特殊设计的装置是必要的,而实际情况可能没有条件。因此对于最大等长收缩的任务在很多情况下无法实现。为了临床以及实际的需要,研究者提出了参考主动收缩归一化。参考主动收缩归一化是指在标准的测试动作下,做出被试者是最大能完成的动作,取此时的测试值作为后续重复测试动作的参考值。例如在站直状态下,水平伸直双臂,手上提以标准重量的重物。在此动作下测试的表面肌电信号作为参考,用来归一化测得的数据。此后的试验信号都以此用来标准化。

(3) 参考值归一法:上面的两种标准化方法都需要在正式的试验前做一次实验,先测取标准化基础值。但在有些测试中,会有多块肌肉同时活动,为了完成上述的标准化需要多次测量,测量过程很长,而且会对后面的实验产生很大的影响。在这种情况下研究者提出了参考值归一化法。参考值归一法即在直接做实验,实验后数据处理时计算当次实验的最大值或平均值,用计算出的最大值或平均值作为标准化的基准值。

2. 时间标准化　在肌电信号检测时会对某个动作做分析,比如测量某块肌肉完成某个动作的平均信号强度,并对多次动作的时序对比,需要将多次动作的肌电信号放在一起对比,而完成的动作时间很难完全一致,这时就要对肌电信号进行时间标准化。时间标准化的具体步骤如下,确定一个标准时长 T,将其确定为1,然后将多次周期性的肌电信号所持续的时间 t 与这个标准时长相比较,如果 T>t,则将该周期的信号进行差值。反之,需要对信号进行降采样。以达到将所有周期的肌电信号的时长都标准化到标准时长 T。降采样和差值的方式一般选取线性插值。

3. 肌电强度的平均 经过前文所述的幅度于时间标准化后,便可对多次试验的肌电信号曲线进行平均、叠加、比较等操作。当试验中涉及多人的重复操作时需要将信号平均,用来表示健康人典型值。由于经过了幅度的标准化,所以幅度上线性平均可以操作,又经过时间标准化,对应点数也一致,因此在时间段内可进行线性平均。最终完成肌电强度的平均。

二、动态肌电图的应用范围与检查步骤

(一) 动态肌电图的仪器组成

动态肌电图就是一个检测皮肤表面微弱肌电信号的记录仪器。肌电信号通过表面电极从人体皮肤表面进入到差分放大器,信号进入放大器之后通过信号调理电路,送入到模数转换器,数字信号送入到控制系统,实现显示、数据处理以及存储等功能。因此,动态肌电图的组成包括电极、放大器、模数转换器、数据存储和软件分析系统。

1. 电极 用于动态肌电图检测的电极种类较多,大致分湿电极、干电极和细丝电极。湿电极在电极与皮肤表面之间加入了导电凝胶或导电复合薄膜,改善皮肤的导电性能。干电极表面与皮肤的电阻比较大,易受到运动伪迹和噪声的影响,临床应用较少。细丝电极为非常柔软的金属丝,埋入肌肉中采集深部肌群的肌电活动,因具有有创性且电极较难获得,临床应用较少。

2. 放大器 肌肉收缩产生的微弱肌电信号经过放大后再送去数据存储和处理,放大器放在记录点附近可减小噪声,提高信噪比。

3. 模数转换器 模数转换器的作用是将前级的模拟放大电路的电压信号转换为数字信号,最后输入到计算机中存储或形成数据文件或做进一步的加工处理。模数转换器最主要指标有两个:一是转换速率;二是转换精度。

4. 数据存储与软件分析系统 通过仪器采集和放大后的数据经过计算机进行存储,然后通过配套的肌电分析软件进行分析转换得出不同的指标。不同的指标可反映肌肉不同的收缩功能。

(二) 动态肌电图的应用范围

动态肌电图可用于测试较大范围内的肌电信号,并很好地反映运动过程中肌肉生理、生化等方面的改变,具有安全、简便、无创、客观量化、无痛等优点。可在静态或者运动过程中持续观察肌肉活动的变化,观察肌肉反应的模式、肌肉活动开始和停止情况、与治疗效果相关的肌肉反应水平、肌肉收缩形式及肌肉活动的姿势等。

动态肌电图的应用范围十分广泛,所有涉及肌肉功能方面的领域几乎都可能会有不同程度的应用,包括职业医学和人类工程学评定及研究;运动医学领域的应用(间接测定肌力、肌肉疲劳度,监测运动训练效果、指导训练计划制订、运动训练方案的选择等);航空航天医学领域的应用和神经生理学方面的研究;康复医学领域,动态肌电图可间接评估肌肉肌力、疲劳度、肌张力,步态分析时肌肉的激活时间和程度,为治疗前的评定、治疗方案的选择以及康复目标的量化提供一定的依据,监测康复治疗的效果,判断预后,是帮助确定治疗价值性的有效临床工具。

(三) 检查步骤

1. 检查前准备工作 仔细采集或了解患者相关病史、专科检查情况,根据患者情况决

定是否需要进行动态肌电图检查以及检查的目的。然后需要向受检者介绍本次检查的目的、方法和注意事项,以取得受检者充分的合作,同时询问或检查患者是否存在动态肌电图检查的禁忌情况。

根据常用动态肌电图检查的流程准备相关物品,如木制检查床、软枕、不同质量的哑铃、绑带、小刀片等;一次性表面电极(临床多采用一次性心电电极)和75%乙醇棉球;检查仪器准备和测试。

患者根据检查者的要求,去除身上的金属及手机等物品,暴露待检查部位。由于皮肤毛发等介质会影响肌电的采集,故必要时需要针对皮肤进行剃毛、砂纸刮擦等处理。

2. 检查方案选择　通常根据患者的疾病、功能障碍情况和检查的目的,设计动态肌电图的检查方案。目前,有些疾病的检查方案如腰痛患者的腰背肌等长收缩试验方案已经得到了广泛的认可,可以作为常规的腰痛患者背伸肌群表面肌电检测的方案。但是,有些疾患如肌张力障碍患者,不同的痉挛程度进行牵伸的速度和角度并不一致,故目前尚无统一的动态肌电图检查方案。

检查方案因人而异,同一个病种也有不同检查方案。主要根据检查目的(观察肌肉耐力、肌肉收缩能力、肌肉触发时间和顺序等)来选择合适的检查方案,包括采集时间、目标肌肉以及具体动作等。

此外,只有标准化的检查方案才可以进行个体间的比较,因此。需要考虑肌电检查的标准化设计。

检查方案确定后,根据要求在相应肌肉的肌腹最饱满处沿着肌纤维走行的方向粘贴表面电极(表3-19),然后根据方案执行相应的动作并维持相应的时间。对肌肉进行最大等长收缩测试采集肌电时,动作维持时间一般为5秒左右,而对肌肉进行耐力测试采集肌电时,维持时间至少30秒,甚至动作维持至患者不能耐受为止。

表 3-19　检查肌肉名称与体表定位

	肌肉名称	定位
头颈肌	额肌	眉毛与发迹线中间,两电极间距2cm,沿着肌纤维走行
	皱眉肌	皱眉肌上,眉正中线旁开,与水平线呈一定角度,两电极间距2cm
	眼轮匝肌	颧骨下方的下眼睑外侧,电极间距2cm
	咬肌	咬肌肌腹,两电极间距2cm,沿着肌纤维走行
	颊肌	颧骨与嘴角之间颊肌肌腹,两电极间距2cm,沿着肌纤维走行
	胸锁乳突肌	乳突与胸骨切迹中点,两电极间距2cm,沿着肌纤维走行
	C_4颈椎旁肌	C_4后正中线旁开2cm,两电极间距2cm,沿着肌纤维走行
	舌骨上肌群	下颌中线的右侧,包括二腹肌前腹、下颌舌骨肌和颏舌骨肌肌腹,两电极间距2cm,沿着肌纤维走行
	舌骨下肌群	喉部肌群和甲状舌骨肌,两电极间距2cm,沿着肌纤维走行
	降口角肌	口角下面,两电极间距2cm,沿着肌纤维走行
躯干肌	斜方肌上束	第七颈椎与肩峰中点,两电极间距2cm,沿着肌纤维走行
	斜方肌中束	肩胛骨内侧边界,与水平面齐,两电极间距2cm,沿着肌纤维走行
	斜方肌下束	肩胛骨内侧,与水平面呈55°

续表

	肌肉名称	定位
	前锯肌	在腋区以下,平肩胛骨下缘,背阔肌内侧缘,两电极间距 2cm,沿着肌纤维走行
	冈下肌	肩胛冈下 4cm,两电极间距 2cm,沿着肌纤维走行
	三角肌前束	置于前臂,锁骨下 4cm,两电极间距 2cm,沿着肌纤维走行
	三角肌中束	肩峰下 3cm,两电极间距 2cm,沿着肌纤维走行
	三角肌后束	肩胛冈外侧缘 2cm,与手臂呈一定角度,两电极间距 2cm,沿着肌纤维走行
	胸大肌	腋皱襞内侧缘,锁骨下 2cm,两电极间距 2cm,沿着肌纤维走行
	T_{12} 椎旁肌	脊柱正中旁开 2cm,两电极间距 3cm,沿着肌纤维走行
	背阔肌	肩胛下角 4cm,脊柱与腋后线中点,两电极间距 2cm,沿着肌纤维走行
	L_3 竖脊肌	脊柱轻度前屈,两手自然置于两侧,平 T_3 位置,脊柱正中旁开 2cm,两电极间距 2cm,沿着肌纤维走行
	腰方肌	竖脊肌旁开 4cm,两电极间距 3cm,与十二肋、髂嵴之间连线呈轻微角度
	多裂肌	$L_5 \sim S_1$ 旁开 2cm,电极间距 2cm,沿肌纤维走行
	腹直肌	电极间距 3cm,距肚脐中心间距 2cm
	腹外斜肌	髂前上棘与肋间中心,腹直肌旁,电极间距 2cm,沿肌纤维走行
	腹横肌	髂前上棘内侧 1cm,电极间距 2cm,沿肌纤维走行
	臀大肌	股骨大转子与骶椎骨中点,两电极间距 3cm 沿着肌纤维走行
	臀中肌	髂嵴与股骨大转子近 1/3 处,沿着肌纤维走行,两电极间距 2cm
上肢肌	肱二头肌	肌腹,两电极间距 2cm 沿着肌纤维走行
	肱三头肌	肩峰与肘关节中心,上臂中心旁开 2cm,沿着肌纤维走行,两电极间距 2cm
	肱桡肌	肘关节内侧下 4cm,两电极间距 2cm,沿着肌纤维走行
	旋前圆肌	掌心向上,肘横纹正中下 2cm,与肘横纹呈一定角度,电极间距 2cm,沿肌纤维走行
	尺侧腕伸肌	掌心向下,肘横纹下 2cm,两电极间距 2cm 沿着肌纤维走行.
	桡侧腕伸肌	肘横纹下 5cm,肱桡肌旁,两电极间距 2cm,沿肌纤维走行
	桡侧腕屈肌	肌腹,电极间距 2cm,沿肌纤维走行
	尺侧腕屈肌	置于腕关节与肘关节之间 2% 尺侧,电极间距 2cm,沿肌纤维走行
	前臂伸肌	肘关节下 5cm,两电极间距 3~4cm,沿肌纤维走行
	前臂屈肌	肘关节下 5cm,两电极间距 3~4cm,沿肌纤维走行
	第一背侧骨间肌	拇指与示指之间背侧,电极间距 2cm,沿手指方向
	拇短展肌	大鱼际隆起处,电极间距 2cm,沿大拇指方向走行
下肢肌	阔筋膜张肌	髂前上棘下 2cm,两电极间距 2cm,沿肌纤维走行
	缝匠肌	髂前上棘下 4cm,两电极间距 2cm,沿肌纤维走行
	股直肌	髂骨与膝关节中点,两电极间距 2cm,沿肌纤维走行
	股四头肌内侧头	髌骨上缘 2cm,电极间与股骨头呈 55° 角,电极间距 2cm,沿肌纤维走行
	股四头肌外侧头	髌骨上 3~5cm,与股骨呈一定角度,电极间距 2cm,沿肌纤维走行
	长收肌	从耻骨斜向下 4cm,电极间距 2cm,沿肌纤维走行

续表

肌肉名称	定位
腘绳肌	后大腿中部,电极间距 2cm,沿肌纤维走行
股二头肌	后大腿中线偏外侧,臀沟至膝关节中点,电极间距 2cm,沿肌纤维走行
半腱肌、半膜肌	后大腿中线偏内侧,臀沟至膝关节中点,电极间距 2cm,沿肌纤维走行
胫前肌	膝关节与踝关节 1/4~1/3 之间,胫骨旁开,电极间距 2cm,沿肌纤维走行
腓肠肌内侧头	膝关节远端,中线旁开内侧 2cm,电极间距 2cm,沿肌纤维走行
腓肠肌外侧头	膝关节远端,中线旁开外侧 2cm,电极间距 2cm,沿肌纤维走行
腓肠肌	膝关节远端,腓肠肌内外侧头肌腹处各一电极。
比目鱼肌	腓肠肌肌腹下,电极间距 2cm,沿肌纤维走行

3. 数据分析与结果判读　表面肌电信号原始数据经过配套软件进行分析后可得出不同的指标,而不同的指标反映的肌肉功能情况有所不同,如时域指标与肌肉收缩募集相关,而频域指标主要反映肌肉收缩疲劳程度等。

肌肉收缩功能还受到肌肉萎缩、肥大、疲劳、收缩方式、肌肉收缩效率等不同情况的影响,故对于表面肌电结果的分析解读需要根据患者的情况进行具体分析。如患者膝关节术后患者早期进行膝关节股四头肌内侧头等长收缩检测时,低负荷情况下患侧的平均肌电值高于健侧,而在高强度收缩时患侧的平均肌电值一般低于健侧,多数临床研究的结果均提示与运动单位早期活化程度较高存在相关,患侧的肌肉收缩效率,而不能解释为低强度收缩时患侧的肌力较健侧大。

(四) 动态肌电图检查的注意事项

动态肌电图检查需要基于一定的运动分析评定的基础上,根据检查疾病和检测肌肉的不同需要根据要求采取不同的体位并选择不同的肌肉。腰部背伸肌群测试有国际通用的标准的 BST 等长收缩测试体位,但有一些患者因疾病本身或其他特殊原因情况下并不一定能完成该体位下的表面肌电检测,则需要根据患者实际情况设计相关的其他动作。目前大多数的表面肌电检查无特殊体位,体位选择的原则性问题是健患侧以及治疗前后能维持在同一体位进行对比,选择的体位可以使待测肌肉产生较大的收缩。

测试前 24 小时内受试者未参加过剧烈体育或体力劳动,以避免乳酸堆积、肌肉疲劳或者肌肉超量恢复对于肌肉本身真实收缩功能的影响;因电磁辐射等会对肌电产生信号干扰,故检查期间受试者不可随身携带能产生电磁辐射类产品,如手机、电子仪器等;动态肌电图检查需完成相应的主动或被动的动作,故受试者需要能够配合医生要求,按指示完成相应动作。

检查过程中患者出现不适反应时(如血压升高、肌肉疼痛等),需立即停止检查并观察患者相关反应。疼痛等因素可导致肌肉代偿性的收缩募集增加,从而影响表面肌电指标的准确性。

动态肌电图的检查为表面电极贴布在患者皮肤表面获取肌电信号进行分析的检查,故对患者无伤害为首要原则,如患者待测处皮肤存在伤口未愈合、存在伤口感染或化脓等情况则不可进行相应部位的动态肌电图检查。骨折患者在早期制动情况下不可进行某些需要相关关节活动的测试。患者存在昏迷、痴呆、意识障碍等无法配合进行测试或患者因某些原因无法完成测试动作者则无法完成动态肌电图检测。严重心肺功能下降的患者或存在明显高血压未有效控制的患者,在执行肌肉收缩时可导致血压升高、心率加快等情况,故存在一定的检查的风险。装有心脏起搏器等植入性医疗仪器者需考虑到存在肌电信号的明显干扰。

三、骨科康复常见伤病的动态肌电图检查

(一) 脊髓损伤

1. 检测方案　脊髓损伤的动态肌电图检测根据目的不同,可以选择不同的检测方案。目前常用的检测方案有:用于下肢肌群的脑运动控制评估(brain motor control assessment,BMCA)方案,用于上肢、躯干肌群的改良 BMCA,用于呼吸肌的评估方案 RMCA 以及用于特定肌群的动态肌电图检查方案。

(1) 下肢肌群 BMCA 方案:是基于动态肌电图对于来自中枢的下肢反射性和随意运动任务活动的运动信号输出的评价,需要严格控制任务活动的状态在该方案中,表面肌电活动的定量具有可重复、可靠性,并适于运动控制变化的描述;是对脊髓损伤后残留运动控制能力临床评估的补充。这些临床下的反应是对用力动作强化或强震动时的重复反应或者是对随意抑制脊髓损伤平面以下支配肌肉在足底表面刺激诱发的可重复性反应的能力。

采用直径 9mm 的电极,沿肌肉纤维的长轴贴放,参考电极与记录电极间隔 2cm,分别贴放在左右股四头肌、内收肌、腘绳肌、胫前肌、小腿三头肌。随意运动方案包括 10 个动作:双侧和单侧的髋、膝关节屈伸,单侧踝背屈和跖屈,每个动作重复 3 次,每次维持 5 秒。

(2) 上肢肌群的改良 BMCA 方案:患者仰卧位,暴露上肢的肌肉。上肢 12 块肌肉,每侧各 6 块,分别为胸大肌($C_5\sim T_1$ 神经根支配)、三角肌(中部,$C_{5\sim6}$ 神经根支配)、肱二头肌($C_{5\sim6}$ 神经根支配)、肱三头肌(C_7 神经根支配)、腕屈肌($C_{6\sim7}$ 神经根支配)、腕伸肌(C_7 神经根支配)。

皮肤处理后,记录电极贴在肌肉肌腹上,参考电极与记录电极间隔 2cm,与肌肉的长轴平行。随意运动任务包括:一个双侧任务活动(肩关节外展/内收)、4 个单侧任务:肩关节外展/内收、肘关节屈/伸、手掌朝上的腕关节屈/伸、手掌朝下的腕关节屈/伸。每一个动作持续 5 秒,期间短于 1 秒的短暂停顿。重复三次。每次完成后放松所有肌肉,之后再开始下一次检测。

(3) 躯干肌群的 BMCA 方案:患者仰卧位,双手放置于胸前。运动任务包括:躯干屈曲(手指去碰触膝关节)、躯干左侧旋转与右侧旋转(一侧手指去碰触对侧的膝关节),收腹动作(使肚脐向脊柱背部下沉),可分别在腹外斜肌、腹内斜肌、腹直肌记录表面肌电活动。在进行站立训练(或减重站立训练)时可分别做吸气、呼气、屈颈、双手互扣外拉等动作,分别在腹外斜肌、腹内斜肌、腹直肌、T_5/T_{12} 竖脊肌、斜方肌等记录表面肌电活动等。

(4) 用于呼吸肌的 BMCA 方案:表面电极贴于双侧呼吸肌的肌腹上,胸锁乳突肌,斜角肌,斜方肌上部(锁骨中线),胸大肌,肋间肌,膈肌,平脐水平的腹直肌,腹外斜肌(腋中线),背阔肌(椎旁肩胛骨中线水平),椎旁肌(髂嵴连线水平)。地线置于肩峰。同时采用呼吸功能评估设备,检测最大吸气压力和最大呼气压力。呼吸运动任务包括:最大吸气压力任务(maximum inspiratory pressure task,MIPT)与最大呼气压力任务(maximum expiratory pressure task,MEPT)。MIPT 从残气量开始最大力吸气 5 秒,MEPT 从最大肺容量开始呼气 5 秒。重复 3 次,每次间隔至少 1 分钟。

2. 常用的定量分析指标　常用的定量分析指标包括每组肌群的 RMS(均方根)、反应向

量（response vectors，RVs）及随意反应指数（voluntary response index，VRI）中的波幅（μV）相似指数（similarity index，SI）。SI 是 EMG 电活动在反应向量中分布的相似度，是用健康人群的标准反应向量（prototype RVs，PRVs）与脊髓损伤患者 RV 的内在乘积或立体角的余弦。SI 限定于 –1~1。1.0 表示受试者 RV 与健康人员 PRV 具有相同的 sEMG 电活动分布。

（二）慢性腰痛

1. 评估肌肉收缩功能　可通过腰背肌等长收缩试验（Biering-Sorensen test，BST）来评估。

（1）电极贴法：第三腰椎与第四腰椎棘突旁开约 3cm 竖脊肌肌腹最饱满处；第五腰椎与第一骶椎棘突旁开约 2cm 多裂肌肌腹最饱满处；参考电极位于测量电极外侧。

（2）评估指标：中位频率（Hz）；持续时间（s）。

（3）操作方法：受试者俯卧于一张高 1m 的床上，上半身探出床外，髂前上棘位于床边缘，双下肢并拢且髂嵴上缘以下的身体部分用绑带固定于床上，双手置于头后，两臂外展与地面平行，或双手于胸前交叉抓住对侧肩部并紧贴胸前，躯干悬空并与地面平行，患者维持此姿势 90s/120s 或不能耐受（躯干向下偏离与地面夹角大于 5°~10°）时停止测试（图 3-141）。同步采集腰竖脊肌、多裂肌肌电信号。实验重复 3 次，取其平均值。

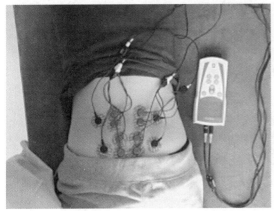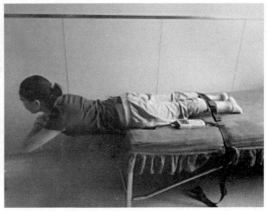

图 3-141　Biering-Sorensen 腰背肌等长收缩测试

2. 评估肌肉舒张功能　可通过躯干肌屈曲 - 放松测试来评估。

（1）电极贴法：第三腰椎与第四腰椎棘突旁开约 3cm 竖脊肌肌腹最饱满处；第五腰椎与第一骶椎棘突旁开约 2cm 多裂肌肌腹最饱满处；参考电极位于测量电极外侧。

（2）评估指标：屈曲前站立位平均肌电值；屈曲时最大肌电值；最大随意屈曲时平均肌电值；恢复直立位时最大肌电值；各个时相之间的比值。

（3）操作方法：测试前设置节拍器为 60 拍 / 分（每拍 1s），受试者先按节拍器设置的开始声音信号，摆动节奏熟悉测试动作。受试者直立，两眼平视前方，两腿分开与肩同宽，两臂置于身旁，躯干肌放松，听到声音信号开始，首先站立位保持躯干直立 3s，再向前向下弯腰 3s；达到最大屈曲角度维持 3s；再回到躯干直立位 3s，维持直立位 3s（图 3-142）。同步采集腰竖脊肌、多裂肌肌电信号。实验重复 3 次，取其平均值。

3. 评估神经肌肉运动控制功能

（1）突发外部姿势干扰试验（落球试验）

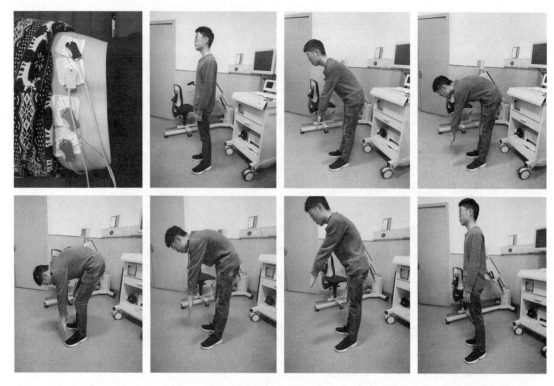

图 3-142　躯干肌屈曲 - 放松测试

1）电极贴法：第三腰椎与第四腰椎棘突旁开约 3cm 竖脊肌肌腹最饱满处；第五腰椎与第一骶椎棘突旁开约 2cm 多裂肌肌腹最饱满处；参考电极位于测量电极外侧。

2）评估指标：竖脊肌、多裂肌激活时间（ms）及 IEMG（μV）。

3）操作方法：令受试者双臂弯曲成直角，双手握持圆形托盘，托盘重量小于 200g。试验开始时，主试手持重量 2kg 的重锤（或沙袋）置于托盘上方 15cm 高处。托盘表面安置有感知重锤击打的压力传感器，其感知信号与肌电信号并行输入肌电图机。分别在受试者处于睁眼和闭眼两种不同实验条件下完成重锤释放。睁眼情况下要求受试者注意观察主试释放重锤的全部过程。闭眼情况下，受试者无法预知主试释放重锤的时间（图 3-143）。同步采集试验过程中托盘震动传感器和腰竖脊肌、多裂肌肌电信号。以托盘振动传感器产生起始信号作为外部姿势干扰的起始点计算肌肉预激活时间。睁眼和闭眼重锤试验重复 3 次，取其平均值作为检测结果。

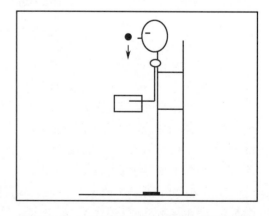

图 3-143　突发外部姿势干扰试验（落球试验）

（2）突发内部姿势干扰试验（快速举臂试验）

1）电极贴法：第三腰椎与第四腰椎棘突旁开约 3cm 竖脊肌肌腹最饱满处；第五腰椎与第一骶椎棘突旁开约 2cm 多裂肌肌腹最饱满处；肱二头肌肌腹最饱满处；三角肌前侧；参考

电极位于测量电极外侧。

2）评估指标：竖脊肌、多裂肌激活时间（ms）及 IEMG（μV）。

3）操作方法：受试者放松，取站立姿势，双脚平行分开与肩同宽，听到主试开始口令后，受试者以肩关节为轴，快速完成矢状面直臂平举运动。同时尽量避免躯干旋转及耸肩动作。同步采集肱二头肌、三角肌、腰部竖脊肌、多裂肌的肌电信号。以三角肌激活时间产生起始信号作为内部姿势干扰的起始点计算肌肉预激活时间。重复 3 次，取其平均值。

（三）颈椎病

1. 颈部最大肌电值测试和肌耐力测试　评估目的为测试患者颈部肌群屈伸时的最大肌电值（间接反映肌力）以及颈椎肌肉耐力与疲劳度，体位取仰卧位。

（1）电极贴法：胸锁乳突肌（乳突到胸骨上切迹 1/3 的位置），平行于肌纤维方向对称放置 2 个表面电极，参考电极贴布于记录电极旁开 2cm 处。颈竖脊肌，于 C_4 棘突水平位旁开 1cm 为中心，将 2 个表面电极纵行排列间距 2cm，参考电极贴布于记录电极旁开 2cm 处。

（2）评估指标：AEMG 值、颈椎仰卧位前屈时间、颈椎俯卧位后伸时间、MFs、MPFs 值。

（3）操作方法：颈部前屈功能检查时要求患者仰卧于操作床上，测试者将手平放于患者头下，嘱患者轻轻抬头，双肩不能离开床面，直到患者不能保持抬起姿势、头部再次接触测试者手掌时结束检查，同时记录患者头部抬起持续时间。颈部后伸功能检查时要求患者俯卧于操作床上，将头部伸出床外悬空，双手置于身体两侧，嘱患者伸直颈部使重物离开地面，当患者不能保持颈伸姿势结束检查，同时记录患者颈部后伸持续时间。

2. 颈部肌肉协调性测试　评估目的为测试颈部肌肉的协调性（屈伸拮抗比），体位选择要求受试者端坐在椅子上，并使头部处于中立位。

（1）电极贴法：同颈部最大肌电值测试和肌耐力测试。

（2）评估指标：平均肌电值：记录的是颈肌运动中间一秒的肌电活动；屈伸拮抗比：拮抗肌 AEMG/（主动肌 AEMG+ 拮抗肌 AEMG 值）。

（3）操作方法：首先，嘱受试者在各自在前后左右四个方向做颈肌最大化随意等大收缩，固定 3s 以上，每个动作之间有 2 分钟的休息时间来缓解疲劳的影响。受试者以缓慢的运动速度做相同的四个方向的随意运动，每个运动方向包含两个阶段，以中间位置作为标准，从中间到终端位置，保持 3s，接着从终端到中间位置。终端的运动范围以受试者觉得有轻微抵抗为止。

3. 颈部屈曲放松测试　目的为评估颈椎最大舒张能力。体位要求受试者端坐在椅子上，并使头部处于中立位。

（1）电极贴法：记录电极贴布于 C_4 水平棘突旁开 2cm 左右竖脊肌肌腹最饱满处，参考电极贴布于记录电极旁开 2cm 处。

（2）评估指标：屈曲放松比（第 1 阶段最大的肌电活动 AEMG 与第 2 阶段肌电活动 AEMG 比值）、屈曲 - 放松肌电值。

（3）操作方法：第一个阶段是颈椎在矢状面缓慢前屈至最大位置，第二个阶段是在最大屈曲位置静止停留，第三个阶段是缓慢背伸回复至中立位，每阶段均维持 3 秒。

（四）脊柱侧凸

1. 肌肉功能的评估　有三种方法可供选择。

（1）方法一：患者取俯卧位粘贴电极，双臂呈放松态置于躯干两侧。①"C 形"患者：电极对 1、3 贴于侧凸弧顶椎平对脊柱中线左、右侧旁开 2cm 处，电极对 2、4 贴于侧凸弧下位终椎平对脊柱中线左、右侧旁开2cm处,各电极对放置与椎旁肌纵轴一致,电极间距3cm;②"S形"患者:电极对1、3贴于最大Cobb角相应顶椎平对脊柱中线左、右侧旁开2cm处,电极对2、4贴于最小Cobb角相应顶椎平对脊柱中线左、右侧旁开2cm处。参考电极均置于相应测试电极对平行外侧方6.5cm处。每位患者同时记录4组导联表面肌电信号。

(2) 方法二:首先根据脊椎X线片确定脊椎侧凸的顶椎(A)、上终椎(U)、下终椎(L);根据影像学将6对电极片分别放置在侧凸顶椎(电极1、2)、上终椎(电极3、4)、下终椎(电极5、6)椎旁肌长轴表面,距离中线30mm。2对电极片(电极7、8)对称性地置于平 T_{12} 的背阔肌肌肉表面。一对心电电极片置于心脏搏动最明显处记录心电信号(图3-144)。

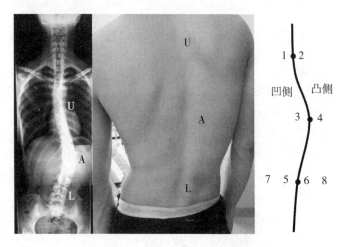

图 3-144　脊柱侧凸的表面肌电测试(电极贴法一)

(3) 方法三:患者取俯卧位粘贴电极,双臂呈放松态置于躯干两侧,电极片的位置分别位于 T_6、T_{10}、L_3 水平的竖脊肌和躯干前侧的腹外斜肌上,地线置于胸骨柄上,测试脊椎侧屈运动时4组导连的表面肌电信号(图3-145)。

2. 特殊测试动作的评估

(1) 腰背肌等长收缩试验:患者取俯卧位,下半身用三条缚带固定于一电动治疗床上,髂前上棘位于床缘,上半身用另一床支撑。粘贴电极后,嘱患者双臂置于体侧,放松休息1min后开始记录肌电信号,10~15s后将电动治疗床缓慢升起,使患者上半身悬空处于水平位,持续至患者不能耐受(以上半身向下偏离水平面>10°为准)即停止实验。

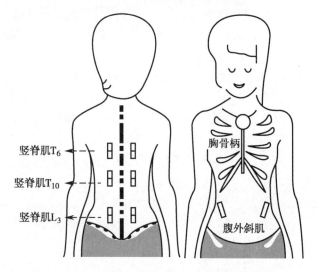

图 3-145　脊柱侧凸的表面肌电测试(电极贴法二)

(2) 侧凸测试:原来是手术医生用来了解畸形的柔韧性,从而评估可矫正的程度。现可作为表面肌电评估的测试动作,可以要求患者在站立位或者俯卧位完成脊椎的侧向弯曲动作,并测试竖脊肌及相关肌群的肌电活动。

(3) 身体功能试验:包括穿袜试验、拾物试验、翻身坐起试验、指尖触地试验和上举试验。

1) 穿袜试验:患者在坐位上按标准方式模拟穿袜的动作。

2) 拾物试验:患者以任选的方式从地上拾起1张纸片。

3) 翻身坐起试验:患者从仰卧位慢慢翻身,到达完全坐位,同时两臂放松。

4）指尖触地试验：患者直立，两脚分开 10cm，腰向前弯曲，膝关节保持伸直位，尽量用指尖触向地面。中指指尖到地面的距离用 cm 来记录。

5）上举试验：患者被要求在 1min 内反复从地面举起 1 个含 5kg 砂袋的盒子到桌上，又返回到地面。

测试竖脊肌及相关肌群的肌电活动。

3. 评估指标　可以评估脊旁肌及相关肌肉的中位频率（MF）等频域指标分析肌肉的疲劳度；平均肌电值（AEMG）、均方根值（RMS）、积分肌电值（iEMG）等频域指标来分析运动单位募集数量的变化；也可计算肌肉的触发时间及触发顺序及持续时间来分析肌肉运动模式；凸凹侧肌电比值常用来评估肌肉的均衡性及预测脊椎侧凸的进展。

（五）膝关节损伤

1. 股四头肌肌力测试

（1）目的：时域分析是 sEMG 电信号分析的最直接方法，其参数可间接反映肌肉的力量。

（2）体位：测试前可熟悉测试过程，要求被测试患者尽可能放松，一般取坐位测试。电极位置：表面电极是用直径 1cm 以内的银 - 氯化银电极作为引导电极，股四头肌电极选取位于前上棘和髌骨上缘的中间部位。电极置于肌腹部位最隆起处，且与肌纤维平行。

（3）标准化动作：首先每次测试之前，先检查表面肌电仪处于待机状态，检查仪器处于正常运行。然后确定电极安放位置，将电极摆放位置的皮肤汗毛刮掉，用细砂纸轻柔摩擦并用乙醇清洁，以降低皮肤的电阻，可用电阻测试仪测量表面电阻，如 >10kΩ，则检查电极放置位置或重新贴放电极。把电极固定在被测定肌肉的皮肤上，两个电极沿肌肉纤维走向摆放在肌肉的中间部位，每个记录部位两电极相距 2cm。在两个电极中间插入了一个参考电极，也称作无关电极，以利于降低噪声，提高对共模信号的抑制能力。最后开始测量。

（4）观察指标：肌电积分值（IEMG）、均方根值（RMS）、平均振幅（mean amplitude，MA）、平均功率频率（MPF）和中位频率（MF）等。

2. 腘绳肌肌力测试

（1）目的：通过时域分析 sEMG 电信号，可间接反映测试肌肉的力量。

（2）体位：测试前可熟悉测试过程，要求被测试患者尽可能放松，一般取坐位测试。电极位置：腘绳肌电极位于坐骨结节和腓骨头之间，每个记录部位两电极相距 2cm，电极置于肌腹部位最隆起处，且与肌纤维平行。在两个电极中间插入了一个参考电极，也称作无关电极，以利于降低噪声，提高对共模信号的抑制能力。

（3）标准化动作：首先每次测试之前，先检查表面肌电仪处于待机状态，检查仪器处于正常运行。然后确定电极安放位置，将电极摆放位置的皮肤汗毛刮掉，用细砂纸轻柔摩擦并用乙醇清洁，以降低皮肤的电阻，可用电阻测试仪测量表面电阻，如 >10kΩ，则检查电极放置位置或重新贴放电极。把电极固定在被测定肌肉的皮肤上，两个电极沿肌肉纤维走向摆放在肌肉的中间部位，每个记录部位两电极相距 2cm。在两个电极中间插入了一个参考电极，也称作无关电极，以利于降低噪声，提高对共模信号的抑制能力。最后开始测量。

（4）观察指标：肌电积分值（IEMG）、均方根值（RMS）、平均振幅（MA）、平均功率频率（MPF）和中位频率（MF）等。

3. 股四头肌、腘绳肌疲劳度测定

（1）目的：频域分析指标主要有平均功率频率（MPF）和中位频率（MF），MPF 和 MF 在反映肌肉功能水平的差异方面具有良好的特异性和敏感性,是临床评价股四头肌及腘绳肌活动时疲劳程度的最常用指标。

(2)标准化动作:股四头肌和腘绳肌神经肌电活动测量时,可通过观察受试者的肌肉收缩或在进行膝伸展抗阻等长收缩时触摸肌肉的方法检测电极摆放位置的准确性。用胶布固定电极位置以保证与皮肤接触良好,同时将运动噪音减少到最小。用宽约10cm弹力绷带将电极线紧紧固定到皮肤上,减少外来噪音影响。

(3)观察指标:取运动开始第一阶段、运动至1/4第二阶段、运动中途第三阶段、运动至3/4第四阶段、结束/疲劳时第五阶段的肌电图,观测MPF和MF,评价二组肌肉活动时的疲劳程度。

4. 股四头肌和腘绳肌肌电拮抗比测定

(1)目的:分别测量拮抗运动中股四头肌和腘绳肌神经肌电活动指标,其参数可间接反映拮抗肌肉的力量变化。

(2)标准化动作:股四头肌和腘绳肌神经肌电活动测量时,可通过观察受试者的二组拮抗肌肉收缩或在进行膝伸展抗阻等长收缩时检测肌神经肌电活动指标变化并记录。

(3)观察指标:取运动开始第一阶段、运动至1/4第二阶段、运动中途第三阶段、运动至3/4第四阶段、结束/疲劳时第五阶段的肌电图,观测MPF和MF,评价二组肌肉活动时的拮抗指标比值。

(六)肩关节损伤

1. 目的:观察肩关节周围肌群的肌力和不同运动情况下的运动模式。

2. 观察指标:时域分析指标(iEMG、RMS)、频域分析指标(MPF、MF)。

3. 测试方案

(1)静态测试:在静态测试时,每块肌肉均有固定的测试动作,进行测试前首先进行热身运动,使受试者熟悉整个测试过程,每个静态姿势维持3~5秒,然后采集相应肌肉的肌电值。

1)斜方肌上部:受试者取坐位,肩外展90°,进行耸肩等长抗阻。

2)斜方肌中部:受试者取坐位,可抓住所坐椅子的边缘作耸肩动作。

3)斜方肌下部:受试者取侧卧位,被检查侧在上,肩前屈90°进行等长抗阻水平外展动作。

4)冈下肌:受试者取坐位,肘关节屈曲呈90°作外旋等长抗阻动作。

5)三角肌前束:受试者站立屈肘位下肩内旋位进行等长抗阻前屈动作。

6)三角肌中束:受试者站立位屈肘,肩外展45°下作等长抗阻外展动作。

7)三角肌后束:受试者坐位,屈肘,肩外展90°,在肘部给予阻力并嘱受试者肩关节作等长水平后伸抗阻动作。

8)肱三头肌长头:受试者站立位,屈肘45°下,作等长抗阻伸肘动作。

9)肱三头肌外侧头:受试者站立位,屈肘45°下作等长抗阻伸肘动作。

10)肱二头肌短头:受试者可取坐位,肘屈90°下作等长抗阻屈肘动作。

11)肱二头肌长头:受试者可取坐位,肘屈90°下作等长抗阻屈肘动作。

(2)动态测试

1)不同运动平面测试:根据肩关节运动特点,使受试者分别在冠状面、矢状面、水平面上进行运动,运动幅度以患者未感到不适为宜。各个运动平面上均有四个不同动作,动作分别如下:①冠状面:静止中立位,静止外展最大,静止内收最大,从中立位开始运动至外展最大后到内收最大然后回复中立位;②矢状面:静止中立位,静止前屈最大,静止后伸最大,从中立位开始运动至前屈最大后到后伸最大然后回复中立位;③水平面:静止中立位,静止外旋最大,静止内旋最大,从中立位开始运动至外旋最大后到内旋最大然后回复中立位。测试前,先让受试者尽量放松,采集时受试者听测试者的口令执行动作,完成一组动作后休息片刻,以避免肌肉疲劳带来的影响。

2)上肢提举强度测试:大多数肩部损伤者会在职业活动或运动中频繁进行提举运动,说明肩部损伤与提举运动存在某种关系。在进行上肢提举强度测试前,首先测定受试者提举运动的最大等张肌力测试。最大等张肌力测试采用 1RM 测定,1RM 的负荷即为肢体在所设定的运动范围内最多只能完成 1 次的负荷,此负荷可看作最大肌力。1RM 测量是动力性力量测试的"金标准",其测试的基本程序包括:以约为 75% 的最大负荷热身,重复 8 次,休息 1min;增加 15% 的负荷,重复 3~4 次,休息 3~5min;增加 5% 的负荷,重复 1 次,休息 3~5min;增加 5% 的负荷,重复 1 次,休息 3~5min;加入受试者完成上一步骤则增加 2.5% 的负荷,假如失败则减少 2.5% 的负荷,重复 1 次,休息 3~5min。找出 1RM 后,在测试开始前,受试者自然站立,两脚分开,两腿伸直,上肢自然放于身体两侧,在测试过程中,受试者被测量一侧手持重物,增加上肢远端的重量。上肢在人体的矢状面内做提举运动,运动范围为 0°~120°,提举频率为 20HZ。上肢负荷以 1RM 为参照,负荷强度分别为 10%-1RM、50%-1RM 和 90%-1RM。测试开始后,被测试侧上肢伸直,在矢状面内做反复的肩关节前屈运动,直到无法继续完成动作结束。

3)等速肌力测试:测试前记录个人信息,并向实验对象说明注意事项,同时做适当准备活动,使受试者熟悉整个等速测试过程。测试前固定身体其他部位,避免用力时身体过多晃动。根据仪器要求和测试部位的不同,确定的肩关节功能性动作要求:①外展/内收向心运动:取侧卧位,躯干绑在靠背上。将动力臂起始位控制在 0° 位,即与躯干平行,外展终止范围控制在90°;②肩胛平面外展 45°外旋/内旋等速向心运动:身体仰卧位,肩关节在肩胛平面内外展 45°,肘关节屈曲 90°、前臂中立位(肘以等速仪器佩戴的支架支撑),上臂外旋范围设定止于 90°。分别在 60°/s,90°/s,120°/s 三个角速度下测定肩关节外旋/内旋,外展/内收峰力矩值比,每个动作均反复连续做 5 次,中间休息 5s。不同测试速度之间休息时间为 60s,不同动作间隔 2min。

(3)肩带肌肉耐力测试:肩带肌肉耐力测试(shoulder girdle muscle endurance test)的方法:受试者端坐位,肘关节完全伸直,肩关节前屈 45°,外展 45°,手握一定重量的物体(一般男性手握 5kg 重量物体,女性手握 3kg 重量物体),直至受试者疲劳至不能保持该动作为止。

(4)侧重于肩关节功能活动的表面肌电评估:选取 4 种不同难度的肩关节功能活动进行测试,活动难度与方法描述见表 3-20。4 种难度的活动顺序随机安排,当受试者熟悉每个测试动作后进行表面肌电原始数据采集,每个动作持续时间在 2~3s。

表 3-20　不同难度的肩关节功能活动

活动难度	具体方法
高难度活动:头顶以上水平的活动	受试者坐于高 45cm 的凳子上,利用患手拿起 30cm 以外凳子上的装满 0.45L 水的瓶子,并举起高过头顶
常规活动:肩部水平的活动	受试者端坐在椅子上,用患手拿起某一物体并举起高过肩部水平
中等难度活动:滑动箱子活动	受试者端坐在椅子上,用患手推动一个重约 4.5kg 的箱子绕过一个高约 76cm 的凳子并将其推尽量远的位置
简单活动:伸手拿盐活动	受试者端坐在椅子上,受试者伸手越过高约 76cm 的凳子并拿取一个重约 0.3kg 的盐瓶到面前

（5）侧重于关节活动度的表面肌电评估：对肩关节在矢状面、冠状面、额状面活动至最大活动度时的表面肌电值进行测试，肩关节不同运动面的运动幅度以患者未感到不适为标准。各个动作分别为：冠状面上，肩关节静止中立位，静止外展至最大角度维持5s，静止内收至最大角度维持5s，从中立位开始运动至外展最大后到内收最大然后回复中立位；矢状面，静止中立位，静止前屈至最大角度维持5s，静止后伸至最大角度维持5s，从中立位开始运动至前屈最大后到后伸最大然后回复中立位；水平面，静止中立位，静止外旋至最大角度维持5s，静止内旋至最大角度维持5s，从中立位开始运动至外旋最大后到内旋最大然后回复中立位。每个动作速度缓慢平稳，以患者自觉舒适为宜。

（七）肘关节僵硬

1. 目的　评估肘关节僵硬患者关节周围肌群的肌电激活情况和激活模式，为康复治疗提供参考。

2. 电极　记录电极贴布于肱二头肌、肱肌、肱桡肌、肱三头肌肌腹最饱满处。

3. 观察指标　反映肌肉激活程度的平均肌电值（AEMG）、肱二头肌和肱三头肌的协同收缩率（CCR）。

4. 检测方案

（1）方案一：患者在无扶手的椅子上维持坐位，双手置于体侧，进行僵硬侧肘关节的自由屈曲和伸直动作（图3-146）。该体位下重点分析肱二头肌和肱三头肌的协同收缩率（CCR）。

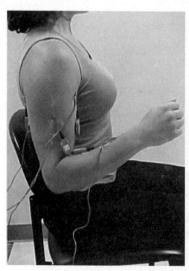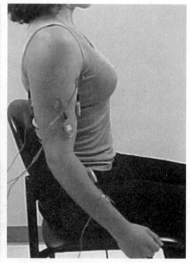

图3-146　右肘关节僵硬患者表面肌电测试（方案一）

（2）方案二：患者肘关节置于桌面上，肘关节下垫一枕头，使得肘关节轻度外展和前屈，分别在腕关节不加阻力和加一定阻力情况下分别记录不同肌肉的表面肌电值，记录的时间可长达10分钟，观察持续被动牵伸情况下的不同肌肉激活情况（图3-147）。该体位下重点分析平均肌电值（AEMG）。

（八）盆底肌障碍

采用阴道/肛门内电极探头评估骨盆肌肉功能。SEMG评估过程中，患者通常取半

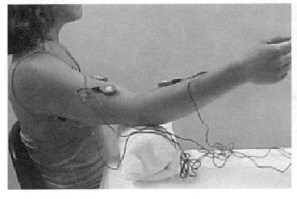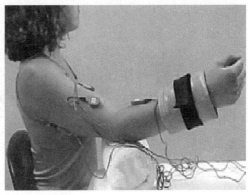

图 3-147　右肘关节僵硬患者表面肌电测试（方案二）

仰卧位，进行收缩、放松活动。由专门的专业人员指导患者收缩盆底肌肉。检测研究对象在膀胱截石位时的盆底肌肉表面肌电信号，包括盆底左右两侧肌肉收缩时峰值、舒张时静息值。

1. 评估目的

（1）基线测试：了解安静状况下盆底肌肉的变动情况。

（2）快速收缩测试：评估阶段性抽动的速度，分析快速活动肌纤维。

（3）兴奋型肌纤维活动测试：帮助判断快肌及慢肌的纤维的功能。

（4）肌纤维耐力测试：帮助确定参与持久性收缩的肌纤维的类型。

（5）评估在一系列的收缩后，休息时肌电的幅度和变化性。

2. 检测方案　常用的 Glazer 盆底动态肌电图评估方案，是由 Glazer 和 Marinsff 提出，为盆底肌肉活动的测量提供了一种固定的模式，也为正常人及伴有盆底肌肉功能障碍的人提供了一种描述表面肌电的数据库，也称为 Glazer 记录法。

3. 操作方法

（1）放松测试 60s（基线测试）：即 60s 的基线记录，在安静状态下测量盆底肌肉动态肌电图在平均振幅、标准差、方差（例如信号振幅的标准差）等基线水平。

（2）快速收缩 5 次 / 放松 10s（快速收缩测试）：一系列的 5 次快速收缩或抽动，每次收缩前休息 10s，并做以下测量记录，包括休息期间的 sEMG 的平均振幅和标准差，快速收缩时的最高峰的平均值以及产生收缩所需的时间。

（3）收缩 10s/ 放松 10s（兴奋型肌纤维活动测试）：一系列的 5 次快速收缩，每次收缩前休息 10s。

（4）连续 60s 收缩（收缩前后都放松 10s，肌纤维耐力测试）：一次持续 60s 的收缩，在收缩前后均休息 10s。

（5）再次 60s 的基线记录持续收缩 60s：让患者休息一段时间，在休息期间测量信号（sEMG）的平均振幅、标准差及其均方。

四、病例分析

（一）周围神经损伤

患者孙某，女性，22 岁，左下肢功能障碍 9 月余入院。患者 9 月余前剖宫产术后出现左下肢肢体麻木伴无力,以左小腿、足部感觉麻木为主,左足下垂伴针刺样疼痛。多次住院治疗后患者仍有左小腿、足部感觉麻木,左足背伸及左足趾活动无力。

查体:左足下垂,跨阈步态。肌力:左髂腰肌 5- 级,股四头肌及腓肠肌 4+ 级,胫前肌及趾长伸肌 2+ 级,跨长伸肌肌力 1 级,余肢体肌力正常。感觉:左侧小腿前外侧、后外侧及足部温度觉、轻触觉减退,左小腿后部胭窝至跟腱区域触痛敏感。双小腿围度:左 31.5cm,右 31.5cm;双大腿围度:髌上 10cm:左 36cm,右 36cm。

辅检:

2015-04-01　腰椎 MRI:L_5/S_1 椎间盘后缘轻微膨出。

2015-06-04　双足正斜位 X 线:双足未见明显异常。

2015-05-07　肌电图:左侧腓总神经的复合肌肉动作电位(CMAP)波幅未引出,腓浅神经感觉神经动作电位(SNAP)波幅未引出,腓肠神经 SNAP 波幅下降。左侧胫前肌、腓肠肌静息时可见自发电位,轻收缩时左侧胫前肌运动单位电位(MUP)未引出,股二头肌 MUP 波幅增高,时限增宽。提示:左侧坐骨神经神经干性损伤。

诊断:左侧坐骨神经干损伤;左下肢运动功能障碍;左下肢感觉功能障碍。

治疗方案:甲钴胺胶囊 0.5mg,口服,3 次 / 日;维生素 B_1 片,10mg,口服,3 次 / 日;同时予以运动疗法、作业疗法、肌电生物反馈治疗、针灸、理疗、蜡疗等改善肌力及感觉障碍。

本次康复目标:左踝背伸肌群肌力由 2+ 级提高到 3- 级;待动态肌电图检查完善后制订左下肢肌群肌力改善目标。

动态肌电图检查结果:

2015-6-8　患者第一次入住康复医学科后进行表面肌电检查,左侧胫骨前肌最大背伸时 AEMG 值仅有 2.51μV(图 3-148)。

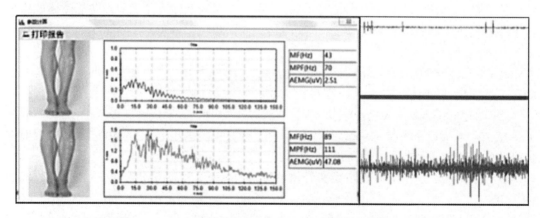

图 3-148　左侧坐骨神经干损伤患者的胫前肌表面肌电(1 次)

2015-6-25　患者进行第二次表面肌电检查,左侧胫骨前肌最大背伸时 AEMG 值提高到 3.22μV(图 3-149)。

2015-8-27　患者第二次入住康复医学科后进行第三次表面肌电检查,左侧胫骨前肌最大背伸时 AEMG 值提高到 12.34μV(图 3-150)。

2015-9-17　患者进行第四次表面肌电检查,左侧胫骨前肌最大背伸时 AEMG 值提高至 35.54μV(图 3-151)。

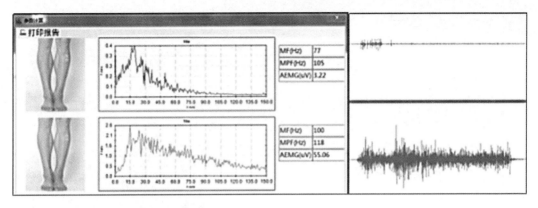

图 3-149 左侧坐骨神经干损伤患者的胫前肌表面肌电（2 次）

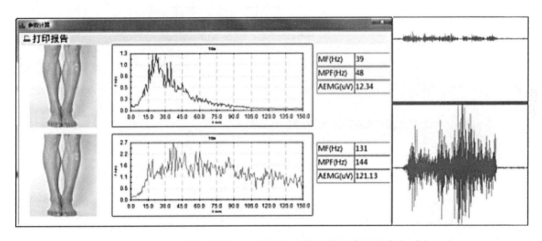

图 3-150 左侧坐骨神经干损伤患者的胫前肌表面肌电（3 次）

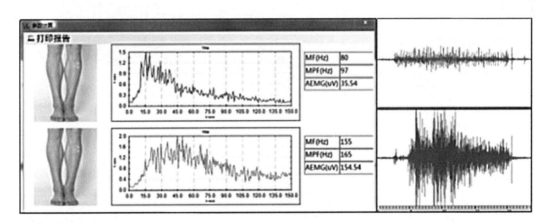

图 3-151 左侧坐骨神经干损伤患者的胫前肌表面肌电（4 次）

2015-12-10 患者第三次入住康复医学科后进行第五次表面肌电检查，左侧胫骨前肌最大背伸时 AEMG 值提高至 58.34μV（图 3-152）。

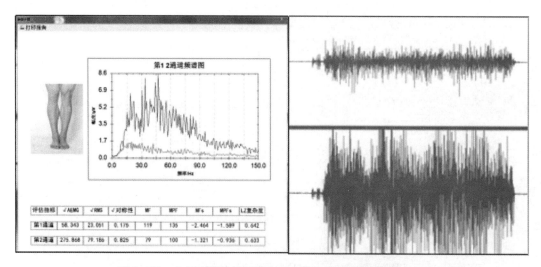

图 3-152　左侧坐骨神经干损伤患者的胫前肌表面肌电(5 次)

2015-12-28　患者第四次入住康复医学科进行第六次表面肌电检查,左侧胫骨前肌最大背伸时 AEMG 值提高至 72.34 微伏(图 3-153)。

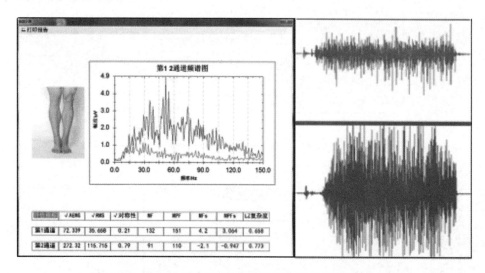

图 3-153　左侧坐骨神经干损伤患者的胫前肌表面肌电(6 次)

病例分析:通过 6 个月的追踪与检查,以患者最为关注的踝关节背伸肌群的责任肌肉-胫骨前肌为线索,调取患者 6 个月来的动态肌电图检查结果进行分析,发现患者的胫骨前肌的表面肌电指标呈逐步上升趋势。患者神经损伤后出现肌肉力量下降,患者第一次入院时左侧胫骨前肌肌力 0 级,目前已经达到 3- 级,单纯手法评估肌肉力量无法准确识别出微小的进步,动态肌电图作为客观简便的方法是一个良好的评估工具。患者坚决拒绝进行针级肌电图的复查,故无法进一步对比表面肌电指标和针级肌电指标的相关性。

(二)腰痛

1. 正常受试者腰背部动态肌电测试　患者张某某,女性,23 岁。上海体育学院毕业,生活习惯良好,否认既往半年内腰痛病史。

(1) 腰背部等长收缩测试(BST):图 3-154 示正常受试者腰背部动态肌电测试电极黏贴及执行动作示意图。观察指标:两侧 AEMG 值、MF 值、动作维持时间。测试结果(图 3-155):①BST 测试维持时间为 90s,测试期间表面肌电原始肌电图形稳定,躯干无明显下偏;②提示两侧竖脊肌肌肉收缩募集较为对称;③提示两侧竖脊肌肌肉耐疲劳性较为对称。

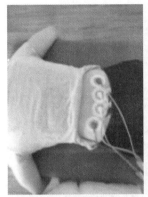
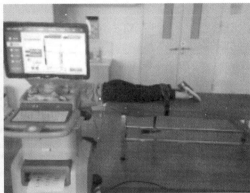
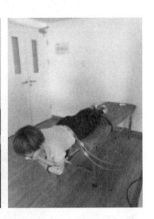

图 3-154　正常受试者腰背部动态肌电测试电极黏贴及执行动作示意图

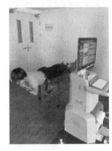
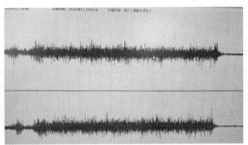
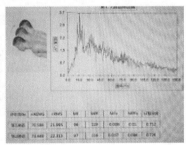

图 3-155　正常受试者腰背部等长收缩测试结果

(2) 屈曲-放松测试:正常受试者躯干肌屈曲-放松测试示意图(见图 3-142)。观察指标:屈曲-放松现象(FRP)是否出现、屈曲-放松比(FRR)、各时相肌肉激活强度。测试结果(图 3-156):①屈曲-放松测试动作完成准确、平滑,测试期间表面肌电原始肌电图形稳定;②第 3 时相肌电值明显下降,且小于第 4 时相肌电值的 10%,提示屈曲-放松现象存在;③屈曲-放松比(第四时相/第三时相)比值为 12.07(左侧)和 10.95(右侧);④第 1 至第 4 时相的肌电激活强度比值分别为 4.48%、41.73%、4.32% 和 49.47%。

2. 腰痛患者的腰背部动态肌电测试与肌骨超声检查　患者陈某,男性,35 岁,教师,长期伏案工作,反复腰痛伴左下肢放射 3 年,加重 1 个月。

(1) 腰背部等长收缩测试(BST):图 3-157 示腰痛患者腰背部动态肌电测试电极黏贴及执行动作示意图。观察指标:两侧 AEMG 值、MF 值、动作维持时间。测试结果(图 3-158):①BST 维持时间为 45s,测试期间的原始肌电图形尚稳定,在动作持续至 45s 时躯干明显下偏伴有躯干抖动而终止测试;②结果提示两侧竖脊肌肌肉收缩募集不对称,左侧较低;③结

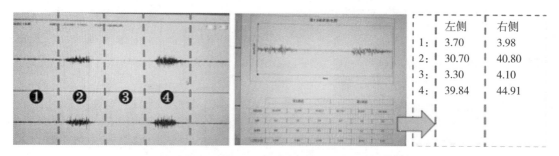

	左侧	右侧
1:	3.70	3.98
2:	30.70	40.80
3:	3.30	4.10
4:	39.84	44.91

图 3-156　正常受试者躯干肌屈曲 - 放松测试结果

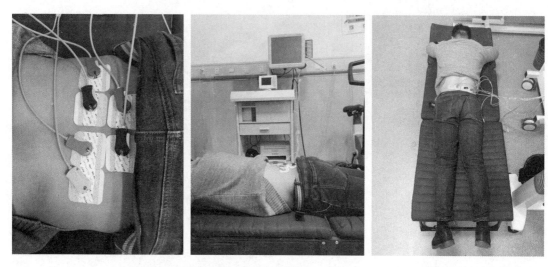

图 3-157　腰痛患者腰背部动态肌电测试电极黏贴及执行动作示意图

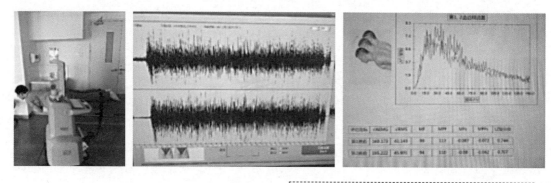

AEMG 值:左 169.17 右 195.22;MF 值:左 99 右 94

图 3-158　腰痛患者腰背部等长收缩测试结果

果提示两侧竖脊肌肌肉耐疲劳性较为对称。

（2）屈曲-放松测试：图3-159示腰痛患者躯干肌屈曲-放松测试示意图。观察指标：FRP是否出现、FRR、各时相肌肉激活强度。测试结果：①屈曲-放松测试动作完成准确、平滑，测试期间的原始肌电图形如图3-160；②第3时相肌电值下降不明显，大于第4时相肌电值的10%，提示屈曲-放松现象消失；③屈曲-放松比（第四时相/第三时相）比值为1.81（左侧）、1.88（右侧）；④第1至第4时相肌电激活强度比值分别为10.23%、26.27%、22.36%和41.14%。

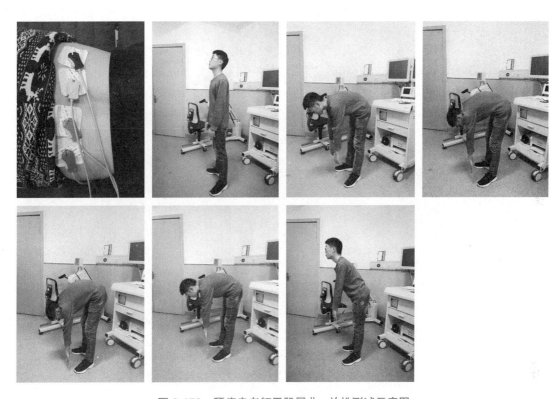

图3-159　腰痛患者躯干肌屈曲-放松测试示意图

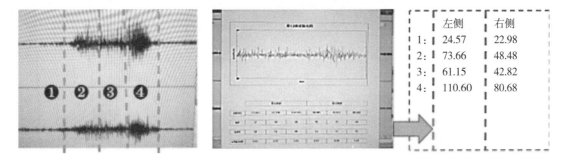

	左侧	右侧
1:	24.57	22.98
2:	73.66	48.48
3:	61.15	42.82
4:	110.60	80.68

图3-160　腰痛患者躯干肌屈曲-放松测试结果

（3）肌骨超声检查：右侧多裂肌厚度2.15cm，面积5.94cm²；左侧多裂肌厚度2.14cm，面积5.83cm²，两侧多裂肌虽有差异，但不明显（图3-161）。

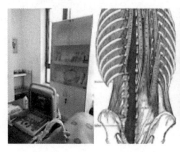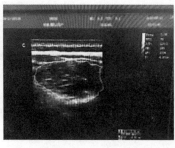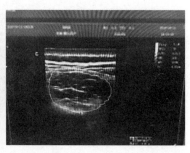

图 3-161   腰痛患者腰部 L_5 水平多裂肌肌骨超声检查

3. 结果分析   以上两个受试者的检查和比较发现,动态肌电图可以作为一个客观定量的检查工具用来评估腰痛患者的腰部肌肉收缩功能和放松能力,且存在较好的区分度,在数据的分析和解释上需要结合患者临床实际情况和检查结果的数据,动态肌电图的检查需要根据患者情况采取适当的测试方案和选择合适的肌电指标。目前单一的动态肌电图检查不足以全部反映肌肉功能的整体情况,故动态肌电图的检查常常结合影像学的检查进行整体分析和判断。针对于上述第二个病例患者进行了肌骨超声检查 L5 多裂肌的情况,并未发现肌肉形态学存在显著改变,提示肌肉功能的变化可能先于肌肉形态的变化。

(李建华)

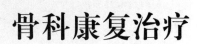

第四章

骨科康复治疗

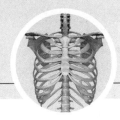

第一节　主要康复治疗方法

一、药物治疗

药物治疗是骨科康复治疗中的重要组成部分,对于常见的骨科疼痛、深静脉血栓、骨性关节炎、骨质疏松症、运动损伤、神经损伤等疾病,药物治疗具有重要作用,现将骨骼肌肉康复治疗中常用的基本药物做一归纳,以便临床合理选择和科学应用。

(一)消炎镇痛类药物

骨科康复中最常见的症状就是疼痛,合理有效的镇药物应用可有效减轻患者的疼痛症状,使患者更好地配合运动康复治疗的实施。消炎镇痛类药物具有镇痛、抗炎、抗风湿等作用,常用的有阿片类镇痛药、非阿片类中枢性镇痛药、非甾体抗炎药、抗风湿痛风类药和其他消炎镇痛药物。

镇痛药物使用原则:①按时给药:根据疼痛程度、规律及首次有效止痛时间,按时给予止痛药,以保持药物在血液中的浓度,将疼痛刺激控制在痛阈之下;②按阶梯用药使用原则:一般首先使用非阿片类药物,如果所用药物、剂量及用法不能达到止痛效果,可加用弱阿片类药物,如果二者合用后仍不能止痛,则可以使用强阿片类药物;③联合用药:对中、重度疼痛,最好使用两种以上止痛药物,这样可以减少其用量及并发症,增强止痛效果;④交替用药:长时期反复使用同一种止痛药物,身体会产生耐药性,不应依靠增加剂量实现止痛效果,应及时改用其他止痛药物代替;⑤药物剂量:根据实际需要,在确保安全的前提下,药物剂量由小到大,直到患者止痛为止。

附 肌肉骨骼疼痛处理流程(图 4-1)。

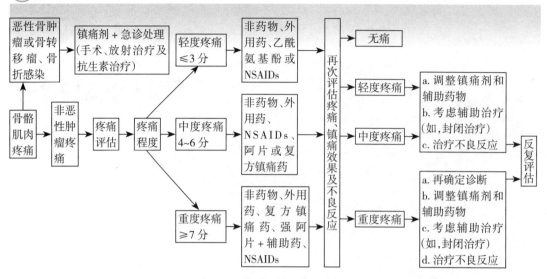

图 4-1　肌肉骨骼疼痛处理流程

1. 阿片类镇痛药　阿片类镇痛药(opioid analgesics)主要通过作用于中枢或外周的阿片类受体发挥镇痛作用。属于中枢性强效镇痛剂,一般不作为首选镇痛药物,仅限于非阿片类药物不能控制的急性剧烈疼痛的短期使用或晚期癌性疼痛。由于其具有成瘾性,不宜长期应用。在骨科慢性疼痛治疗中不推荐使用肌肉或静脉给药制剂。此类药物最常见不良反应包括恶心、呕吐、便秘、嗜睡及过度镇静、呼吸抑制等。在临床使用时要注意患者用药反应。常用的阿片类镇痛药有:吗啡、布诺啡、哌替啶(度冷丁)、芬太尼、美沙酮、丁丙诺啡、喷他佐辛、地佐辛等。

(1)吗啡

1)作用与用途:吗啡(morphine)为阿片 μ 受体激动剂,有镇痛、镇静、镇咳、抑制呼吸及肠蠕动,增强括约肌的紧张性等作用。用于剧烈疼痛,心源性哮喘,心肌梗死,亦用于麻醉前给药。

2)用法用量:口服,5~15mg/ 次,15~60mg/d,极量 30mg/ 次,100mg/d;皮下注射,5~15mg/次,15~40mg/d,极量 20mg/ 次,60mg/d;静注,5~10mg/ 次;硬膜外腔注射,极量 5mg/ 次,用于手术后镇痛。

3)不良反应:便秘、呕吐、尿潴留、眩晕、嗜睡,过量可致昏迷、血压降低、呼吸抑制,极易成瘾。

4)注意事项:肝功减退者、慢性阻塞性肺疾患、支气管哮喘等呼吸系统疾病患者禁用;新生儿和婴儿、孕妇及哺乳期妇女禁用。中毒时可静注拮抗剂纳洛酮。

(2)哌替啶

1)作用与用途:哌替啶(pethidine)为阿片 μ 受体激动剂,镇痛和对平滑肌作用与吗啡相似,但较弱,镇痛效力为吗啡的 1/10~1/8。用于剧烈疼痛,心源性哮喘,麻醉前给药,内脏剧烈绞痛及"人工冬眠"等。

2)用法用量:皮下注射或肌注,25~100mg/ 次,极量 150mg/ 次,600mg/d。

3）不良反应：头痛、头昏、出汗、恶心、口干、呕吐等，久用成瘾，过量可致瞳孔散大，呼吸抑制意识障碍，血压下降等。

4）注意事项："人工冬眠"时可静滴，以 5% 葡萄糖液 250~500ml 稀释后滴入，1 岁以下小儿不宜使用。不宜与异丙嗪多次合用。

（3）地佐辛

1）作用与用途：地佐辛（dezocine）为阿片受体部分激动剂，κ 受体激动剂，也是 μ 受体拮抗剂，是一种强效阿片类镇痛药，能缓解术后疼痛，其镇痛强度、起效时间和作用持续时间与吗啡相当，成瘾性小。

2）用法用量：肌注，推荐成人单剂量为 5~20mg，初剂量为 10mg，应根据患者的体重、年龄、疼痛程度、身体状况及服用其他药物的情况调节剂量，必要时每隔 3~6 小时给药一次，最高剂量 20mg/ 次，最多不超过 120mg/ 日；静注，初剂量为 5mg，以后 2.5~10mg/2~4 小时。

3）不良反应：恶心、呕吐、头晕、镇静及注射部位反应、出汗、寒战、脸红等。

4）注意事项：患有呼吸抑制、支气管哮喘、呼吸梗阻的患者使用本品要减量。肝、肾功能不全者应用本品应低剂量，胆囊手术者慎用本品。

（4）丁丙诺啡透皮贴剂

1）作用与用途：丁丙诺啡（buprenorphine）作用于 μ 为阿片受体阿片受体，是阿片类部分激动剂，对 κ 阿片受体具有拮抗作用。主要用于非阿片类止痛剂不能控制的慢性疼痛。

2）用法用量：18 岁及以上患者，初始剂量应为丁丙诺啡透皮贴剂的最低剂量（5μg/h 的丁丙诺啡透皮贴剂），应考虑患者先前阿片类药物的用药史，以及患者当前的一般情况和疾病情况。

剂量调整：开始使用丁丙诺啡透皮贴剂治疗和剂量调整期间，患者应使用通常推荐剂量的短效补充止痛药，直到获得丁丙诺啡透皮贴剂的止痛效果。在所用剂量达到最大有效性之前 3 天，不能增加剂量。随后的剂量增加，应以患者的止痛效果和对补充性止痛药的需求为基础。增加剂量时，可更换为尺寸较大的贴剂，或者在不同的部位联合使用另一贴剂以达到理想的剂量。建议不管使用哪种剂量的丁丙诺啡透皮贴剂，每次最多同时使用两贴。在随后的 3-4 周不要在相同的部位使用新的贴剂。应仔细、定期地监查患者的使用情况，以达到最佳剂量和最佳治疗周期。

阿片类药物的转换：丁丙诺啡透皮贴剂可作为其他阿片类药物的替代治疗。这样的患者应从最低剂量开始应用（5μg/h 丁丙诺啡透皮贴剂），在剂量调整期间可根据需要继续服用短效的补充止痛剂。

使用部位：丁丙诺啡透皮贴剂应使用于上臂外侧、前胸上部、后背上部或胸部侧方没有过敏的完好皮肤，请不要使用于任何有较大瘢痕的皮肤部位，并用清水清洁使用部位。贴剂应连续使用 7 天。

3）不良反应：丁丙诺啡透皮贴剂的严重不良反应与其他阿片类止痛剂相似，如呼吸抑制（特别是与其他中枢神经系统抑制剂一起使用时）、低血压等。

4）注意事项：本品不能与单胺氧化酶抑制剂合用。过去两周使用过单胺氧化酶抑制剂的患者也不能使用丁丙诺啡透皮贴剂。丁丙诺啡透皮贴剂与苯二氮䓬类及其他中枢神经系统抑制剂合用时，可增强对中枢神经系统的抑制作用，引发中枢性的呼吸抑制等。

2. 非阿片类中枢性镇痛药 非阿片类中枢性镇痛药为人工合成的中枢性镇痛药物，主要通过作用于中枢神经系统,选择性的消除、缓解痛觉,使疼痛易于耐受。其镇痛作用较阿片类镇痛药弱,但成瘾性较小,比其他非阿片类镇痛药的镇痛作用强。不良反应与阿片类相似,但呼吸的抑制作用较小。常用于中重度及急慢性疼痛的治疗。常用的非阿片类中枢性镇痛药有:曲马多、奈福泮、四氢帕马丁、罗通定等。

(1) 曲马多

1) 作用与用途:曲马多(tramadol)为非阿片类中枢性镇痛药,通过抑制神经元突触对去甲肾上腺素的再摄取,并增加神经元外 5- 羟色胺浓度,影响痛觉传递而产生镇痛作用。作用强度为吗啡的 1/8~1/10,适用于中度急慢性疼痛,术后痛、创伤痛、癌性痛、心脏病突发性痛、关节痛、神经痛及分娩痛。

2) 用法用量:口服,普通片,0.05~0.1g/ 次,必要时重复给药,不超过 0.4g/d;缓释片 0.1g/ 次,2 次 /d;肌注,0.05~0.1g/ 次,不超过 0.4g/d;静注或静滴,0.05~0.1g/ 次,0.1~0.2g/d。

3) 不良反应:偶有恶心、出汗、口干、眩晕和口麻等。与其他中枢抑制药物合用时有呼吸抑制的可能性。

4) 注意事项:忌与单胺氧化酶抑制剂合用;乙醇、催眠药、镇痛药或精神药物急性中毒者忌用;长期应用可成瘾。

(2) 盐酸奈福泮

1) 作用与用途:盐酸奈福泮(nefopam hydrochloride)为非成瘾性镇痛药,是一种新型镇痛剂,镇痛强度较吗啡弱,肌肉注射本品 20mg 相当于 12mg 吗啡效应。用于术后止痛、癌症痛、急性外伤痛。亦用于急性胃炎、胆道蛔虫症、输尿管结石等内脏平滑肌绞痛。

2) 用法用量:口服,20~60mg/ 次,60~180mg/d;肌注或静注,20mg/ 次,必要时 3~4 小时一次。

3) 不良反应:常有瞌睡、恶心、出汗、头晕、头痛等。但一般持续时间不长。偶见口干、眩晕、皮疹。

4) 注意事项:青光眼,尿潴留和肝、肾功能不全患者慎用。有心血管疾病,心肌梗死或惊厥者禁用。

3. 非甾体类抗炎药　非甾体类抗炎药(nonsteroidal antiinflammatory drugs,NSAIDs)是骨科康复治疗中最常用的镇痛药物。通过抑制花生四烯酸代谢中的环氧化酶(COX)和脂氧化酶,减少炎性介质前列腺素和白三烯的生成,起到抗炎、镇痛、解热、抗风湿的作用。常作为镇痛类药物的首选,无成瘾性和依赖性。主要用于炎症免疫性疾病的对症治疗,能有效缓解肌肉、关节及周软组织的炎症状,如局部疼痛肿胀。广泛用于腰腿痛、颈肩痛、急性痛风、外伤及术后疼痛、癌性痛等。

常用的非甾体类抗炎药按化学结构可分为:①甲酸类(水杨酸类):如阿司匹林、二氟尼柳等;②乙酸类:如双氯芬酸、吲哚美辛、依托芬那酯等;③丙酸类:如布洛芬、酮洛芬、萘普生等;④芬那酸类:如氯芬那酸、甲芬那酸、氟芬那酸等;⑤吡唑酮类:如安乃近、氨基比林、保泰松等;⑥苯胺类:如对乙酰氨基酚、非那西丁等;⑦萘酰碱酮类:萘丁美酮、尼美舒利等;⑧昔康类:如吡罗昔康、美洛昔康、替诺昔康等;⑨昔布类:如塞来昔布、帕瑞昔布、依托考昔等。

非甾体类抗炎药虽化学结构不同,但具有相同的作用机制,有许多共同的不良反应。①最常见为胃肠道反应,如胃部不适、胃溃疡、出血等;②肾脏毒性反应,尤其是老人、糖尿病、动脉硬化患者;③对肝脏的反应有肝酶升高、黄疸等;④其他不良反应如皮疹、头晕、白细胞减少、哮喘等。因此在临床应用时要注意事项如下：①对于高危心血管病患者，应权衡疗效和安全性因素。②老年人宜选用肝、肾、胃肠道安全性高的 NSAIDs 药物。活动性消化性溃疡者、严重肝肾功能不全者慎用。③对使用乙酰水杨酸或其他 NSAID 后出现哮喘、鼻腔息肉、血管水肿或荨麻疹等症状的患者不宜使用。④避免两种或两种以上 NSAIDs 药物同时使用。

（1）美洛昔康

1）作用与用途：美洛昔康（meloxicam）为烯醇酸类非甾体抗炎镇痛药，其作用机制可能与抑制前列腺素的生物合成有关，通过抑制环氧合酶 -2 发挥治疗作用。具有消炎、镇痛和解热作用。适用于类风湿性关节炎的对症治疗和疼痛性骨关节炎（关节痛、退行性骨关节病）的对症治疗。

2）用法用量：①类风湿关节炎：口服，成人 15mg/ 次，1 次 /d，根据治疗后反应，剂量可减至 7.5mg/d；②骨关节炎：7.5mg/ 次，1 次 /d，可增至 15mg/ 次。最大剂量 15mg/d。

（2）依托考昔

1）作用与用途：依托考昔（etoricoxib）本品是一种非甾体抗炎药，具有口服活性的、选择性环氧化酶 -2 抑制剂，具有抗炎、镇痛和解热作用。用于治疗骨关节炎急性期和慢性期的症状和体征，治疗急性痛风性关节炎。

2）用法用量：本品用于口服，可与食物同服或单独服用。骨关节炎，推荐剂量为 30mg/ 次，1 次 /d，对于症状不能充分缓解的人，可以增加至 60mg/ 次，1 次 /d。在使用本品 60mg/ 次，1 次 /d，4 周以后疗效仍不明显时，其他治疗手段应该被考虑；急性痛风性关节炎，推荐剂量为 120mg/ 次，1 次 /d，本品 120mg 只适用于症状急性发作期。最长使用 8 天。

（3）双氯芬酸钠

1）作用与用途：双氯芬酸钠（diclofenac sodium）为苯乙酸类消炎镇痛药，具有显著的抗风湿、消炎、止痛、解热作用。用于类风湿性关节炎、强直性脊椎炎、骨关节痛及各种中等疼痛、术后疼痛，以及各种原因引起的发热。

2）用法用量：口服，75~150mg/d，分 2~3 次服用，疗程视病情而定；缓释片（胶囊），每次 1 粒，每日 2 次，或遵医嘱。

（4）塞来昔布

1）作用与用途：塞来昔布（celecoxib）为环氧合酶 -2 特异性抑制剂。适用于治疗急性期或慢性期骨关节炎和类风湿关节炎的症状和体征 。

2）用法用量：①骨关节炎：口服，200mg/ 次，1~2 次 /d；②类风湿关节炎：每次 100mg 或 200mg，2 次 /d。

（5）氟比洛芬酯注射液

1）作用与用途：本品是以脂微球为药物载体的非甾体类镇痛剂。药物进入体内靶向分布到创伤及肿瘤部位后，氟比洛芬酯（flurbiprofen axetil）从脂微球中释放出来，在羧基酯酶作用下迅速水解生成氟比洛芬，通过氟比洛芬抑制前列腺素的合成而发挥镇痛作用。主要用于术后及癌症的镇痛。

2）用法用量：通常成人每次静脉给予氟比洛芬酯 50mg，尽可能缓慢给药（1 分钟以上），根据需要使用镇痛泵，必要时可重复应用，并根据年龄、症状适当增减用量。一般情况下，本品应在不能口服药物或口服药物效果不理想时应用。

（二）钙调节剂及抗骨质疏松类药物

骨质疏松症是一种全身性代谢性骨病,病理机制是骨代谢过程中骨吸收与骨形成的偶联出现缺陷,导致骨量降低,骨组织细微结构破坏,力学功能减弱,脆性增加,易发生骨折。在临床上分常为三类:①原发性骨质疏松症:包括绝经期骨质疏松症,老年性骨质疏松症;②继发性骨质疏松症;③特发性骨质疏松症。

根据骨质疏松症发病机制,防治骨质疏松症的药物可分为三类:①抑制骨吸收的药物:包括二膦酸盐类(依替膦酸二钠、氯屈膦酸二钠、帕米膦酸二钠、阿仑膦酸钠等),替勃龙,雌激素类,依普黄酮,降钙素等。②刺激骨形成的药物:氟制、甲状旁腺激素、生长激素,骨生长因子等。③矿化类制剂:钙剂、维生素 D 及其活性代谢物(如:骨化三醇等)等可促进骨的矿化。

抗骨质疏松药物可单药治疗也可联合应用。联用时一般钙剂及维生素 D 类作为基础用药,与骨吸收抑制剂或骨形成促进剂联合使用。不建议作用机制相同的制剂同时应用。治疗过程中,注意观察患者的依从性,每 6~12 个月系统观察中轴骨骨密度的变化,评价药物的疗效。

1. 骨化三醇

（1）作用与用途:骨化三醇(rocalirol)为维生素 D_3 的最重要活性代谢产物之一,通常在肾脏内由其前体 25- 羟基维生素 D_3(25-HCC)转化而成。正常生理性每日生成量为 0.5~1.0μg,并在骨质合成增加期内(如生长期或妊娠期)其生成量稍有增加。骨化三醇促进肠道对钙的吸收并调节骨的矿化。用于绝经后和老年性骨质疏松,慢性肾衰竭肾性骨营养不良,甲状旁腺功能减退,维生素 D 依赖性佝偻病及血磷酸盐过少维生素 D 抗性佝偻病等。

（2）用法用量:①血液透析患者的肾性营养不良:口服,0.25μg/ 日,以后视血钙而调整剂量;②甲状旁腺功能减退:儿童 1~5 岁,0.25~0.75μg/ 日,6 岁以上,0.5~2μg/ 日(用量须个体化)。

（3）不良反应:超剂量可引起高血钙综合征或钙中毒。

（4）注意事项:血清钙及磷酸盐的浓度必须定时测定。服用本品时,不应同时服用其他维生素 D 制剂及其衍生物。用药期间应监测血钙,多饮水,高钙血症,对维生素 D 及类似药过敏者不宜应用。

2. 降钙素

（1）作用与用途:降钙素(calcitonin)对破骨细胞有急性抑制作用,迅速止骨疼痛、抑制骨溶解、促进钙固定。适用于绝经后及老年性骨质疏松,皮质类固醇或缺乏活动引起的继发性骨质疏松,乳癌、肺或肾癌、骨髓瘤和其他恶性肿瘤骨转移所致的大量的骨溶解导致的骨疼痛,甲状旁腺功能亢进、缺乏活动或维生素 D 中毒导致的变形性骨炎(Paget 骨病),高钙血症及高钙危象,神经营养不良症。

（2）用法用量:①停经后骨质疏松症:皮下或肌内注射,50~100IU/d,或隔日 100IU;鼻内用药,100IU/ 次,1~2 次 /d,或 50IU/ 次,2~4 次 /d 或隔日 200IU;②变形性骨炎:100IU/ 日皮下或肌注,症状改善后隔日或每日注射 50IU;鼻内用药,100IU,2 次 /d,或 50IU/ 次,4 次 /d;③痛性神经营养不良症:皮下或肌注,100IU/d,持续 2~4 周,然后每周 3 次 100IU;鼻喷 200IU/d,分 2~4 次,持续 2~4 周,然后每周 3 次 200IU 达 6 周以上;④高钙危象:每日每千克 5~10IU 溶于生理盐水 500ml 中,静脉滴注至少 6 小时以上或每日剂量分 2~4 次缓慢静脉注射;也可每日 200~400IU,分数次鼻内给药。

（3）不良反应：恶心、呕吐、轻微脸部潮红且伴有热感，低血压、头晕，极少数患者会发生局部或全身过敏反应。

（4）注意事项：禁用于对本药过敏者，授乳时不宜使用，小孩使用不得超过数月。有过敏史的患者，在使用前应做皮试。

3. 阿仑磷酸钠

（1）作用与用途：阿仑磷酸钠（alendronate sodium）为氨基二膦酸盐，与骨内羟磷灰石有强亲和力。能进入骨基质羟磷灰石晶体中，当破骨细胞溶解晶体，药物被释放，能抑制破骨细胞活性，并通过成骨细胞间接起抑制骨吸收作用，为骨代谢调节剂。其特点是抗骨吸收活性强，无骨矿化抑制作用。适用于治疗绝经后妇女的骨质疏松症，以预防髋部和脊柱骨折（椎骨压缩性骨折）。也适用于治疗男性骨质疏松症以预防骨折。

（2）用法用量：口服，每日早餐前至少 30 分钟，空腹用 200ml 温开水送服，10mg/ 次，1 次 /d。

（3）不良反应：腹痛，腹泻，恶心，便秘，消化不良，如不按规定服用方法者可有食道溃疡，偶有血钙降低，短暂白细胞升高，尿红细胞、白细胞升高。

（4）注意事项：食管动力障碍，如食管迟缓不能、食管狭窄者禁用，严重肾损害者、骨软化症患者禁用。对本品过敏者，有明显低钙血症者，严重肾功能不全者，妊娠、哺乳期妇女及儿童禁用。

4. 依普黄酮

（1）作用与用途：依普黄酮（ipriflavone）属植物性促进骨形成药物，能直接作用于骨，具有雌激素样的抗骨质疏松特性，但无雌激素对生殖系统的影响。促进成骨细胞的增殖，促进骨胶原合成和骨基质的矿化，增加骨量；减少破骨细胞前体细胞的增殖和分化，抑制成熟破骨细胞活性，降低骨吸收；通过雌激素样作用增加降钙素的分泌，间接产生抗骨吸收作用。用于改善原发性骨质疏松症的症状，提高骨量减少者的骨密度。

（2）用法用量：通常成人一次 1 粒（200mg），3 次 /d，饭后口服，此剂量应根据年龄及患者的症状进行调整。

（3）不良反应：少数患者可见食欲缺乏，胃部不适、恶心、呕吐、等症状；偶见红细胞。白细胞减少、血胆红质、乳酸脱氢酶、谷丙转氨酶和尿素氮上升，皮疹和瘙痒、眩晕、倦怠感和舌唇麻木、偶有出现乳房女性化症状，此时应停药。

（4）注意事项：对本品过敏者禁用。低钙血症患者忌用。重度食管炎、胃炎、十二指肠炎、溃疡病和胃肠功能紊乱者慎用。中重度肝、肾功能不全患者慎用。服药期间需补钙。对男性骨质疏松症无用药经验。儿童、少年和高龄患者应慎重应用。

5. 雷奈酸锶

（1）作用与用途：雷奈酸锶（strontium ranelate）为新一代抗骨质疏松制剂锶盐类药物。可同时作用于成骨细胞和破骨细胞，具有抑制骨吸收、促进骨形成双重作用。临床研究证实能显著提高骨密度，改善骨微结构，降低发生骨折的风险。用于治疗绝经期妇女骨质疏松症，可以降低脊椎和髋部骨折的危险。

（2）用法用量：口服，2g/ 次，1 次 /d，最好在进食 2 小时之后，睡前服用。

（3）不良反应：通常的不良反应是恶心、腹泻、头痛和皮肤刺激。但是，这些作用是轻度或者短暂的，通常不会引起患者中止治疗。

（4）注意事项：有严重的肾病患者慎重用药；必须卧床或者正在手术中患者慎重用药；不宜与钙和食物同时服用，以免影响药物吸收。

（三）改善神经代谢类药物

本类药物的主要作用是促进受损伤神经的修复和生长，在中枢和外周神经损伤的康复治疗中具有重要作用。在此列举临床上常用的维生素类、地巴唑、神经节苷脂和神经生长因子等药物。

1. 甲钴胺

（1）作用与用途：甲钴胺（methylcobalamin）为辅酶维生素 B_{12} 制剂，促进核酸、蛋白、脂质代谢，修复被损的神经组织，用于周围神经病，因缺乏维生素 B_{12} 引起的巨幼红细胞性贫血。

（2）用法用量：①神经病变：口服给药，500μg/ 次，3 次 /d；肌内注射，500μg/ 次，隔日 1 次；②巨幼红细胞贫血：口服给药，500μg/ 次，3 次 /d；肌内注射，500μg/ 次，隔日 1 次。给药约 2 月后，维持治疗每 1~3 个月注射 1 次（500μg）。

（3）不良反应：口服有食欲缺乏、恶心、腹泻、皮疹等症状，注射偶有出疹、肌注部位疼痛、硬结，头痛、出汗、发热感等症状。

（4）注意事项：从事汞及其化合物工作的患者，不宜长期大量服用；肌注时避免同一部位反复注射，并避开神经走向部位；久服无效者，不必长期服用。

2. 神经节苷脂钠

（1）作用与用途：神经节苷脂钠的全称是单唾液酸四己糖神经节苷脂钠（sodium monosialotetrahexosylganglioside），它可促进由于各种原因引起的中枢神经系统损伤的功能恢复。作用机制是促进"神经重构"，包括神经细胞的生存、轴突生长和突触生长，保护损伤后继发性神经退化，对脑血流动力学参数异常以及因损伤后导致脑水肿有积极的作用。通过改善细胞膜酶的活性减轻神经细胞水肿，改善帕金森病所致的行为障碍。主要用于中枢神经系统创伤性或血管性病变；还可用于治疗周围神经病变，帕金森氏病。

（2）用法用量：20~40mg/d，遵医嘱一次或分次肌注或缓慢静脉滴注。①在病变急性期(尤急性创伤)：每日 100mg，静脉滴注；2~3 周后改为维持量，20~40mg/d，一般 6 周；②对帕金森病：首剂量 500~1000mg，第 2 日起每日 200mg，皮下、肌注或静脉滴注，一般用至 18 周。

（3）不良反应：少数患者用本品后出现皮疹反应，应建议停用。

（4）注意事项：对本品过敏者；遗传性糖脂代谢异常者（神经节苷脂积病，如：家族性黑蒙性痴呆，视网膜变性病）禁用。

3. 鼠神经生长因子

（1）作用与用途：鼠神经生长因子（mouse nerve growth factor）主要成分为从小鼠颌下腺中提取纯化的神经生长因子，能促进损伤神经恢复。用于正己烷中毒性周围神经病及各种外周神经损伤，也可用于神经炎及神经退行性变。

（2）用法用量：肌注，20μg/ 次，1 次 /d，用 2ml 注射用水溶解，疗程 4 周，每日不超过80μg。

（3）不良反应：注射部位痛或注射侧下肢疼，偶见头晕、失眠等。

（4）注意事项：对本品过敏者禁用，过敏体质者、孕妇和乳期妇女慎用。

（四）抗痉挛药

肌肉痉挛是中枢神经及肌肉软组织损伤后常见的临床康复问题。本类药物的主要作用于神经肌肉接头,干扰神经肌肉的兴奋传导,使肌骼肌松弛,产生松弛痉挛肌肉,改善血供和运动功能,缓解疼痛的作用。常用于中枢神经损伤后的肌痉挛和疼痛所致保护性肌肉痉挛的处理。在骨科康复中常用的抗痉挛药或肌肉松弛药有氯唑沙宗、巴氯芬、乙哌立松、替扎尼定等。

1. 氯唑沙宗

(1) 作用与用途:氯唑沙宗(chlorzoxazone)为中枢性肌肉松弛剂,作用于中枢神经系统的多突触通道而产生肌肉松弛效果。适用于各种急、慢性软组织(肌肉、韧带、筋膜)扭伤、挫伤运动后肌肉酸痛、肌肉劳损所引起的疼痛,由中枢神经病变引起的肌肉痉挛,以及慢性筋膜炎等。

(2) 用法用量:饭后服用,成人一次 0.2~0.4g,3 次 /d,症状严重者可酌情加量,儿童遵医嘱。

(3) 不良反应:以恶心等消化道症状为主,其次是头昏、头晕、嗜睡等神经系统反应,不良反应一般较轻微,可自行消失或在停药后缓解。

(4) 注意事项:肝、肾功能损害者慎用。与吩噻嗪类、巴比妥酸衍生物等中枢神经抑制剂及单胺氧化酶抑制剂合用时,应减少本品用量。

2. 巴氯芬

(1) 作用与用途:巴氯芬(baclofen)为中枢性肌松药,抑制中枢多突触反射而发挥肌松作用,对运动神经与肌肉的冲动传递无阻滞作用。用于脑血管意外、大脑瘫痪、脊髓外伤、多发性硬化症等引起的肌痉挛治疗。

(2) 用法用量:口服,成人首次 5mg,3 次 / 日,以后每隔 3 日增服剂量,直至所需剂量,但应根据患者的反应具体调整剂量。常用剂量为 30~75mg/d,根据病情可达 100~120mg/d。

(3) 不良反应:嗜睡、眩晕,偶见恶心、呕吐、腹泻、头痛,老人可产生欣快感或抑郁症、神志障碍、幻觉等。

(4) 注意事项:帕金森病、癫痫、风湿性疾病引起的骨骼肌痉挛症者禁用。孕妇和哺乳期妇女、肾功能障碍者慎用。本品有降压作用,服降压药患者慎用。

3. 乙哌立松

(1) 作用与用途:乙哌立松(eperisone)能同时作用于中枢神经系统和血管平滑肌,缓和骨骼肌紧张并作用于 γ- 系,减轻肌梭的灵敏度,从而缓解骨骼肌的紧张,并且通过扩张血管而显示改善血液的作用,从多方面阻断紧张亢进—循环障碍—肌疼痛—肌紧张亢进,这种骨骼肌的恶性循环。用于改善颈肩臂综合征、肩周炎及腰痛症的肌紧张状态以及由脑血管障碍、痉挛性脊髓麻痹、颈部脊椎症、手术后遗症、外伤后遗症、肌萎缩性侧索硬化症、婴儿大脑性轻瘫、脊髓小脑变性症、脊髓血管障碍、亚急性脊髓神经病及其他脑脊髓疾病引起的痉挛性麻痹。

(2) 用法用量:口服,每次 50mg,3 次 /d,饭后服,随年龄,症状适当调整剂量。

(3) 不良反应:偶有休克、肝肾功能异常,红细胞数、血红蛋白值异常,发疹、瘙痒等皮肤症状,失眠、头痛、身体僵硬、四肢麻木等精神神经症状,恶心、呕吐、食欲缺乏、胃部不适等消化系统症状,尿闭、尿失禁、残余尿感等泌尿系统症状,以及四肢无力、站立不稳、全身倦怠、肌紧张减退、出汗等全身症状。

(4) 注意事项:严重肝肾功能不全,休克患者禁用;孕妇、哺乳妇女及儿童慎用;用药期间应注意监测血常规及肝肾功能。用药期间不宜驾驶车辆等有危险性的机械操作。

4. 替扎尼定

(1) 作用与用途:替扎尼定(tizanidine)为中枢性 α_2 肾上腺素受体激动剂,可能是通过增强运动神经元的突触前抑制作用而降低强直性痉挛状态。作为中枢性骨骼肌松弛药,主要用于:①颈、肩及腰部疼痛等局部疼痛综合征造成的疼痛性肌痉挛的改善;②脑血管意外、手术后遗症(脊髓损伤、大脑损伤)脊髓小脑变性、多发性硬化症、肌萎缩等疾病性侧索硬化症等引起的中枢性肌强直。

(2) 用法用量:①疼痛性肌痉挛:口服,2mg/ 次,3 次 /d,并根据年龄、症状酌情增减;②脊髓小脑变性、多发性硬化症、肌萎缩等疾病引起的中枢性肌强直:初始剂量不超过 6mg/d(分三次服用),每隔半周或一周逐渐增加 2~4mg。通常 12~24mg/d(分 3~4 次服用)的用量可获得良好疗效,每日的总量不能超过 36mg。

(3) 不良反应:应用低剂量治疗疼痛性肌痉挛时,不良反应较少,通常轻微而短暂,包括嗜睡、疲乏、头昏、口干、恶心、胃肠道功能紊乱以及血压轻度降低;应用高剂量治疗中枢性肌强直时,上述不良反应较常见且明显。

(4) 注意事项:替扎尼定为 α_2 受体激动剂(与可乐定相似),可能引起低血压,偶尔可导致肝损害。该药有镇静作用,若同时服用其他中枢神经系统抑制作用的药物(如氯苯氨丁酸、苯二氮䓬类、乙醇等),其镇静作用将被加强。

(五) 脱水药

本类药物作用机制为消除软组织及神经组织的水肿,促进静脉及淋巴的回流,改善循环。在骨骼肌肉康复中主要用于肌肉软组织损伤后肿胀、外周和中枢神经组织受压后水肿等的治疗。临床康复中常用到的有甘露醇、甘油果糖、七叶皂苷钠、迈之灵、地奥司明等。在本类药物中甘露醇长时间应用时要特别注意电解质紊乱及肾损害发生。

1. 甘露醇

(1) 作用与用途:甘露醇(mannitol)通过提高血浆渗透压而使组织脱水,降低颅压,从肾小球滤过后,在近端小管中造成高渗透压而产生利尿作用。用于治疗脑水肿、青光眼、大面积烧烫伤引起的水肿,预防和治疗肾衰竭、腹水等。

(2) 用法用量:常用量为按体重 1~2g/kg,一般用 20% 溶液 250ml 静滴,并调整剂量使尿量维持在每小时 30~50ml。

(3) 不良反应:滴速过快,可有一过性头痛、眩晕、视力模糊、畏寒及注射部位轻度疼痛等,大剂量久用可有肾小管损害、血尿及肾衰竭,个别有过敏反应。

(4) 注意事项:明显心功能损害、高钾血症或低钠血症、低血容量、严重肝肾功能不全者慎用;肺充血、肺水肿、活动性颅内出血、充血性心衰、进行性肾衰竭、严重失水及孕妇禁用;防止外漏,以免组织坏死;不宜加入血液或含电解质溶液中使用。

2. 七叶皂苷钠

(1) 作用与用途:七叶皂苷钠(aescine)能促使机体提高 ACTH 和可的松血浆浓度,促进血管壁增加 PGF2α 的分泌,清除机体内自由基,从而起到抗炎、抗渗出,提高静脉张力,加快静脉血流,促进淋巴回流,改善血液循环和微循环,并有保护血管壁的作用。用于脑水肿及伴发的脑功能失调、各种原因引起的炎症与肿胀、静脉回流障碍性疾病和脊椎综合征。

(2) 用法用量:静脉注射或静脉滴注,成人按体重一日 0.1~0.4mg/kg,或 5~10mg 溶于

10% 葡萄糖注射液或 0.9% 氯化钠注射液 250ml 中供静脉滴注;也可 5~10mg 溶于 10~20ml 的 10% 葡萄糖注射液或 0.9% 氯化钠注射液中供静脉推注。重症患者可多次给药,但一日总量不得超过 20mg。疗程 7~10 天。

(3) 不良反应:偶见过敏反应、静脉炎,严重者出现静脉红肿,若发生应立即停药。可采用热敷及外用抗炎软膏治疗。

(4) 注意事项:用药前后要检查肾功能;注射时勿使药液漏至血管外,若已发生,可用普鲁卡因或透明质酸酶局封;禁用于肾损害、肾衰竭、肾功能不全者。

3. 迈之灵

(1) 作用与用途:迈之灵(aescuven forte)为马栗树籽中提取的纯植物性制剂,可降低血管通透性,增加静脉回流,减轻静脉淤血症状,增加血管弹性,增加血管张力,抗氧自由基作用。①各种原因所致的慢性静脉功能不全、静脉曲张、深静脉血栓形成及血栓性静脉炎后综合征。症状如:下肢肿胀、痉挛、瘙痒、灼热、麻木、疼痛、疲劳沉重感、皮肤色素沉着、郁血性皮炎、溃疡及精索静脉曲张引起的肿痛等。②各种原因所致的软组织肿胀、静脉性水肿。症状如:各类外伤、创伤、烧烫伤、各种手术后以及肿瘤等所致的肢体水肿和组织肿胀。③痔静脉曲张引起的内、外痔急性发作症状。症状如:肛门潮湿、瘙痒、便血、疼痛等。

(2) 用法用量:口服,成人 1~2 片 / 次,2 次 /d,20 天为 1 疗程。病情较重或治疗初期,2 片 / 次,2 次 /d。饭后服用。

(3) 不良反应:极个别情况下出现轻微胃肠道不适,此时并不需要停止治疗,建议与饭同食。

(4) 注意事项:药物应完整服下,勿嚼碎。无论饭中或饭后服用均应多饮水。

4. 草木犀流浸液片

(1) 作用与用途:草木犀流浸液片(melilotus extract tablet)的主要成分是香豆素酸(cumarin acid),作用有:①降低由于各种原因(创伤、骨折、劳损、组织缺氧、手术等)造成的血管壁通透性增高,增强毛细血管强度,抑制血清蛋白丧失,维持正常胶体渗透压,减少渗出,从而起到抗水肿的作用;②能增强血管强度和弹性,改善动脉、静脉血流量,促进血液循环及增加血液流量,从而预防和治疗静脉曲张、静脉炎等静脉功能不全;③扩张淋巴管,增加淋巴液流量,促进淋巴循环,从而减轻淋巴循环障碍引起的软组织浮肿;④预防和治疗血栓和栓塞的形成(如骨科、妇产科等外科手术后);⑤有效抑制炎症介质合成和释放,缓解炎症反应程度,有明显消炎镇痛作用;⑥通过赋活网状内皮系统和改善末梢循环的作用,增加新生肉芽细胞生成,促进创面修复;⑦通过抑制肾小管钠和氯的重吸收,起到利尿的作用。主要用于治疗:①因创伤、外科手术等引起的软组织损伤肿胀,如扭挫伤、骨折、慢性劳损、烧烫伤、整形手术、静脉曲张、静脉炎、淋巴回流障碍等原因所致软组织损伤肿胀;②各期内痔、混合痔、炎性外痔、血栓性外痔等引起的出血、脱出、疼痛、肿胀、瘙痒等,也可用于痔手术后肿胀、疼痛的治疗。

(2) 用法用量:①用于创伤、骨折、慢性劳损、烧烫伤、静脉曲张、静脉炎及淋巴回流障碍等疾患:饭前口服,2~4 片 / 次,3 次 /d;②用于手术:术前 1~3 天开始服用,4 片 / 次,3 次 /d,术后连服 7 天,如病情需要,可继续服用;③用于痔疮急性发作:4 片 / 次,3 次 /d,病情稳定后改为 2 片 / 次,3 次 /d。

(3) 不良反应:尚未发现明显不良反应。

（4）注意事项：有胃肠道疾患者改为饭后服用。

（六）激素类药物

本类药物主要是指临床上常用的肾上腺糖皮质激素药物。主要具有抗炎、抗过敏、抑制免疫和炎症反应的作用。在骨骼肌肉康复中主要用于颈腰椎间盘突出症、周围神卡压症引起的神经水肿和骨关节炎、痛风等引起的关节滑膜组织肿胀的治疗。长期大剂量应用易出现库欣氏综合征、糖代谢紊乱、胃溃疡、水钠潴留低血钾、骨质疏松、二重感染等副作用。应用时要有明确用药指征，恰当选用不同制剂，正确选择给药途径，适当剂量和疗程，积极预防不良反应。常用的药物按作用时间可分为：①短效：氢化可的松、可的松；②中效：泼尼松、泼尼松龙、甲泼尼龙、曲安西龙、曲安奈德等；③长效：地塞米松、倍他米松等。

1. 氢化可的松

（1）作用与用途：氢化可的松（hydrocortisone）具有抗炎、免疫抑制、抗毒及抗休克等作用。亦有一定程度的盐皮质激素活性，具有留水留钠及排钾作用。主用于肾上腺皮质功能不足和自体免疫性疾病。

（2）用法用量：口服，10~20mg/次，2~4次/d；静滴，100mg/次，以生理盐水或5%葡萄糖液稀释后用。

（3）不良反应：长期大量应用可致类库欣综合征表现。

（4）注意事项：消化性溃疡病、骨质疏松症、精神病、重症高血压患者禁用，充血性心力衰竭、糖尿病、急性感染病慎用；结核病、急性细菌性或病毒性感染患者应用时必须给予适当的抗感染治疗；长期服用后，停药时应逐渐减量。

2. 泼尼松

（1）作用与用途：泼尼松（prednisone）为中效糖皮质激素，具有影响糖代谢、抗炎、抗过敏、抗毒、抗恶性淋巴组织疾病的作用，但水、钠潴留作用及促使钾排泄作用较小。用于各种急性严重细菌感染、严重过敏性疾病、肾上腺皮质功能减退症、结缔组织病、严重的支气管哮喘、皮炎等过敏性疾病、急性白血病、恶性淋巴瘤等，亦用于各种自身免疫性疾病及防止器官移植时的排斥反应。

（2）用法用量：口服，一般5~10mg/次，10~60mg/d。①治疗急性白血病、恶性肿瘤：60~100mg/d。自身免疫病：40~60mg/d，病情稳定后逐渐减量；②器官移植：术前1~2天开始100mg/d，术后一周改为60mg/d，以后逐渐减量。

（3）不良反应：长期大量应用可致类库欣综合征表现。

（4）注意事项：高血压、糖尿病、胃与十二指肠溃疡、精神病、骨质疏松症、青光眼等患者慎用；结核病、急性细菌性或病毒性感染患者应给予适当的抗感染治疗；本品需经肝脏代谢活化为泼尼松龙或氢化可的松才有效，故肝功不良者不宜应用；不适用于原发性肾上腺皮质功能不全症；长期服用，停药时应逐渐减量。

3. 地塞米松

（1）作用与用途：地塞米松（dexamethasone）具有影响糖代谢、抗炎、抗过敏、抗毒、抗恶性淋巴组织疾病等作用。用于感染性和过敏性休克、肾上腺皮质功能减退症、结缔组织病、严重的支气管哮喘、皮炎等过敏性疾病、急性白血病、恶性淋巴瘤等。

（2）用法用量：口服，0.75~3mg/次，2~4次/d；肌注或静注，2~20mg/次。

（3）不良反应：水肿、高血压、肌无力等副作用较轻，大量服用，易引起糖尿及类库欣综合征。长期服用,较易引起精神症状及精神病。

(4) 注意事项:高血压、糖尿病、胃与十二指肠溃疡、精神病、骨质疏松症、青光眼、血栓性静脉炎等患者慎用。结核病、急性细菌性或病毒性感染患者应用时,必须给予适当的抗感染治疗。长期服药后,停药时应逐渐减量。

(七) 其他类药

除上述六类药物外,在骨科康复中,还有一些机制明确、疗效确切、且应用广泛的药物,包括常用于镇痛,特别是对神经病理性疼痛治疗有效的洛芬待因、牛痘疫苗致炎兔皮提取物、加巴喷丁、普瑞巴林、卡马西平等,用于骨关节炎治疗的双醋瑞因,氨基葡萄糖、玻璃酸钠注射液,用于抗焦虑抑郁的盐酸度洛西汀、草酸艾司西酞普兰,以及促进创面愈合的重组牛碱性成纤维细胞生长因子等,在此简单介绍,供临床选用。

1. 洛芬待因

(1) 作用与用途:洛芬待因(ibuprofen and codeine)主要用于多种原因引起的中等程度疼痛的镇痛,如:癌症疼痛、手术后疼痛、关节痛、神经痛、肌肉痛、偏头痛、头痛、痛经、牙痛等。

(2) 用法用量:本品普通片每片含布洛芬 0.2g、磷酸可待因 12.5mg;缓释片含布洛芬 0.2g、磷酸可待因 13mg。普通片口服,成人首次剂量 2 片,如需再服,每 4~6 小时 1~2 片,最大剂量每日 6 片;缓释片口服,整片吞服,成人每 12 小时一次,每次 2~4 片。

(3) 不良反应:可有胃肠道不适,偶有头晕、恶心、呕吐、便秘,皮肤瘙痒和皮疹。磷酸可待因:偶见幻想;呼吸微弱:心律异常等。

(4) 注意事项:不要超服规定剂量;如有必要较长期连续用药时,应遵医嘱。不明原因的疼痛应在医生诊断后遵医嘱服用。有胃炎、胃肠道溃疡者,不宜经常服用。心功能不全及高血压病患者慎用。

2. 牛痘疫苗致炎兔皮提取物

(1) 作用与用途:牛痘疫苗致炎兔皮提取物(extracts from rabbit skin inflamed by vaccinia virus)通过激活中枢神经系统下行抑制系统来实现镇痛作用,通过改变下丘脑神经元散发活动实现调节冷感、知觉异常的作用,通过调节中枢自主神经活动,改善自主神经失调症状,有抗 I 型变态反应的作用,对副交感神经兴奋导致的呼吸道分泌亢进有抑制作用,对鼻黏膜 M 受体密度上调也有抑制作用。对各种外来刺激所引起的情感性兴奋状态具有镇静作用。用于颈、肩、腕综合征;腰痛症患者的疼痛、冷感、麻木等症状的缓解;症状性神经痛。

(2) 用法用量:口服,通常成人每日 4 片,分早晚两次服用,根据年龄和症状可酌量增减;肌肉或静脉注射,每次 1 支,每日 1~2 次。疗程通常为 2 周,或遵医嘱。

(3) 不良反应:①过敏症状:因有时会出现发疹,偶尔可见荨麻疹、瘙痒等过敏反应,此种情况下要停止服用。②消化器官:有时会伴有胃部不适、恶心反胃、食欲缺乏、胃痛、等症状;③精神神经系统:有时会出现困倦、头昏、头痛等症状。

(4) 注意事项:对本品过敏的患者禁用;口服时直接吞服,请勿咀嚼;肌内注射时,注射部位有时可出现疼痛、硬结。

3. 加巴喷丁

(1) 作用与用途:加巴喷丁(gabapentin)的作用机制是调节电压门控钙通道 α2δ 亚基,减少谷氨酸、去甲肾上腺素和 P 物质释放。①疱疹感染后神经痛:用于成人疱疹后神经痛的治疗;②癫痫:用于成人和 12 岁以上儿童伴或不伴继发性全身发作的部分性发作的辅助治疗,也可用于 3~12 岁儿童部分性发作的辅助治疗。

(2) 用法用量:口服,分次给药(3 次 /d),给药方法从初始低剂量逐渐递增至有效剂量。①疱疹感染后神经痛:第一天一次性服用加巴喷丁 0.3g;第二天服用 0.6g,分两次服完;第三天服用 0.9g,分三次服完;随后,根据缓解疼痛的需要,可逐渐增加剂量至每天 1.8g,分三次服用;②癫痫:可与其他抗癫痫药物合用。

(3) 不良反应:主要为剂量依赖的嗜睡和头晕,肾功能不全患者应减量。

(4) 注意事项:为避免头晕及嗜睡,应遵循"晚上开始、小量使用、逐渐加量、缓慢减量"原则。

4. 普瑞巴林

(1) 作用与用途:普瑞巴林(pregabalin)是一种新型钙离子通道调节剂(非 γ- 氨基丁酸受体激动剂或拮抗剂。普瑞巴林与中枢神经系统中 α2-δ 位点(电压门控钙通道的一个辅助性亚基)有高度亲和力。在动物模型中的镇痛及抗惊厥作用,可能与普瑞巴林结合于 α2-δ 亚基有关。体外研究显示,普瑞巴林可能通过调节钙通道功能而减少一些神经递质的钙依赖性释放。临床主要用于治疗外周神经痛以及辅助性治疗局限性部分癫痫发作,也可以用于治疗疼痛和焦虑如带状疱疹后遗神经痛。

(2) 用法用量:推荐剂量为每次 75mg 或 150mg,2 次 /d;或者每次 50mg 或 100mg,3 次 /d。起始剂量可为 75mg/ 次,2 次 /d;或者 50mg/ 次,3 次 /d。可在一周内根据疗效及耐受性增加至 150mg/ 次,2 次 /d。

(3) 不良反应:不良反应呈剂量依赖性,可能引起血管性水肿、头晕、嗜睡、外周水肿、皮肤发红、水疱、荨麻疹等。且本品主要经肾脏排泄清除,肾功能减退的患者应调整剂量。

(4) 注意事项:与所有抗癫痫药物一样,普瑞巴林应逐渐减停,从而使癫痫患者发作频率增加的风险最小化。

5. 双醋瑞因

(1) 作用与用途:双醋瑞因(diacerein)是一种骨关节炎白介素 -1(Interleukin -1,IL-1)的重要抑制剂,双醋瑞因和其活性代谢物大黄通过抑制 IL-1 转换酶而减少 IL-1β 的产生和活性,具有诱导软骨生成、止痛、抗炎及退热作用,也可显著改善骨关节炎患者的关节功能,延缓病程,减轻疼痛,提高患者的生活质量,具有较好的安全性。主要用于治疗退行性关节疾病(骨关节炎及相关疾病)。服用 2~4 周后开始显效,4~6 周表现明显。若连续治疗 3 个月以后停药,疗效至少可持续 1 个月(后续效应)。

(2) 用法用量:每日 1~2 次,50mg/ 次,餐后服用。由于服药的前 2 周可能引起轻度腹泻,因此建议在治疗前 4 周每日 50mg,晚餐后口服。患者对药物适应后,剂量可增加至每日 2 次,餐后口服。疗程不应短于 3 个月。由于本品起效慢(治疗 2~4 周后显效)以及良好的胃肠道耐受性,可在给药的前 2~4 周,联合应用其他止痛药或非甾体类抗炎药。

(3) 不良反应:轻度腹泻最常见,发生率约 7%,一般在治疗的最初几天出现,多数情况下会随着治疗的继续而自动消失;上腹疼痛的发生率为 3~5%,恶心或呕吐则少于 1%。

(4) 注意事项:肾功能不全会影响双醋瑞因的药代动力学,肌酐清除率 <30ml/min 者应减小剂量;饭后服用,可以提高药物吸收率(大约 24%);严重营养不良会降低双醋瑞因的生物利用度。

6. 氨基葡萄糖

(1) 作用与用途:氨基葡萄糖(glucosamine)能刺激软骨细胞产生有正常多聚体结构的蛋白多糖,抑制损伤软骨的酶如胶原酶和磷脂酶 A 2,并防止损伤细胞的超氧化物自由基的产生,从而阻断骨性关节炎的病理过程,防止疾病进展,改善关节活动,缓解疼痛。用于全身所有关节的骨性关节炎(膝关节、髋关节、脊髓、肩、手、腕关节和踝关节等)。

(2) 用法用量 口服,0.5~0.75/ 次,2 次 /d,饭时服,持续 4~12 周,每年重复治疗 2~3 次。

(3) 不良反应:偶见轻微短暂的胃肠道反应,如恶心及便秘。

(4) 注意事项:对本品过敏患者禁用;孕妇应在严密监护下服用。

7. 玻璃酸钠注射液

(1) 作用与用途:玻璃酸钠(sodium hyaluronate)又名玻尿酸钠、透明质酸钠,为关节滑液的主要成分,是软骨基质的成分之一。在关节腔内起润滑作用,减少组织之间的摩擦,同时发挥弹性作用,缓冲应力对关节软骨的作用,发挥应有的生理功能。关节腔内注入高分子量、高浓度、高黏弹性的玻璃酸钠,能明显改善滑液组织的炎症反应,提高滑液中玻璃酸钠含量,增强关节液的黏稠性和润滑功能,保护关节软骨,促进关节软骨的愈合与再生,缓解疼痛,增加关节活动度。常用于膝骨关节炎、肩周炎等症。

(2) 用法用量:①膝骨关节炎:膝关节腔内注射,2ml/ 次,1 次 / 周,5 周为一疗程;②肩周炎:肩关节腔或肩峰下滑囊内注射,2ml/ 次,1 次 / 周,5 周为一疗程。

(3) 不良反应:个别患者注射部位可出现疼痛、皮疹、瘙痒等症状,一般 2~3 天内可自行消失,若症状持续不退,应停止用药,进行必要的处理。

8. 氟哌噻吨美利曲辛片

(1) 作用与用途:氟哌噻吨(flupentixol)是一种神经阻滞剂,小剂量具有抗焦虑和抗抑郁作用。美利曲辛(melitracen)是一种双相抗抑郁剂,低剂量应用时,具有兴奋特性。两种成分的合剂具有抗抑郁,抗焦虑和兴奋特性。用于轻、中度抑郁和焦虑。神经衰弱、心因性抑郁,抑郁性神经官能症,隐匿性抑郁,心身疾病伴焦虑和情感淡漠,更年期抑郁,嗜酒及药瘾者的焦躁不安及抑郁。

(2) 用法用量:①成人:2 片 /d,即早晨、中午各 1 片,严重者早晨剂量可加至 2 片,最大用量为 4 片 /d;②老年患者:早晨口服 1 片;③对失眠或严重不安者:建议减少服药量或在急性期加服轻度镇静剂。

(3) 不良反应:推荐剂量下不良反应极少,为一过性不安和失眠。常见:头晕、震颤、睡眠障碍、口干、便秘等。

(4) 注意事项:禁用于循环衰竭、任何原因引起的中枢神经系统抑制(如急性酒精、巴比妥类或鸦片类中毒)、昏迷状态、肾上腺嗜铬细胞瘤、恶病质、未经治疗的闭角性青光眼。不推荐用于心肌梗死的恢复早期、各种程度的心脏传导阻滞或心律失常及冠状动脉缺血患者。禁止与单胺氧化酶抑制剂同时使用。由于其兴奋特性,不推荐激动和过度活跃的患者服用。若患者已预先使用了具镇静作用的安定剂,应逐渐停用。患者长期服用氟哌噻吨时,需要定期检查心理和神经状态、血细胞计数和肝功能。

9. 盐酸度洛西汀肠溶胶囊

(1) 作用与用途:度洛西汀(duloxetine)是一种选择性的 5- 羟色胺与去甲肾上腺素再摄取抑制剂。度洛西汀抗抑郁与中枢镇痛作用的确切机制尚未明确,但认为与其增强中枢神经系统 5- 羟色胺能与去甲肾上腺素能功能有关。

（2）用法用量：①起始治疗：起始剂量为 40mg/ 日（20mg/ 次，2 次 / 日）至 60mg/ 日，1 次 /
日或 30mg/ 次，2 次 / 日；②维持治疗：一般认为抑郁症的急性发作需要数月或更长时间的药
物治疗，但尚没有充足的试验资料来确定患者应该连续服用度洛西汀治疗多长时间。对此
类患者，应对其接受维持治疗的必要性以及相应所需的剂量作定期评估。

（3）不良反应：常见头晕、恶心、头疼、肝功能异常等。

（4）注意事项：严重肾脏功能损害（估计肌酐清除率 <30ml/min）及任何肝功能不全的患
者避免服用。老年患者需慎重并个体化调整剂量。对于儿童及妊娠与哺乳期患者的疗效和
安全性尚不明确，停药建议尽可能的逐渐减药，而不是骤停药物。对本品过敏及未经治疗的
窄角型青光眼者禁用，禁止与单胺氧化酶抑制剂联用。

10. 草酸艾司西酞普兰

（1）作用与用途：艾司西酞普兰（escitalopram oxalate）增进中枢神经系统 5- 羟色胺（5-HT）
能的作用，抑制 5- 羟色胺的再摄取，而对去甲肾上腺素和多巴胺再摄取作用微弱，临床用于
抑郁症的治疗。

（2）用法用量：口服，可以与食物同服。①抑郁障碍：常用剂量 10mg/ 日，1 次 / 日，根据
患者的个体反应，最大剂量可以增至 20mg/ 日。通常 2~4 周就可获得抗抑郁疗效。症状缓
解后，应持续治疗至少 6 个月以巩固疗效；②伴有或不伴有广场恐怖症的惊恐障碍：起始剂
量 5mg/ 次，1 次 / 日，持续一周后增至 10mg/ 日。根据患者的个体反应，剂量还可以继续增加，
至最大剂量 20mg/ 日。治疗约 3 个月可取得最佳疗效。疗程一般持续数月。

（3）不良反应：不良反应多发生在开始治疗的第 1~2 周，持续治疗后不良反应的严重程
度和发生率都会降低。常见食欲降低、失眠、嗜睡、头晕、恶心、腹泻、便秘、多汗等症状。

（4）注意事项：老年患者（>65 岁）推荐以上述常规起始剂量的半量开始治疗，最大剂量也
应相应降低。不适用于儿童和 18 岁以下的青少年，妊娠及哺乳期妇女亦不宜应用。严重肾
功能降低的患者慎用。肝脏功能降低者建议起始剂量每日 5mg，持续治疗 2 周。根据患者的
个体反应，剂量可以增加至每日 10mg。禁忌与非选择性、不可逆性单胺氧化酶抑制剂合用。

11. 重组牛碱性成纤维细胞生长因子

（1）作用与用途：牛碱性成纤维细胞生长因子对来源于中胚层和外胚层的细胞（如上皮
细胞、真皮细胞、成纤维细胞、血管内皮细胞等）具有促进修复和再生作用。重组牛碱性成纤
维细胞生长因子（recombinant bovine basic fibroblast growth factor）能促进毛细血管再生，改善
局部血液循环，加速创面的愈合。

（2）用法用量：直接用于伤患处或在伤患处覆以适当大小的消毒纱布，充分均匀喷湿纱
布（以药液不溢出为准），适当包扎即可。1 次 / 日，或遵医嘱。

（3）不良反应：未见不良反应。

（4）注意事项：对本品过敏者禁用；老年、儿童、妊娠与哺乳期患者用药尚不明确。

（翟宏伟）

二、注射治疗

（一）概述

在病变局部、神经走行部位、骨骼结构（滑囊、关节和肌腱）、身体腔道、经络腧穴或病变

部位压痛点、皮下阳性反应物上,注射特定的药物以减轻疼痛、改善功能或协助诊断的方法称为注射治疗(injection therapy)。具有适应证广、操作简便、疗效快速、安全可靠、费用低廉等优点。

1. 适应证

(1) 神经系统疾病:包括带状疱疹后神经痛、偏头痛、枕神经痛、三叉神经痛、舌咽神经痛、面肌痉挛、痉挛性斜颈、中风偏瘫及其他并发症、截瘫、颅脑外伤恢复期、脑炎后恢复期等。

(2) 颈肩上肢疼痛:包括颈椎病、颈肩臂综合征、头颈肌筋膜挛缩综合征、肩周炎、肱骨外上髁炎(网球肘)、腕管综合征、桡骨茎突腱鞘炎、屈指肌腱腱鞘炎等。

(3) 胸背疼痛:包括肋间神经痛、肋软骨炎(肋胸骨痛)、胸膜痛、胸廓出口综合征等。

(4) 腰及下肢疼痛:包括腰椎间盘突出症、腰背肌筋膜炎、腰肌劳损、腰三横突综合征、梨状肌综合征、坐骨神经痛、臀上皮神经痛、髂腹股沟神经痛、闭孔神经痛、股神经痛、腓总神经压迫综合征、踝管综合征等。

(5) 慢性关节痛:包括风湿、类风湿、痛风性关节炎,损伤(外伤)性关节炎,骨质增生性关节炎等。

(6) 外科疾病:包括急性乳腺炎、单纯性下肢静脉曲张、慢性前列腺炎、睾丸鞘膜积液、痔疮、直肠脱垂、肛裂、腱鞘囊肿、腋臭、血管瘤、瘢痕疙瘩、胸腔积液、腹水等。

(7) 内脏痛:胆绞痛、肾绞痛等。

(8) 月经异常:痛经、更年期综合征、男女性功能障碍不孕、夜遗尿等。

(9) 皮肤科疾病:包括神经性皮炎、外阴瘙痒症、肛周瘙痒症、斑秃、慢性湿疹、带状疱疹痛、寻常疣等。

(10) 口腔五官科疾病:包括慢性鼻炎、慢性咽炎、鼻出血、口腔黏液囊肿、咽壁囊肿、舌下腺囊肿、耳廓假性囊肿等。

2. 禁忌证

(1) 患者拒绝接受治疗。

(2) 局部感染,皮肤情况有碍于备皮。

(3) 注射部位有肿瘤。

(4) 有局部麻药过敏史(针对神经阻滞治疗患者)。

(5) 临床存在严重的低血容量(阻滞可能产生明显的交感神经阻滞)。

(6) 重度凝血障碍。

(7) 颅内压增加(行脊髓、骶部和硬膜外注射时)。

(8) 严重的肺部疾病(不能行肋间阻滞,有产生气胸的危险)。

(9) 败血症。

(10) 骨折部位注药可延迟骨折愈合。

(11) 关节手术前封闭会增加感染风险。

(12) 小于 18 岁的关节病变,通常为全身性关节病的局部表现,一般不采用注射治疗。儿童关节炎的注射治疗不属于本书讨论的范畴。

3. 治疗原则

(1) 严格按照注射治疗的适应证和禁忌证选择病例。

（2）严格按照注射操作规程进行，掌握各种注射部位的解剖知识、注射药物的药理知识，重视各种操作的注意事项及可能出现的并发症和处理的原则。

（3）由于神经肌肉及骨科等疾病的疼痛和痉挛发病机制十分复杂，每个患者的病变部位不同，因此注射治疗要坚持个体化原则。

4. 注意事项

（1）治疗时应对患者说明治疗特点和注射后的正常反应。

（2）严格遵守无菌操作、防止感染。使用药物前应注意药物的有效期，不要使用过期药，并注意检查药液有无沉淀变质等情况，如已变质即应停止使用。

（3）注意药物的性能、药理作用、剂量、配伍禁忌、不良反应和过敏反应。凡能引起过敏反应的药物（如盐酸普鲁卡因等）必须先做皮试，皮试阳性者不可应用。

（4）年老体弱者，注射部位不宜过多，用药剂量可酌情减少，以免晕针。孕妇的下腹、腰骶部和三阴交、合谷等禁针穴位，一般不宜做穴位注射，以免引起流产。

（5）在治疗的过程中不断地给予评估和验证。当初次或开始的两次注射治疗效果欠佳时，应及时再次诊断和调整治疗方案。

（6）要备有必要的抢救器材和药物。

5. 常用药物

（1）局麻药：局麻药是一类以适当的浓度应用于局部神经末梢或神经干周围，在意识清醒的条件下可使局部痛觉等感觉暂时消失的药物，它对于肌肉和神经的传入或传出冲动具有可逆性短期阻滞作用；局麻药的作用机制是对细胞膜电压门控性钠通道的阻滞，可逆地阻断了轴索通道的离子流动，从而阻断周围神经的传导，在其药效消失后，神经的传导功能又恢复正常，因此其作用是可逆的、暂时的。尽管这种作用是可逆的、暂时的，但它可以打断疼痛环路，减少伤害性冲动向脊髓背角"闸门"的传入，阻断疼痛的恶性循环，从而产生长期缓解疼痛的效果。不同局麻药的效力、毒性、作用时间和应用剂量有所不同，神经阻滞常根据需要选择相应的药物。

1）利多卡因：又名赛罗卡因，是氨酰基酰胺类中效局麻药，也是目前应用最多的局麻药，具有起效快，弥散广、穿透力强、无明显扩张血管作用的特点，其毒性随药物浓度的增大而增加。3~5分钟起效，持续45~60分钟，用于局部注射治疗或神经阻滞疗法，可治疗各种急慢性疼痛。

2）普鲁卡因：又名奴佛卡因，毒性较小，是常用的局麻药之一，本药属于短效脂类局麻药，亲脂性低，对黏膜的穿透力弱，注射给药后1~3分钟起效，可维持30~45分钟，加用肾上腺素后维持时间可延长20%。

3）丁哌卡因：又名布比卡因或麻卡因，属酰胺类麻醉药，局麻作用较利多卡因强45倍，5~10分钟起效，作用时间可达5~6小时，常用于慢性疼痛的治疗，常用浓度为0.125%~0.15%，一般不超过0.25%。本药用于浸润麻醉、传导麻醉和硬膜外麻醉，与等效剂量利多卡因相比，可产生严重的心脏毒性作用。

4）罗哌卡因：起效时间约为10分钟，作用维持时间为4~5小时。感觉神经纤维的阻滞优于运动神经纤维，常用浓度为0.2%。适用于硬膜外麻醉、臂丛阻滞麻醉和局部浸润麻醉，它对子宫和胎盘的血流几乎没影响，故适用于产科麻醉。

（2）神经溶解药：最常用的神经溶解药是乙醇和酚（石炭酸）。这是一类蛋白凝固剂，无选择性地作用于运动神经和感觉神经。作用机制为毁损神经结构,使神经细胞脱水、变性、坏死,导致神经组织的传导功能中断,从而达到感觉和运动功能永久丧失的一类化学性药物。

1)乙醇:又称酒精或无水乙醇,用于破坏神经的乙醇浓度接近于100%。用于蛛网膜下腔及周围神经阻滞,一般无需稀释;但用于交感神经阻滞,其浓度为50%~100%。因为乙醇在脑脊液中是低比重的,用于神经鞘内时的体位非常重要。乙醇易溶于机体组织,注射后产生强烈的烧灼感,主要应用于局部痉挛及三叉神经痛、晚期癌症的治疗。

2)苯酚:苯酚的神经炎发生率明显低于乙醇,故有取代乙醇倾向。苯酚可用于神经鞘内、硬膜外、周围神经和肌肉内等注射。临床上以苯酚蒸馏水溶液(水合苯酚)或苯酚甘油溶液(比重高于脑脊液)最为常用。苯酚甘油制剂浓度可按需配置,常用浓度为10%~15%。苯酚注射周围神经也引起灼痛,但发生率低于乙醇。剂量大于100mg会引起严重的中毒反应。

(3)糖皮质激素:糖皮质激素的作用广泛而复杂,且随剂量不同而变化,临床应区分病情的轻重缓急,合理选择使用。一般来说,在患者炎性症状严重(无菌性炎症)时,适当使用激素可迅速消除症状,起到良好的治疗作用。对于关节腔内注射,反复多次的注射可能造成关节软骨面的破坏和周围骨质疏松,重症高血压、糖尿病和结核病灶禁用。糖皮质激素药物分类,可分为短效、中效与长效3类。短效药物如氢化可的松、可的松,作用时间多在8~12小时;中效药物如泼尼松、泼尼松龙、甲泼尼龙,作用时间多在12~36小时;长效药物如地塞米松、倍他米松,作用时间多在36~54小时。

1)氢化可的松:见本章第一节。

2)泼尼松:见本章第一节。

3)泼尼松龙:又名强的松龙,吸收代谢均缓慢,作用时间延长,局部应用全身不良反应少,局部刺激作用较强。

4)甲泼尼龙:属于合成的糖皮质激素,具有强力的抗炎、免疫抑制及抗过敏作用,且作用较强而持久。注射剂配制后应避光保存,其遇紫外线及荧光可分解。其优点是无需经肝代谢,故适用于合并肝功能异常患者。

5)曲安奈德:又称去炎舒松,是一种合成的肾上腺皮质激素,为混悬液,主要起抗炎和抗过敏作用,作用强而持久,适用于骨、关节腔注射,如类风湿关节炎、滑膜炎、肩周炎、肱骨外上髁炎、腰腿痛、颈肩痛,长期应用可能引起关节损害。局部刺激作用较大,可引起注射部位疼痛。因其可以引起软组织萎缩,很少用于软组织注射。

6)地塞米松:有显著的抗炎作用及控制皮肤过敏的作用,对水钠潴留和促进排钾作用较轻微,对垂体、肾上腺素的抑制作用较强。其他见本章第一节。

7)复方倍他米松(得宝松):由二丙酸倍他米松5mg(缓释剂)、倍他米松磷酸钠2mg(即释剂)组成的复方制剂。该药适用于治疗对皮质激素敏感的急性和慢性疾病,尤其是肌肉骨骼、软组织疾病,如类风湿关节炎、骨关节炎、滑膜炎、坐骨神经痛、腱鞘囊肿等。复方倍他米松的优点:①效果好,抗炎作用强、起效迅速、疗效持久;②患者依从性高;③不良反应小,每日药量小,对水盐代谢影响小,对下丘脑-垂体-肾上腺皮质轴影响小。

(4)玻璃酸钠:是滑膜和软骨细胞外基质的主要成分,存在于滑膜液中,由关节内膜细胞分泌。这些分子产生高黏弹性的溶液,可在低应力状态下(关节缓慢活动,如散步)作为黏性润滑剂。在高应力状态下(快速活动,如跑步)作为弹性震荡吸收剂。玻璃酸钠还是一种软骨营养介质,具有强吸水性,1克玻璃酸钠可溶于3升生理盐水形成饱和溶液。人工合成玻璃酸钠是从公鸡的鸡冠和脐带组织中分离出来。20世纪60年代,在眼科和关节手术中将其应用于临床。关节内注射玻璃酸钠的基本原理是代替骨性关节炎中玻璃酸钠的正常生理功能。尽管人工合成玻璃酸钠分子海兰(hylan)是通过分子链接的方式产生,但功能与内源性玻璃酸钠相同。

(5)神经营养药:主要用于中枢和周围神经的修复。该类药物有神经节苷脂、鼠神经生长因子,可于损伤部位或者鞘内注射。国内有使用维生素B_{12}局部注射治疗,认为其具有神经营养及镇痛作用,但缺乏循证医学证据。

(6)活血类药物:国内有些临床医师使用红花注射液或丹参穴位注射治疗糖尿病周围神经病变,当归Ⅱ号注射液穴位治疗冠心病室性期前收缩、当归注射液穴位注射治疗颈性眩晕的报道,其目的是为了改变病变局部的血液循环,促进新陈代谢以利于病变的治愈,但尚缺乏大规模循证医学证据。

(7)神经干细胞:主要用于修复受损的神经,起组织再生及神经营养作用。针对中枢神经和周围神经的损伤的不同,采用鞘内注射或局部使用。目前有脐血源、自体外周血源、自体骨髓源等干细胞。

(8)肉毒毒素:肉毒毒素是厌氧性革兰染色阳性杆菌产生的嗜神经蛋白,有7种血清亚型A~G型。其中A型作用最强。国内临床应用的有保妥适(进口)和衡力(国产),其主要作用机制是阻止神经肌肉接头处乙酰胆碱的释放,从而起到松弛肌肉的作用,广泛用于各种肌肉痉挛、肌张力障碍和疼痛的治疗。剂量10~500U,用量与肌肉大小有关,最大剂量6U/kg体重,单点最大剂量不超过50U,作用潜伏期2~6天。

(9)其他:其他如吗啡、氯胺酮、曲马多等镇痛药物混入局麻药中,连续(泵入)或单次硬膜外隙注入可治疗顽固性疼痛或晚期癌症疼痛。

6. 注射方式

(1)痛点注射:对于痛点相对固定的疼痛性疾病,如棘上韧带炎、棘突炎、第三腰椎横突综合征等局限性炎症性疾病,可采用痛点局部注射,临床骨科许多常见的慢性劳损性疼痛,均可采用此种方式治疗,可以达到迅速缓解症状的效果。

(2)神经阻滞:交感神经节阻滞,如星状神经节;脊神经阻滞,如枕神经阻滞、臂丛神经阻滞、坐骨神经阻滞等。用于治疗创伤和手术后的急性痛、癌性痛、带状疱疹及疱疹后神经痛等。

(3)穴位注射:在经络走行路线上的一些特定部位注射,采用该法要符合经络学和腧穴学的取穴理论,而且不适宜选穴过多,这是把局部用药和经络理论相结合的产物。适用于多种神经系统疾病,如中风、截瘫、单神经病变,也可用于慢性荨麻疹治疗等。

(4)腔内注射:通过腔道给药,如关节腔、蛛网膜下腔、小脑延髓池、侧脑室穿刺用药,如干细胞鞘内注射疗法。

(5)动脉穿刺注射:神经系统及心脏介入治疗。急发的脑梗死可以通过颈动脉穿刺给予溶栓药物治疗。

(6)椎间盘或椎管内注射:对于一些椎间盘源性疼痛或脊神经根性疼痛,可通过椎间盘内的药物注射或椎管内药物注射,解除局部炎性刺激,缓解椎间盘或椎管内压力,达到镇痛和治疗的目的。

（7）肿瘤或囊肿内注射：恶性骨肿瘤可在肿瘤瘤体内直接注射化疗药物，使肿瘤坏死达到一定的治疗作用，一般作为姑息治疗的方法之一，在某些瘤样病变如骨囊肿，在囊腔内注射大剂量的泼尼松龙，可控制肿瘤的继续发展，其机制可能与大剂量的激素破坏了骨囊肿内部的生理环境有关。对于一些软组织囊肿，可在抽取囊内积液后，注射泼尼松龙，使囊壁内组织增生、粘连，使囊肿消失。

（8）超声引导下注射治疗：传统上神经阻滞需要借助于局部解剖的体表标志、动脉搏动、针刺感觉异常及神经刺激器探查定位技术寻找神经。但是，超声技术使神经阻滞的方式发生根本性变革，医师已经能够通过超声成像技术直接观察神经及周围的结构，实时的超声引导下直接穿刺到目标神经周围，实施精确神经阻滞。除神经阻滞外，尚用于治疗腱鞘炎、子宫肌瘤、良性前列腺增生等疾病。具有准确定位、提高注射治疗疗效的优势。

7. 不良反应和并发症

（1）全身毒性反应：局麻药全身性不良反应包括中枢神经系统毒性反应和心血管系统毒性反应。首先表现为对兴奋性传导通路抑制的消失，早期症状包括头晕、头痛、目眩、耳鸣、口舌麻木、面神经抽搐和烦躁不安，随着剂量的增加，出现定向力障碍、嗜睡、肌肉抽搐、震颤。大量的局麻药注射之前要小心间断性抽吸。患者诉金属味、口周麻木、耳鸣提示可能注入血管内。若需要时患者可预先服用咪达唑仑或地西泮以提高抽搐的阈值。

（2）肾上腺素反应：肾上腺素反应与一些局麻药过量反应容易混淆。在注射完 1~2 分钟后肾上腺素全身吸收，患者产生心悸、烦躁不安的表现。对于敏感的患者（如高血压、甲状腺功能亢进、心律失常的患者），在进行手指、脚趾或阴茎阻滞时不用肾上腺素，因为它可能引起局部血管收缩。肾上腺素反应的治疗采用小剂量、作用快的巴比妥类以降低血压，使其在正常范围内，若血压持续升高，则需要用血管扩张剂。

（3）血管自主神经反应：注射过程中，由于生理和心理的因素，经常可能发生血管自主神经反应。这种反应可表现心动过缓、血压下降，常伴有意识丧失，但有时发生于未进行任何药物注射之前。将患者放在 Trendelenburg 位（垂头仰卧位）并去除疼痛刺激，可迅速缓解血管自主神经反应。如果这些措施不能缓解症状，要进行综合的支持治疗措施，如维持通气给氧、静脉输液、升压药如麻黄碱的应用。

（4）过敏反应：真正由于局麻药引起的过敏反应非常少见。过敏反应的治疗采用一般的支持疗法和应用抗组胺药物或肾上腺素，应当严密监测患者，保持气道通畅。

（5）意外的脊髓阻滞：任何靠近脊髓部位的注射都可能发生意外的脊髓阻滞（如蛛网膜下腔或硬膜外的阻滞）。这些注射包括肋间神经阻滞、交感神经阻滞和神经根注射等。

（6）感染：感染的并发症很少发生，皮肤和关节感染、硬膜外脓肿、细菌性脑脊膜炎和粘连性蛛网膜炎与局部注射有关。注射部位按标准的无菌状态做准备和全过程无菌操作的应用，可以将危险因素降到最低程度。

（7）气胸：在胸部进行注射治疗操作过程中，有注射针刺入患者肺部引起气胸的危险，大约有少于 1% 的人发生气胸。多数患者可通过吸氧、密切监测（如氧饱和度、生命体征）治疗，必要时可采用针抽吸空气。严重者需要进行胸廓造口插管或真空引流术。

（8）神经损伤：在注射治疗中，损伤、中毒和缺血是导致神经损伤的最常见原因。神经阻滞是局麻药在神经周围浸润的结果，不是直接进入神经组织。应该注意的是，局麻药或区域阻滞后的神经损伤也可能是其他原因造成的，如过粗的穿刺针或导管的误伤，患者体位摆放不当(如上肢过度外展导致臂丛神经损伤、髋关节过度外旋使股神经缺血)等。

(9) 其他并发症:交感神经阻滞可致低血压,常发生于低血容量的患者,或者进行脊髓或硬膜外阻滞累及身体的大部分;大剂量普鲁卡因的应用,可导致代谢产物羟甲苯胺的积累,该代谢产物能将血红蛋白转变为正铁血红蛋白,形成正铁血红蛋白血症,通过静脉注射亚甲蓝能治疗这种并发症。

注射治疗的局部不良反应,如注射后疼痛、皮下脂肪增多或皮肤脱色素、软组织钙化、肌腱断裂或肥厚、甾体类絮状沉积、关节化脓等,多数原因是由于一次注射剂量过大、容量过多或注射过于频繁所致。

(二) 操作规范

1. 选择合适的患者　患者是否适合注射治疗,要根据患者的病因、临床表现以及体格检查来综合判断。

(1) 详细病史采集、了解病因并进行全面体格检查,明确诊断是治疗过程中最基本的,从而判断患者是否适用注射治疗。

(2) 选择患者时应注意:①主要病因;②疼痛及感觉缺失的常见部位;③阳性体征:主动、被动及阻力测试的检查结果;④注射治疗的适应证和禁忌证。

2. 选择合适的器具、药物与药量

(1) 器具:有注射器和针头,两者必须选择一次性有效期内的。常用 1ml、2ml、5ml、10ml和 20ml 注射器,偶尔用 50ml 注射器。由于肌腱、韧带注射时阻力较大,需加压注射,可选用 1ml 注射器,若使用容量大注射器,可因阻力大,药液溅出至患者和医生身上。针头可选用一个孔径较大,有效期内的无菌针头抽药,例如 21G(8 号针头)。选用能达到病变深度的最细针头,即使是瘦弱的患者,作深部组织穿刺时(如髋关节或坐骨滑囊),也需要用 3.5 英寸(9cm)或更长针头。穿刺时针头过短需换长针重新穿刺,所以直接选用略长的针头。当用细长腰麻针穿刺时,可用外套管针帮助控制进针方向,针头穿刺到位后连接注射器。

(2) 药物:各种局麻药制剂均可应用,推荐使用盐酸利多卡因。为避免发生严重的过敏反应,在应用任何局部麻醉药之前,对患者可能出现药物过敏进行认真的询查,当怀疑患者对局麻药过敏时,禁用此类药物。必要时可用生理盐水稀释增加药物容量。当注射足够容量的药液充分浸润发炎的关节和滑囊内面时,似乎效果最好。药液的张力可分离某些结构,或牵拉松解粘连。患者体重较轻时应减量,而体重较大时应加量。通过生理盐水稀释增加药液容量。因为滑膜折叠面积较大,膝关节注射,一般推荐使用大容量以充分浸润炎性表面。肌腱和韧带应注射较少的局麻药和类固醇。小容量可避免组织牵拉引起疼痛及减少断裂的风险。肌腱注射推荐,小肌腱:10mg 类固醇和局麻药,总容量为 1ml;较大肌腱:20mg 类固醇和局麻药,总容量为 2ml。

3. 操作要点

(1) 无菌注射:注射治疗流程见图 4-2,全程采用无菌操作。

(2) 无痛注射:皮肤对疼痛非常敏感,特别是在身体的屈侧面,骨膜也同样敏感。肌肉、肌腱和韧带敏感度低,而软骨对疼痛极不敏感。注射时疼痛多因技术不当所致,如用针尖刺骨膜而不是轻触骨面。注射后疼痛可由损伤骨膜引起周围炎症所致,或因类固醇制剂本身引起。无痛注射的方法在于用手指拉紧注射部位皮肤后再行穿刺。针头应快速刺入拉紧的皮肤,然后援慢进针穿过皮下组织,并根据组织的质感判断触及的结构。不同组织的质感不同：①肌肉：松、软；②肌腱或韧带：质韧、略硬；③囊：有时阻力较小，感觉像穿透气球；④软骨：光滑，似奶糖；⑤骨：极硬，对疼痛极为敏感。

（3）操作注意事项

1）滑囊和关节囊内呈空腔，宜于一次性注入全部药液。注射无阻力表明针尖在空腔内。在慢性滑膜炎，尤其是肩部，可引起滑囊硬化，注射时有口袋感（开始注射无阻力，注射一定容量后阻力增大，类似于向海绵内注射），所以针头要反复浸润所有空腔。肌腱和韧带宜于浸润注射，缓慢进针轻触骨面后行局部多方向浸润注射，这样有助于分散药液，并且避免发生韧带撕裂。

2）将针头垂直刺入皮肤后使穿刺针与肌腱和腱鞘长轴平行，然后注射药液。推药时无阻力，若有阻力感提示针尖位于肌腱内。注射后通常可观察到腱鞘膨隆。

3）避免刺入大血管，一旦误入，立即拔出针头，并用力按压穿刺部位5分钟（静脉）或10分钟（动脉）。

4）关节腔穿刺时可有计划性或无计划性的回抽。计划性回抽常用于膝关节、鹰嘴囊、腘窝囊肿以及神经节。如果该部位如膝关节肿胀或者皮温高，提示关节腔内有积液且需要回抽，回抽时，偶尔会抽出意想不到的物质，因此，行大关节注射时通常选用较大的注射器和针头。缓慢回抽并观察抽出液的性状，如果怀疑化脓感染或恶性病变，应更换新的注射器并注入无菌容器中送培养，停止注射。如果回抽液体性状为浆液清亮、黏性均一，则可继续回抽，结合患者的临床表现，可注射皮质类固醇或皮质类固醇与局麻药合剂。回抽液体为血性时应进一步排除骨折，若不存在骨折，例如前交叉韧带破裂，此时应注射皮质类固醇，从而发挥消炎镇痛作用。

4. 注射后处理

（1）皮质类固醇的抗炎效应常出现于注射24~48小时之后，可持续3周到3月不等，视所用药物而定，治疗期间应告知患者局部制动。膝关节炎注射后卧床休息24小时有利于功能恢复，但腕关节制动不会提高疗效反而使病情恶化。肌腱和滑膜劳损需要适当休息，即在不加剧疼痛的情况下可继续进行日常活动和功能锻炼。

（2）让患者7~10天后复诊，若疼痛复发或加重则应随时复诊。

（3）症状缓解以后，需要维持治疗，特别是对于劳损患者。

定位

↓

局部消毒

↓

用力拉紧消毒部位两侧皮肤

↓

使针头保持平衡，与皮肤表面垂直

↓

近距离将针头快速刺入皮肤

↓

以一定角度朝病变方向进针，勿触及骨面

↓

回抽

↓

关节/滑囊用一次性注射法，肌腱/韧带用浸润法

↓

快速退针，以棉球或纱布压迫穿刺点

↓

嘱患者继续按压棉球

↓

用胶布固定按压棉球（对胶布过敏者例外）

↓

记录药名、剂量、批号等，告知患者注意事项

↓

对患者再次评估并记录结果

↓

注射后留观患者（通常30分钟）

图4-2 注射治疗流程图

（三）痛点注射

在肌肉中触及能够产生疼痛和牵涉痛的局限高敏区域,称为激痛点、扳机点或阿是穴,通常在过分紧张的肌群中发现。在痛点处注射药物,以达到减轻疼痛,称为痛点注射(pain point injection)。它能阻滞疼痛反射弧持续存在,以减轻疼痛为目的,注射前可以不明确诊断,因操作简单、易行、疗效佳,备受临床医生和患者青睐。

1. 适应证　诊断为肌筋膜痛或者纤维肌痛症且能触及激痛点者。

2. 禁忌证

（1）患者拒绝接受注射治疗。

（2）穿刺部位或附近皮肤有局部感染。

（3）痛点处或痛点邻近处有骨肿瘤。

（4）有正在治疗中的全身慢性感染,如结核病。

（5）患者的凝血功能异常。

（6）有消化道反复出血史,特别是近期有消化道出血者。

（7）有严重的高血压或糖尿病。

（8）患者对激素、局麻药过敏。

3. 注意事项

（1）细心寻找痛点,熟悉注射部位解剖结构,避免伤及血管、神经及脏器。

（2）严格无菌操作,抽药前务必核对药物有效期及浓度,注药前回抽,无血,才能注药。

（3）不要从皮肤厚而坚韧的部位进针,造成进针困难。

（4）操作结束后,应让患者休息,观察 10~15 分钟。

（5）尽可能使用小号针头注射,使穿刺造成的创伤降到最低,手部腱鞘和部分手指可使用 3.5 号(28G)、4.0 号(27G)针头。

（6）同一部位注射 2~3 次无效者,应查找原因。

（7）治疗室应备有急救设备和药物。

（8）痛点注射不宜多次反复进行,因此疼痛缓解后,要积极查找致病原因,并应同时辅以其他治疗,如物理因子治疗、功能训练以及药物治疗。术后口服镇痛药物,可以延长注射治疗的作用时间,减少药物作用消退后的局部疼痛再现。

4. 药物　基本药物有局麻药利多卡因、丁哌卡因,糖皮质激素(混悬剂),0.9% 氯化钠注射液。使用药物时需先将糖皮质激素混悬注射液抽入注射器内,然后抽入局麻药。

（1）局麻药:0.125%~0.25% 利多卡因,每次用量 50~100mg;0.125%~0.25% 丁哌卡因,每次用量 25~50mg。

（2）糖皮质激素

1）醋酸泼尼松龙(强的松龙):混悬剂,每 5ml 含 125mg。每次用量 25~50mg,每周 1 次,3~4 周为 1 个疗程。

2）曲安奈德(去炎舒松):混悬剂,每支 1ml 含 5mg、10mg 或 5ml 含 50mg。每次用量 2.5~40mg,每周 1 次,3~4 周为 1 个疗程。

3）复方倍他米松(得宝松):混悬剂,每支 1ml 含 7mg,其中含二丙酸倍他米松 5mg,为缓释剂,倍他米松磷酸钠 2mg,即释剂。每次用量 0.2~1ml,2~3 周 1 次。

5. 操作方法　首先确定重现疼痛的最痛点为注射点,进行皮肤消毒,注射点的皮肤和皮下组织通常不需麻醉。用 1.5~2 英寸(4~5cm)、20~25G 针刺入肌肉压痛点,通过进针出现反跳或重现疼痛确认针在激痛点内,回抽无血,然后将药物呈扇形注射,以增加局麻的范围,产生长时间的疼痛缓解,将针抽出稍加压迫减少出血。

6. 并发症 有局部感染、疼痛、出血、局麻药过量或注入血管内产生中枢神经系统毒性反应,注入神经内可引起神经损害。另注射时若出现严重头痛,应立即停止治疗。

7. 肩背部痛点注射

(1) 常见痛点:肩部喙突、肱骨大小结节、结节间沟、冈上/下窝、斜方肌顶点、肩胛提肌止点、三角肌、大小菱形肌、肩峰上下滑囊、三角肌下滑囊。

(2) 操作技术:患者骑跨坐位。双臂置于椅背上,头伏在双臂上,做痛点标志,常规消毒,用 5cm 长、25G(5 号)针头,垂直皮肤进入,达病变处,回抽无血、无气后,注入抗炎镇痛液 5~10ml。

(3) 适应证:颈肩背部肌筋膜综合征、颈肩综合征、棘间/棘上韧带损伤等局部疼痛。

8. 肘部痛点注射

(1) 常见痛点:肱骨内外上髁、肱桡滑囊、尺骨鹰嘴。

(2) 操作技术:患者坐位。上臂置于治疗床,屈肘 90°,使桡侧腕伸肌前移,前臂置中立位,肱骨外上髁显露清楚。标志痛点,常规消毒,用 5cm 长、25G(5 号)针头,进针达外上髁,抵及骨质,回抽无血,围绕骨突注入抗炎镇痛液 5~10ml。内上髁痛点,屈肘外展 90°,做旋后动作,能明显触及内上髁,注射方法同上。

(3) 适应证:肱骨内上髁炎、外上髁炎。

9. 腰骶臀部痛点注射

(1) 常见痛点:双脊肋角、棘突、棘间、横突、椎旁、髂后上棘、臀上肌、臀中肌、坐骨结节、骶尾骨角等。

(2) 操作技术:患者俯卧位。确认痛点后,常规消毒,用 8cm 长、22G(7 号)针头,垂直皮肤进入,达病变处,回抽无血后,注入抗炎镇痛液。

(3) 适应证:腰、骶、臀部肌筋膜疼痛综合征、棘突炎、棘上/棘间韧带损伤,腰骶韧带损伤和脊神经后支嵌压症等。

(4) 注意事项:横突痛点阻滞最好用带有深度标志的穿刺针,避免进针过深误入腹腔。

10. 膝部痛点注射

(1) 常见痛点:胫骨结节、胫骨内外髁、膝内/外侧关节间隙、髌骨上下极、腓骨小头等。

(2) 操作技术:患者取仰卧位(膝前)或俯卧位(膝后)。膝部痛点大多为韧带附着的骨突、表浅、固定而且局限,确认痛点后,常规消毒,用 5cm 长、25G(5 号)针头,垂直皮肤进入,抵及骨质,回抽,无血。注入抗炎镇痛液 5~10ml。

(3) 适应证:膝关节骨性关节炎、胫骨结节炎、胫骨内髁炎、髌前滑囊炎、膝关节侧副韧带损伤。

11. 指、腕、踝、足部痛点注射

(1) 常见痛点:掌指部位、掌腕部位、内/外踝、跟骨结节等。

(2) 操作技术:患者取仰卧位或俯卧位。确认痛点后,常规消毒,用 3cm 长、22G(7 号)针头,垂直皮肤进入,到达病变部位后,回抽无血,注入抗炎镇痛液 5~10ml,轻轻按摩,使药液扩散。

（3）适应证：腱鞘炎、踝部韧带损伤、跟腱炎、滑囊炎和跟痛症等。

（4）注意事项：指掌鞘内注射一定将药注入鞘内。

（四）神经阻滞

神经阻滞（nerve block）是指采用化学（包括局麻药、神经破坏药）或物理（加热、加压、冷却）的方法作用于神经节、根、丛、干和末梢的周围，使其传导功能被暂时或永久阻断的一种技术，可用于疼痛的诊断与治疗，具有操作简单、不良反应小、安全、疗效可靠的优点。

1. 神经阻滞种类

（1）脑神经阻滞：三叉神经阻滞、舌咽神经阻滞、面神经阻滞。

（2）脊神经阻滞：枕神经阻滞、颈丛神经阻滞、臂丛神经阻滞、肩胛上神经阻滞、肋间神经阻滞、椎旁神经阻滞（颈、胸、腰部）、腰大肌间沟阻滞、坐骨神经阻滞、股外侧皮神经阻滞、股神经阻滞、闭孔神经阻滞、腓神经阻滞。

（3）交感神经阻滞：星状神经节阻滞、腹腔神经节阻滞、腰部及胸部交感神经节阻滞。

（4）脊神经及交感神经同时阻滞：硬膜外阻滞（颈、胸、腰部）、骶管阻滞、蛛网膜下腔阻滞。

2. 适应证

（1）凡是药物疗法和手术疗法不能奏效的各种急慢性痛症都属于适应证，如创伤和手术后的急性痛、癌性痛、带状疱疹及疱疹后神经痛、神经科的各类头痛、三叉神经痛、舌咽神经痛、颈椎病、肩周炎、腰椎间盘突出症等。

（2）对一些非疼痛性疾病有效，如痉挛、麻痹、瘙痒等，也有报道星状神经节阻滞术对男性不育症有治疗作用。

（3）对诊治有帮助，可用神经阻滞来确定疼痛的解剖学部位及特殊的伤害感受传导通路；区分局部病变与所牵涉的体表疼痛；鉴别体表性疼痛与内脏性疼痛及末梢性与中枢性疼痛；能区别局部病变与放射性神经失调所致的肌肉痉挛性病变，如斜颈、梨状肌综合征。

3. 禁忌证

（1）全身感染性疾病。

（2）阻滞部位有局部皮肤感染或深部感染、炎症、畸形。

（3）局麻药过敏。

（4）糖尿病、溃疡病、严重高血压、心脏病等。

（5）有出血倾向者。

（6）低血容量者。

（7）诊断不清（除诊断性治疗）。

（8）不理解或不配合操作者。

（9）体质极度衰弱或有严重肝肾功能代偿不全者。

4. 并发症

（1）药物毒性反应：①局麻药：中毒（误入血管、药剂量过量）、高敏或特异质反应；②激素：短期反应包括神经兴奋、结晶形成，长期反应如库欣综合征表现等；③神经破坏药：可能出现感觉、运动障碍、皮肤损伤等。

（2）其他不良事件：气胸、局部血肿、血管损伤、神经损伤、感染、过敏、消化道刺激、胃溃疡、消化道出血等。

5. 脊神经阻滞

（1）枕部神经阻滞：主要用于治疗颈源性偏头痛或其他原因引起的头痛，如枕神经痛、外伤后头痛、急性颈部损伤；可在影像监视器引导下注射神经毁损药治疗颈1~2骨转移癌引起的偏头痛，亦可提供枕后部、枕上1/3的头皮麻醉。一般无严重并发症，因头皮血管丰富易出血，阻滞后应压迫数分钟。另注药前坚持回抽，避免将局麻药注入枕动脉内。

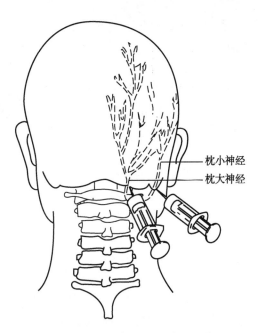

枕小神经
枕大神经

根据部位，分为枕大神经阻滞和枕小神经阻滞（图4-3）。

1）枕大神经阻滞：患者骑坐在治疗椅上，双臂重叠放在椅背横杠上，屈颈，额部枕于前臂上。长发者用治疗巾从后面向前包住枕后头发，对体质较弱或神经质患者，为了预防脑缺血可采取俯卧位，穿刺点为枕骨外粗隆与乳突连线的中点（相当于风池穴处），局部消毒后，用3cm长7号短针在穿刺点（触及枕动脉，枕大神经在其内侧）垂直进针直达骨面，回抽无血注入1%利多卡因5~6ml。

图4-3 枕大神经、枕小神经阻滞

2）枕小神经阻滞：体位同上，进针点位于枕大神经刺入点外侧2.5cm处的上项线上，常有压痛，垂直刺至骨处回抽无血后注入1%利多卡因5~6ml。

注射成功标志：按规范的操作程序进针，当抵达枕大神经或枕小神经部位时，患者枕部头皮出现异样感觉，如麻木或疼痛，但部分患者无异样感觉，需回抽无血，才注入局麻药。注入局麻药后，患者头痛症状减轻，说明注射成功。

（2）臂丛神经阻滞：适用于上肢手术麻醉，术后镇痛、创伤镇痛和外伤换药，带状疱疹及疱疹后神经痛治疗；可能出现的并发症有误入血管后局麻药毒性反应。肌间沟入路和锁骨上入路还可发生膈神经麻痹、喉返神经麻痹和霍纳综合征。如穿刺不当，锁骨上入路可发生气胸，肌间沟入路可引起高位硬膜外阻滞，或药液误注入蛛网膜下腔而引起全脊髓麻醉。

根据穿刺方式，分为肌间沟入路、锁骨上入路、腋下入路。

1）肌间沟入路：患者去枕平卧，头偏向对侧，患侧肩下垫薄枕，上肢紧贴身旁。在锁骨上方胸锁乳突肌后缘触及前、中斜角肌与肩胛舌骨肌共同形成的一个三角形间隙，三角形底边处可触及锁骨下动脉搏动，穿刺点即相当于环状软骨边缘颈6水平（图4-4）。常规消毒皮肤、铺无菌巾。

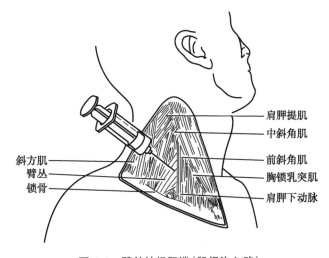

肩胛提肌
中斜角肌
前斜角肌
胸锁乳突肌
肩胛下动脉

斜方肌
臂丛
锁骨

图4-4 臂丛神经阻滞（肌间沟入路）

左手示指固定皮肤,右手持 22G(7 号)或 21G(8 号)、3~4cm 长的短针头,垂直皮肤刺入此沟,略向下向后方(约颈 5 横突)推进,穿过浅筋膜后有落空感。若同时患者有异感,则为较可靠的标志,若无异感,亦可缓慢进针,直达颈 6 横突,稍稍退针,接局麻药液注射器,回抽无血、无脑脊液、无气体,即可注入局麻药 15~25ml(成人)。不宜同时进行两侧阻滞。

2) 锁骨上入路:患者体位同肌间沟入路,麻醉者站在患者头侧,确定锁骨中点后,可在锁骨上窝深处摸到锁骨下动脉的搏动,臂丛神经即在其外侧。在锁骨中点上 1cm 处进针,并向后、内、下方向推进,当患者诉有放射到手指、腕或前臂的异感时即停止前进,回抽如无血或空气,即可注入药液。如未遇到异感,针尖进入 1~2cm 深度时将触及第 1 肋骨,可沿第 1 肋骨自纵轴向前后探索,引出异感后注药,或沿肋骨作扇形封闭,即可阻滞臂丛神经。

3) 腋下入路:患者平卧去枕,患肢外展 90°,屈肘 90°,手背贴床且靠近头部行军礼状,完全显露腋窝,在腋窝处摸到腋动脉搏动,取动脉搏动最高点为穿刺点(图 4-5)。常规消毒,铺无菌巾,左手固定腋动脉,右手持 22G(7 号)或 21G(8 号)、3~4cm 长的短针头,垂直皮肤刺入,斜向腋窝方向,针与动脉夹角为 20°,缓慢进针,直到筋膜有落空感,针头随动脉搏动摆动或出现异感,左手固定针头,右手持预先准备好局麻药液的注射器连接穿刺针,回抽无血,注入局麻药 20ml。注射完毕腋部可出现一梭状包块,证明局麻药注入腋鞘内,按摩局部,帮助药物扩散。

注射成功标志:按规范的操作程序进针,当抵达臂丛神经部位时,患者准确诉说异感,有时强烈异感会给患者留下痛苦的回忆。

(3) 腋神经阻滞:适用于肩关节后下部,腋后部、上臂外侧或三角肌处疼痛的治疗。上肢外展功能受限伴有疼痛者,配合肩胛上神经阻滞用于肩周炎第三期,即冻结期的治疗及手法松解术之麻醉止痛。并发症为若注射药物误入旋肱后动脉内,可引起局麻药毒性反应。如损伤腋神经可导致上臂不能外展,三角肌和小圆肌萎缩。

1) 操作方法:患者取坐位,双臂自然垂放。术者位于患者后侧,确定肩峰与大圆肌和肱三头肌长头交点连线的中下 1/3 或肩峰背侧下 4~5cm 的凹陷处(图 4-6)。常规消毒,用 22G(7 号)、3cm 长的短针头朝喙突方向刺入 2~2.5cm,出现或无向腋部放射异感后,此时注气无阻力,回抽无血、无气,即可注射局麻药 5~8ml。

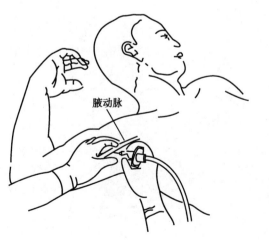

图 4-5　臂丛神经阻滞(腋下入路)

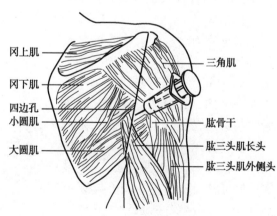

图 4-6　腋神经阻滞

2）注射成功标志：按规范的操作程序进针，当抵达腋神经部位时，有出现向腋部放射异常感觉时，注射局麻药药物后，症状改善。

（4）正中神经阻滞：适用于正中神经支配区的小手术及疼痛性疾病的诊断及治疗，如腕管综合征及神经嵌压症可用局麻药加皮质激素治疗；并发症为误将局麻药注入血管引起不良反应及针刺造成局部出血、血肿及神经损伤或感染。

根据部位，分为肘部、腕部正中神经阻滞。

1）肘部正中神经阻滞：患者仰卧位，肘关节伸展，前臂取外旋位。于肱骨内、外上髁之间画一横线，在该线上肱二头肌内侧腱缘与内上髁连线中点为穿刺点，或在此线上触到肱动脉搏动的稍内侧为进针点（图 4-7）。常规消毒，使用 22G（7 号）、3cm 长的短针头，垂直刺入3cm，如患者出现手部异感，回抽无血，注入局麻药 5~8ml。

2）腕部正中神经阻滞：患者握拳，腕关节微屈即可看到掌长肌腱和桡侧腕屈肌腱，经桡骨茎突，横过腕关节画一横线，在该线上两肌腱间的中点为进针点（图 4-8）。常规消毒，使用 22G（7 号）、3cm 长的短针头，垂直刺入约 1cm，出现异感后，回抽无血，注入局麻药 5~8ml。如无异感，可反复进行扇形穿刺易出现。另一穿刺法为在腕关节画一横线，于上述两肌腱间进针，垂直进针约 1cm，出现异感注射局麻药 5~8ml。

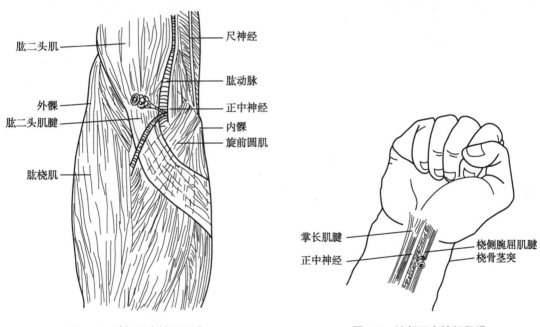

图 4-7　肘部正中神经阻滞　　　　　　　　图 4-8　腕部正中神经阻滞

注射成功标志：按规范的操作程序进针，当抵达正中神经部位时，患者可出现向手指尖的放射痛或其他异感，如麻木。注入局麻药后，疼痛症状改善。

（5）尺神经阻滞：适用于尺神经支配区的各种疼痛，常与星状神经节、颈部硬膜外阻滞并用。尺神经出现的神经嵌压症有腕管综合征、尺管综合征，可行尺神经阻滞。另外可用于手术时麻醉，尺神经阻滞加桡正中神经阻滞可施行手部小手术，亦可用于臂丛阻滞无效时。并发症为神经损伤及血肿、误将局麻药注入血管而引起不良反应。

根据部位，分为肱部、肘部、腕部尺神经阻滞。

1) 肱部尺神经阻滞:患者仰卧或坐位。患臂伸直,置于手术台或托板上,上臂内侧、腋肘的中点为进针点(图4-9),此点尺神经与正中神经相邻易同时被阻滞,在肱二头肌与肱三头肌之间(肱二头肌内侧沟中点)可触到肱动脉。常规消毒,使用22G(7号)、3cm长的短针头,在此处进针指向肱动脉后方,得到向小指的放射性异感后,回抽无血,注入局麻药5ml。

2) 肘部尺神经阻滞:患者仰卧或坐位。前臂屈曲90°,在肱骨内上髁及尺骨鹰嘴间沟内,手指可摸到尺神经,在此处做皮丘,并以另一手拇指与示指固定尺神经(图4-10)。常规消毒,使用22G(7号)、3cm长的短针头,与尺神经平行进针或由稍内侧进针出现放射性异感后,回抽无血,注入局麻药5ml。

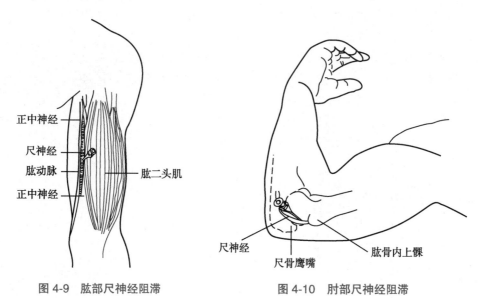

图 4-9　肱部尺神经阻滞　　　　　图 4-10　肘部尺神经阻滞

3) 腕部尺神经阻滞:患者仰卧或坐位。在桡骨与尺骨茎突的连线上,相当于第2腕横纹线,尺侧屈腕肌肌腱与尺动脉间为进针点(图4-11)。令患者腕关节稍屈曲,握拳,即可显露尺侧屈腕肌腱。在其桡侧可触到尺动脉。常规消毒,使用22G(7号)、3cm长的短针头,垂直刺入,获放射性异感后,回抽无血,注入局麻药5ml。为了阻滞背侧支,由进针点至腕关节背面中央部行环形皮下阻滞。

注射成功标志:按规范的操作程序进针,当抵达尺神经部位时,患者可出现向手指尖的放射性异感,如麻木、疼痛。

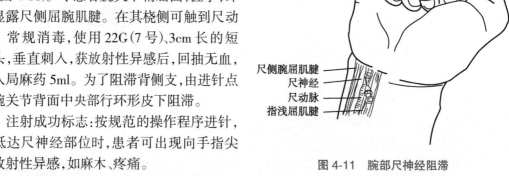

图 4-11　腕部尺神经阻滞

(6) 桡神经阻滞:适用于桡神经支配区疼痛;颈椎骨质增生多发生于颈5~7脊神经,可用桡神经和正中神经阻滞,减轻疼痛;桡神经的神经嵌压症;手术麻醉;桡神经浅支的灼热神经痛;肱骨外上髁炎的治疗。并发症有血肿形成及神经损伤引起的神经炎、误将局麻药注入血管引起不良反应。

根据部位,分为肱部、肘部、腕部桡神经阻滞。

1) 肱部桡神经阻滞:患者取仰卧位或侧卧位,肘关节伸直,确认肱骨外上髁后,于其上方 7~8cm,肱三头肌内、外侧头之间手指深压时出现拇指放射性异感,常规消毒,使用 22G(7号)、3cm 长的短针头,垂直刺入皮肤至骨面出现放射性异感后,回抽无血,注入 1% 利多卡因 5~8ml。

2) 肘部桡神经阻滞:患者仰卧或坐位。手臂伸直,掌心向上,在肱骨内外髁间连一横线,在此线中点可触及肱二头肌肌腱,此腱外侧缘 1cm 处为穿刺点(图 4-12)。常规消毒,使用 22G(7号)、3cm 长的短针头,垂直进针指向肱骨前面,约 2cm 深时可获放射性异感(如无异感,必要时做扇形穿刺直至出现异感),回抽无血,注入局麻药 5~8ml。

3) 腕部桡神经阻滞:桡神经在腕部分为多支,确定桡骨茎突前端做皮下浸润,并向掌面及背面分别注药浸润,在腕部形成半环状。在腕关节上 6~8cm,将局麻药注入肱桡肌下面,再从桡侧腕屈肌肌腱开始绕过腕关节的桡侧,直至背侧中点(图 4-13)。

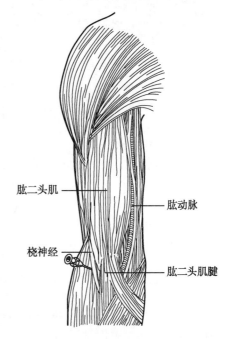

图 4-12　肘部桡神经阻滞

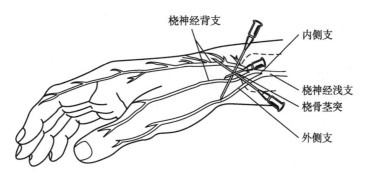

图 4-13　腕部桡神经阻滞

注射成功标志:按规范的操作程序进针,当抵达桡神经部位时,患者可出现桡神经支配区域的放射性异感,如:麻木、疼痛。

(7) 指神经阻滞:适用于手指手术及指神经嵌压症的治疗。并发症有血肿形成及神经损伤,用细针及避免反复刺入,可减少并发症。

根据部位,分为指根部、掌骨部指神经阻滞。

1) 指根部指神经阻滞:手指平伸,进针点在掌指关节末梢侧 1cm 的指背外侧(图 4-14)。常规消毒,使用 22G(7号)、3cm 长的短针头,与皮肤呈 45° 刺入皮下 0.3cm 后,回抽无血,注入局麻药 1ml,阻滞背侧神经,再将针沿指骨根部侧面至掌侧,在离开指骨时注入 1ml,阻滞掌侧神经,对侧用相同方法注入 2ml,每支指注射局麻药不要超过 5ml。

2) 掌骨部指神经阻滞:手指平伸,刺入点位于掌指关节中心侧 1cm。常规消毒,使用 22G(7号)、3cm 长的短针头,与皮肤垂直刺入皮下,注射局麻药 1ml,然后针刺至掌侧皮下,

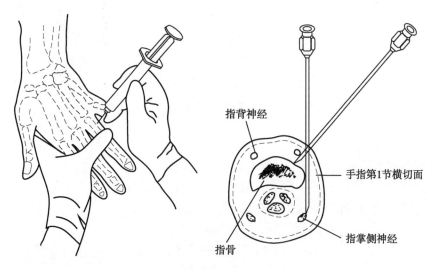

图 4-14 指根部指神经阻滞

边注药边拔针再注入 3ml。对神经嵌压症的治疗以压痛点为中心注入局麻药及皮质激素。

注射成功标志：按规范的操作程序进针，当抵达指神经部位时，患者可出现手指尖的放射性异感，如：麻木、疼痛。

（8）坐骨神经阻滞：适用于梨状肌综合征、坐骨神经痛、下肢手术的麻醉、末梢血运障碍引起的疼痛。并发症见于神经损伤、出血、误入血内的局麻药毒性反应。

根据穿刺方式，分为后方入路、前方入路。

1）后方入路：疼痛治疗采取后方入路（图 4-15）。①髂后上棘 - 大转子连线法：采取患侧在上的侧卧位，患侧髋、膝关节略屈曲。髂后上棘与大转子上缘连线中点的垂直下方 3cm 为进针点，用 22G（7 号）、8~10cm 长的阻滞针，垂直刺入 5~8cm 处出现向小腿放射痛，回抽无血后注入局麻药 10~20ml。②骶尾关节 - 大转子连线法：取俯卧位，下腹部垫枕，在骶尾关节和大转子上缘连线中点，垂直刺入至出现放射痛。③坐骨结节 - 大转子连线法：取患侧在上的侧卧位，膝关节屈曲，患侧髋关节 90° 以上屈曲时，坐骨神经距皮肤最近，可触到坐骨结节。在坐骨结节和大转子连线中点垂直进针至出现放射痛。④梨状肌阻滞：取俯卧位，两腿伸直，髂后上棘与大转子连线，在其外 1/3 点垂直下方 1cm 处进针抵达髂骨，再拔出 1~2cm 即在梨状肌内，注入药量 10~20ml。

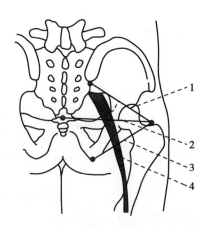

图 4-15 坐骨神经阻滞（后方入路）
1. 髂后上棘 - 大转子连线；2. 骶尾关节 - 大转子连线；3. 坐骨结节 - 大转子连线；4. 坐骨神经

2）前方入路：手术麻醉因不用改体位可用前方入路。取仰卧位，两下肢伸直，其优点是可同时并用分布于大腿部的其他神经阻滞。髂前上棘与耻骨结节连一直线，取此线的中内 1/3 分界点，向下作一垂线，再从大转子与第一条线作平行线，第一条垂直线与此平行线的交点即为进针点（图 4-16）。使用 22G（7 号）、10cm 长的阻滞针，从皮肤垂直方向刺入至股骨，再将针退回至皮下，改变方向略向大腿内侧刺入使针尖滑过股骨干内侧面，进针达到距皮肤

5cm 处,得到放射痛后注入局麻药 20ml。

注射成功标志:按规范的操作程序进针,当抵达坐骨神经部位后,出现向同侧下肢放射性异感,如疼痛或麻木。

6. 交感神经阻滞　上、中颈交感神经节,星状神经节参与头颈和上肢的交感神经支配;腰交感神经链位于腰椎的前侧方,参与下肢交感神经的组成。当这些交感神经出现功能失调而产生相应症状时,需要进行交感神经阻滞。

(1) 星状神经节阻滞:适用于诊断和治疗交感神经源性疼痛、灼性神经痛、反射性交感神经萎缩、急性带状疱疹,以及幻肢痛的面部、头、颈和上肢痛。并发症为穿刺过深误将局麻药注入椎动脉内,导致患者出现中枢性神经抽搐;如意外注入蛛网膜下腔,可以引起呼吸、心搏停止。注射药物过浅进入气管 - 食管沟,阻滞了喉返神经,可导致声音嘶哑,吞咽呛咳;穿刺部位过高或局麻药量过大,可以阻滞膈神经、部分臂丛神经,膈神经阻滞后出现腹式呼吸减弱或因膈神经受刺激出现呃逆。

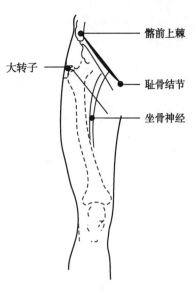

图 4-16　坐骨神经阻滞(前方入路)

1) 操作方法:患者取仰卧位,双肩垫枕,使头尽量后仰,以充分暴露颈部。进针点为环状软骨水平,中线旁开约 1.5cm、胸锁关节上平均 3cm 处(图 4-17)。用左手示指或中指尖与胸锁乳突肌内缘先触及颈 6 横突的前结节,这是颈部最明显的标志。在距离中线相同距离向足侧 1.5~2cm,约在锁骨上两指宽处为颈 7 横突结节。严格消毒,在颈 7 横突结节处用手将胸锁乳突肌、颈总动脉、颈内静脉推向外侧,使之与气管、食管分离,然后于动脉搏动的内侧,另一手用 3cm 长 7 号短针垂直刺入抵及颈 7 横突骨膜,退针 2mm,轻轻回抽无血时,注入 1ml 试验剂量局麻药,仔细观察患者的反应。如果没有神志变化,并且出现同侧霍纳征,则继续注射,共 5~10ml。在注药时应不间断地回抽和观察患者的神志情况。

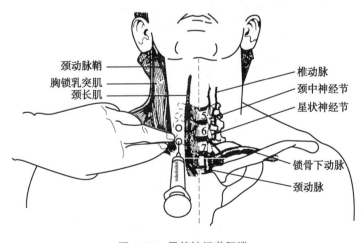

图 4-17　星状神经节阻滞

2) 注射成功标志:注射局麻药 3 分钟内出现注射侧霍纳征,表现为面部皮肤温度上升,眼睑下垂,瞳孔缩小,疼痛减轻,注射侧鼻腔黏膜充血。

（2）其他神经节阻滞：其他有腰交感神经节阻滞、腹腔神经丛阻滞及内脏神经阻滞，这些交感神经节位置较深，注射治疗要求较高，临床应用相对受限。

7. 椎管内神经阻滞

（1）硬膜外腔神经阻滞：适用于带状疱疹、癌性疼痛、术后痛、外伤性疼痛、反射性交感性神经萎缩症、肩周炎、腰椎间盘突出症、坐骨神经痛、尾骨痛，以及痔、下背和骨盆区疼痛等。并发症有术后头痛、穿刺不当损伤脊神经根，最严重但少见的并发症是全脊髓麻醉和神经损伤（截瘫），操作应在手术室进行，室内必须备有麻醉机或呼吸机。

根据部位，分为脊椎硬膜外神经阻滞、骶管阻滞。

1）脊椎硬膜外神经阻滞：分颈部硬膜外神经阻滞、胸部硬膜外神经阻滞、腰部硬膜外神经阻滞。①颈部硬膜外神经阻滞：分单次注药法与多次注药法。单次注药法是患者侧卧位，头前屈，穿刺点为棘中线颈 6~7 或颈 7~胸 1 椎间隙，常规消毒，局部浸润麻醉，用 18~20G 硬膜外针在穿刺点处垂直棘突进针，穿刺针缓慢刺过棘上韧带，再刺入棘间韧带（图 4-18）。拔出针芯，针内注满无菌盐水，于针尾形成悬滴水珠，然后双手持针柄缓慢进针，当穿刺针刺过黄韧带时，悬滴在针尾的水珠被吸入针内，可确认针尖已达硬膜外腔，此为悬滴穿刺法。回抽，无血和脑脊液后，注入局麻药物。多次注药法的患者体位同上，用 17G 薄壁硬膜外穿刺针，用上述悬滴法穿刺，至硬膜外腔确认无误后，将针斜面朝向头侧，然后置管超过针尖 2~3cm，并固定之。患者仰卧后，反复回抽无血、脑脊液，注入含 1：20 万肾上腺素的 1% 利

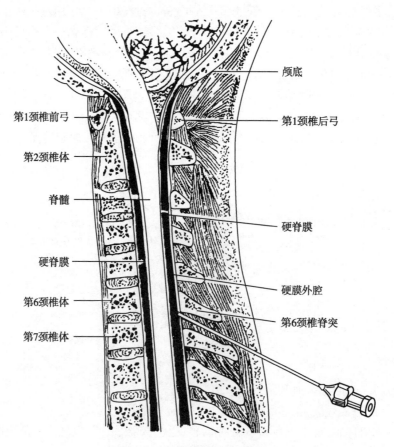

图 4-18   颈部硬膜外神经阻滞

多卡因2~3ml的试验量,5分钟后确认无血管内及腰麻征反应,再注入所需局麻药物;②胸部硬膜外神经阻滞:分直入法与侧入法。直入法患者取侧卧位,头下垫枕,胸部尽量向后弓出。确定棘突下缘棘突间中点的穿刺间隙后,常规消毒皮肤,用18~20G硬膜外穿刺针,以35°~60°在正中线进针,进针3~4cm后,针尖进入棘间韧带中层时拔掉穿刺针针芯,连接充有3~4ml空气的5ml注射器,术者左手持注射器,右手用阻力消失法继续进针,穿过棘间韧带深层及黄韧带时,右手注射感觉阻力增加,当进针刺穿黄韧带时,右手忽然感觉阻力消失,立即停止进针,应用上述悬滴法继续穿刺至硬膜外腔,确认无误后,注入所需要药物;如需连续注药,则可置管,具体方法同上。直入法比侧入法操作困难,因为胸椎椎间隙较窄,穿刺角度为锐角,但胸9以下操作较上胸段容易,基本与腰部硬膜外神经阻滞相同。侧入法的体位同上,确定穿刺部位,可从颈7向下数,或从腰3~4向上数的办法。常规消毒皮肤,于棘突间隙旁开2~2.5cm处局麻皮丘,用10cm长,18~22号硬膜外穿刺针垂直皮肤刺入,针尖触及后侧椎板,然后调整进针方向朝向头侧,稍偏向内侧,避开椎板,针尖抵达黄韧带表面时,使用上述的阻力消失法及悬滴法穿刺,进入硬膜外腔,确认无误后注药;③腰部硬膜外神经阻滞:体位为侧卧位,屈背弓腰,进针点为腰3~4间隙。常规消毒,局麻,直入法为用18~20G硬膜外穿刺针垂直进针。侧入法是在离棘突中线约1cm处进针,针体与背部皮肤垂直,向前直抵椎板,稍退针使针体与正中线倾斜成30°左右角度(图4-19)。无论直入法或侧入法,针尖抵黄韧带时均有一种坚实感,阻力增加,突破黄韧带后便有落空感,表明针尖已达硬膜外腔。通过各种方法确认无误后,注入局麻药。如需连续注药患者,可置管。

2)骶管阻滞:为经骶裂孔而达骶部硬膜外腔的穿刺法(图4-20)。第5骶椎没有棘突,且左右椎板未在中线合拢,其间的裂孔即为骶裂孔,两旁各有一豆大的骶角,用手指由尾骨尖沿背正中线向上约3cm,摸到的凹陷即是。穿刺采用俯卧位或侧卧位,俯卧位时,腹部垫一小枕,两腿略分开,脚尖内倾,脚后跟外旋,以放松臀部肌肉,侧卧位时,腰背向后弓屈,两膝向腹部靠拢,在骶裂孔中心,以20~22G针穿刺,经皮肤、皮下及穿过骶尾韧带,有一明显突破感,此时将针干与皮肤呈30°方向进针,即可进入骶管腔内,回抽无血和脑脊液,即可注药。

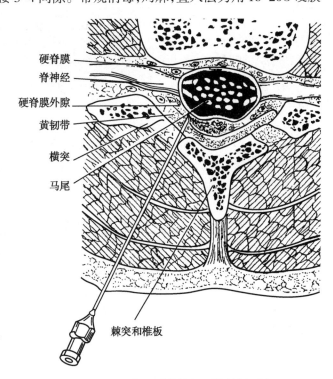

硬脊膜
脊神经
硬脊膜外隙
黄韧带
横突
马尾
棘突和椎板

图4-19 腰部硬膜外神经阻滞(侧入法)

判断穿刺针进入硬膜外腔的方法:①穿过黄韧带时阻力突然消失,回抽无脑脊液。②负压试验:用一带水柱的细玻璃管,接上穿刺针,穿过黄韧带进入硬膜外腔,玻璃管内的液体被硬膜外腔负压吸入。亦可用悬滴法试验。③阻力试验:用一个5ml注射器,内装少量0.9%

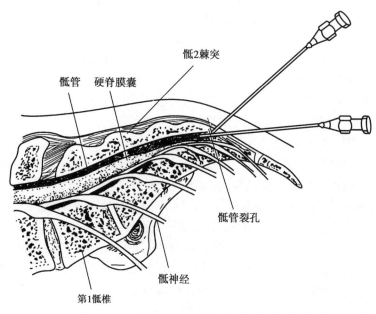

图 4-20   骶管阻滞

氯化钠注射液或局麻药,并保留一小气泡,接上穿刺针。轻轻推动注射器芯,如有阻力,则气泡压缩变小,说明针尖未在硬膜外腔,如无任何阻力,气泡不被压缩,说明在硬膜外腔。同样于注射器内装数毫升空气,如针尖不在硬膜外腔时,则注气有明显阻力,在硬膜外腔则注气无阻力。注气后,立即取下注射器,有时能看到气泡由穿刺针尾涌出现象。

(2) 蛛网膜下腔神经阻滞:适用于治疗颈、臂、胸、上腹部、下肢及会阴部手术麻醉及癌性疼痛、带状疱疹后神经痛;并发症有血压下降,神经根、脊髓损伤,膀胱直肠功能障碍,上、下肢运动障碍,脊髓动脉损伤。

根据穿刺方式,分为直入法、侧入法。

1) 直入法:在进行颈、胸、腰部位蛛网膜下腔神经阻滞时,在穿刺针经棘突间隙刺入黄韧带时,操作与上面相同,术者左手固定注射器,右手持续推注射器芯试压力变化,一旦阻力消失,可以判定穿刺针进入硬膜外间隙。再沿穿刺针轴心方向将针继续推进,术者感觉到"破膜感"后,取出针芯,见有脑脊液流出,则进入到蛛网膜下腔。

2) 侧入法:胸、腰部位蛛网膜下腔阻滞时,穿刺针经棘突间隙旁 1.5~2cm 刺入黄韧带,后面操作与上面相同。患者经这两种方法穿刺成功后,根据患者治疗所需注射药物,如注射酚甘油进行颈部或胸部蛛网膜下腔神经阻滞时,则采用患侧向下,后仰 45° 注药后保持该体位 3 小时,用于治疗上肢癌性疼痛。需监测呼吸及循环情况,保持静脉开放,并准备好麻醉机以便进行呼吸管理。如果需要连续注药,可予蛛网膜下腔置管,当穿刺针刺入蛛网膜下腔,将针斜面朝向头侧,拔出针芯,见清亮脑脊液流出,向蛛网膜下腔置入 2~3cm 长导管,退出腰麻针,固定导管,让患者翻身仰卧后,通过导管注入所需药物,腰部置管时,患者如出现异感,可能导管触及硬膜囊内的马尾神经。此时不应强行置管,需调整针体直至异感消失。

注射成功标志:按规范的操作程序进针,当抵达蛛网膜下腔后,出现清亮脑脊液流出,注药前,必须轻轻回抽,脑脊液回流通畅。

（五）关节腔内注射

关节腔内注射（intraarticular injection）药物治疗骨、关节伤病是临床常用的一种治疗方法，如应用玻璃酸钠注射液关节腔内注射治疗骨关节炎；应用链霉素关节腔内注射治疗结核性关节炎等。

1. 适应证

（1）诊断穿刺：穿刺关节内液体，进行化验检查、细菌培养或动物接种试验等。

（2）治疗穿刺：穿刺抽出关节内液体、同时注入治疗药物或关节腔冲洗。

（3）特殊检查穿刺：穿刺注入造影剂或空气后，拍摄X线片。

2. 禁忌证

（1）穿刺部位局部皮肤有破溃、严重皮疹或感染。

（2）严重凝血机制障碍，如血友病等。

（3）关节周围区严重的骨质疏松。

（4）感染性关节炎，禁止糖皮质激素注射。

（5）有置入物的关节。

3. 并发症

（1）感染：连续10万次关节内注射，发生感染约1000例；40万次注射中，感染发生率为0.005%。

（2）注射后炎症：注射后炎症常常继发于长效类固醇剂注射后皮质醇结晶性滑膜炎，一般情况下症状持续4~12小时，24小时后自动缓解，可采用非甾体类抗炎药治疗，局部可用冰敷，注射后炎症的发生率在1%~2%，反复的韧带内注射可产生钙化和韧带的断裂。

（3）组织萎缩：当皮质类固醇注射到关节间隙以外或从关节间隙渗漏，将发生注射区的组织萎缩。

4. 操作方法

（1）确定关节穿刺部位并用甲紫标志穿刺点。

（2）手术者及助手戴无菌手套，依常规消毒局部皮肤，铺以消毒巾。

（3）穿刺点先用局麻药进行浸润麻醉。

（4）以左手示指、中指拉紧局部皮肤，右手持带针头注射器沿局麻途径刺入关节腔，抽动注射器内芯，视有无液体抽出，如为脓性黏稠液体，可换用较粗针头，再进行穿刺。速度不宜过快，以免针头发生阻塞，万一发生阻塞，可将注射器取下，注入少许空气，将阻塞排除，然后继续抽吸。

（5）抽吸完毕，迅速拔出针头，以免针尖漏液污染关节周围正常组织，以乙醇消毒针孔处，盖以消毒纱布包扎。

5. 注意事项

（1）操作必须在严格无菌情况下进行，注射前据患者对注射的心理承受程度可以做局麻后才穿刺注射。

（2）针头不可太粗，一般用18~20G注射针头穿刺，针头过粗容易损伤关节，太细又不容易抽出关节液。穿刺过程中如果针头碰到骨质，应该将针头后退，并改变再进针的方向，切忌强行进针，否则容易损伤关节面或将针头折断。

（3）在距离关节腔最近的皮肤表面处穿刺，对于大多数关节，注射点应选择在背侧的表面，关节所处的最佳穿刺体位应该达到关节囊拉长、关节面分离、关节腔容积最大为宜，甚至为了注射,可以做关节牵引。

(4) 在注射药物前(如:玻璃酸钠),应将关节内的液体尽可能抽吸干净,以免因药物被稀释而影响效果。

(5) 反复在关节内注射糖皮质激素,可造成关节损伤,因而,任何关节内注射类固醇,不应超过3次。

(6) 进针一定不能有阻力,患者几乎无痛,突破关节囊后有明显的突破落空感,回抽有少量滑液,证明针已进入关节腔。

(7) 注射结束后,通常要被动或主动活动患者的关节,以利于药物分布。

(8) 对疑有结核性关节炎的患者,关节穿刺应按照脓肿穿刺法进行。

(9) 对渗出性积液或关节内出血,穿刺抽液后,关节外部应加压包扎。根据积液的多少确定再穿刺的时间,一般每周2次即可。

(10) 避免损伤血管和神经。

6. 肩关节腔注射　适用于治疗肩关节炎及由其引起的肩周疼痛、类风湿关节炎、肩关节损伤后疼痛等,并配合适当的康复治疗。

根据穿刺方式,分为肩峰下滑囊入路、前侧入路、后侧入路。

(1) 肩峰下滑囊入路:肩峰下滑囊是腱板与肩峰之间的滑液囊,具有帮助腱板滑行的功能,肩峰下滑液囊的大小因人而异,当上肢下垂时形成约1cm的空隙。方法:患者采取坐位,垂肩位。触及肩峰外缘与肩峰角,并确定与腱板之间的空隙。穿刺针以30°仰角从稍后方在肩峰的下面刺入,进针2~3cm即进入肩峰下滑囊(图4-21A)。

(2) 前侧入路:这是肩关节腔注射最简单、最常用的注射途径。方法:患者采取平卧位,将肩部后方稍垫高,也可以采取坐位,上臂轻外旋、外展、肘关节屈曲位。在肱骨小结节与肩胛喙突连线的中点穿刺。针尖斜向后、内侧穿入,进针约3cm即进入关节腔(图4-21B)。肩关节或附近滑液囊有化脓性炎症时,不宜采用前侧穿刺。

(3) 后侧入路:由于操作时远离患者视线,避免患者恐惧心理,因而更具人性化。方法:患者采取坐位,上臂轻度外展、内旋。在肩胛冈外端、紧贴肩峰突下缘穿刺。针尖可垂直入,

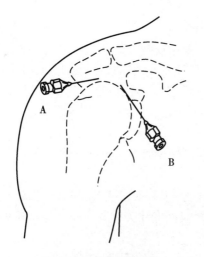

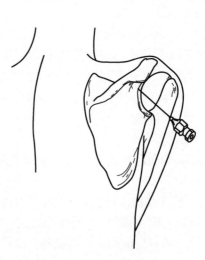

图 4-21　肩关节腔注射　　　　　图 4-22　肩关节腔注射(后侧入路)

A.肩峰下滑囊;B.前侧入路

进针 2~3cm 即进入关节腔(图 4-22)。

7. 肘关节腔注射 用于治疗职业创伤,运动创伤,如网球肘、高尔夫球肘,还用于由创伤或类风湿关节炎造成的肘部软组织炎症。根据穿刺方式,分为后侧入路、桡外侧入路。

(1) 后侧入路:当屈肘 90° 时,自尺骨鹰嘴尖端,经肱三头肌肌腱刺入,或在尺骨鹰嘴与肱骨外上髁之间向前向下方刺入。

(2) 桡外侧入路:肘关节轻度屈曲,贴桡骨小头上部,在桡骨小头与肱骨小头之间垂直刺入。

8. 腕关节腔注射 用于类风湿关节炎和其他的炎症性关节炎的诊断和治疗。根据穿刺方式,分为桡背侧入路、尺侧旁入路。

(1) 桡背侧入路:腕关节轻度掌屈并向尺侧倾斜位,在腕关节韧带下缘,自拇长伸肌腱与示指固有伸肌腱之间,或桡骨茎突远端"鼻烟窝"处(相当于中医的"阳溪穴")垂直刺入。因桡动脉行经桡骨茎突远方,故最好不采用"鼻烟窝"处穿刺,以免损伤血管。

(2) 尺侧旁入路:腕关节轻度掌屈并向桡侧倾斜位,穿刺针在尺骨茎突尖端,尺侧腕伸肌腱与指总伸肌腱垂直刺入。

9. 髋关节腔注射 适用于治疗继发于类风湿关节炎或骨关节炎的髋关节炎。关节内重复注射类固醇有可能出现股骨头缺血性坏死。

根据穿刺方式,分为前侧入路、外侧入路、后侧入路。

(1) 前侧入路:取仰卧位,双下肢伸直并稍微外旋,在髂前上棘与耻骨联合之连线中点,由股动脉外侧 1cm 处穿入,或由耻骨上缘与大粗隆间取一水平线,在此线与缝匠肌内侧垂直穿入(图 4-23A)。针尖垂直进入直达股骨头处,再退 2~4mm。穿刺时术者务必用示指触及股动脉搏动,以免损伤。

(2) 外侧入路:取侧卧位,由股骨大粗隆前下方刺入(图 4-23B)。针尖向上、向内,针管与下肢成 45°,紧贴骨骼穿入 5~10cm。

(3) 后侧入路:取半俯卧位,腹壁与手术台面成 45°,穿刺针在股骨大粗隆中点与髂后下棘之连线的中外 1/3 交界处垂直进入。

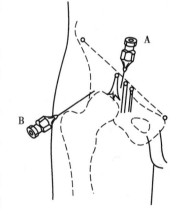

图 4-23 髋关节腔注射
A. 前侧入路;B. 外侧入路

10. 膝关节腔注射 适用于治疗继发于类风湿关节炎、血清阴性脊柱关节炎的非感染性炎症性关节病或骨关节炎的软骨钙化炎性期。患者注射后 24 小时少行走,以减少皮质类固醇在关节内的扩散。儿童膝关节注入皮质类固醇可损害骨骺的生长,导致长短腿,因此儿童应慎用。

根据穿刺方式,分为髌上入路、髌下入路。

(1) 髌上入路:也称为伸膝位入路,又分为内、外侧入路。

1) 内侧入路:仰卧位,膝关节充分伸展、放松,以髌骨上缘的水平线与髌骨内缘的垂直线的交点为穿刺点,穿刺针以向下及向中心 45° 为最佳。

2) 外侧入路:穿刺点在髌骨上缘的水平线与髌骨外缘的垂直线的交点,操作方法同上,外侧入路的优点在于没有明显的疼痛感,当髌上囊有大量积液时取外侧注射途径将更为方便。

（2）髌下入路：当膝关节不能充分伸展和关节腔积液很少时，可以采用髌下入路。髌下入路比较简单，屈膝45°，髌骨下缘、髌韧带外侧1cm处（外侧膝眼，可看到一小凹陷）。用长3cm、22G（7号）针以30°左右角度于股骨与胫骨之间刺入，进针约2cm左右的深度即进入关节腔（图4-24）。此外，尚可从内侧膝眼和髌上囊穿刺。

11. 踝关节腔注射　适用于治疗继发于骨关节炎、类风湿关节炎的炎症或关节不稳的慢性疼痛，踝关节扭伤，也常用于创伤或反复过度使用如芭蕾舞的骨关节炎等。

根据穿刺方式，分为前外侧入路、前内侧入路。

（1）前外侧入路：踝关节轻度跖屈、内收，于外踝前上方约2cm，伸趾肌腱外缘与外踝之间的凹陷处，向下内后方进针即可达关节腔（图4-25A）。

（2）前内侧入路：踝关节轻度跖屈、外翻，在内踝前方、胫骨前肌腱外侧与内踝之间，穿刺针向外后方刺入即达关节腔（图4-25B）。

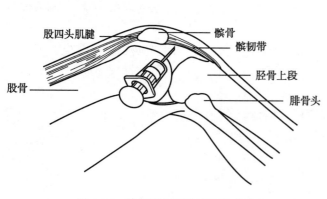

图4-24　膝关节腔注射（髌下入路）

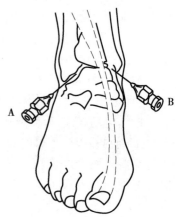

图4-25　踝关节腔注射
A. 前外侧入路；B. 前内侧入路

（卢桂兰）

三、物理因子治疗

物理因子（physical agents）治疗简称理疗，是物理疗法的重要组成部分。用于骨科康复的物理因子治疗有电疗法、光疗法、超声波疗法、压力疗法、磁疗法、传导热疗法、冷疗法、冲击波疗法、水疗等。

（一）电疗法

1. 直流电疗法　使用低电压的平稳直流电通过人体一定部位以治疗疾病的方法称为直流电疗法（Galvanization），是最早应用的电疗之一。

（1）适应证：骨折、骨折延迟愈合、术后瘢痕粘连、神经衰弱、神经炎、周围神经损伤、神经痛、自主神经失调、神经性头痛、关节炎、肌炎、慢性胃炎、慢性结肠炎、高血压病等。

（2）禁忌证：对直流电敏感者，严重心脏病心力衰竭，传染病，急性湿疹、急性化脓性炎症、高热、出血倾向、局部有广泛或严重皮损者。

2. 直流电离子导入疗法　使用直流电将药物离子通过皮肤、黏膜或伤口导入体内进行治疗的方法称为直流电离子导入疗法（electrophoresis）。

(1) 适应证:周围神经炎、神经痛、骨折、术后疤痕粘连、周围神经损伤等

(2) 禁忌证:同直流电疗法,此外不能用过敏性药物作离子导入。

3. 神经肌肉电刺激疗法 应用低频脉冲电流刺激神经或肌肉使其收缩,以恢复其运动功能的方法称为神经肌肉电刺激疗法(neuron muscular electrical stimulation),又称电体操疗法。这种方法主要用以刺激失神经肌、痉挛肌和平滑肌,也可用于治疗失用性肌萎缩。

(1) 适应证:脑血管意外后遗轻度偏瘫(神经肌肉电刺激可提高脑卒中患者上肢功能,特别是在训练腕及手指的背伸功能方面应用越来越广泛)、儿童脑性瘫痪、产伤引起的痉挛性瘫痪、多发性硬化瘫痪、脑脊髓外伤引起的痉挛性瘫痪、帕金森病。

(2) 禁忌证:肌萎缩侧索硬化症、多发性硬化的病情进展恶化期。

4. 经皮电神经刺激疗法 以一定技术参数的低频脉冲电流,经过皮肤输入人体,用于治疗急、慢性疼痛的方法称为经皮电神经刺激疗法(transcuataneous electrical nerve stimulation,TENS)。

(1) 适应证:急慢性疼痛、短期疼痛、周围循环障碍、长期疼痛、用于小手术及致痛性操作过程中加强镇痛效果。

(2) 禁忌证:带有心脏起搏器者;严禁刺激颈动脉窦、孕妇的腹部和腰骶部、眼睛部位、脑血管意外患者头部、电极置于人体体腔内治疗等。

5. 间动电疗法 将50Hz交流电经整流后叠加在直流电上构成的一种脉冲电流。

(1) 适应证:枕大神经痛、三叉神经痛、肋间神经痛、耳大神经痛、神经根炎、坐骨神经痛、交感神经综合征、挫伤,扭伤骨折后遗症,网球肘等。

(2) 禁忌证:急性化脓性炎症,急性湿疹,出血倾向,严重心脏病,安装心脏起搏器者,对电流过敏者。

6. 等幅正弦中频电疗法 应用频率为1000~5000Hz的中频电流进行治疗疾病的方法为等幅中频电流疗法,又称音频电疗法。目前常用频率为2000Hz,有些治疗机在100~5000Hz范围内连续可调。

(1) 适应证:各类瘢痕、烧伤后,术后疤痕增生及自发性疤痕。肠粘连术后或外伤后疤痕粘连。注射后硬结,声带小结、阴茎硬结等。软组织扭伤、关节痛、神经痛,神经麻痹。

(2) 禁忌证:急性感染性疾病、肿瘤、出血性疾病、严重心力衰竭、肝肾功能不全,局部有金属异物、心区、孕妇腰腹部,带有心脏起搏器者。

7. 干扰电疗法 按干扰方式的不同,分为静态、动态和立体动态干扰电疗法。静态干扰电疗法又称传统干扰电疗法,是指将两路频率分别为4000Hz与4000Hz±100Hz的正弦交流电,通过两组(4个)电极交叉输入人体,在电力线的交叉部位形成干扰电场,产生差频为0~100Hz的低频调制中频电流,这种电流就是干扰电流。应用这种干扰电流治疗疾病的方法称为干扰电疗法(interferential electrotherapy),又称为差频电疗法。动态干扰电疗法和立体动态干扰电疗法是在静态干扰电疗法的基础上发展起来的。

(1) 适应证:神经炎、神经痛、神经根炎、肌萎缩、扭伤、肩周炎、肌纤维鞘炎、肌劳损、关节炎、雷诺病、手足发绀症、胃下垂、习惯性便秘等。

(2) 禁忌证:恶性肿瘤、急性化脓性炎症,有出血倾向,局部有金属固定物,严重心脏病及植入心脏起搏器者。

8. 调制中频电疗法 使用低频调制的中频电流治疗疾病的方法称为调制中频电疗法（modulated medium frequency electrotherapy），又称脉冲中频电疗法。调制中频电具有低、中频电流的特点和作用。据调制波电流的不同分为正弦调制中频电流和脉冲调制中频电流。低频调制波频率多为 1~150Hz，波形有正弦波、方波、三角波、梯形波。中频载波频率多为 2000~8000Hz。调制中频电流因调制方式的不同变分为四种波型：连调、断调、间调、变调。

(1) 适应证

1）骨关节、软组织疾病：颈、肩、背、腰、腿、痛等。

2）神经系统疾病：痉挛性瘫痪、弛缓性瘫痪、血管神经性头痛等。

3）消化系统疾病：胃十二指肠溃疡、慢性胆囊炎等。

4）泌尿系统疾病：尿路结石、慢性前列腺炎、神经源性膀胱等。

(2) 禁忌证：急性炎症、出血性疾患、局部有金属固定物和有心脏起搏器者。

9. 短波、超短波疗法 应用波长范围为 100~10m，频率范围为 3~30MHz 的高频电磁场治疗疾病的方法称为短波疗法（short wave therapy）。短波治疗主要产生温热效应，又被称为短波透热疗法。治疗时主要采用电感场法进行，人体组织处于短波电流的磁场中感应产生涡电流而产热，故又称为感应热疗法。应用频率为 30~300MHz、波长为 10~1m 的高频电磁场治疗疾病的方法称为超短波疗法（ultrashort wave therapy）。因多采用电容电极产生的超高频电场进行治疗，又称超高频电场疗法或超短波电场疗法。

(1) 适应证：短波疗法主要适用于亚急性、慢性炎症与疾病；消化、呼吸、泌尿系统炎症性疾病；运动损伤；妇科疾病；神经痛、周围神经损伤、神经根炎、脊髓炎、多发性硬化等。短波高热疗法配合放疗、化疗，可用于较深部肿瘤的治疗。超短波疗法主要适用于急性与亚急性炎症、损伤疾病；软组织化脓性感染静脉炎、淋巴结炎、关节炎、扭挫伤、肌筋膜炎等；周围神经损伤，面神经炎等神经科疾病。

(2) 禁忌证：恶性肿瘤（一般剂量时）、出血倾向、结核病、妊娠、严重心肺功能不全、局部金属异物、植入心脏起搏器者。

10. 微波电疗法 应用波长范围为 1m~1mm，频率范围为 300MHz~300GHz 的高频电磁波治疗疾病的方法称为微波疗法。微波按波长分为分米波（波长 1m~10cm，频率 300~3000MHz）；厘米波（波长 10~1cm，频率 3~30GHz）；毫米波（波长 10~1mm，频率 30~300GHz）三个波段。

(1) 适应证：肌炎、疖肿、蜂窝织炎、术后感染、急性乳腺炎、腱鞘炎、滑膜炎、肩周炎、关节炎、软组织扭挫伤、肥大性脊柱炎、胆囊炎、膀胱炎、前列腺炎、盆腔炎、鼻窦炎、中耳炎等。

(2) 禁忌证：活动性结核、心力衰竭、高热、出血倾向、局部金属异物、孕妇、植有心脏起搏器者。

(二) 光疗法

应用人工光源或日光辐射治疗疾病的方法称为光疗法（phototherapy，light therapy）。光是一种辐射能，具有波—粒二重性。它是以电磁波的形式运动着的光子流。光谱是整个电磁波谱中的一小部分，其波长为 1000μm~180nm。按其波长排列分为红外线、可见光、紫外线三部分。可见光在光谱中位于红外线与紫外线之间。分为红、橙、黄、绿、表、蓝、紫七种。

1. 红外线疗法　应用光谱中波长 0.76~400μm 的辐射线治疗疾病的方法称为红外线疗法（infrared radiation therapy）。分为近红外线和远红外线两类：近红外线波长 0.76~1.5μm，穿入人体较深，约 5~10mm；远红外线波长 1.5~400μm，多被表层皮肤吸收，穿透组织深度小于 2mm。

(1) 适应证：软组织扭挫伤恢复期，肌纤维组织炎，关节炎，神经痛，软组织炎症感染吸收期，伤口愈合迟缓，慢性溃疡，压疮，烧伤，冻伤，肌痉挛，关节纤维性挛缩等。

(2) 禁忌证：凡有出血倾向、高热、活动性肺结核、恶性肿瘤，急性化脓性炎症，急性扭伤早期，闭塞性脉管炎，重度动脉硬化，局部感觉或循环障碍者均不宜做红外线疗法。

(3) 注意事项

1) 头、面、肩、胸部治疗时患者应戴墨镜或以布巾、纸巾或浸水棉花覆盖眼部，避免红外线直射眼部。

2) 治疗部位有伤口时应先予清洁擦净处理。

3) 治疗过程中患者不得随意挪动体位或拉动灯头，以防烫伤。

4) 治疗过程中如出汗过多，感觉头晕、心慌等应适当加大灯距。治疗后休息、饮水。

5) 神志昏迷者或局部有感觉障碍、血液循环障碍、瘢痕者治疗时应适当加大灯距或关闭部分灯泡，以防烧伤。

6) 多次治疗后治疗部位皮肤可出现网状红斑和色素沉着。

7) 对于急性创伤，需等 24~48 小时局部渗出和出血停止后，方可进行小剂量红外线照射，以免加剧肿胀和出血。

8) 对于急性瘢痕，如果毛细血管扩张、水肿和增殖突出，不宜进行红外线治疗，以免促进增殖。

2. 紫外线疗法　应用紫外线防治疾病的方法称为紫外线疗法（ultraviolet therapy）。紫外线系不可见光，因位于可见光谱紫色光线的外侧而得名。波长为 400~180nm。其光谱分三个波段。①长波紫外线，波长范围 400~320nm；②中波紫外线波长范围 320~280nm；③短波紫外线，波长范围 280~180nm。紫外线透入人体皮肤的深度不超过 0.01~1mm，大部分在皮肤角质层中吸收，使细胞分子受激呈激发态，形成化学性质极活泼的自由基，因而产生光化学反应。

(1) 适应证：疖、痈、蜂窝织炎、丹毒、乳腺炎、淋巴结炎、静脉炎、软组织急性化脓性炎症、伤口感染、伤口延迟愈合、皮下淤血、急性关节炎、急性神经痛、肺炎、体腔急性感染、溃疡等。光敏治疗适用于银屑病、白癜风等。

(2) 禁忌证：恶性肿瘤、出血倾向、活动性结核、急性湿疹、红斑狼疮、日光性皮炎、血卟啉病、色素沉着性干皮症、皮肤癌变、血小板减少性紫癜、光过敏症。

(3) 注意事项

1) 治疗中应准确掌握照射时间。

2) 操作者应戴护目镜，保护皮肤。

3) 患者的非照射区必须以布巾盖严，予以保护。

4) 治疗前应告知患者红斑量照射后皮肤上会出现红斑，体表照射后不要擦洗局部或洗澡，也不要用冷热治疗或外用药物刺激。

5）紫外线照射与其他物理因子治疗配合应用时，应注意先后顺序。如与超短波、红外线灯等能产生温热效应的治疗配合时，一般应先行温热治疗，后照射紫外线。

6）如发现紫外线照射过量，应立即用红外线等热疗局部处理。

3. 激光疗法　利用激光器发出的光治疗疾病的方法称为激光疗法（laser therapy）。激光即由受激辐射光放大而产生的光，又称镭射，一种方向性强，高亮度，单色性好，相干性好的光。激光的种类很多，目前临床应用比较多的有氦-氖激光、二氧化碳激光、准分子激光、氩离子激光等。氦-氖激光为低能量激光，其余均为中高能量激光。物理治疗中常用前两种。

（1）适应证

1）氦-氖激光治疗的适应证：局部炎症、皮肤溃疡、窦道、瘘管、变态反应性鼻炎、神经炎、神经痛、带状疱疹及斑秃等。

2）二氧化碳激光治疗的适应证：扭挫伤、烧伤、皮肤溃疡、压疮、关节炎、腰肌劳损、神经炎、神经性皮炎及肩周炎等

（2）禁忌证：恶性肿瘤、皮肤结核、高热、出血倾向。

（3）注意事项

1）光导纤维不得挤压、折曲，以防折断。

2）激光管有激光输出时不得直接照向任何人眼部或经反射区反射至人眼部，必要时操作者要戴激光防护镜。

3）治疗过程中患者不得随意挪动体位或挪动激光管。

4）3~6个月定时检查激光器的输出强度。强度过弱时应停止使用，更换灯管。

（三）超声波疗法

超声波是指频率在 20 000Hz 以上，不能引起正常人听觉反应的机械振动波。将超声波作用于人体以达到治疗目的的方法称为超声波疗法（ultrasonic therapy）。频率 500~2500kHz（千赫兹）的超声波有一定的治疗作用。超声药物透入疗法是指药物加入接触剂中，利用超声波对媒质的弥散作用和改变细胞膜的通透性把药物经过皮肤或黏膜透入机体的治疗方法。传统理疗超声频率为 0.8~1MHz，现在使用较多的双频超声频率为 1MHz 和 3.3MHz。

1. 适应证

（1）运动创伤性疾病：腰痛、肌痛、挫伤、扭伤、肩关节周围炎、增生性脊柱炎、颞颌关节炎、腱鞘炎等。

（2）瘢痕、粘连、注射后硬结、硬皮症、血肿机化。

2. 禁忌证

（1）凡恶性肿瘤（大剂量聚集可治），活动性肺结核，严重心脏病的心区和星状神经节，出血倾向，静脉血栓之病区均禁用。

（2）孕妇（早期）腹部及小儿骨骼处最好选用其他疗法。在头部、眼睛、心脏、生殖器部位治疗时剂量要严格掌握。

3. 注意事项

（1）治疗中，操作者不要用手直接持声头进行治疗，可戴双层手套操作。治疗仪器连续使用时，注意检查声头温度，避免烫伤或损坏仪器。声头不能空载，会导致声头损坏，声

头尽可能垂直于治疗部位表面。使用适量耦合剂,适当用力压紧使声头与皮肤表面紧密接触。

(2) 水下法,用去气水,检查皮肤上也不得有气泡。

(3) 移动法,声头的移动要均匀,使超声能量均匀分布。

(4) 固定法,皮下骨突部位治疗时,超声强度宜小。声头不能在骨突部位停留,治疗不能引起疼痛。如治疗局部过热或疼痛,应移动声头或降低强度以免发生烫伤。

(5) 眼部超声波采用水囊法为宜,剂量应严格掌握。

(6) 药物透入应避免用腐蚀声头和有刺激的药物,注意药物禁忌、过敏反应等。

(7) 睾丸部位,要严格按照病情和医嘱选择剂量。

(四) 压力疗法

对肢体施加压力,以达到对疾病治疗的疗法,称为压力疗法(compress therapy)。正常的环境下大气压为 "零",高于环境大气压的压力称为正压,低于环境大气压的压力称为负压。按治疗时所用压力分为正压疗法、负压疗法、正负疗法。目前临床常用正压疗法,包括正压顺序循环疗法、体外反搏疗法和皮肤表面加压疗法。

1. 正压顺序循环疗法　　正压顺序循环治疗设备为气袋式治疗装置,由主机(气泵和控制系统),导气管道和上下肢气囊三部分组成。目前应用的有 4~12 腔不等的气袋治疗设备,每腔压力为 0~180mmHg 可调,采用梯度加压的工作方式,作用于上、下肢。腔的数量越多,分级加压层次越多,对于逐级加压越有利。

(1) 适应证:肢体创伤后水肿、淋巴回流障碍性水肿、截肢后残端肿胀、复杂性区域性疼痛综合征(如神经反射性水肿、脑血管意外后偏瘫肢体水肿)、静脉淤滞性溃疡、对长期卧床或手术被动体位者预防下肢深静脉血栓形成。

(2) 禁忌证:肢体重症感染未得到有效控制、近期下肢深静脉血栓形成、大面积溃疡性皮疹、有出血倾向者、心功能不全者。

(3) 注意事项

1) 治疗前向患者说明治疗作用解除其顾虑,鼓励积极参与并配合治疗。

2) 检查设备是否完好和患者有无出血倾向。检查患肢,若有尚未结痂的溃疡或压疮应加以隔离保护后再行治疗;若伤口有新鲜出血则应暂缓治疗。

3) 治疗应在患者清醒的状态下进行,患肢应无感觉障碍。

4) 治疗过程中应注意观察患肢的肤色变化情况,并询问患者的感觉,根据情况及时调整治疗剂量。

2. 皮肤表面加压疗法　　皮肤表面加压疗法(pressure therapy)是持续对瘢痕加压以防止瘢痕增生,促进功能恢复的一种压力疗法。目前主要实施的方法有:①单纯穿戴弹力绷带、弹力套或弹力衣;②弹力绷带、弹力套或弹力衣内衬硅凝胶膜。

(1) 适应证:大面积增生性瘢痕的治疗。

(2) 禁忌证:创面感染未愈合。

(3) 注意事项

1) 使用时机:压力疗法应用的越早疗效则越好,应在创面愈合后、瘢痕形成之前开始应用,待瘢痕形成后再应用疗效则较差:初愈的创面皮肤较嫩,易起水疱,内层应敷两层纱布再戴弹力套,平铺后尼龙搭扣黏合加压。

2）适当的压力：为达到理想的疗效要有足够的、适当的压力，压力应持续保持在10~25mmHg。压力过低疗效不明显，过高则引起患者的不适，重则会造成局部静脉回流受阻，组织水肿甚至发生缺血坏死。

3）持续加压：有两方面的含义，一是指不间断加压，每天最好加压24小时，若需间断时每次不超过半小时；二是指长时间加压，最少3~6个月。

4）特殊部位的处理：如皮肤薄嫩处及骨突处应加软衬垫，以防止皮肤破溃；皮肤凹陷处应给予必要的充填，以使压力均匀地达到各处；对于中空或易变形的部位，如鼻背瘢痕和外耳瘢痕，加压时应给予必要的支撑和充填，以免造成或加重畸形。

5）保证疗程：压力治疗需要较长的时间，不少患者会失去耐心和信心，因此要做好充足的解释工作，必要时可向其介绍成功案例的治疗前后对照资料，以提高其信心。

（五）磁疗法

利用磁场作用于人体穴位或患处，以达到治疗疾病的方法称为磁疗法（magnetotherapy）。磁疗法按磁场的类型和作用方式分为静磁场疗法、动磁场疗法、磁针疗法、磁处理水疗法。磁疗的特点是：适应证广，疗效较好，几乎没有绝对禁忌证；无痛苦、无损伤、比较安全；使用方便，简便易学，多数向家庭推广，临床使用较少；治疗省时、省事、经济节约、可反复使用。

1. 适应证   软组织损伤、骨折未愈合、血肿、肋软骨炎、神经痛、肌纤维织炎、腱鞘囊肿、创伤及术后痛、肩周炎、网球肘等。

2. 禁忌证   目前磁疗法尚无绝对禁忌证。以下情况可不用或慎用，如严重的心、肺、肝及血液疾病，体质极度衰弱，孕妇的下腹部等。

3. 注意事项   用75%乙醇定期消毒磁片，不得用高热消毒。磁过敏者，终止治疗后好转。

（六）传导热疗法

以各种热源为介体，将热直接传导给机体，以达到治疗疾病的方法称为传导热疗法（conductive heat therapy）。传导热疗法的种类主要有石蜡疗法、温热敷疗法、蒸汽疗法、泥疗、地蜡疗法、砂疗等。传导热疗法的代表是石蜡疗法（paraffin therapy），它是利用加热熔解的石蜡作为传导热的介质，将热能传至机体，达到治疗作用的方法。

1. 适应证   软组织扭挫伤、腱鞘炎、滑囊炎、腰背肌筋膜炎、肩周炎；术后、烧伤、冻伤后软组织粘连、瘢痕及关节挛缩，关节纤维性强直；颈椎病、腰椎间盘突出症、慢性关节炎、外伤性关节疾病等。

2. 禁忌证   皮肤对蜡疗过敏者。高热、急性化脓性炎症、厌氧菌感染。妊娠、肿瘤、结核病、出血倾向、心功能衰竭、肾衰竭。温热感觉障碍者、1岁以下的婴儿。

3. 注意事项

（1）治疗前：将治疗部位清洗干净，剃去毛发。检查皮肤感觉、血液循环情况，防止过热烫伤。

（2）治疗中：注意温度，刷蜡不要超过前一次蜡膜边缘。如果出现皮疹、瘙痒等过敏症状，或红斑、水疱，要中断治疗，及时处理。

（3）石蜡属易燃物品，不得直接加热，注意防止石蜡变质、燃烧。定期检查恒温箱安全性能，有故障要及时更换，防止火灾。

（七）冷疗法

应用比人体温度低的物理因子(冷水、冰等)刺激皮肤或黏膜,以达到治疗疾病的方法称为冷疗法(cold therapy)。通常为 0℃以上、低于体温。按降低温度的情况,冷疗法分为三类:①温度在 0℃以上,低于体温与周围空气温度,不引起组织损伤,称为冷疗法;②温度不低于 -100℃,降温急剧,导致细胞破坏,损伤不可逆,称为冷冻疗法;③温度低于 -100℃,对组织破坏力大,称为深度冷冻疗法或超低温疗法。

1. 适应证　偏瘫或截瘫后肌肉痉挛、头痛、残肢痛、瘢痕痛等。运动损伤早期48小时内、烧伤烫伤的急救治疗等。

2. 禁忌证　血栓闭塞性脉管炎,雷诺病,严重高血压病,心、肺、肾功能不全,动脉硬化、冷变态反应者,对冷过度敏感者、冷致血红蛋白尿患者、局部血液循环障碍,皮肤感觉障碍,言语、认知功能障碍者。

3. 注意事项

(1) 治疗时严格控制温度和时间,防止冻伤,注意保护正常皮肤。

(2) 冷气雾喷射禁用于头面部,以免造成眼、鼻、呼吸道的损伤。

(3) 对冷过敏者皮肤出现瘙痒、潮红、水肿、荨麻疹时应立即中止治疗。重者出现心动过速、血压下降等现象应立即中止治疗,对症处理。

（八）体外冲击波疗法

利用能量转换和传递原理,造成不同密度组织之间产生能量梯度差及扭拉力,并形成空化效应,达到治疗疾病的方法称为体外冲击波疗法(extracorporeal shock wave therapy, ESWT)。冲击波分为机械波和电磁波。与冲击波接触的物体可吸收其能量,传导过程中,在不同声阻抗的材料界面之间,形成反射和折射,并在材料内部形成能量衰减。阻抗大的吸收能量多,反之吸收能量少。冲击波的最佳传递介质是水、明胶、皮肤、脂肪、肌肉以及与水的声阻抗相接近的组织,因此冲击波对皮肤、脂肪、肌肉、结缔组织损伤极小。

1. 适应证

(1) 骨组织疾病:骨折延迟愈合及骨不连、成人股骨头坏死、应力性骨折;

(2) 软组织慢性损伤性疾病:冈上肌肌腱炎、肱骨外上髁炎、肱骨内上髁炎、足底筋膜炎、跟腱炎、肱二头肌长头肌腱炎、股骨大转子滑囊炎等。

2. 相对适应证　骨性关节炎、骨髓水肿、胫骨结节骨软骨炎、距骨骨软骨损伤、腱鞘炎、肩峰下滑囊炎、髌前滑囊炎、髌腱炎、弹响髋、肌痉挛、肌肉拉伤、腕管综合征、骨坏死性疾病(月骨坏死、距骨坏死、舟状骨坏死)、骨质疏松症等。

3. 禁忌证

(1) 全身:包括①出血性疾病患者;②血栓形成患者;③生长痛患者;④严重认知障碍和精神疾病患者。

(2) 局部:包括①肌腱、筋膜断裂及严重损伤患者;②体外冲击波焦点位于脑及脊髓组织者、位于大血管及重要神经干走行者、位于肺组织者;③骨缺损 >2cm 的骨不连患者;④关节液渗漏,易引起关节液渗出加重的患者。

4. 相对禁忌证　采用低能量冲击波治疗无禁忌,使用高能聚焦式冲击波治疗时则相对禁忌证:①严重心律失常患者;②严重高血压且血压控制不良患者;③安装心脏起搏器患者;④恶性肿瘤且多处转移患者;⑤妊娠女性;⑥感觉功能障碍患者。

知识拓展

体外冲击波疗法的临床应用进展

　　为规范 ESWT 的临床应用,2014 年 6 月,中国研究型医院学会冲击波医学专业委员会组织专家制订了《骨肌疾病体外冲击波疗法专家共识》(第 1 版)。2016 年 10 月,国际冲击波医学学会更新了 ESWT 的适应证和禁忌证。2017 年 2 月中国研究型医院学会冲击波医学专业委员会修订《骨肌疾病体外冲击波疗法中国专家共识(第 2 版)》,增加了 ESWT 的适应证,补充完善了与适应证相对应的临床应用指南,调整了部分治疗参数。ESWT 已逐渐扩展至心内科(用于治疗陈旧性心肌梗死)、泌尿外科(用于治疗慢性盆腔疼痛、勃起功能障碍)、内分泌科(用于治疗糖尿病足)、烧伤整形外科(用于治疗皮下脂肪团、皮肤溃疡及软化瘢痕)、肿瘤科(用于肿瘤靶向治疗)、口腔科(用于治疗牙周、颌骨病变)等,展现出广泛的应用前景。

　　5. 注意事项

　　(1) 治疗部位定位准确,并从低能级开始,逐渐增加到所需的治疗能级。

　　(2) 严格掌握适应证、禁忌证。

　　(3) 常见不良反应:①治疗部位局部血肿、瘀紫、点状出血;②治疗部位疼痛反应增强;③治疗部位局部麻木、针刺感、感觉减退。

　　(九) 水疗法

　　以水为媒介,利用不同温度、压力、成分的水,以不同的形式作用于人体,达到预防和治疗疾病、提高康复效果的方法称为水疗法(hydrotherapy)。可单独应用,也可其治疗配合使用。

　　1. 适应证

　　(1) 热水浴:大面积瘢痕挛缩、关节强直、外伤后关节功能障碍、风湿和类风湿性关节炎、骨性关节炎、神经痛、神经炎等。

　　(2) 冷水浴:肌肉软组织损伤、血肿、急性炎症等。

　　2. 禁忌证　恶性肿瘤、严重高血压、低血压、心脏病、严重周边血管病变者,对冷热觉过于敏感或不敏感者、对水惧怕等心理障碍者、身体极度虚弱者等。

　　3. 注意事项

　　(1) 进行全身浸浴或水下运动时,注意防止溺水。

　　(2) 冷水浴时,水温由 30℃逐渐降低,治疗时应进行摩擦或轻微运动,注意观察皮肤反应,出现发抖、口唇发绀时,应停止治疗或调节水温。

　　(3) 体质虚弱和严重心肺功能不全者不宜使用热水浴治疗,以免增加心脏负担。

　　(4) 各种药物浴治疗后不要用清水冲洗,以增加药物作用时间。

　　(5) 不宜在空腹或饱餐后进行浸浴治疗。

　　(6) 要保持水疗室的温度和湿度,同时要有良好的通风设备。

(翟宏伟)

四、运动治疗

　　为了缓解症状或改善功能,根据伤病的特点进行全身或局部的运动以达到治疗目的的方法称为运动治疗（exercise therapy），运动治疗在恢复、重建功能中起着极其重要的作用，逐渐成为物理治疗的主体，是康复治疗的重要措施之一。

（一）改善关节活动度的训练

1. 被动关节活动度训练

（1）徒手训练：患者自身或在治疗师帮助下完成关节运动，以维持和增大关节活动范围的训练方法。

1）适应证：因力学因素所致软组织的挛缩与粘连、疼痛及肌痉挛；神经性疾患所致的关节活动范围减小和受限；不能主动活动者如昏迷、完全卧床等。

2）禁忌证：各种原因所致的关节不稳定、关节内未完全愈合的骨折、关节急性炎症或外伤所致的肿胀、骨关节结核和肿瘤等。

（2）器械被动关节活动训练：利用专用器械使关节进行持续较长时间缓慢被动运动的训练方法。

1）适应证：四肢骨折切开复位内固定术后；关节成形术、人工关节置换术、关节韧带重建术后；滑膜切除术后；各类关节炎、关节挛缩粘连松解术后等。

2）禁忌证：正在愈合的组织和使用抗凝治疗时，不宜采用或谨慎使用。

2. 主动-助力关节活动训练　在外力辅助下，患者主动收缩肌肉完成的运动或动作。助力可由治疗师、患者健肢、器械、引力或水的浮力提供。这种运动常是由被动运动向主动运动过渡的形式，其目的是逐步增强肌力，建立协调动作模式。

（1）适应证：肌力低于3级，能主动运动的患者；各种原因所致的关节粘连或肌张力增高造成关节活动受限，能进行主动运动的患者；用于改善心肺功能的有氧训练等。

（2）禁忌证：骨折内固定不稳定、关节脱位未复位、关节急性炎症、骨关节结核和肿瘤等。

3. 主动运动　患者主动用力收缩肌肉完成的关节运动或动作，以维持关节活动范围的训练。

（1）适应证：肌力3级以上，能主动运动的患者；需要改善心肺、神经协调功能的患者等。

（2）禁忌证：骨折未完全愈合、关节急性炎症、关节脱位未复位、骨关节结核和肿瘤等患者。

（二）增强肌力与肌耐力的训练

1. 肌力训练

（1）基本概念

1）向心收缩：肌肉收缩力量大于外在负荷的阻抗力量时，肌肉缩短，肌肉产生的力量大于外在负荷伸展肌腱的力量。

2）离心收缩：肌肉收缩力量小于外在负荷的阻抗力量，肌肉被拉长，此时肌肉产生的力量小于外在负荷伸展肌腱的力量。

3）运动链：指人体中的几个部位通过神经、肌肉和关节连接而组成的一个复合运动链。开链运动（open kinematic chain）指运动时肢体或躯干远端呈游离状态，即远端肢体（足部或手部）在空间中的自由运动。闭链运动（closed kinematic chain）是肢体远端固定并承受身体重量，近端肢体在固定远端肢体的基础上进行移动（表4-1）。

表 4-1　开链运动与闭链运动的比较

	开链运动	闭链运动
肢体远端状态	远端肢体游离运动	远端肢体保持固定
参与关节	单一关节参与,附近关节无活动	多关节参与,附近关节同时运动
关节近远端活动状态	只有运动关节远端的肢体活动	运动关节的近端和远端的肢体都有活动
参与肌群	只有主动肌收缩	运动关节的远端和近端多肌群收缩
阻力	阻力仅在运动肢体远端	阻力同时在多个运动关节
难易程度	动作比较简单,用于中后期康复和灵活度训练	动作相对较难,用于早期康复和功能训练
针对性	强,主要训练目标肌肉	弱,参与活动的关节和肌肉较多
稳定性	低	高

　　(2) 徒手肌力训练:由治疗师施加阻力或患者利用自身重力提供阻力的动态或静态主动抗阻训练。

　　1) 适应证:肌力较弱(4级或更低)的患者。

　　2) 禁忌证:关节不稳,新发骨折或骨折未完全愈合,急性炎症或感染(红肿),关节活动或肌肉延展时有剧痛、血肿,骨关节肿瘤,全身情况较差、病情不稳定者。

　　(3) 等长肌力训练:肌肉收缩时,肌肉张力改变,而肌肉长度不产生明显变化或关节运动的静态抗阻运动。

　　1) 适应证:肌力较弱(3级或更低)的患者。

　　2) 禁忌证:急性炎症或感染(红肿),关节活动或肌肉延展时有剧痛、血肿,骨关节肿瘤,心血管疾患不稳定期,全身情况较差、病情不稳定者。

　　(4) 等张肌力训练:训练时作用于肌肉上的阻力负荷恒定,产生关节运动,借以提高动态肌力或肌肉耐力。等张肌力训练包括向心性训练和离心性训练。肌肉主动缩短,使两端相互靠近为向心肌力训练;肌肉在收缩时逐渐延长,致使其两端相互分离为离心肌力训练。

　　1) 适应证:由制动、运动减少或其他原因引起的肌肉失用性肌萎缩,肌肉病变引起的肌萎缩,由神经病变引起的肌肉功能障碍,由关节疾病或损伤引起的肌力减弱,肌肉功能障碍,健康人或运动员的肌力训练。

　　2) 禁忌证:关节不稳,新发骨折或骨折未完全愈合,急性炎症或感染(红肿),关节活动或肌肉延展时有剧痛、血肿,骨关节肿瘤,全身情况较差、病情不稳定者。

　　(5) 等速肌力训练:在专门的等速仪上获得恒定的角速度,即训练中运动速度不变,但遇到的阻力随用力程度而变化,以使运动肢体的肌张力保持最佳状态的肌力训练方法。

　　1) 适应证:由制动、运动减少或其他原因引起的肌肉失用性萎缩,肌肉病变引起的肌萎缩,神经病变引起的肌肉功能障碍,关节疾病或损伤引起的肌力减弱,肌肉功能障碍,健康人或运动员的肌力训练。

　　2) 禁忌证:关节不稳,新发骨折或骨折未完全愈合,急性炎症或感染(红肿),关节活动或肌肉延展时有剧痛、血肿,骨关节肿瘤,全身情况较差,病情不稳定者。

　　2. 肌耐力训练　在肌力训练的同时也兼具有部分肌肉耐力的训练作用,但肌力训练在较短时间内要求对抗较重负荷,重复次数少,而肌肉耐力训练则需要较轻负荷下长时间多次重复训练,二者结合更为合理。常用的增加肌肉耐力训练的方法有:

(1) 等张训练法:可采用弹力带重复牵拉训练。训练带一头固定,根据需要进行某一肌群的耐力训练,反复牵拉弹力带直至肌肉疲劳,每日 1 次,每周 3~5 次。

(2) 等长训练法:取 20%~30% 的最大等长收缩阻力,做逐渐延长时间的等长收缩训练,直至肌肉疲劳为止,每日 1 次,每周训练 3~5 次。

(3) 等速训练法:在等速训练仪上选择快速运动速度,然后做快速重复运动,对增强肌耐力较显著,每次重复运动 100 次为一个训练单位。根据肌肉功能适应情况逐渐增加收缩次数至 2~3 个训练单位,每组间休息 3~5 分钟,直至肌肉疲劳为止,每日 1 次,每周 3~5 次。

3. 增强肌肉协调能力的训练

(1) 单块肌肉控制训练的原则

1) 促进原则。

2) 小负荷或不过度用力原则

准确控制单块肌肉的训练,基本上是训练患者体会原动肌收缩时产生的感觉,以便可能独立收缩。只有在原动肌已能单独收缩而不激发其他肌收缩的情况下才考虑加大阻力。

(2) 多块肌肉协调训练的原则

1) 准确原则。

2) 抑制不需要的活动的原则。

3) 先分后合的原则。

4) 大量重复的原则。

协调动作是多块肌肉按一定要求协调、迅速、准确的动作,在单肌训练成功后必须进行多肌训练,在重复训练中,为避免疲劳积累,可以重复一定次数后短暂休息,再继续治疗。

(三) 平衡协调功能训练

1. 无器械平衡训练　通过非器械训练的方法对需要平衡训练的患者进行的训练。

(1) 适应证:需要进行平衡训练的患者。

(2) 禁忌证:骨折、关节脱位未愈者,严重认知损害,严重疼痛或肌力、肌张力异常而不能维持平衡者。

2. 简易设备平衡训练　借助于平衡板和球等简易设备训练动态平衡。

(1) 适应证:同无器械训练。

(2) 禁忌证:同无器械训练。

3. 仪器平衡训练　采用平衡仪训练平衡功能。

(1) 适应证:同无器械平衡训练。

(2) 禁忌证:同无器械平衡训练。

4. 协调训练　恢复平稳、准确、高效运动能力的方法,即利用残存部分的感觉系统以及利用视觉、听觉和触觉来促进随意运动控制能力的训练方法。

(1) 适应证:深感觉障碍如小脑性、前庭迷路性和大脑性运动失调、震颤性麻痹;因不随意运动所致的一系列协调运动障碍者。

(2) 禁忌证:严重认知损害不能理解训练目的和技能者;骨折、脱位未愈者;严重疼痛或肌力、肌张力异常者。

（四）本体感觉神经肌肉促进术

本体感觉神经肌肉促进术（proprioceptive neuromuscular facilitation，PNF）是通过刺激本体感受器，促进相关神经肌肉的反应，达到改善运动控制、肌力、协调和耐力等功能的技术。

1. 适应证　中枢神经损伤、周围神经损伤、骨科损伤性疾病、运动创伤和关节炎所致的功能障碍等。

2. 禁忌证　各种原因所致的关节不稳定，关节内未完全愈合的骨折，关节急性炎症或外伤所致的肿胀，骨关节结核和肿瘤等，婴幼儿、意识障碍及听力障碍者。

（五）牵引疗法

牵引（traction）是应用力学中作用力与反作用力的原理，通过徒手、器械或电动牵引装置使关节和软组织得到持续或间歇的牵拉，而达到解除肌肉痉挛或挛缩，分离或滑动关节面，固定复位，减轻神经根压迫，纠正关节畸形，改善关节活动度的一种康复治疗方法。

1. 脊柱牵引　通过脊柱牵引可以起到机械性拉长脊柱、增大椎间隙、纠正椎间小关节的紊乱、恢复脊柱的正常排序、放松椎旁肌肉、缓解疼痛等作用。

（1）腰椎牵引

1）适应证：脊柱牵引适用于椎间盘突出、脊柱小关节紊乱、颈背痛、腰背痛及腰腿痛等；四肢牵引适用于四肢关节挛缩、四肢关节骨折且不能或不适宜手术复位的患者。

2）禁忌证：重度腰椎间盘突出（破裂型）、腰脊柱结核和肿瘤、骶髂关节结核、马尾肿瘤、严重椎管狭窄症、急性化脓性脊柱炎、重度骨质疏松症、孕妇、腰脊柱畸形、较严重的高血压、心脏病及有出血倾向的患者。另外，对于后纵韧带骨化和突出椎间盘的骨化以及髓核摘除术后的患者都应慎用。

（2）颈椎牵引

1）适应证：神经根型颈椎病、颈型颈椎病、症状较轻的椎动脉型颈椎病和交感神经型颈椎病、寰枢椎半脱位无手术指征者、斜方肌筋膜炎急性发作期。

2）禁忌证：年迈体弱、全身状态不佳者，有脊髓受压症状的颈椎病，颈椎骨质有破坏者，如怀疑有结核、肿瘤等骨质破坏和严重骨质疏松症的患者，颈椎骨折脱位者，心肺功能差及精神不正常者。

2. 四肢关节牵引　通过关节牵引起到放松痉挛肌肉，保持肌肉休息态长度；使挛缩和粘连的纤维产生更多的塑性延长；治疗和预防肌肉、韧带和关节囊挛缩及粘连形成，恢复和保持关节的正常活动范围等。

（1）适应证：四肢骨折、脱位后关节功能障碍；软组织损伤性骨化（骨化性肌炎）；关节附近烧伤后瘢痕粘连；肌肉韧带外伤手术后软组织挛缩；稳定期，前臂缺血性肌挛缩和小腿骨筋膜间室综合征的恢复期。

（2）禁忌证：新近骨折后；关节内及其周围的炎症或感染；骨性关节强直；关节运动或肌肉拉长时疼痛剧烈；有血肿或其他组织损伤征兆时。

（3）注意事项

1）牵引前：熟悉设备性能、特点，设定牵引参数，衣着宽松，暴露牵引局部；为提高牵引效果牵引前可先采取局部热疗或热敷。

2）牵引中：患者放松，避免和牵引力对抗。受力部位衬垫保护。避免超过正常的关节活动范围；避免用较大的力量牵引长期制动的肌肉和结缔组织；避免牵引水肿组织和过度牵引无力的肌肉。发生运动的关节之间要加以固定保护,对存在骨质疏松的患者要慎重牵引。

3) 牵引治疗后:要询问、观察治疗后的反应,出现疼痛、肿胀加重等情况及时处理,调整牵引重量。

(六) 关节松动技术

关节松动技术(joint mobilization)是指治疗者在患者关节活动允许范围内完成的手法操作技术,属于被动运动范畴。操作时常选择关节的生理运动和附属运动作为治疗手段。生理运动指关节在生理范围内完成的运动,如屈、伸、内收、外展、旋转等;附属运动指关节在自身及其周围组织允许范围内完成的运动,一般不能主动完成,需要由其他人帮助才能完成。

1. 四肢关节松动技术

(1) 适应证:力学因素(非神经疾患)引起的关节疼痛、肌肉紧张及痉挛,可逆性关节活动降低,进行性关节活动受限,功能性关节制动等。

(2) 禁忌证:关节松弛或习惯性脱位,关节因外伤或疾病引起肿胀(渗出增加),关节的急性炎症,关节部位的恶性肿瘤或结核,未愈合的关节内骨折。

(3) 注意事项

1) 治疗者须具备良好的解剖学、关节运动学、神经系统和运动系统疾患的病理学等医学基础知识,掌握适应证和基本操作手法,并与其他改善关节活动的技术如肌肉牵拉技术以及肌力训练技术结合使用,才能提高整体治疗效果。

2) 治疗后如有轻微的疼痛多为正常治疗反应,通常在4~6小时后应消失;如第2天仍未消失或较前加重,提示手法强度太大,应调整强度或暂停治疗1天;如果经3~5次的正规治疗,症状仍无缓解或反而加重,应重新评估,调整治疗方案。

2. 脊柱关节松动技术

(1) 适应证:参见四肢关节松动技术。

(2) 禁忌证:脊柱压缩性骨折未处理,恶性肿瘤或结核等。

(3) 注意事项

1) 颈椎关节比胸腰椎关节小,操作时施加的力也应小于胸腰椎关节。

2) 治疗后如有轻微的疼痛多为正常治疗反应,通常在4~6小时后应消失;如第2天仍未消失或较前加重,提示手法强度太大,应调整强度或暂停治疗1天;如果经3~5次的正规治疗,症状仍无缓解或反而加重,应重新评估,调整治疗方案。

(七) 麦肯基疗法

麦肯基疗法(Mckenzie therapy)是由新西兰物理治疗师 Rohin McKenzie 创立的一种应用脊柱力学治疗颈腰椎疾患的方法。

1. 适应证　符合麦肯基疗法诊断、分类的颈痛、腰痛。

2. 禁忌证

(1) 原发和继发的肿瘤。

(2) 任何类型的感染。

(3) 活动性炎症疾患:如风湿性关节炎、强直性脊柱炎、痛风。

(4) 中枢神经疾患:包括马尾神经损伤、脊柱压迫和脊髓炎等。

(5) 严重的骨骼疾病:如骨质疏松、进行性骨软化、变形性骨炎。

（6）严重的肌肉骨骼系统损伤：如骨折、脱位和韧带撕裂。

（7）结构不稳定：如怀孕最后 2 个月。

（8）血管异常：如内脏血管疾病、血友病。

（9）进展性糖尿病。

（10）症状、体征的加重或外周化。

（11）严重疼痛、严重挛缩。

（12）心理疾患。

3. 治疗原则　"三步曲"原则：一是患者的姿势纠正；二是患者的自我运动；三是外力辅助治疗，即在患者自我运动的基础上，医生或治疗师用外力辅助患者，促进其异常结构的恢复。

（1）姿势综合征

1）姿势矫正，使患者避免产生姿势性疼痛的应力。

2）健康教育，使患者认识到姿势与疼痛之间的关系，自觉保持正确体位，当出现疼痛时知道通过调整姿势来缓解症状。

（2）功能不良综合征

1）姿势矫正，排除姿势因素引起的症状。

2）有效牵伸的原则，对短缩的组织进行牵伸，要求有一定的力度，否则无法将短缩组织拉长。有效牵伸力度的临床标准：出现瞬间痛；有效牵伸还需要一定的频度（每 1~2 小时 1 组，每组 10 次，每天 10 组），有规律地重复是有效牵伸的重要因素。

（3）移位综合征

1）复位：根据移位的方向，选择脊柱反复单一方向的运动，反复运动产生的力量，可将移位的髓核复位。后方移位时，需要应用伸展方向的力复位；前方移位时，需要应用屈曲方向的力复位；后侧方移位时，需要应用侧方的力复位。

2）复位的维持：在短时间内，避免与复位相反的脊柱运动，使复位得以维持。

3）恢复功能：在症状消失后，逐渐尝试与复位方向相反的脊柱运动，使各方向的脊柱运动范围保持正常，且不出现任何症状，防止功能不良综合征的发生。

4）预防复发：通过姿势矫正、适度体育锻炼、正确的日常生活姿势等来防止复发。教育患者，重视复发先兆，在症状初起时，进行恰当的自我运动，可防止症状加重。

5）力的升级：为了保证治疗的安全性，在开始选择治疗方向时，需使用较小的力。一旦出现症状，或减轻了向心化现象，则表明该方向是适合的治疗方向。必要时，逐渐增加该运动方向的力。

（八）有氧训练

有氧训练（aerobic exercise）是采用中等强度、大肌群、动力性、周期性运动，持续一定时间，以提高机体有氧代谢能力和全身耐力的训练方式。

器械有氧训练：需要特殊器械进行的有氧训练。

（1）适应证：心血管疾病及心脏手术后心血管功能稳定者；代谢性疾病，如糖尿病、单纯性肥胖症；慢性呼吸系统疾病及胸腔手术后恢复期；其他慢性疾病状态：慢性肾衰竭稳定期、慢性疼痛综合征、慢性疲劳综合征、长期缺乏体力活动及长期卧床恢复期；中老年人的健身锻炼。

（2）禁忌证：各种疾病急性发作期或进展期，心血管功能不稳定，急性肺动脉栓塞或梗死，肢体功能障碍而不能完成预定运动强度和运动量，不合作或不能理解运动，精神疾病发作期间或严重神经症。

（九）牵伸训练

牵伸训练（stretch exercise）是在肢体或躯干的某一部位施加作用力，用于牵伸关节附近的肌肉和其他软组织（包括皮肤、韧带和关节囊等）的技术，从而达到扩大关节活动范围的目的。

1. 上肢牵伸训练

（1）适应证：因组织粘连、挛缩或瘢痕导致软组织失去延展性、关节活动度受限、功能障碍；肌张力增高、组织短缩；作为整体运动程序的一部分用于预防骨骼肌肉系统损伤；用于激烈运动前后特别是减轻运动后的肌肉酸痛。

（2）禁忌证：骨性的关节活动受限，新发骨折或骨折未完全愈合，急性炎症或感染（红肿），关节活动或肌肉延展时有剧痛、血肿，继发性的关节过伸/过屈，以及有利于结构稳定、神经肌肉控制或瘫痪等因素的短缩软组织等。

2. 下肢牵伸训练

（1）适应证：因组织粘连、挛缩或瘢痕引致软组织失去延展性、关节活动度受限、功能障碍；肌张力增高、组织短缩；作为整体运动程序的一部分用于预防骨骼肌肉系统损伤；用于激烈运动前后特别是减轻运动后的肌肉酸痛。

（2）禁忌证：骨性的关节活动受限，新发骨折或骨折未完全愈合，急性炎症或感染（红肿），关节活动或肌肉延展时有剧痛、血肿，继发性的关节过伸/过屈，以及有利于结构稳定、神经肌肉控制或瘫痪等因素的短缩软组织等。

3. 躯干牵伸训练

（1）适应证：因组织粘连、挛缩或瘢痕引致软组织失去延展性、关节活动度受限、功能障碍；肌张力增高、组织短缩；作为整体运动程序的一部分用于预防骨骼肌肉系统损伤；用于激烈运动前后特别是减轻运动后的肌肉酸痛。

（2）禁忌证：骨性的关节活动受限，新发骨折或骨折未完全愈合，急性炎症或感染（红肿），关节活动或肌肉延展时有剧痛、血肿，继发性的关节过伸/过屈，以及有利于结构稳定、神经肌肉控制或瘫痪等因素的短缩软组织等。

（十）悬吊训练

悬吊训练（sling exercise）又称悬吊训练治疗（sling exercise therapy，SET），是由挪威与其他国家的康复工作者共同研发的一套诊断和治疗系统。诊断系统包括功能测试（如肌耐力测试）、弱链接测试；治疗系统包括肌肉放松训练、关节松动技术、神经肌肉控制激活技术、肌肉力量训练，以及健康体能运动、团体运动、长期随访的家庭个体化运动等。

1. 基本概念

（1）运动感觉系统：在功能性运动中，与保持关节稳定有关的感觉、运动和中枢整合控制的相关组织构成的体系。

1）本体感觉：从肌肉、肌腱、韧带、关节囊和皮肤上的机械感受器传入中枢神经系统的所有神经输入信号。

2）运动觉：关节运动及其方向和速度的感知。

3）感觉和运动的协调功能：包括本体感觉（传入信号线路）、这些信号的感知能力（运动觉）和向肌肉传出的纠正姿势和保持稳定性的冲动。

（2）开、闭链运动：见"增强肌力肌耐力的技术"中"肌力训练"部分。

（3）三亚系模型：脊柱稳定性三亚系模型包括3部分：被动支持亚系、主动支持亚系、中枢神经系统亚系。其中，被动支持亚系包含骨骼、韧带、椎间盘、筋膜等，提供内源性稳定；主动支持亚系包含核心肌群与肌腱，提供外源性稳定；中枢神经系统亚系则以神经回路控制肌肉收缩的时间、顺序与强度。三个亚系分别维持脊柱稳定性的三个独立性因素，其中某一因素损害，其他因素加以代偿，当各个亚系之间的功能无法代偿时，脊柱稳定性逐渐丧失，出现各种临床症状。

（4）"整体"肌肉：又称运动肌，实施运动，位于颈、背、腰部浅层，呈梭状，肌纤维以快肌为主，优先募集，最大收缩阻力 >40% 时激活。代表肌群有胸锁乳突肌、斜角肌、颈夹肌、最长肌、斜方肌、肩胛提肌、三角肌、腹直肌、腹内外斜肌、竖脊肌、腰方肌等。

（5）"局部"肌肉：又称稳定肌，主要负责局部的稳定性，位于颈、背、腰部深层，呈腱膜状，肌纤维慢肌为主、耐力活动时激活、选择性弱化、募集较差，可以被抑制，最大收缩阻力在 30%~40% 条件下激活，代表肌群有头长肌、颈长肌、头后大直肌、头后小直肌、头上斜肌、头下斜肌、多裂肌、肩袖、腹横肌、多裂肌、腰大肌后部纤维、髂肋肌腰部纤维、最长肌腰部纤维、腰方肌中部纤维。

（6）运动链

1）浅层前侧线：足趾背侧→前侧肌群、胫骨粗隆→髌骨韧带、髌骨→股四头肌、髂前上棘、耻骨粗隆→腹直肌、第5肋骨→胸骨肌、胸骨上缘→胸锁乳突肌、乳突。

2）浅层背侧线：足趾底部→足部筋膜屈趾短肌、跟骨→腓肠肌、股骨突→股二头肌、坐骨结节→骶结节韧带、骶骨→竖脊肌、枕骨粗隆→颅骨筋膜、前侧眉骨上缘。

3）侧面线：第1~5跖骨→腓骨肌、腓骨头→腓骨韧带、胫骨外髁→髂胫束、外展肌→阔筋膜张肌→臀大肌、髂嵴→侧面腹斜肌、肋骨→肋间肌、第1~2肋骨→头夹肌→胸锁乳突肌、乳突、枕骨粗隆（图 2-27）。

4）螺旋线：枕骨粗隆、乳突、横突→头、颈夹肌、下颈椎、上胸椎棘突→大、小菱形肌、肩胛骨内侧→前锯肌、肋骨侧面→腹外斜肌、腹内斜肌、髂嵴、髂前上棘→阔筋膜张肌、髂胫束、胫骨外髁→胫前肌、第1跖骨→腓骨长肌、腓骨头→股二头肌、坐骨粗隆→荐粗隆韧带、荐骨→腰荐筋膜、竖脊肌、枕骨粗隆。

（7）弱链接：是生物力学链中导致的肌肉骨骼系统功能障碍的薄弱环节。这些薄弱环节可以是神经肌肉控制减弱，功能性稳定下降，肌力下降，以及恐惧性逃避反应。亚健康人与患者身上可能存在多个弱链接。其中的某个或某几个弱链接不一定就是疼痛的原因所在，但将是疼痛加重或是产生下一个疼痛点的原因。

2. 诊断系统　主要介绍弱链接测试（weak link test）的方法。让患者待测躯干或四肢肌群在闭链运动中开始，在患者可以完成动作的水平上开始，缓慢增加负荷直到患者在完成动作时出现问题，同时在出现以下情况的测试水平上做标记：疼痛、不能正确完成动作、左右侧表现不一致，根据标记的部位进行力学分析找出弱链接，再进行功能训练。

3. 治疗系统

（1）开链运动：主要训练单一的肌肉或肌群，激活运动的主动肌和拮抗肌。

1）降低运动难度的方法：应用弹力绳作为助力、改变悬吊带、向肢体近端移动悬吊点以减少力臂。

2）增加运动难度的方法：向肢体远端移动悬吊点以增加力臂、施加阻力、应用弹力绳作为阻力、延长运动时间、增加重复次数。

3）训练方法举例：①每个动作重复 4~5 次为 1 组；②每次训练重复 3~4 组；③每组训练间休息 30 秒；④每周 2~3 次；⑤逐渐增加运动难度。

（2）闭链运动：主动肌、固定肌、协同肌以及拮抗肌的同时收缩，主要在于功能训练，提高关节稳定和运动的稳定性。

1）降低运动难度的方法：应用弹力绳作为助力、改变吊带位置以减小力臂、改变人体对于悬吊带托架的位置、调整吊带高度。

2）增加运动难度的方法：改变吊带位置以增加力臂、改变人体对于悬吊带托架的位置、调整吊带高度、应用不稳定平面、应用不对称姿势。

3）训练方法举例：①每个动作保持 80~120 秒，或长时间坚持；②每组 4 次，重复 3~4 组；③每组训练间休息 1~2 分钟；④每周 2~3 次训练；⑤逐渐增加运动难度。

开链运动与闭链运动相结合是重建神经肌肉控制能力的最佳途径。SET 更注重重力调整无痛或高强度的闭链运动，闭链训练可以更好地激活和训练局部稳定肌，促进局部稳定肌和整体运动肌更加协调的运动。

4. 适应证　急慢性骨骼肌系统疼痛与功能障碍。对颈痛伴肩痛、腰背痛者，不能耐受疲劳、反复发作迁延不愈有很好疗效。

5. 禁忌证　结核、肿瘤、骨折未愈合、脱位等，以及严重心、脑、肾疾病患者。对神经、脊髓压迫症状明显者、椎管狭窄者效果差。

（丁　桃）

五、作业治疗

作业治疗（occupational therapy，OT）的目的是维持患者现有功能，最大限度发挥其残存功能；提高患者日常生活活动的自理能力；为患者设计及制作与日常生活活动相关的各种自助具；提供患者职业技能和行为训练；强化患者自信心，辅助心理治疗，鼓励患者参与和贡献社会。

通常按作业活动的对象和性质，将作业治疗分为六类。①ADL 训练：如个人卫生（洗脸、刷牙、梳头）、吃饭、穿脱衣服、入厕等，需要让患者通过学习获得独立完成的能力，如不能完全独立，也要尽可能通过参加这些活动，能够部分的独立完成；②功能性作业活动训练：提高肌力、关节活动度、协调性、体力、耐力及平衡能力等各方面的功能；③心理性作业活动训练：通过作业活动给患者以精神上的支持，减轻患者的不安与烦恼或给患者提供一个发泄不满情绪的条件；④自助具制作和使用训练：自助具是治疗师根据患者存在的问题予以设计并制作的简单器具，是患者在进食、着装、入厕、写字、打电话等日常生活、娱乐和工作中为了充分地利用残存功能，弥补丧失的能力而研制的简单实用、帮助障碍者使之自理的器具，有助于患者功能的恢复，提高其生活自理能力；⑤辅具使用训练：假肢是为补偿、矫正或增强患者已缺失的、畸形的或功能减弱的身体部分或器官，使患者最大限度地恢复功能和独立生活的能力而制作的。装配上肢假肢后由作业疗法师来完成假肢功能活动的训练，患者需要反复训练,以达到熟练使用假肢的目的;⑥职业前训练活动:当患者可以回归社会,重返工作岗位之前,必须进行身体和精神方面的能力测定、评价,针对某方面功能不足,通过实际训练提高患者适应社会的能力,为其复职创造条件;⑦娱乐活动:各种娱乐活动有助于身体功能的改善,同时可以帮助患者克服消极情绪,增加患者之间的交流。

（一）骨折作业治疗

主要运用功能性作业活动,治疗目的是加速骨与软组织的愈合,缩短疗程预防并发症,促进患者躯体功能恢复,从而提高患者的生活自理能力和社会参与能力,改善患者的社会功能和生存质量。

1. 骨折固定期

(1) 在保证骨折端稳定固定条件下,加强骨折相邻关节的活动,防止关节僵硬及肌肉萎缩。

(2) 教会患者正确使用患肢,以完成生活自理休闲活动及相关工作。

(3) 早期运动以减重助动运动为主,在关节活动度范围内锻炼。肌力训练以等长收缩练习为主。对有骨折外固定架的患者应使用碘伏清洁针孔预防感染。

2. 骨折愈合期

(1) 锻炼以主动运动为主,着重恢复关节活动度、稳定性及技巧。

(2) 对患肢肿胀仍然存在的患者应采用抬高患肢、主动肌肉收缩、向心性按摩甚至压力治疗。

(3) 改善关节僵硬或疼痛,可结合被动牵张,采用关节松动技术以增加关节附属运动。条件允许时 CPM 治疗仪,增加关节被动活动度。

3. 骨折恢复期　对于残留有后遗症的患者,应对其进行日常生活能力、工作和休闲能力的训练,甚至充分利用康复工程技术,整合社会资源,充分提高每位患者的社会功能,恢复每个人的社会角色。

（二）关节损伤作业治疗

1. 肩部　重点恢复日常生活活动。

(1) 关节损伤后疼痛减轻时应开始功能锻炼,以轻柔的主动运动为主。若为不稳定的肩部骨折,治疗时间应推迟到术后两周,并且在保护下进行被动活动及主动助动练习,可进行肩部肌肉等长收缩练习。

(2) 术后或损伤 3~4 周内尽量不做主动活动度训练;6~8 周内可进行肌肉等长练习和肩关节钟摆运动,逐步增加活动范围,在关节活动范围改善后应减少对患肩的支持;12 周恢复肩关节活动度。

(3) 当外固定去除后,由主动助动活动过渡到主动活动,有条件时鼓励患者参与娱乐活动,如游泳、乒乓球、家务劳动等。

2. 肘与前臂　这部分肢体的功能主要为肘关节屈伸和前臂旋前旋后,作业治疗主要解决 ADL 存在的问题,损伤早期鼓励患者主动练习消除肿胀,改善关节活动范围,如绘画、编制等。后期以抗阻和全范围活动为主,强调肌力和协调性训练。

(1) 肱骨髁上骨折应维持肘关节 90°~100° 位置外固定,两周后每天去固定进行减重主动训练,强调肘关节屈曲的重要性,避免暴力伸直牵拉,以降低骨化性肌炎的发生率。

(2) 手术切开复位的肘部骨折,因内固定稳固,术后 3~5 天即开始主动活动练习,每天进行旋前旋后强调旋后练习。

(3) 前臂远端骨折,如采用石膏固定,远端关节不能充分活动,或石膏拆除后活动受限,应及时治疗,主动活动,在耐受范围内以功能性作业治疗为主。外固定去除两周后,进行力量训练,重点恢复腕关节稳定性。

3. 手外伤

(1) 治疗原则

1) 制动与活动:制动有利于组织愈合,但会造成软组织的粘连和僵硬,一般情况下,肌腱缝合术后 3~4 周,神经缝合术后 3 周,关节脱位复位 3 周是最短的制动时间,手部肌腱损伤主张术后立即开始控制性的肌腱滑动训练,制动时需要考虑患者手的功能位,制动过程中早期进行未受累关节的主动活动,受累关节可进行肌肉的等长收缩训练。制动结束后立即开始制动关节的主被动活动。

2) 控制肿胀、预防畸形:可采取抬高患肢消除肿胀,制动解除后早期主被动活动,在允许范围内功能性训练,必要时采用动力性手夹板。

3) 缓解疼痛。

4) 矫正畸形:主要由物理治疗师进行手法治疗,配合手夹板维持矫正后的姿势。

5) 对患者进行功能再教育:患者常因疼痛使患手失去正常运动模式,可在治疗时鼓励患者尽量使用患手。

6) 手矫形器的使用:可发挥固定、矫正、或预防畸形的作用。

7) 定期评定:治疗前后反复评定可以增加患者信心,并提供治疗方案调整的信息。

(2) 治疗项目

1) 治疗泥:具有增强手指肌力、肌耐力,改善手指灵活性及协调功能,主要训练的是较为粗大的手指和拇指功能。

2) 弹力带:治疗弹力带弹力强度分为轻、中、强三个级别,可进行分级抗阻训练,用于改善肌力、肌耐力、协调性及手指 ROM 训练。

3) 娱乐性治疗:具有趣味性和质量针对性强的特点,用于改善手的灵活性,手眼协调、感觉训练、脱敏治疗和掌指指间关节屈伸的训练。如斜板支架训练、插孔板游戏、串珠子游戏、镊子或衣夹训练。

(3) 关节保护技巧:可减轻关节痛避免医源性关节损伤及变形。

1) 使用较大肌力较好的关节。

2) 避免关节长时间保持相同动作。

3) 保持正确姿势,避免关节处于易变性位置。

4) 注意作息之间的平衡。

5) 及时正确处理关节疼痛。

6) 合理使用代偿技术

4. 髋 由于髋部骨折主要发生于老年人,因此作业治疗的目标是以恢复患者 ADL 独立性为主,治疗过程中应指导患者对穿衣、转移、辅助器具的使用。

(1) 术后患髋屈曲 <90°,不能内收及旋转,保持髋关节外展伸直中立位。

(2) 对患肢不能负重的患者可进行半卧位 ADL 训练,在可进行负重训练时,应教会患者站立位下 ADL 训练:使用辅助器具,避免患髋过度屈曲和交叉。

（3）体位转移训练：在转移过程中，应避免坐位起立体位改变时髋关节过度屈曲，使用改良厕所坐垫，增加座椅高度，注意身体不能前倾。在站立和行走训练中需要主动改善髋关节活动度和力量。

（4）患者出院后应及时家庭随访，关注患者入厕、卧床、椅子等转移能力，上下楼梯及地面安全性，必要时指导患者改造环境，预防再次跌倒。

5. 膝

（1）膝关节稳定的重要性：在人体站立、步行、上下楼梯、蹲、跑、跳等活动中，膝关节稳定至关重要，屈伸肌群的肌力与协调训练必须同时进行。

（2）膝关节屈曲练习：在医师允许范围内，可采用治疗性游戏，逐渐增加膝关节屈曲度，练习过程中患肢可部分负重，当患肢全部负重时膝关节 ROM 应扩大到全范围，同时进行抗阻训练。

（3）平衡、扭转、下蹲等练习可使用平衡板或游泳、骑自行车、登山等训练。

6. 踝和足　踝和足是既稳定又灵活的运动单元，关节发生僵硬或无力时都可能影响步态和平衡，处理原则：消除肿胀，增加稳定性，改善活动度，可选用治疗性游戏、平衡板、园艺作业、舞蹈、体操等训练方式。

（丁　桃）

六、辅具治疗

辅具治疗（assistive products therapy，APT）是指利用辅具来预防、补偿、监护、减轻或抵消患者损伤、活动受限和参与局限的治疗。辅具（assistive products，AP）全称辅助器具，是功能障碍者（包括残疾人、老年人、伤病员）个人使用的，用于改善功能障碍者的活动与参与的任何产品，包括器械、仪器、设备、工具和软件。它既可以是特别生产的，也可以是通常获得的。2011 年国际标准化组织（international standard organized，ISO）颁布的第 5 版《辅助器具—分类、术语》国际标准（ISO 9999:2011）中，将 794 种辅助器具分为 12 个主类，130 个次类，781个支类。12 个主类分别是个人医疗辅助器具、技能训练辅助器具、矫形器和假肢、个人生活自理和防护辅助器具、个人移动辅助器具、家务辅助器具、家庭和其他场所的家具及其适配件、交流和信息辅助器具、操作物品和器具的辅助器具、用于环境改善和评估的辅助器具、就业和职业训练辅助器具、休闲娱乐辅助器具。在骨科康复临床中，使用较多的辅具是矫形器、假肢、轮椅和助行器。

（一）矫形器

矫形器（orthosis）是用于改变神经肌肉和骨骼系统的结构和功能特性的体外使用装置。矫形器命名繁多，又称为支具、夹板、支持物、矫形装置等。1960 年由美国矫形外科医师学会、美国假肢矫形器教育委员会和美国假肢矫形器学会共同制订了系统的假肢矫形器术语，经过试用、修改后成为国际假肢矫形器技术的统一术语。其命名方法是根据矫形器所包含的关节名称，将矫形器作用于人体各关节英文名称的第一个字母连在一起，再取矫形器英文"orthoses"中的第一个字母"O"，组成不同矫形器的名称，如 CO 代表颈矫形器，KFAO 代表髋膝踝足矫形器。

1. 分类　按部位通常将矫形器分为上肢矫形器、下肢矫形器和脊柱矫形器，各部位还可以细分（表 4-2）。

表 4-2　矫形器分类与英文名称

分类		英文名称	英文名称缩写
上肢矫形器	肩矫形器	shoulder orthoses	SO
	肩肘矫形器	shoulder-elbow orthoses	SEO
	肩肘腕矫形器	shoulder-elbow-wrist orthoses	SEWO
	肩肘腕手矫形器	shoulder-elbow-wrist-hand orthoses	SEWHO
	肘矫形器	elbow orthoses	EO
	肘腕矫形器	elbow-wrist orthoses	EWO
	肘腕手矫形器	elbow-wrist-hand orthoses	EWHO
	腕矫形器	wrist orthoses	WO
	腕手矫形器	wrist-hand orthoses	WHO
	腕手手指矫形器	wrist-hand-finger orthoses	WHFO
	手矫形器	hand orthoses	HO
	指矫形器	finger orthoses	FO
下肢矫形器	髋矫形器	hip orthoses	HO
	髋膝矫形器	hip-knee orthoses	HKO
	髋膝踝足矫形器	hip-knee-ankle-foot orthoses	HKAFO
	膝矫形器	knee orthoses	KO
	膝踝足矫形器	knee-ankle-foot orthoses	KAFO
	踝足矫形器	ankle-foot orthoses	AFO
	足矫形器	foot orthoses	FO
脊柱矫形器	颈矫形器	cervical orthoses	CO
	颈胸矫形器	cervico-thoracic orthoses	CTO
	颈胸腰骶矫形器	cervico-thoracic-lumbo-sacral orthoses	CTLSO
	胸腰骶矫形器	thoraco-lumbo-sacral orthoses	TLSO
	腰骶矫形器	lumbo-sacral orthoses	LSO
	骶髂矫形器	sacro-iliac orthoses	SIO

2. 临床常用矫形器

（1）肩矫形器

1）固定性肩矫形器：通常将肩关节固定于中立位，适用于肩部炎症、肩部术前术后的固定。

2）肩外展矫形器：又称为肩外展支架，通常将肩关节保持在外展 80°~90°，肘关节屈曲 90°，腕关节背伸 20° 的位置（图 4-26）。适用于肱骨近端骨折、臂丛神经损伤、肩关节脱位、肩峰修整术和肩部肌腱、韧带断裂等。

（2）肘矫形器

1）固定性肘矫形器：通常将肘关节屈曲 90° 固定，适用于肘部骨折手术固定，肘部稳定性骨折、脱位的保守治疗，肘部炎症、结核、肿瘤等固定。

2）动态肘矫形器：通常是由上臂围托、前臂围托和肘关节铰链组成，必要时增加弹簧或拉力装置,以维持和增加肘关节伸展、屈曲范围。分自由活动式(图 4-27A)、定位盘锁定式(图 4-27B)、前臂旋前旋后式(图 4-27C)几种类型。适用于肘关节功能障碍的康复治疗。

(3) 腕手矫形器

1) 固定性腕手矫形器:又称为静态腕手矫形器,通常将腕关节、手指固定于功能位,即腕关节背伸 20°~30°,手指微屈。适用于桡神经损伤等引起的腕下垂,腕部骨折术后固定,腕部稳定性骨折、脱位的保守治疗,腕手部炎症、结核、肿瘤等固定。

2) 动态腕手矫形器:在固定性腕手矫形器的基础上,运用弹簧、橡皮筋等来弹性材料来增加腕手部各个关节活动的阻力或助力。常见类型有弹环式腕伸展矫形器(图 4-28A)、弹力筋式腕伸展矫形器(图

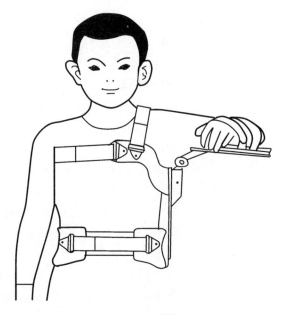

图 4-26 肩外展矫形器

4-28B)、腕手牵伸矫形器(图 4-28C)、限制式腕 ROM 矫形器(图 4-28D)、屈指肌肌腱术后矫形器(图 4-28E)、可调式腕手屈曲矫形器(图 4-28F)。适用于手外伤、周围神经损伤后的训练。

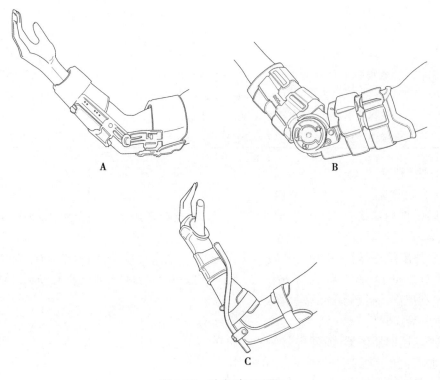

A

B

C

图 4-27 动态肘矫形器

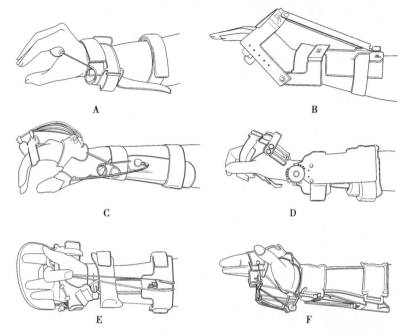

图 4-28 动态腕手矫形器

（4）髋矫形器

1）髋外展矫形器：通常是将髋关节固定于外展 30° 位。适用于股骨颈骨折、粗隆间骨折、髋部骨折、髋关节置换术后等固定（图 4-29）。

2）髋屈曲矫形器：通常是将髋关节屈曲外展，使股骨头处于髋臼中正确位置。适用于 1 岁以内患儿髋关节发育不良引起的髋关节脱位。

（5）膝矫形器

1）固定性膝矫形器：通常将膝关节固定于伸直位或屈曲 20° 位。适用于膝关节术前术后、髌骨脱位、膝部韧带、急性软组织损伤等固定治疗。

2）限位式膝矫形器：手术前后对膝关节保守性固定，限制膝关节的活动范围；提高术后膝关节稳定性，并允许膝关节限位运动；开放式的框架结构符合人体解剖特征，并方便局部治疗。适用于前交叉韧带断裂、侧副韧带受伤、韧带术后。

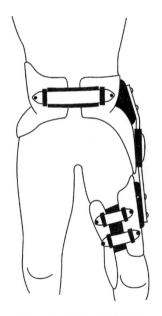

图 4-29 髋外展矫形器

3）可调式膝矫形器：通过高强度支条和大腿、小腿衬垫，给予膝关节全面而稳定的固定，关节处的表盘式限位器可设定膝关节活动范围，允许膝关节在可变的限定范围内进行屈伸运动（图 4-30）。适用于膝关节术后固定与康复治疗，膝关节的稳定及限位治疗。

（6）踝足矫形器

1）足下垂矫形器：将前足抬起，限制跖屈（图 4-31）。适用于各种原因引起的足下垂。

2）动态踝足矫形器：将踝关节置轻度外翻、背伸位，限制跖屈和内翻。适用于踝关节扭

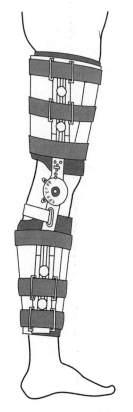
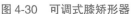

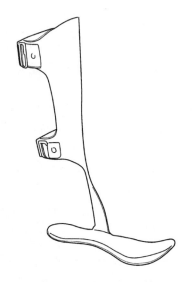

图 4-30　可调式膝矫形器　　　　　　　　图 4-31　足下垂矫形器

伤、外侧韧带断裂。

3）胫骨骨折矫形器：将踝关节、距下关节固定，限制其活动。适用于胫骨远端骨折。

（7）免荷矫形器

1）大腿免荷矫形器：又称坐骨承重式矫形器或免荷性膝踝足矫形器（weight bearing KAFO）。通过坐骨结节负重，使下肢在站立行走时完全不负重或部分负重。伤足不触地、下肢完全不负重为完全免荷，伤足部分着地、下肢部分负重为部分免荷（图 4-32）。适用于股骨头缺血性坏死、股骨骨折、骨不连接、骨不愈合、膝关节术后、胫腓骨骨折。

2）小腿免荷矫形器：又称髌韧带承重式踝足矫形器或免荷性踝足矫形器（weight bearing AFO）。通过髌韧带负重，使膝关节以下肢体在站立行走时完全不负重或部分负重。伤足不触地、下肢完全不负重为完全免荷，伤足部分着地、下肢部分负重为部分免荷。短期使用（6个月以内）适用于胫腓骨骨折、踝足骨折术后、足跟痛等；长期使用适用于骨折或关节融合术后延缓愈合或不愈合，距骨缺血性坏死，距下关节或踝关节变性炎，跟骨骨髓炎，坐骨神经损伤合并足底感觉丧失，以及其他不适合于手术的慢性足部疼痛。

3）足跟免荷矫形器：通过足弓压垫和侧面护围，减轻跟骨负荷保证脚的滚动，增强肌肉收缩，防止血栓生成。适用于单侧及双侧跟骨骨折。

（8）截瘫助行矫形器

1）无助动作用的截瘫助行矫形器：实际上是由一对 HKAFO 或 KAFO 组成，适用于腰 1平面以下的脊髓损伤者。

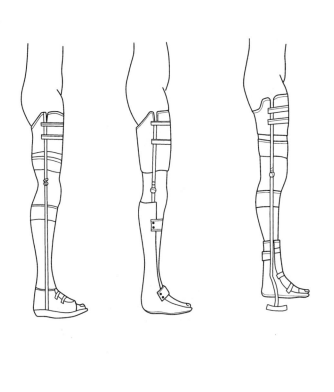

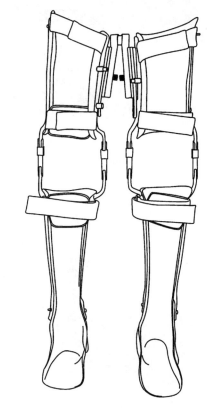

图 4-32　大腿免荷矫形器　　　　　　　图 4-33　互动式截瘫助行矫形器

2）互动式截瘫助行矫形器：互动式截瘫助行矫形器（walkabout orthoses，WO）由一对 KAFO 与互动式铰链装置构成（图 4-33），适用于胸 10 平面以下的脊髓损伤者。

3）往复式截瘫助行矫形器：往复式截瘫助行矫形器（reciprocating gait orthosis，RGO）是最早用于无行走能力高位脊髓损伤患者的截瘫助行矫形器。由一对髋铰链、两个与髋铰链相连接钢缆作为其核心部分，还包括与之相接的上躯干部分和大腿矫形器部分（图 4-34），适用于胸 4 至腰 2 平面的脊髓损伤者。

（9）矫形鞋与矫形垫

1）矫形鞋：分矫正、补缺、补高矫形鞋。矫正矫形器适用于足内翻、足下垂、弓形足等；补高矫形鞋用于补偿下肢高度，补高 2cm 以下者可用鞋垫补高，补高 2cm 以上者需定制补高矫形鞋，补高 3~7cm 者需定制内补高矫形鞋，补高 7~14cm 需要定制内外补高矫形鞋，补高 14cm 以上需要定制补高假足（图 4-35）；补缺矫形鞋适用于跖骨远侧 1/2 及其远端部位的截肢者。

2）矫形垫：包括平足垫、横弓垫、足跟垫、全足垫、丹尼斯 - 布朗足板等。多用硅胶或泡沫板材制作。平足垫减轻足底负重压力；横弓垫用于减轻跖骨远侧压力；足跟垫用于减轻足底筋膜炎或跟骨骨刺引起的足跟部疼痛；全足垫常用于足底筋膜炎和扁平足等；丹尼斯 - 布朗足板常用于先天性马蹄内翻足（图 4-36）。

（10）颈胸矫形器

1）颈托：主要作用是限制颈椎过度活动。类型有白色颈托、彩色颈托、网状颈托、板状颈托、费城颈托等。临床常用颈托是费城颈托（图 4-37），适用于急救时颈椎固定，颈椎术后

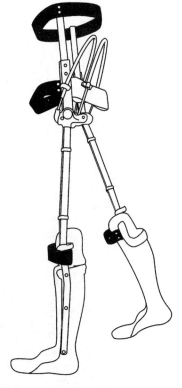

图 4-34 往复式截瘫助行矫形器

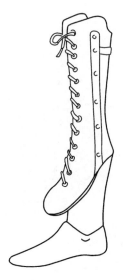

图 4-35 补高假足

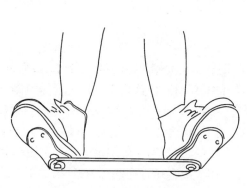

图 4-36 丹尼斯 - 布朗足板

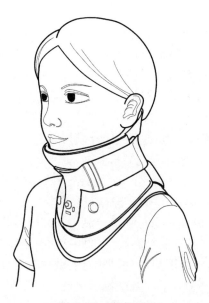

图 4-37 费城颈托

固定,颈椎稳定性骨折、脱位的保守治疗,严重颈椎病等,前开口型适用于气管切开者使用。

2) 塑性颈胸矫形器:用高(低)温板材在石膏阳型(患者颈胸部)模塑成形制成。固定颈椎,限制其活动。适用于颈椎术后固定,颈椎稳定性骨折、脱位的保守治疗,颈椎结核、肿瘤、炎症等固定,严重颈椎病。

3）哈罗式颈胸矫形器:又称哈罗式支架,通过颅骨钻孔,将上颈椎坚强固定(图 4-38)。适用于寰枢椎骨折保守治疗,上颈段颈椎骨折、脱位术后固定与保守治疗。

(11) 胸腰骶矫形器:主要作用是固定脊柱,限制运动,并通过增加腹压减免脊柱负荷。矫形器上端需超过受损部位两个锥体,下端固定住骨盆但不影响患者坐下。

1）塑性胸腰骶矫形器:用高(低)温板材在石膏阳型(患者胸腰骶部)模塑成形制成。通常是将胸腰段脊柱固定于直立位(图 4-39)。适用于胸腰椎术后固定,胸腰椎稳定性骨折、脱位的保守治疗,胸腰椎结核、肿瘤、炎症等固定,高位腰椎间盘突出症等。

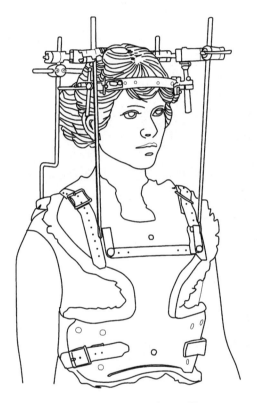
图 4-38　哈罗式颈胸矫形器

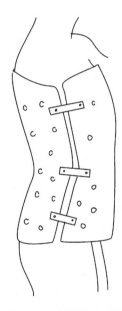
图 4-39　胸腰骶矫形器

2）脊柱过伸矫形器:通过腰背、胸骨和耻骨联合三点支撑,实现对腰椎、低位胸椎进行挺直、固定和减免负荷的作用。适用于腰椎或低位胸椎压缩性骨折,严重骨质疏松症,脊柱后凸(单纯性驼背)征。

3）脊柱侧凸矫形器:通过矫形器治疗,对侧凸畸形提供被动或主动的矫正力,防止侧凸进一步加重,并使侧凸畸形得到最大限度的矫正。适用于各种类型脊柱侧凸征。

(12) 腰骶矫形器

1）塑性腰骶矫形器:用高(低)温板材在石膏阳型(患者腰骶部)模塑成形制成。通常是将腰骶部固定,限制其活动。适用于腰骶椎术后固定,腰骶椎稳定性骨折、脱位的保守治疗,腰骶椎结核、肿瘤、炎症等固定,严重腰椎间盘突出症等。

2）腰围:一种软性腰骶矫形器。它将腰骶部固定,增强其稳定性,增加腹压,减轻腰椎负荷。适用于急性腰扭伤、腰肌劳损、腰椎间盘突出症,以及其他原因引起的下背痛、腰部运动防护等。

（二）假肢

假肢（prosthesis）又称义肢,是用于替代整体或部分缺失或缺陷肢体的体外使用装置。

1. 分类

（1）按截肢部位划分

1）上肢假肢:用于替代整体或者部分上肢的假肢,分为肩离断假肢、上臂假肢、肘离断假肢、前臂假肢、腕离断假肢、部分手假肢。

2）下肢假肢:用于替代整体或者部分下肢的假肢,分为髋离断假肢、大腿假肢、膝离断假肢、小腿假肢、赛姆假肢、部分足假肢。

（2）按假肢结构划分

1）壳式假肢:由制成人体肢体形状的壳体承担假肢外力,又称外骨骼式假肢或传统假肢。特点是结构简单、重量轻,但表面为硬壳,易损伤衣、裤。

2）骨骼式假肢:在假肢的中间为类似骨骼的管状结构,外包海绵物,最外层覆盖肤色袜套或人造皮,又称内骨骼式假肢或现代假肢。特点是外观较好,不易损伤衣、裤。

（3）按假肢安装时机划分

1）临时假肢:采用临时接受腔和假肢的一些基本部件装配而成的简易假肢称为临时假肢（temporary prosthesis）,分术后即装假肢（immediate postoperative prosthetic fitting, IPPF）与术后早期假肢（early postoperative prosthetic fitting, EPPF）两种类型,前者是截肢后立即在手术台上安装的假肢;后者是指截肢术后 2~3 周,伤口愈合拆线后安装的假肢。通常所说的临时假肢是指术后早期假肢。

2）长期假肢:残肢定型后安装的假肢,又称正式假肢。

（4）按假肢主要用途划分

1）装饰性假肢:仅具有肢体外形,不能补偿肢体功能的假肢,如装饰性肩离断假肢。

2）功能性假肢:既有良好肢体外形,又能补偿肢体功能的假肢,如气压控制大腿假肢。

3）专用假肢:包括作业用假肢和运动型假肢。作业用假肢是辅助肢体缺失者完成某些特定作业的假肢,一般没有良好的肢体外形,如工具手;运动型假肢是辅助肢体缺失者参加残疾人运动的专用假肢,如飞毛腿假肢。

（5）按假肢力源划分

1）自身力源假肢:由假肢佩戴者本身提供操纵控制假肢所需活动的假肢,又称内动力假肢,如索控式肘离断假肢。

2）体外力源假肢:采用电动、气动等体外动力驱动的假肢,又称外动力假肢,如肌电式前臂假肢。

3）混合力源假肢:具备自身力源和体外力源的假肢,如肘关节采用索控、腕关节采用肌电控制的上臂假肢。

（6）按假肢的组件化水平划分

1）组件式假肢:由标准化组件构成,现代假肢多属于组件式假肢。

2）非组件式假肢:与组件式假肢相反,传统假肢多属于非组件式假肢。

还可根据消费水平、假肢主要用材等进行分类。

2. 下肢假肢的大体构成　　主要由下肢接受腔、下肢假肢关节、足踝机构及连接件等构成(图 4-40)。

(1) 下肢接受腔

1) 大腿接受腔:有插入式接受腔、四边形接受腔、坐骨包容式接受腔、马罗解剖式接受腔、硬框式接受腔(又称 ISNY 接受腔)、硅橡胶吸着式接受腔等类型。使用较多的大腿接受腔是四边形接受腔、坐骨包容式接受腔。坐骨包容式接受腔与四边形接受腔在口型上有较大区别(图 4-41)。四边形接受腔将残肢前后面压缩,在其前壁相当于股三角部位施加压力,使坐骨结节落在后壁上缘的坐托,导致接受腔口型内外径大、前后径小(内外径＞前后径),外观呈四边形或横向椭圆形;坐骨包容式接受腔基本保持残肢的生理解剖截面,接受腔口型是内外径小、前后径大(内外径＜前后径),外观呈纵向椭圆形。

2) 小腿接受腔:有插入式接受腔、髌韧带承重(patellar tendon bearing, PTB)接受腔、全承重式(total surface bearing, TSB)接受腔。PTB 接受腔又分为环带式接受腔、PTS 接受腔(包膝式接受腔)、KBM 接受腔(髁部插楔式接受腔)、PTK 接受腔(髁部夹持式接受腔)(图 4-42),使用较多的是髁部夹持式接受腔,它是利用股骨内、外髁的两个耳状侧面夹住股骨髁进行悬吊。

(2) 下肢假肢关节

1) 膝关节:按关节结构,分为单轴膝关节和多轴膝关节;按站立锁定方式,分为手控锁膝关节和负重自锁膝关节;按控制方式,分为机械控制膝关节、流体(气压或者液压)控制膝关节和智能控制膝关节;按对步态周期的控制,分为站立相控制膝关节、摆动相控制膝关节、站立相与摆动相控制膝关节。

2) 髋关节:基本要求是能够进行屈伸运动。有些髋关节的内收和外展角度、内旋和外旋角度可以调整。

(3) 足踝机构:分静踝脚、动踝脚、储能脚三大类。

1) 静踝脚:又称 SACH 脚,由于不设踝关节,故又称硬踝脚。静踝脚的优点是构造简单,重量轻,价格便宜,步行中不会出现异常响声。缺点是小腿与假脚之间的踝关节角度不能调节。

2) 动踝脚:分单轴动踝脚和多轴动踝脚。单轴动踝脚只能实现踝关节的跖屈、背伸运动;多轴动踝脚以万向踝脚为主,实现假脚的跖屈、背伸、内翻、外翻等各个方向的运动。多轴动踝脚的优点是适合于各种不同的路况。缺点是价格相对昂贵、维修率较高。

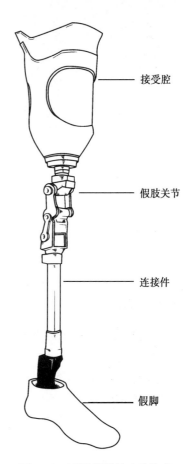

图 4-40　下肢假肢的大体构成

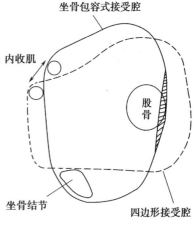

图 4-41　坐骨包容式接受腔与四边形接受腔

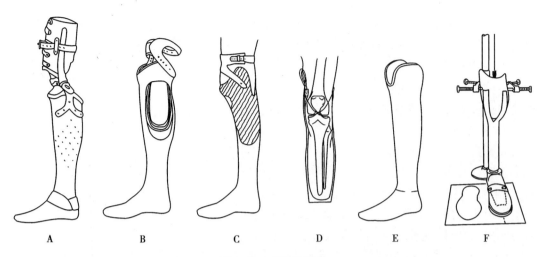

图 4-42 小腿接受腔

A. 插入式接受腔;B. 环带式接受腔;C. 包膝式接受腔;D. 髌部插楔式接受腔;E. 髌部夹持式接受腔;F. 全负重式接受腔

3）储能脚：又称动力脚，其显著结构特点是具有一个呈"S"形的弹性脚芯。这种弹性脚芯具有一定储能性，即在步行的支撑中期储能，支撑后期释能，形成一个推动人体向前的助力，代偿部分小腿三头肌的收缩功能。

（4）连接件：包括各种连接管、连接头，用于连接假肢各部件。

3. 上肢假肢的大体构成 主要由上肢接受腔、假肢关节、手部装置、悬吊与控制系统等构成（图 4-43）。

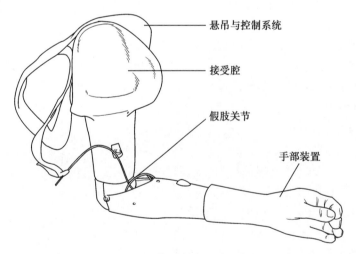

图 4-43 上肢假肢的大体构成

（1）上肢接受腔：是人体上肢残肢与假肢连接的界面部件，具有包容上肢残肢的功能，是人-机系统的接口，对支配和悬吊上肢假肢有重要作用。常见类型有插入式接受腔、明斯特式接受腔和西北大学式接受腔。

（2）上肢假肢关节

1）腕关节：连接手部装置与前臂。主要用于装配腕离断假肢、前臂假肢、肘离断假肢、上臂假肢和肩离断假肢。

2）肘关节：连接假肢上臂和前臂，代偿人体肘关节的屈伸功能。主要用于装配肘离断假肢、上臂假肢和肩离断假肢。

3）肩关节：连接上臂与肩部接受腔，代偿人体肩关节的屈曲、外展功能。主要用于装配肩离断假肢。

（3）手部装置：简称假手，是上肢假肢的末端装置，具有代偿手外观和功能的假肢部件。按功能分装饰性假手、索控式假手、电动假手和工具手等。

（4）悬吊装置：上肢假肢在截肢者佩戴时受到假肢自重和所提携物品所产生的向下拉力，必须通过必要的接受腔结构或附加的固定装置来实现假肢的悬吊。同时，还必须克服假肢接受腔与残肢之间的相对旋转与侧向运动，使截肢者能够利用残肢良好地操纵假肢的各种动作。肘离断假肢、腕离断假肢、前臂假肢可以利用适当的骨性结构用接受腔进行悬吊，如肱骨髁、尺骨茎突、桡骨茎突等。其他类型假肢主要通过背带来实现悬吊。

背带（harness）泛指指佩戴于人体身上、用于悬吊上肢假肢的各式各样的带子，包括胸廓带、肩背带、上臂背带、围箍、围鞴等。它们的材料、结构和形式都在不断改进。常用的有8字背带、9字背带、双重控制背带、三重控制背带、胸廓带等（图4-44）。

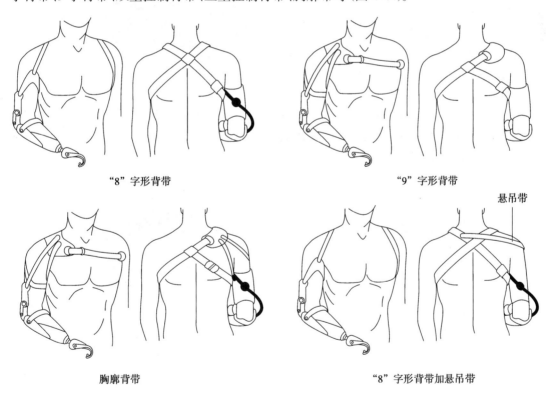

"8"字形背带   "9"字形背带

胸廓背带   "8"字形背带加悬吊带

图4-44 上肢假肢背带悬吊方式示意图

（5）控制系统：控制系统主要指在自身力源假肢中利用控制索系统，或者在体外力源假肢中利用残肢肌电信号、开关或声音控制上肢假肢动作的系统。

1）控制索系统：将连接于上肢假肢背带与肘关节或手部装置之间，能有效地传递上肢区域或躯干动作和拉力的绳索系统。控制索由易弯曲的钢丝缆索和包覆在外部的金属软套管构成,称为鲍登索(Bowden cable)。其特点是牵引力的传递效率高。使用控制索系统的假肢称为索控式假肢。索控式假肢的控制索系统与背带系统融为一体,合称为背带系统。

上肢假肢控制索系统主要有三种类型。

单式控制索系统:用一根绳索进行单一控制的系统(图4-45)。单式控制索系统(single control cable system)的典型代表是索控式前臂假肢的手部装置操纵系统,如控制手部装置开闭的前臂8字背带和9字背带。

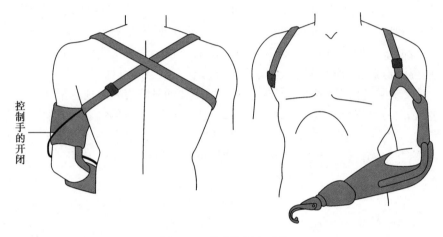

控制手的开闭

图4-45　单式控制索系统

双重控制索系统:用一根绳索起到两个控制功能效果的控制系统(图4-46)。双重控制索系统(dual control cable system)一般用在索控式肩部假肢和索控式上臂假肢上,用来操纵肘关节的屈曲和手部装置的开闭。

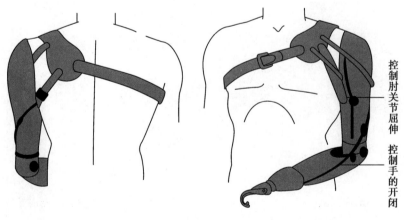

控制肘关节屈伸　控制手的开闭

图4-46　双重控制索系统

三重控制索系统:三重控制索系统(triple control cable system)是采用三组单式控制索控制上肢假肢的系统(图4-47)。例如,索控式上臂假肢通过肩胛带的运动带动背带来分别控制手的开合、屈肘和锁肘。

索控假肢的背带系统既起到悬吊固定假肢的作用,又有牵引控制假肢的功能。功能上

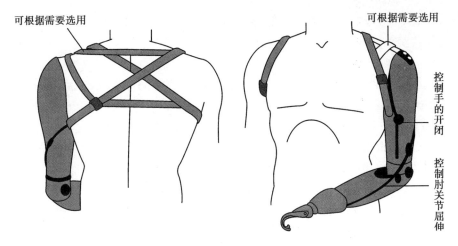

图 4-47　三重控制索系统

应满足:①悬吊假肢;②操纵假手装置的开合;③操纵肘关节的屈曲;④操纵肘关节的锁定。功能执行情况取决于肩胛带的活动度、残肢的条件以及肌力的状况。使用上应满足:①能将假肢可靠悬吊固定在残肢上;②截肢者佩戴后无压痛或不适;③操作方便,力求减少操作使用时对衣袖的磨损;④为操纵假肢传递力源。

背带的选择与制作因人而异。除了能充分发挥残肢的残存功能外,还应综合考虑截肢者的既往习惯、性别、职业差异。同一种假肢,往往有不同形式的背带,单一化会给部分截肢者操纵假肢造成困难。因此,必须根据截肢者的不同情况,如肌力、操纵能力、耐受性来修改设计方案,直至截肢者能满意地操纵假肢。

2) 肌电控制系统:为肌电假肢的控制系统。它利用表面肌电信号操控电动假肢关节和假手的活动,分为单通道、二通道和四通道系统。影响肌电控制系统选择的因素有肌电信号源、职业、环境、学习能力等。

4. 上肢假肢的选配

(1) 部分手假肢的选配

1) 手指截肢:选配假肢时,单指截肢可以佩戴指套,又称为装饰指。截肢范围增大时,佩戴相应的内手套可弥补其外观的缺陷。

2) 拇指全部切除或示指、中指全部切除:装配假手指或对掌装置可以弥补外观的缺损,也可改善一定功能。

3) 拇指全部切除合并示、中、环、小指切除或经掌骨截肢:只要有良好的残肢,特别是保留了良好的腕关节屈伸功能,前臂的旋前、旋后功能,建议装配带有四连杆机构的功能性腕部假手。

4) 经掌近端截肢:①装饰性假手:轻便;②肌电假肢:对于第 1 腕掌关节离断和掌骨近端截肢而腕关节屈伸功能良好的患者,根据需要可以装配有一定功能的肌电假肢,通过残肢腕关节的屈伸控制假手的开合。

(2) 腕离断假肢的选配:腕离断假肢适用于腕关节离断及残肢长度保留了前臂 80% 以上(通常距尺骨茎突 5cm 以内)的截肢者。

1) 装饰性腕离断假肢:适用于那些放弃或不能佩戴功能性假肢的截肢者。其特点是重量轻、操纵简便,但仅有有限的被动功能,可作为辅助手使用。

2）索控式腕离断假肢:由于较好地保留了前臂的旋转功能,残肢可直接带动假手旋前、旋后。适用于有功能要求而又不能穿戴肌电假肢的截肢者。

3）肌电腕离断假肢:采用前臂的肌电信号来控制假手的抓握活动,故其前提条件是要有较好的肌电信号控制假手。

（3）前臂假肢的选配:前臂假肢适用于残肢长度为前臂 25%~80% 的前臂截肢者,是一类代偿功能较好的上肢假肢。

1）装饰性前臂假肢:具有较优越的装饰性功能,适用于各种前臂截肢的截肢者,特别适用于那些放弃或不能穿戴功能性假肢的截肢者。

2）索控式前臂假肢:适用于有功能要求而又不能佩戴肌电控制假肢的前臂截肢者。要求截肢者没有肩部和肘关节功能活动的障碍,在装配索控假肢期间,能进行充分的使用训练。

3）肌电式前臂假肢:适用于有功能要求而又不适合装配索控式假肢的前臂截肢者。其优势是截肢者能较好地运用肌肉的活动控制假手的功能活动。其旋前、旋后运动可采用被动式或由肌电信号控制的主动式悬腕机构来实现。装配肌电控制假肢的前提条件是要求残肢有较好的肌电信号,截肢者在装配肌电假肢期间能进行充分的使用训练。

（4）肘离断假肢的选配:肘离断假肢适用于肘关节离断或上臂残肢长度 85% 以上(通常为距肱骨外上髁 5cm 以内)和前臂极短残肢的截肢者。

1）装饰性肘离断假肢:适合于那些放弃或不能佩戴功能性假肢的患者。装饰性肘离断假肢重量轻、操作简便,但只具备有限的被动功能,可作辅助手或用于携带物品。

2）索控式肘离断假肢:适合于有功能要求但不能佩戴肌电假肢的截肢者。要求截肢者没有肩部功能活动障碍,在装配索控假肢期间,能进行充分的使用训练。

3）混合力源肘离断假肢:适用于大多数肘关节离断的截肢者。其前提条件是要有较好的肌电信号以控制假手和良好的肩部活动控制肘关节。使用铰链式肘关节可使上臂和前臂长度达到较理想的状态。

4）肌电肘离断假肢:与混合力源肘离断假肢相比,用肌电控制的肘关节替代了拉索控制的铰链式肘关节,增加了上臂的长度。双侧肘关节位置不对称造成假肢外观有较大的缺陷。前提条件是要求残肢有较好的肌电信号,截肢者在装配肌电假肢期间能进行充分的使用训练。

（5）上臂假肢的选配:上臂假肢适用于上臂残肢长度保留 30%~85% 的截肢者。可根据患者条件和需求选配各种类型的上臂假肢。假肢类型的选择取决于残肢的长度、肌肉的功能、双侧肩关节功能、肌电信号、患者意愿等诸多因素。

1）装饰性上臂假肢:适合于各种上臂截肢者,特别适合于放弃或不能穿戴功能性假肢的截肢者。其显著特点是重量轻,外形逼真,但不能代偿肢体功能。

2）索控式上臂假肢:适用于有一定功能要求、具有中长残肢长度、但不要求佩戴体外力源假肢的患者。要求截肢者没有肩部功能活动障碍,在装配索控假肢期间能进行充分的使用训练。

3）肌电上臂假肢:适用于有一定功能要求的上臂截肢者,尤其是残肢短或驱动拉索的自身力量较弱的截肢者。通常将肱二头肌和肱三头肌产生的肌电信号在控制系统里转换为四种脉冲信号,用来控制肘关节和假手。故而选配此类假肢的前提条件是必须有较好的肌电信号来控制手部装置和肘关节的功能活动。对截肢者使用训练的要求较高。

4）混合力源上臂假肢：适用于多数有功能要求的上臂截肢者。由于将肌电控制上臂假肢中的肌电控制肘关节替换成索控式肘关节，其肘关节运动靠肩背带控制，而假手活动受肌电控制。前提条件是要有较好的肌电信号控制肌电假手。残肢的长度和肩关节的活动与力量要满足用拉索控制肘关节的要求。

（6）肩离断假肢的选配：肩离断假肢适用于肩关节离断、上肢带解脱术及上臂残肢长度极短（小于上臂全长 30%）的截肢者。

1）装饰性肩离断假肢：较普遍地应用于肩关节离断和上肢带解脱术的截肢者。

2）索控式肩离断假肢：适合于对功能有强烈要求而又不能装配肌电假肢的肩离断截肢者。索控系统的功能执行状况取决于肩胛带的活动和力量、训练程度等因素。与索控式上臂假肢相比，由于使用了胸廓带式肩背带而使三重控制更难发挥作用。

3）混合力源肩关节离断假肢：用肌电信号控制、用电池能量驱动假手的开合动作，有效地改善了索控式肩离断假肢的拉索控制和自身力源的困难。适合于肩离断和上肢带解脱术的患者佩戴。前提条件是，截肢者有较为强烈的使用功能性假肢的要求，有较好的肌电信号，能接受充分的使用训练。

4）四自由度肌电控制全臂假肢：用肌电控制和电池能源取代了混合力源肩离断假肢的肘关节控制和驱动，解决了混合力源肩离断假肢的拉索控制和自身力源的困难，但增加了肌电控制和使用训练的难度。对于有强烈使用功能性假肢要求、有较好肌电信号、而又不适合装配混合力源假肢的截肢者，可选择安装此类型假肢。

5. 下肢假肢的选配

（1）部分足假肢的选配：部分足假肢又称"假半脚"，大体分为装饰性足趾套、鞋式、足套式、小腿式部分足假肢 4 种类型。

1）装饰性足趾套：又称假足趾，用于部分或全部足趾截肢的患者。

2）鞋式部分足假肢：又称靴形假半脚，是与矫形鞋配合使用的部分足假肢。多用于经跖骨截肢、利斯弗朗截肢（跗跖关节离断），伴有足底疼痛或足部畸形的患者，也可根据患者的要求专门定做。

3）足套式部分足假肢：又称足套式假半脚，用于经跖骨截肢、利斯弗朗截肢患者。足套式假半脚的主要作用是补缺。传统制作方法是按照石膏型，用皮革制作残足接受腔，再与带皮革垫的橡胶足端部和海绵（代偿跗跖关节）等材料黏合而成，在后面或侧面开口均可，用带子系紧固定。

4）小腿式部分足假肢：小腿式部分足假肢可分为小腿矫形器式、小腿假肢式部分足假肢，主要用于截肢后患足功能损失严重或者伴有足部畸形者，如利斯弗朗截肢、肖帕特截肢、皮罗果夫截肢患者。①小腿矫形器式部分足假肢。传统采用支架式，即采用皮革制作接受腔，与橡胶制作的前足部粘接为一体，再用金属支条增强，用束紧带固定在小腿部。主要不足是重量大、易使小腿肌肉萎缩。现在多采用热塑板材制作，如鞋拔式；②小腿假肢式部分足假肢。当残肢不能负重时，则需制作小腿假肢式部分足假肢，即利用髌韧带负重，接受腔开窗类似赛姆假肢接受腔，前足部采用聚氨酯或橡胶制成假半脚。

（2）赛姆假肢的选配

1）接受腔：根据是否开窗，赛姆假肢接受腔分为开窗式、非开窗式两种类型。开窗式接受腔穿脱方便,非开窗式接受腔坚固、耐用。

2)足踝机构:赛姆截肢侧肢体较对侧短缩,增加了安装踝关节铰链的空间,但这种空间十分有限,只能选配低踝面的静踝脚或者专用碳纤假脚。

(3)小腿假肢的选配

1)根据残肢长度:①长残肢:小腿长残肢截肢的优点是控制假肢的能力强,缺点是残肢供血不足,残端缺乏肌肉覆盖,故负重能力弱。小腿假肢接受腔的底部应有柔软衬垫,不得留有间隙,以免引起残端肿胀;若经常发生肿胀时,可选配开放式接受腔。②中残肢:中残肢是小腿截肢的理想平面,适合选配密闭的、全面接触式或全面负重式接受腔。③短残肢:首选包膝式或髁部夹持式接受腔,最好选配全负重式双层接受腔,即内层采用硅橡胶制作,外层为硬接受腔,内、外层接受腔之间采用特制的插销装置连接。某些极短残肢、严重屈膝畸形(超过45°)者,宜选配跪腿式假肢。

2)根据活动水平:①低活动水平者:适合选配轻便、安全性高、适配性好、调节方便的假肢,最好选配重量轻的静踝脚、铝合金或钛合金的金属部件。②中活动水平者:可选配各种类型的小腿假肢。③高活动水平者:适合选配功能好、适配性好、坚固耐用的假肢,如带有储能脚的小腿假肢。

3)根据职业与居住环境:①重体力劳动者:适合选配强度高的假肢部件、带膝关节铰链和大腿上鞒的小腿假肢,以增加残肢、假肢之间的支撑稳定性。②山区截肢者:适合选配带动踝脚的小腿假肢,踝关节具有一定的跖屈和背伸缓冲性能,跖趾关节也有一定的背伸功能。③运动员:根据运动项目选择,如田径运动员适合选配碳纤储能脚小腿假肢。

(4)膝离断假肢的选配

1)膝关节离断、大腿残肢过长(距膝间隙8cm)和小腿残肢过短(膝间隙下4cm左右)的截肢者均可装配膝离断假肢。

2)膝离断关节:膝离断假肢的膝关节安装位置处于正常人体膝关节位置的下方,造成膝转动中心下移,导致假腿膝上和膝下部分比例失调,所以必须使用专用的膝离断关节。

3)假脚:膝离断假肢适合选配重量轻、后跟缓冲性能好的假脚,以减少能耗,保证膝关节的稳定性。

4)经股骨髁截肢的选配:末端具有良好负重功能,选配假肢情况同膝离断假肢;若末端没有良好的负重功能,则选配坐骨负重的大腿假肢。

(5)大腿假肢的选配

1)根据残肢末端的负重能力:①残肢末端负重能力弱:适合选配底部开放的接受腔,不适合选配密闭的全接触式接受腔;②残肢末端负重能力强:适合选用一般的、密闭的全接触式接受腔或全负重式接受腔。以下残肢条件不适合选配吸着式接受腔:①残肢过短;②皮下软组织过少的锥形残肢;③未定型的残肢;④肌肉不丰满、皮下软组织过多、静脉回流不佳的残肢。若勉强使用,则易引起接受腔脱落、残肢肿胀等。

2)根据残肢长度以及是否合并关节畸形:①长残肢:合并屈髋畸形,腰椎后伸功能减弱,适合选配带手控锁膝关节,以保证步行中膝关节的稳定性;无屈髋畸形,可以选配不带锁的连杆膝关节;②中残肢:合并屈髋畸形,可以通过加大接受腔的初期安装角度来改善膝关节稳定性。对于老年人,适合选配手控锁膝关节;③短残肢:适合选配坐骨包容式接受腔的大腿假肢;④极短残肢:适合选配髋离断假肢。

3）根据年龄：①年老体弱者：选用重量轻的假肢部件；假肢膝关节适合选配手控锁膝关节或负重自锁膝关节，防止步行中突然打软腿；②儿童：适合选配骨骼式假肢，便于假肢长度的调节，以满足生长发育的需要；③年轻人：适合选配单轴膝关节，具有较强的活动性；假肢膝关节的控制方式适合选配液压控制或智能控制，这种类型假肢可根据步行快慢而自动调节小腿摆动速度。

4）根据体重：体重轻者，静踝脚适合选配中软的后跟，动踝脚适合选配中软的跖屈缓冲器，否则易引起突然打软腿和足跟着地时脚尖的摆动。

5）双大腿截肢：初期，选用一对临时的、不带膝关节的短桩大腿假肢，用于站立、步行训练。截肢者具有良好的平衡功能后，改为带有膝关节的大腿假肢，使用双拐训练站立、步行。截肢者能熟练地控制假肢后，更换为正式的大腿假肢，其中一侧选配手动锁膝关节，另一侧选配多轴膝关节。活动量大者，适合选配双侧的多轴膝关节或智能控制膝关节。

（6）髋离断假肢的选配：半骨盆切除、髋关节离断和大腿极短残肢截肢者均适合选配髋离断假肢。

1）髋关节：7E4、7E5 均为外置伸展辅助装置的组件式髋关节，关节铰链与中心调节盘采用合金钢制作。与 7E4 髋关节相比较，7E5 髋关节附加有手控锁，可在站立位和步行时锁定髋关节，适用于对稳定性要求高的患者，如老年人。7E7 为内置伸展辅助装置的组件式髋关节，助伸弹簧装在管内，关节体采用钛合金制作。与 7E4、7E5 髋关节相比较，7E7 髋关节不仅体积小、强度高、外观好，而且对线调节方便，适合于所有髋离断截肢者。

2）膝关节：通常采用稳定性好的连杆膝关节。截肢者年龄大和（或）有并发症，适合选配带有站立相稳定性控制的膝关节，如负重自锁膝关节、液压控制膝关节。

3）选配带有旋转连接盘的膝关节，可方便截肢者盘腿、自由进出轿车等狭窄空间。

4）骨骼式髋离断假肢所选配的组件式髋关节、膝关节，也适用于半骨盆切除者的假肢装配。

（三）轮椅

轮椅（wheelchair，W/C）是带有轮子的座椅，主要用于身体虚弱者或行走困难者代步，或者个人转移。

1. 轮椅的分类　对轮椅的分类尚无统一的标准。

（1）按驱动方式：大致分为手动轮椅和电动轮椅。

（2）按大体结构：分为折叠式轮椅和固定式轮椅；也可分为普通轮椅和靠背轮椅，靠背轮椅又可细分为低靠背、中靠背、高靠背和高靠背加头托的轮椅。

（3）按使用者年龄：分为成人用轮椅、儿童用轮椅和婴幼儿用轮椅。

（4）按主要用途：分为偏瘫用轮椅、截瘫用轮椅、座厕轮椅、转运轮椅、躺式轮椅、竞技用轮椅等；也可分为站立用轮椅和站起轮椅。

（5）按轮椅重量：分为标准型轮椅、轻便型轮椅。标准型轮椅一般由座位、扶手、大轮、小轮、轮环、刹车装置、脚踏板、靠背等组成（图 4-48）。轻便型轮椅的重量大约为标准型轮椅的 2/3。

2. 轮椅的选配　按使用者的体型、转移能力、认知功能、生活方式以及对轮椅的特殊要求等来选配。具体方法与步骤如下。

（1）使用者的一般状况：如年龄、疾病、运动功能、感觉功能、认知功能、康复需求以及对使用轮椅的态度、能力等。根据这些评估内容选择相应的轮椅：偏瘫者宜用单侧手驱动的轮椅;下肢截肢者宜用重心调整过的轮椅;截瘫有压疮者宜用俯卧式轮椅;不宜久坐或久站者宜用坐立两用轮椅;一般患者可用标准型轮椅;残疾人或年老体弱者宜用电动轮椅;特别需求者选择特殊轮椅。

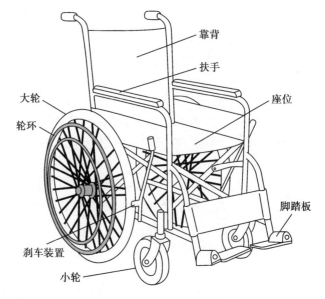

图 4-48　标准型轮椅结构

（2）轮椅尺寸与大小:轮椅的尺寸,特别是座位宽窄、深浅与靠背高度以及脚踏板到坐垫的距离,直接影响使用者的舒适度。此外,还需考虑使用者的安全、操作能力、外观等。

1）座位高度:腘窝至地面的高度为 45~50cm。坐位太高,轮椅不能靠近桌子;座位太低,则坐骨承受重量过大。

2）座位宽度:座位宽度应为坐位时两侧臀部最宽处之间距离 +5cm,一般为 40~46cm。座位太窄,进出轮椅比较困难,臀部及大腿组织受到压迫;座位太宽则不易坐稳,操纵轮椅不方便,双上肢易疲劳,进出大门也有困难。

3）座位深度:座位深度应为臀部向后最突出处至小腿腓肠肌间之间水平距离 −5cm,一般为 41~43cm。座位太浅,体重将主要落在坐骨上,易造成局部受压过多;座位太深,压迫腘窝影响局部的血液循环,并刺激该部皮肤产生压疮。对大腿较短,有髋膝屈曲挛缩者,建议选配浅座位轮椅。

4）扶手高度:扶手高度应为上臂自然下垂、肘关节屈曲 90° 时,肘下缘至椅面之间距离 +2.5cm,一般为 22.5~25cm。有坐垫者还应加上坐垫高度。适当的扶手高度有助于使用者保持良好姿势与平衡。扶手太高,上臂被迫上抬,易感疲劳;扶手太低,需要上半身前倾才能维持平衡,不仅容易疲劳,还会影响呼吸。

5）靠背高度:低靠背是指坐椅面到腋窝的实际距离 −10cm;高靠背是指坐椅面到肩部或后枕部的实际高度。靠背越高,越稳定;靠背越低,躯干上部及上肢的活动范围越大。

6）脚踏板高度:一般应与地面至少保持 5cm 距离。

7）轮椅全高:从手推把上缘至地面的高度,大约为 93cm。

8）坐垫与脚踏板的距离:最佳距离为使用者坐好后,双脚放在脚踏板,腘窝处大腿前端底部与坐垫之间约有 4cm 间隔,这样可使大腿底部与臀部同时承受重量,而又不压迫腘窝处的血管和神经,同时还要使脚踏板与地面之间保持一定的间隔。坐垫与脚踏板之间的距离过小,可使大腿前端底部与坐垫之间离开过多,造成坐骨结节负重过大,长时间如此乘坐就会产生压疮。坐垫与脚踏板距离过大,乘坐者的脚不能够踏在脚踏板上,双脚失去依托而晃动,容易导致碰伤。如果大腿底部完全承受小腿和脚的重量,长时间如此乘坐就会压迫腘窝处的血管和神经,同时小腿自由晃动,也易造成皮肤擦伤或压迫神经与血管。

（3）轮椅类型以及附件的选配

1）双侧上肢无力,但手指可搬动小手把或按动电开关者,选配电动轮椅。

2）肩肘部有力,手的握力不够者,可将轮椅的手轮加粗,或选配带推把的手轮。

3）力弱者,可安装车闸延长杆。

4）不能独立进出轮椅者,选配脚踏板向两侧分开的轮椅。

5）髋关节屈曲受限者,选配可倾斜的靠背轮椅。

6）膝关节屈曲受限者,选配脚踏板支架可抬起的轮椅。

7）双下肢完全瘫痪者,选配带腿托和脚跟环的轮椅。

8）不能稳坐者,加配安全带。

9）下肢截肢,特别是双大腿截肢者,选配车轴后移并安装倾斜杆的轮椅。

10）主要在室内、城市街道使用者,选配实心轮胎、脚轮较小的轮椅;主要在农村、路面差环境使用者,选配充气轮胎、脚轮较大的轮椅。

11）需坐在轮椅上工作和就餐的使用者,选配带有台阶式短扶手或轮椅桌的轮椅。

(四) 助行器

用于辅助人体行走的所有器具统称为助行器具(assistive ambulatory devices,AAD),简称助行器。

1. 分类　根据结构,可将助行器分为两大类:助行杖和助行架。助行杖分为手杖、拐杖;助行架根据是否带轮,分为无轮、有轮助行架。

(1) 手杖:手杖(cane)是指利用腕关节及以下部位用力以助行走的器具。有单足、多足手杖。常用的是单足手杖,其又可分为直立手杖(图 4-49A)和减力手杖(图 4-49B)。

(2) 拐杖:拐杖(crutch)是指利用腕关节以上部位用力以助行走的器具。拐杖简称拐,可分为腋拐、矫形拐、前臂拐、四足拐、平台拐、H 型拐等,常用的拐杖是腋拐(图 4-50)。

(3) 无轮助行架:常见类型有固定式(图 4-51A)、交互式(图 4-51B)、平行式(图 4-51C)、前推式(图 4-51D)。

(4) 有轮助行架:有两轮、三轮和四轮之分。带有手闸的有轮助行架称为助行车,常见的有四轮助行车、三轮助行车(图 4-52)。

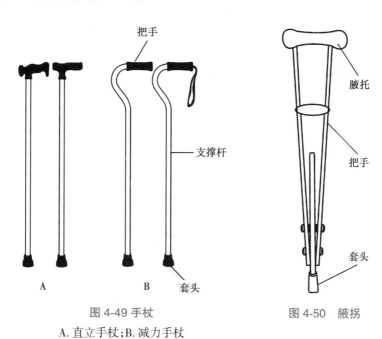

图 4-49 手杖
A.直立手杖;B.减力手杖

图 4-50　腋拐

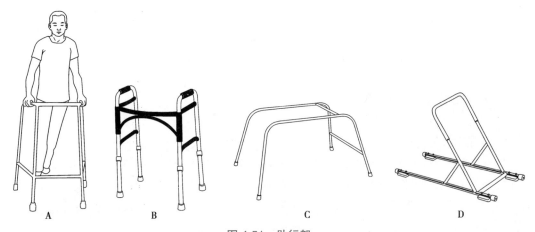

图 4-51　助行架

A. 固定式；B. 交互式；C. 平行式；D. 前推式

2. 助行器的选配　稳定性好越安全，依次顺序为助行架→腋拐→前臂拐→手杖。与稳定性相反，移动性越好，稳定性越差，依次顺序为手杖→前臂拐→腋拐→助行架。助行器的选配还需要结合使用者的全身与局部情况、使用者的病情，以及使用环境等因素综合考虑。

（1）手杖长度

1）站立位：肘关节屈曲 25°~30°，腕关节背伸，小趾前外侧 15cm 处至背伸手掌面之间距离（图 4-53A）。

2）站立位：股骨大转子与地面之间距离（图 4-53B）。

3）卧位：双手放身旁，尺骨茎突至足后

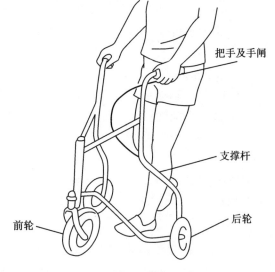

图 4-52　三轮助行车

把手及手闸

支撑杆

前轮

后轮

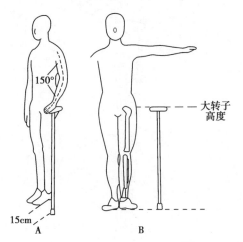

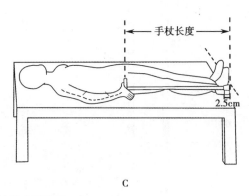

图 4-53　手杖长度的测量

跟之间距离 +2.5cm 鞋跟高度(图 4-53C)。

（2）拐杖长度(图 4-54)

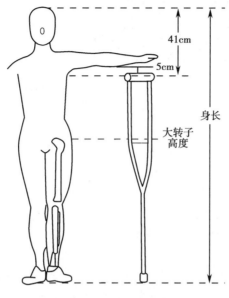

图 4-54 拐杖长度的测量

1）身高 –41cm。

2）腋窝下 5cm 或者腋窝下三横指到地面之间距离。

（舒 彬）

七、中医药治疗

(一) 中成药治疗

活血化瘀剂：凡能调整血运，以活血行血、通络化瘀等为主要功用的方剂，称活血化瘀剂。血中含有丰富的营养物质，其在脉内循行，遍布全身，对各脏腑组织器官起着营养和滋润的作用。病理状态下，由于先天或后天的原因，造成血的失常，主要表现在：①血的生化不足或耗伤太过，形成血虚之病理状态；②血的运行失常，或为血行迟缓，滞于体内，或为血不循经，离经外溢形成血瘀或出血之证。因此广义的血分病征包括血虚、血瘀和出血三大基本类型。

活血化瘀法主要以《素问·至真要大论》中"坚者削之"、"留者攻之"及《素问·阴阳应象大论》中"血实者宜决之"为立法依据。活血化瘀剂具有促进血行、消除瘀滞、攻逐瘀积的功效。活血化瘀剂主治血行不畅、瘀血内停所致的各种血瘀证，通过畅运血流、瘀血内结来治疗瘀血病症，其临床表现以刺痛，固定不移，身体某些部位有肿块，疼痛拒按，有瘀斑点，舌质紫暗，脉结、代、涩等为特点。

血瘀证病情复杂，使用药物时：①首先应辨清寒热虚实。血遇寒则凝，遇热则行，所以因寒致瘀或因热出血是血证最常见的两类病理，但还应仔细辨别一些特殊的情况，如血分有热，煎熬津液致血液黏滞而成血瘀兼阴液受伤；或痰浊阻滞血脉形成痰瘀互阻；或血瘀日久蕴成积热；或阳虚气寒，气不摄血而致出血，而出血致瘀，又可造成出血与瘀血并见……因此无论是瘀血或出血,首先应辨明寒热虚实;②要注意病情的轻重缓急,以使药味使用、剂量酌定以及剂型选择与之相适应。活血化瘀乃克伐之剂,逐瘀过猛或使用日久,均可伤正,故不宜久服,或常兼以调补,或间隔使用,或制成丸剂,使化瘀而不伤正;③活血化瘀药性多破泄,孕妇及素有月经量多或崩漏之人应慎用或禁用,防止损胎或出血不已;④瘀血与出血在病理上密切相关,瘀阻致脉络受损,可致出血,而出血常致瘀血,日久不得消散或过用止血药则可成瘀血证,配伍组方时须分清主次,因果兼顾;⑤运用化瘀之剂时,要注意气与血的关系,因气行则血行,血凝则气滞,故常恰当配伍理气行滞之品,以增强活血祛瘀的功效。

(1) 七厘散

1) 主要成分:血竭、乳香、没药、红花、儿茶、冰片、人工麝香、朱砂。

2) 功效与辨证要点:①功效:化瘀消肿,止痛止血;②辨证要点:血瘀疼痛,外伤出血。

3) 临床应用:用于跌仆损伤,血瘀疼痛,外伤出血。

4) 用法与用量:①剂型:散剂,每瓶装 1.5g 或 3g;②服法和用量:用黄酒或温开水冲服,0.6~1.5g/次,2~3次/日;外用以白酒调敷患处。

5) 注意事项:①婴孩宜戒食生冷油腻燥热食物;②孕妇忌服,但可外用。

(2) 三七胶囊

1) 主要成分:三七。

2) 功效与辨证要点:①功效:散瘀止痛,消肿定痛;②辨证要点:外伤出血,跌仆肿痛。

3) 临床应用:用于外伤出血,跌仆肿痛。

4) 用法与用量:①剂型:每粒 0.3g,48 粒/盒;②服法和用量:口服,6~8 粒/次,2次/日。

5) 注意事项:①孕妇慎用;②肝肾功能异常者禁用;③六岁以下儿童慎用;④小儿及年老体虚患者应在医师指导下服用。

(3) 云南白药胶囊

1) 主要成分:三七、独脚莲等(保密方)。

2) 功效与辨证要点:①功效:化瘀止血,活血止痛;②辨证要点:跌打损伤,瘀血肿痛,吐血、咳血、便血、痔血、崩漏下血,手术出血,疮疡肿毒及软组织挫伤,闭合性骨折。

3) 临床应用:用于跌打损伤,瘀血肿痛,吐血、咳血、便血、痔血、崩漏下血,手术出血,疮疡肿毒及软组织挫伤,闭合性骨折,支气管扩张及肺结核咳血,溃疡病出血,以及皮肤感染性疾病。

4) 用法与用量:①剂型:每粒 0.25g,每盒含胶囊 16 粒及保险子 1 粒;4g/盒;②服法和用量:刀、枪、跌打诸伤,无论轻重,出血者用温开水送服;瘀血肿痛与未流血者用酒送服;妇科各症,用酒送服;但月经过多、红崩用温开水送服。毒疮初起,服 1 粒,另取药粉用酒调匀,敷患处;如已化脓,只需内服。其他内出血各症均可内服。口服,1~2 粒/次,4次/d(2~5岁按 1/4 剂量服用;6~1 岁按 1/2 剂量服用)。跌打损伤较重者可先服保险子 1 粒,轻伤及其他病症不必服。

5) 注意事项:①孕妇忌用;②忌食蚕豆、鱼类及酸冷食物;③有本药过敏史者或家族过敏体质者慎用,伴有严重心律失常的患者不宜使用;④有组织破损或感染者,外用前务必清洁创面。

(4) 中华跌打丸

1) 主要成分:金不换、假蒟叶、地耳草、牛尾旅、鹅不食草、牛膝、乌药、红杜仲、鬼画符、山桔叶、大力王等。

2）功效与辨证要点：①功效：消肿止痛、舒筋活血、祛风活血、止血生肌；②辨证要点：挫伤筋骨、新旧瘀患、风湿疼痛、创伤出血。

3）临床应用：适用于挫伤筋骨，新旧瘀患，风湿疼痛，创伤出血。

4）用法与用量：①剂型：每丸重 6g，10 丸 / 盒；②服法和用量：口服，半丸 / 次，2 次 /d，温开水送服；小儿及体弱者减半，外伤出血时可将药丸研细，外敷。

5）注意事项：①孕妇禁用；②忌食生冷食物；③不宜用于虚证痛经，其表现为经期或经后小腹隐痛喜按，月经质稀或色淡，伴有头晕目花，心悸气短等症者；④服药中如出现皮疹，胸闷，憋气等过敏症状者应停药。

（5）龙血竭片（肠溶衣）

1）主要成分：龙血竭。

2）功效与辨证要点：①功效：活血散瘀，定痛止血，敛疮生肌；②辨证要点：跌打损伤，瘀血作痛，妇女气血凝滞，外伤出血，脓疮久不收口，以及慢性结肠炎所致的腹痛、腹泻等症。

3）临床应用：①功效：活血散瘀，定痛止血，敛疮生肌；②辨证要点：跌打损伤，瘀血作痛，妇女气血凝滞，外伤出血，脓疮久不收口，以及慢性结肠炎所致的腹痛、腹泻等症。

4）用法与用量：①剂型：每片 0.4g，24 片 / 盒；②服法和用量：口服，用温开水送服，4~6 片 / 次，3 次 /d，服用量和服用疗程根据症状、病情、病史而定，取其小剂量活血止血，大剂量破瘀消癥之功效。一般病症或病情较轻，4 片 / 次，3 次 /d，一周内可显效；若病情较重、病史较长，可先大剂量（6 片 / 次，3 次 /d）服用，然后适当减小剂量；对于疑难杂症及溃疡、肌瘤等症，需破血祛瘀、软坚散结、祛腐生肌，则按大剂量服用，并配合外用。外用方法是用乙醇或消毒水洗净患部，取适量药片用乙醇调匀成糊状，敷于患部，外加纱布固定。

5）注意事项：①孕妇忌服；②饭前服用，用药期间忌食酸、碱性食物。

（6）回生第一散（丹）

1）主要成分：土鳖虫、当归尾、血竭、乳香（醋炙）、醉香、自然铜（煅，醋淬）、朱砂。

2）功效与辨证要点：①功效：活血散瘀，消肿止痛；②辨证要点：用于跌打损伤，闪腰岔气，伤筋动骨，皮肤青肿，血瘀疼痛。

3）临床应用：用于跌打损伤，闪腰岔气，伤筋动骨，皮肤青肿，血瘀疼痛。

4）用法与用量：①剂型：每袋 1g，10 袋 / 盒；②服法和用量：用温黄酒或温开水送服，1g/次，2~3 次 /d。

5）注意事项：孕妇忌服。

（7）伤痛宁片

1）主要成分：乳香（制），没药（制），甘松，延胡索（醋制），细辛，香附（制），山柰，白芷。

2）功效与辨证要点：①功效：散瘀止痛；②辨证要点：跌打损伤，闪腰挫气。

3）临床应用：用于跌打损伤，闪腰挫气。

4）用法与用量：①剂型：每片 0.36g，24 片 / 盒；②服法和用量：口服，5 片 / 次，2 次 /d。

5）注意事项：孕妇忌服。

（8）伤科接骨片

1）主要成分：红花、土鳖虫、乳香（炙）、没药（炙）、三七、自然铜（煅）、马钱子粉、鸡骨（炙）、海星（炙）、朱砂、冰片、甜瓜子

2) 功效与辨证要点:①功效:活血化瘀,消肿止痛,舒筋壮骨;②辨证要点:用于跌打损伤,闪腰岔气,伤筋动骨,瘀血肿痛,损伤红肿等症。对骨折患者需经复位后配合使用。

3) 临床应用:用于跌打损伤,闪腰岔气,伤筋动骨,瘀血肿痛,损伤红肿等症。对骨折患者需经复位后配合使用。

4) 用法与用量:①剂型:薄膜衣片,每片 0.36g,60 片 / 瓶;②服法和用量:口服,4 片 / 次(成人),3 片 / 次(10~14 岁),3 次 /d,以温开水或黄酒送服。

5) 注意事项:①不可随意增加服量;②孕妇忌服;③10 岁以下儿童禁服。

(9) 独一味胶囊

1) 主要成分:独一味

2) 功效与辨证要点:①功效:活血止痛,化瘀止血;②辨证要点:多种外科手术后的刀口疼痛、出血,外伤骨折,筋骨扭伤,风湿痹痛以及崩漏、痛经、牙龈肿痛、出血。

3) 临床应用:用于多种外科手术后的刀口疼痛、出血,外伤骨折,筋骨扭伤,风湿痹痛以及崩漏、痛经、牙龈肿痛、出血。

4) 用法与用量:①剂型:每粒 0.3g,36 粒 / 盒;②服法和用量:口服,3 粒 / 次,3 次 /d,7 日为一个疗程,或必要时服。

5) 注意事项:①孕妇慎用;②有胃部不适时需停药。

(10) 活血止痛胶囊

1) 主要成分:当归、三七、乳香(制)、冰片、土鳖虫、自然铜(煅)

2) 功效与辨证要点:①功效:活血散瘀,消肿止痛;②辨证要点:跌打损伤,瘀血肿痛。

3) 临床应用:适用于跌打损伤,瘀血肿痛。

4) 用法与用量:①剂型:每粒 0.25g,48 粒 / 盒;②服法和用量:用温黄酒或温开水送服,6 粒 / 次,2 次 /d。

5) 注意事项:①孕妇及六岁以下儿童禁用;②肝肾功能异常者禁用。

(11) 脉血康胶囊

1) 主要成分:水蛭。

2) 功效与辨证要点:①功效:破血逐瘀,通脉止痛;②辨证要点:中风,半身不遂,癥瘕痞块,血瘀经闭,跌打损伤。

3) 临床应用:用于中风,半身不遂,癥瘕痞块,血瘀经闭,跌打损伤

4) 用法与用量:①剂型:每粒 0.25g,36 粒 / 盒;②服法和用量:口服,2~4 粒 / 次,3 次 /d。

5) 注意事项:①孕妇禁用;②有出血倾向者慎用。

(12) 通迪胶囊

1) 主要成分:三七、紫金莲、大青木香、七叶莲、鸡矢藤、细辛。

2) 功效与辨证要点:①功效:活血行气,散瘀止痛;②辨证要点:气滞血瘀,经络阻滞所致的癌症疼痛,术后疼痛,跌打疼痛,肩颈痹痛以及胃脘疼痛,头痛,痛经等。

3) 临床应用:用于气滞血瘀,经络阻滞所致的癌症疼痛,术后疼痛,跌打疼痛,肩颈痹痛以及胃脘疼痛,头痛,痛经等。

4) 用法与用量:①剂型:每粒 0.45g,24 粒 / 盒;②服法和用量:口服,2 粒 / 次,3 次 /d,剧痛时加服一粒。

5) 注意事项:①孕妇忌用;②肾功能不全者慎用。

（13）骨刺宁胶囊

1）主要成分：三七、土鳖虫。

2）功效与辨证要点：①功效：活血化瘀、通络止痛；②辨证要点：颈椎病、腰椎骨质增生症的瘀阻脉络证。

3）临床应用：用于治疗颈椎病、腰椎骨质增生症的瘀阻脉络证，具有缓解疼痛，改善活动功能的作用

4）用法与用量：①剂型：每粒0.3g，48粒/盒；②服法和用量：口服，4粒/次，3次/d，饭后服。

5）注意事项：孕妇禁用。

（14）骨愈灵胶囊

1）主要成分：三七、血竭、红花、当归、白芍、赤芍、乳香（制）、没药（制）、大黄、续断、骨碎补、五加皮等十六味。

2）功效与辨证要点：①功效：活血化瘀，强筋壮骨；②辨证要点：骨质疏松症，症见腰脊疼痛，足膝酸软，乏力。

3）临床应用：用于骨质疏松症，症见腰脊疼痛，足膝酸软，乏力

4）用法与用量：①剂型：每粒0.4g，12粒/盒；②服法和用量：口服，5粒/次，3次/d，饭后服用。

5）注意事项：①忌食生冷、油腻食物；②感冒时不宜服用；③高血压、心脏病、糖尿病、肝病、肾病等慢性病严重者及年老体弱者应在医师指导下服用。

（15）根痛平颗粒

1）主要成分：白芍、葛根、续断、狗脊、伸筋草、桃仁、红花、乳香、没药、牛膝。

2）功效与辨证要点：①功效：活血，通络，止痛；②辨证要点：风寒阻络所致颈、腰椎病，症见肩颈疼痛、活动受限、上肢麻木。

3）临床应用：用于风寒阻络所致颈、腰椎病，症见肩颈疼痛、活动受限、上肢麻木。

4）用法与用量：①剂型：每袋12g或8g（无糖型），14袋/盒；②服法和用量：开水冲服，1袋/次，2次/d，饭后服。

5）注意事项：①忌烟、酒及辛辣、生冷、油腻食物；②高血压、心脏病、肝病、肾病等慢性病严重者、小儿、年老体虚者应在医师指导下服用；③对胃肠道有轻度刺激作用，宜饭后服用；④妇女月经期停止用药。

（16）致康胶囊

1）主要成分：大黄、黄连、三七、白芷、阿胶、龙骨（煅）、白及、没药（制）、海螵蛸、茜草、龙血竭。

2）功效与辨证要点：①功效：清热凉血，化瘀止血；②辨证要点：创伤性出血，崩漏，呕血及便血等各种原因引起的出血性疾病。

3）临床应用：用于创伤性出血，崩漏，呕血及便血等各种原因引起的出血性疾病的治疗。

4）用法与用量：①剂型：每粒0.3g，12粒/盒；②服法和用量：口服，2~4粒/次，3次/d，或遵医嘱。

5）注意事项：孕妇忌服。

（17）接骨七厘片

1）主要成分：乳香、没药、当归、大黄、土鳖虫、龙血竭、骨碎补、硼砂、自然铜。

2）功效与辨证要点：①功效：活血化瘀，接骨止痛；②辨证要点：跌打损伤，续筋接骨，血瘀疼痛。

3）临床应用：用于跌打损伤，续筋接骨，血瘀疼痛。

4）用法与用量：①剂型：每片0.3g，薄膜衣片30片/盒或60片/盒，糖衣片60片/瓶；②服法和用量：口服，5片/次，2次/d，温开水或黄酒送服。

5）注意事项：①孕妇忌服；②过敏体质患者在用药期间可能有皮疹，瘙痒出现，停药后会逐渐消失，一般不需要作特殊处理。

（18）颈复康颗粒

1）主要成分：羌活、川芎、葛根、秦艽、威灵仙、苍术、丹参、白芍、地龙（酒制）、红花、乳香（制）、黄芪、党参、地黄、石决明、花蕊石（煅）、黄柏、王不留行（炒）、桃仁（去皮）、没药（制）、土鳖虫（酒制）。

2）功效与辨证要点：活血通络，散风止痛。

3）临床应用：用于风湿瘀阻所致的颈椎病，症见头晕、颈项僵硬、肩背酸痛、手臂麻木。

4）用法与用量：①剂型：每袋5g，10袋/盒；②服法和用量：开水冲服，1~2袋/次，2次/d，饭后服用。

5）注意事项：①忌生冷、油腻食物；②有高血压、心脏病、肝病、糖尿病、肾病等慢性病严重者、儿童、经期及哺乳期妇女、年老体弱者应在医师指导下服用；③消化道溃疡、肾性高血压患者慎服；④如有感冒、发热、鼻咽痛等患者，应暂停服用。

（19）颈痛颗粒

1）主要成分：三七、川芎、延胡索、白芍、威灵仙、葛根、羌活。

2）功效与辨证要点：①功效：活血化瘀，行气止痛；②辨证要点：神经根型颈椎病属血瘀气滞、脉络闭阻证。症见颈、肩及上肢疼痛，发僵或窜麻、窜痛。

3）临床应用：用于神经根型颈椎病属血瘀气滞、脉络闭阻证。症见颈、肩及上肢疼痛，发僵或窜麻、窜痛。

4）用法与用量：①剂型：每袋4g，12袋/盒；②服法和用量：开水冲服，1袋/次，3次/d，饭后服用，两周为一个疗程。

5）注意事项：①忌烟、酒及辛辣、生冷、油腻食物，忌与茶同饮；②高血压、心脏病等慢性病严重者、年老体弱者应在医师指导下服用；③妇女月经期停止用药，消化道溃疡及肝肾功能减退者慎用。

（20）颈舒颗粒

1）主要成分：三七、当归、川芎、红花、天麻、肉桂、人工牛黄。

2）功效与辨证要点：①功效：活血化瘀，温经通窍止痛；②辨证要点：神经根型颈椎病瘀血阻络证，症见颈肩部僵硬、疼痛，患侧上肢窜痛等。

3）临床应用：适用于神经根型颈椎病瘀血阻络证，症见颈肩部僵硬、疼痛，患侧上肢窜痛等。

4）用法与用量：①剂型：每袋6g，9袋/盒；②服法和用量：开水冲服，1袋/次，3次/d，疗程一个月。

5) 注意事项:①忌生冷、油腻食物;②有高血压、心脏病、肝病、糖尿病、肾病等慢性病严重者、童、经期及哺乳期妇女、年老体弱者应在医师指导下服用。

(21) 强力天麻杜仲胶囊

1) 主要成分:天麻,杜仲(盐制),制草乌,附子(制),独活,藁本,玄参,当归,地黄,川牛膝,槲寄生,羌活。

2) 功效与辨证要点:①功效:散风活血,舒筋止痛;②辨证要点:脑卒中引起的筋脉掣痛,肢体麻木,行走不便,腰腿酸痛,头痛头昏等。

3) 临床应用:用于脑卒中引起的筋脉掣痛,肢体麻木,行走不使,腰腿酸痛,头痛头昏等。

4) 用法与用量:①剂型:每粒 0.4g,48 粒 / 盒;②服法和用量:口服,4~6 粒 / 次,2 次 /d。

5) 注意事项:孕妇忌服。

(22) 跌打七厘片

1) 主要成分:当归(酒制)、红花、乳香(醋制)、没药(醋制)、血竭、三七、人工麝香、冰片、朱砂、儿茶。

2) 功效与辨证要点:①功效:促进血行,消散瘀血,促进骨折愈合,消肿止痛;②辨证要点:跌打损伤,血瘀疼痛,外伤出血。

3) 临床应用:用于跌打损伤,血瘀疼痛,外伤出血。

4) 用法与用量:①剂型:每片 3g,27 片 / 瓶;②服法和用量:口服,1~3 片 / 次,3 次 /d,亦可用酒送服。

5) 注意事项:①禁忌肝肾功能不全、造血系统疾病、孕妇及哺乳期妇女禁用;②本品含朱砂,不宜长期服用;③定期检查血、尿中汞离子浓度,检查肝、肾功能,如超过规定限度者立即停用。

(23) 跌打丸

1) 主要成分:三七、当归、白芍、赤芍、桃仁、红花、血竭、北刘寄奴、骨碎补、续断、苏木、牡丹皮、乳香(制)、没药(制)、姜黄、三棱(醋制)、防风、甜瓜子、枳实(炒)、桔梗等。

2) 功效与辨证要点:①功效:消肿止痛,舒筋活血,祛风活血,止血生肌;②辨证要点:挫伤筋骨,新旧疲患,风湿疼痛,创伤出血,活血散瘀,消肿止痛。

3) 临床应用:用于急性软组织扭挫伤,筋断骨折,瘀血肿痛,闪腰岔气。

4) 用法与用量:①剂型:每丸 3g,10 丸 / 盒;②服法和用量:1 丸 / 次,2 次 /d,用白酒或白糖开水送服,亦可用白酒加热溶解后外擦或外敷伤患处。

5) 注意事项:①孕妇禁用,儿童慎用;②肝肾功能异常者禁用。

(24) 愈伤灵胶囊

1) 主要成分:三七、红花、黄瓜子(炒)、土鳖虫、当归、自然铜(煅)、冰片、续断、落新妇。

2) 功效与辨证要点:①功效:活血散瘀,消肿止痛;②辨证要点:跌打挫伤,筋骨瘀血肿痛。

3) 临床应用:用于跌打挫伤,筋骨挤血肿痛。

4) 用法与用量:①剂型:每粒 0.3g,30 粒 / 盒;②服法和用量:口服,4~5 粒 / 次,3 次 /d。

5) 注意事项:①孕妇禁用,经期及哺乳期妇女禁用,风寒外感,湿热有痰时禁用;②忌食生冷、油腻食物,不宜在服药期间同时服用温补性中药;③高血压、心脏病、肝病、糖尿病、肾病等慢性病严重者、儿童、年老体弱者应在医师指导下服用。

(25) 腰痹通胶囊

1) 主要成分:三七、川芎、延胡索、白芍等。

2) 功效与辨证要点:①功效:活血化瘀,祛风除湿,行气止痛;②辨证要点:血瘀气滞,脉络闭阻所致腰痛,症见腰腿疼痛,痛有定处、痛处拒按,轻者俯仰不便,重者剧痛不能转侧,腰椎间盘突出症见上述证候者。

3) 临床应用:用于血瘀气滞,脉络闭阻所致腰痛。

4) 用法与用量:①剂型:每粒0.42g,50粒/盒;②服法和用量:口服,宜饭后服,3粒/次,3次/d,30天为一个疗程。

5) 注意事项:①孕妇禁服;②消化性溃疡患者慎用。

(二) 推拿疗法

1. 适应证　推拿的治疗范围较广,对慢性病、功能性疾病疗效较好。

(1) 闭合性的软组织损伤,如腰椎间盘突出症、颈椎病、肩周炎、胸胁迸伤、落枕、急性腰扭伤、膝关节侧副韧带损伤、梨状肌综合征等。

(2) 肌肉韧带的慢性劳损,如慢性腰肌劳损、背肌劳损、腰棘上韧带劳损等。

(3) 骨质增生性疾病,如退行性脊柱炎、膝关节骨关节炎、跟痛症等。

(4) 周围神经疾病,如面神经麻痹、三叉神经痛、坐骨神经痛、腓总神经损伤等。

(5) 内科疾病,如感冒、头痛、失眠、胃脘痛、胃下垂、呃逆、便秘、慢性泄泻、腰痛、遗尿、痹证、偏瘫等。

(6) 妇科疾病,如月经不调、痛经、闭经、慢性盆腔炎、乳腺炎、产后耻骨联合分离症等。

(7) 儿科疾病,如婴幼儿腹泻、小儿营养不良、小儿遗尿、小儿肌性斜颈、小儿脑瘫、小儿的疳积、急慢惊风、小儿麻痹后遗症等。

(8) 五官科疾病,如假性近视、失音、慢性鼻炎、牙痛等。

(9) 外感的发热发冷、头痛、头晕,以及昏厥的急救。

(10) 保健、美容。

2. 禁忌证

(1) 诊断尚不明确的急性脊柱损伤伴有脊髓症状的患者。

(2) 急性软组织损伤且局部肿胀严重的患者,如急性踝扭伤。

(3) 可疑或已经明确诊断有骨关节或软组织肿瘤的患者。

(4) 骨关节结核、骨髓炎、有严重骨质疏松症的老年人等骨病患者。

(5) 有严重心、脑、肺疾患的患者。

(6) 有出血倾向的血液病患者。

(7) 局部有皮肤破损或皮肤病的患者。

(8) 妊娠3个月以上的孕妇;怀孕5个月以下,或有怀孕征兆者;经期、产后恶露未净时(子宫尚未复原),小腹部不可推拿,以免发生流产或大出血。

(9) 有精神疾病且又不能和医者合作的患者。

(10) 病程已久,患者体弱,禁不起最轻微的推拿、按压,如不注意这些情况,太过大意地进行操作,就会出现眩晕、休克的症状。

(11) 烫火伤患部不宜推拿;患部周围忌重推拿。

（12）传染性或溃疡性的皮肤病如疥疮、无脓性疮疡和开放性创伤,不宜推拿,但轻症或局限性的皮肤病,可不受这种限制。

（13）急性传染病（如伤寒、白喉等）,各种肿瘤以及其他病情严重的患者,都不宜推拿。

（14）极度疲劳和酒醉的患者,不宜推拿。

3. 注意事项

（1）室内空气新鲜,温度适宜,冬季做好保暖,以免受凉。

（2）做好解释工作,消除患者紧张心理,安排舒适而便于操作的体位。

（3）操作前应修剪指甲,以防损伤患者皮肤。在行腹、腰部推拿前,嘱患者排空大、小便。

（4）操作时收发用力均匀、柔和、持久,禁用暴力,以防组织损伤。

（5）妇女月经期、孕妇、腹部和腰骶部禁止按摩。皮肤破损处、瘢痕、严重皮肤病等部位及急性炎症、结核病、严重心脏病、出血性疾病、恶性肿瘤、急性传染病禁用此疗法。

（6）术中仔细观察患者的情况,如出现头晕目眩、恶心、自汗等反应,应立即停止推拿,并做相应处理。

（7）推拿疗法一般每次 15~30 分钟,10 天为 1 个疗程。

（三）针刺疗法

1. 适应证 脑卒中、脑动脉硬化症、头晕、小儿麻痹、失眠、神经官能症、更年期综合征、面神经麻痹、三叉神经痛、肋间神经痛、神经性头痛、坐骨神经痛、肩周炎、颈、腰椎肥大、腰痛、腰肌劳损、风湿性关节炎、便秘、腹泻、胃痛、呃逆、尿潴留、月经不调、痛经、落枕、湿疹、皮肤瘙痒、牙痛、慢性鼻炎等各种急慢性疾病。

2. 禁忌证

（1）部位禁忌:重要脏器部位不可针,大血管所过之处应禁刺,重要关节部位不宜针刺。

（2）腧穴禁忌:孕妇禁针合谷、三阴交、缺盆以及腹部、腰骶部腧穴,小儿禁针囟会,女子禁针石门。

（3）病情危重预后不良的禁针。

（4）大怒、大惊、过劳、过饥、过渴、醉酒等禁针。

（5）现代研究补充禁忌:

1）过于疲劳,精神高度紧张,饥饿者不宜针刺;年老体弱者针刺应尽量采取卧位,取穴宜少,手法宜轻。

2）怀孕妇女针刺不宜过猛,腹部、腰骶部及能引起子宫收缩的穴位如合谷、三阴交、昆仑、至阴等禁止针灸。

3）小儿因不配合,一般不留针。婴幼儿囟门部及风府,哑门穴等禁针。

4）有出血性疾病的患者,或常有自发性出血,损伤后不易止血者,不宜针刺。

5）皮肤感染、溃疡、瘢痕和肿瘤部位不予针刺。

6）眼区、胸背、肾区、项部、胃溃疡、肠粘连、肠梗阻患者的腹部,尿潴留患者的耻骨联合区针刺时应掌握深度和角度,禁用直刺,防止误伤重要脏器。

7）针刺对某些病症确实有极好的疗效,但并非万能,特别是一些急重病的治疗,应根据情况及时采用综合治疗,才能更有利于患者,也可充分发挥针灸的作用。

3. 注意事项

（1）饥饿患者不宜针刺,若需针刺,应取穴少,轻刺为宜;过饱者不宜针刺,若需针刺,上腹部不宜深刺、直刺;出大汗、大出血及年老体弱者,针刺手法宜轻;剧烈运动后不宜马上扎针。

(2) 孕妇腹部、腰骶部不宜针刺,有引产作用的穴位(合谷、三阴交、至阴)慎用,怀孕三月以内,下腹不针,三月以后,上、下腹均不针。

(3) 婴儿头部及局部皮肤有瘢痕、溃烂者均不宜针刺。

(4) 胸、背穴位应斜刺和浅刺,有重要血管均不宜深刺和作大幅度的提抽、捻转、针刺时患者不要转动体位

(5) 原因不明或突然发生的高血压和心脏病患者,前胸、后背、头部的穴位应慎用,四肢部位的穴位亦不宜采用重泻法。

(6) 不要吹凉风,忌食辛辣刺激食物还有牛羊肉,不要用凉水洗治疗处,用温水洗后干毛巾擦干,注意休息,增加营养。

(7) 使用火针深刺时,必须避开血管与内脏,以防发生不良后果。

(四) 灸法

1. 适应证

(1) 流感、哮喘(热性哮喘和对艾草过敏的患者除外)、咳嗽、支气管炎等。

(2) 风湿及类风湿性关节炎、强直性脊柱炎、颈椎病、偏头痛、肩周炎、肘关节炎、坐骨神经痛、各种腰腿痛和关节痛、外伤恢复期的辅助治疗等。

(3) 骨折复位后和急性扭伤治疗及恢复期。

(4) 妇女卵巢囊肿、输卵管炎症、宫冷、带下、痛经、恶露不止、崩漏、子宫下垂、功能性子宫出血、盆腔炎,乳腺肿瘤等。

(5) 胃痛、胃下垂、脂肪肝、肝炎、肾炎、各种肠炎等。

(6) 中气不足及妇女更年期引起的颜面早衰、浑身无力、精神倦怠、自汗盗汗、失眠多梦、早泄、尿频、脱肛、大小便失禁、四肢厥冷等。

(7) 贫血、低血压、白细胞减少等。

(8) 对早、中期癌症有明显的止痛消炎作用,并可增加食欲、提高免疫功能。

(9) 减肥:民间早有以艾灸之法瘦腰减脂,腰腹肥胖者不必改变平时的饮食习惯,每日温灸腰腹部 1~2 次,连续几周后即可收到明显的减肥效果。

(10) 艾灸法大补上、中、下丹田之气,自古为养生要术。无病者常灸之可气血充盈、青春美容、身强体健、延缓衰老。

2. 禁忌证

(1) 凡暴露在外的部位,如颜面,不要直接灸,以防形成瘢痕,影响美观。

(2) 皮薄、肌少、筋肉结聚处,妊娠期妇女的腰骶部、下腹部,男女的乳头、阴部、睾丸等不要施灸。另外,关节部位不要直接灸。

(3) 极度疲劳,过饥、过饱、酒醉、过劳、大渴、大惊、大恐、大怒者、大汗淋漓、情绪不稳,或妇女经期忌灸。

(4) 某些传染病(猩红热、麻疹、丹毒、传染性皮肤病者)、白喉、大叶性肺炎、肺结核晚期者。高热、昏迷、抽风期间,或身体极度衰竭,形瘦骨立等忌灸。

(5) 艾叶过敏者(闻到艾灸气味出现呕吐、憋气、头晕、连续打喷嚏、咳嗽等症状),经常性的皮肤过敏者。

（6）凡属实热证或阴虚发热、邪热内炽等证,如高热、高血压危象、肺结核晚期、大量咯血、呕吐、严重贫血、急性传染性疾病、皮肤痈疽疔疖并有发热者,均不宜使用艾灸疗法。

（7）无自制能力的人如精神病患者等忌灸。

（8）幼儿囟门未闭合前的囟会穴及孕妇、酒醉、空腹、过饱、极度疲劳、男女乳头、阴部、睾丸、大血管处、心脏部位、眼球、女性经期、身体极度衰竭、形瘦骨力的人、血脉过快、皮肤不健康者忌灸。

3. 注意事项

（1）施灸前要与患者讲清灸治的方法及疗程,尤其是瘢痕灸,一定要取得患者的同意与合作。瘢痕灸后,局部要保持清洁,必要时要贴敷料,每天换药 1 次,直至结痂为止。在施灸前,要将所选穴位用温水或乙醇棉球擦洗干净,灸后注意保持局部皮肤适当温度,防止受凉,影响疗效。

（2）除瘢痕灸外,在灸治过程中,要注意防止艾火灼伤皮肤。尤其幼儿患者。如有起疱时,可用乙醇消毒后,用毫针将水疱挑破,再涂上甲紫即可。

（3）偶有灸后身体不适者,如身热感、头昏、烦躁等,可令患者适当活动身体,饮少量温开水,或针刺合谷、后溪等穴位,可使症状迅速缓解。

（4）施灸时注意安全使用火种,防止烧坏衣服、被褥等物。

（五）拔罐疗法

1. 适应证　落枕、颈椎病、腰椎间盘突出症、腰椎管狭窄症、腰肌劳损、急性腰扭伤、肩关节周围炎、颈肩纤维织炎、肱骨外上髁炎、坐骨神经痛、股外侧皮神经炎、肋软骨炎、肋间神经痛、类风湿性骨关节炎等。

2. 禁忌证

（1）凝血机制不好,有自发性出血倾向或损伤后出血不止的患者,不宜使用拔罐疗法,如血友病、紫癜、白血病等。

（2）皮肤严重过敏或皮肤患有疥疮等传染性疾病者不宜拔罐。

（3）恶性皮肤肿瘤患者或局部破损溃烂、外伤骨折、静脉曲张、体表大血管处、皮肤丧失弹性者,局部皮肤不宜拔罐。

（4）妊娠期妇女的腹部、腰骶部及乳部不宜拔罐。

（5）肺结核活动期,妇女经期不宜拔罐。

（6）重度心脏病、心力衰竭、呼吸衰竭及严重水肿的患者不宜拔罐。

（7）五官部位、前后二阴部位不宜拔罐。

（8）重度神经质、全身抽搐痉挛、狂躁不安、不合作者,不宜拔罐。

（9）醉酒、过饥、过饱、过渴、过劳者,慎用拔罐。

3. 注意事项

（1）拔罐时室内应保持温暖,避开风口,防止患者受凉。患者应选择舒适的体位,否则留罐时患者改变体位,容易使罐具脱落。

（2）受术者过饱、过饥、酒后、过度疲劳或剧烈运动后不宜拔罐,待上述状况改变后再拔。

（3）拔罐时应根据患者所需拔罐的不同部位,选择不同口径的火罐,一般宜选择肌肉丰满、富有弹性、没有毛发和无骨骼以及关节无凹凸的部位进行拔罐,以防掉罐。

（4）用火罐时,注意不要烫伤皮肤,棉球蘸乙醇量要适中,过多容易滴到皮肤上发生烫伤,过少则火力不够而拔罐无力,达不到治疗效果。因罐口靠近皮肤,所以棉球经过罐口时的速度要快,以免罐口过热而烫伤皮肤。贴棉法应注意防止燃烧的棉花脱落;滴酒法应注意避免乙醇过多流到罐口或滴到皮肤上而烫伤皮肤;架火法应注意扣罐要准确,以免撞翻燃烧的火架,患者不能移动以免火架翻倒烫伤皮肤。

(5) 拔罐时的操作动作要迅速而轻巧,要做到稳、准、轻、快。罐内的负压与扣罐的时机、动作的快慢、火力的大小、罐具的大小直接相关。只有掌握好操作技巧,才能将罐拔紧而不过紧,罐内负压适宜。

(6) 拔罐数目多少要适宜,一般都采取单穴拔罐、双穴双罐法,罐多时罐间距离不宜太短,以免牵拉皮肤产生疼痛或相互挤压而脱罐。

(7) 起罐时应注意不要生拉硬拽,以免皮肤受损或过于疼痛。起罐时应一手握住罐体,使其倾斜,另一手压住一侧罐口边缘处的皮肤,使空气从罐口与皮肤之间的缝隙处进入罐内,罐体自然脱落。

(8) 在使用针罐时,需注意拔罐可使皮肤突起,肌肉收缩,加之罐底部的撞压,容易使针体弯曲或针尖的深度增加,尤其是胸背部的穴位,容易造成气胸,故胸背部慎用此法。

(9) 初次治疗的患者,年老体弱者,儿童及神经紧张、空腹等患者以选择小罐为宜,拔罐时间宜短,负压力量宜小,手法宜轻。同时应选择卧位,随时注意观察患者的反应,以免发生晕罐现象。晕罐现象多表现为头晕目眩、面色苍白、恶心呕吐、四肢发凉、周身冷汗、呼吸急促、血压下降、脉微细无力等。遇到晕罐现象,医者不能紧张慌乱,要立即令患者平卧,注意保暖。轻者服些温开水或糖水即可迅速缓解并恢复正常;重者则应针刺人中、内关、足三里、中冲等穴或艾灸百会、中极、关元、涌泉等穴,一般可很快缓解并恢复正常。

(10) 拔罐可使皮肤局部出现小水疱、小水珠、出血点、瘀血现象或局部瘙痒,均属正常治疗反应。一般阳证、热证、实证多呈现鲜红色瘀斑反应;阴证、寒证、血瘀证多呈现紫红色、暗红色瘀斑反应;寒证、湿证多呈现水疱、水珠;虚证多呈现潮红或淡红色。如局部没有瘀血现象或虽有轻度的潮红现象,但起罐后立即消失,恢复皮肤原来的颜色,一般提示病邪尚轻,病情不重,病已接近痊愈或取穴不够准确。前一次拔罐部位的瘀斑未消退之前,一般不宜再在原处拔罐。

(11) 拔罐的间隔时间应根据瘀斑的消失情况和病情、体质而定,一般瘀斑消失快、急性病、体质强者,间隔时间宜短;瘀斑消失慢、慢性病、体质弱者,间隔时间宜长。

(12) 血罐法的出血量应根据患者的性别、年龄、病情和体质而定,一般急性病、青壮年、体质强者出血量宜多;慢性病、老年、幼儿及体质弱者出血量宜少。

(杨远滨)

第二节　骨科常见伤病的康复治疗

一、骨折与脱位的康复治疗

骨折与脱位的并发症较多,早期合理的康复治疗,可促进患肢血液循环、消除肿胀,预防肌肉萎缩、骨质疏松及关节僵硬等并发症,促进骨折愈合及患肢功能恢复,是恢复患肢功能的重要保证。但康复治疗必须按一定方法循序渐进,否则也可能引起不良后果。

1. 上肢康复治疗的主要目标 上肢的主要功能是手的使用。而腕、肘、肩各关节的多样化连接方式,各肌群的力量,灵敏与高度协调,以及整个上肢的长度都是为了使终端的手得以充分发挥其功能,完成各种复杂的劳动和生活活动。上肢康复治疗的主要目标是恢复上肢关节的活动度,增强肌力,使手功能得到正常发挥,从而重新获得日常生活和工作能力。

肢体处于某个位置上能够很快地做出不同动作的体位,称为功能位。当关节功能不能完全恢复时,则必须保证其最有效的、起码的活动范围,即以各关节功能位为中心而扩大的活动范围。

(1) 肩关节的功能位:外展 50°、前屈 20°、内旋 25°。

(2) 肘关节的功能位:屈曲 90°,其最有用的活动范围为 60°~120°。

(3) 前臂的功能位:旋前、旋后的中立位,最有用的活动范围是旋前、旋后各 45°。

(4) 腕关节的功能位:背伸 20°,但有时需要根据患者的需求而定。

(5) 手:为了适应每天活动需要,手应有抓握和对指功能,其次是手的伸直,如手指屈伸活动受限,可以增加掌指关节屈曲来补偿。通常,手各部位功能的重要程度应该是:桡尺关节旋前 > 旋后;腕关节伸腕 > 屈腕,尺偏 > 桡偏;手指依次是掌指关节屈曲、指间关节伸展、掌指关节伸展及指间关节屈曲;拇指是腕掌关节外展、内旋、掌指关节屈伸和指间关节屈伸。

2. 下肢康复治疗的主要目标 下肢的主要功能是负重,平衡和行走,要求各关节充分稳定,能够负重,而且要有一定的活动度。从下肢功能考虑,下肢功能的重要性:伸直 > 屈曲,稳定 > 灵活。行走时各主要关节的活动范围如下。

(1) 踝关节:足跟着地时背屈 20°,足趾着地时跖屈 20°。

(2) 膝关节:步行时膝关节的有效活动范围为 5°~60°,某些活动如骑自行车则屈膝要求大于 105°。

(3) 髋关节:行走时要求髋关节伸直达 0°,屈曲达 60°。

在下肢肌肉中,为了保证正常的行走,功能训练的重点是臀大肌(伸髋)、股四头肌(伸膝)、小腿三头肌(足跖屈)。

(一) 骨折的康复治疗

骨折患者经过正确的临床治疗和积极的康复治疗,大多数可以恢复正常功能,但是由于种种原因,也有少数患者不可能恢复到正常的功能。对于后者,应尽最大可能恢复患肢的主要功能。

1. 骨折康复治疗目标 在临床治疗和康复评定的基础上,及时适度的康复治疗,有利于促进骨折的愈合,促进损伤组织功能恢复,预防局部与全身的并发症,促进患者早期生活自理及恢复工作。

2. 骨折康复治疗原则 骨折的康复治疗需平衡固定与运动之间的矛盾,控制或减少组织肿胀,预防肌肉萎缩,防止关节粘连僵硬,促进骨折愈合,促进患肢功能恢复,帮助患者早日重返社会。

(1) 早期康复:在骨科内固定技术及功能支具广泛应用以前,患肢多需长期制动以保证骨折愈合。20 世纪 60 年代以来,随着以 AO 为代表的骨科固定器械的进步,临床开始以坚强内固定代替外固定,从而使患者不受限于骨折愈合的状态,使损伤局部以外的部位可以在骨折术后即开始活动,有效预防了相应的运动系统并发症。

早期安全、有效的康复治疗有助于减少并发症的发生,促进骨折愈合,缩短病程,促进功能恢复。早期活动应立足于骨折的类型、程度和患者个体基础之上,在康复医生的指导下,在保证安全的情况下,尽早开始合理、有效的康复治疗。一个合适的时机开始康复治疗,不是指手术后越快越好。同时手术后不同阶段的锻炼内容、强度也是不一样的。手术后过早地开始锻炼,或是在某一时机进行了不恰当的锻炼方式,不仅起不到康复作用,还将危及体内钢板、螺钉等内固定物的稳定性,进而破坏骨折的稳固,造成骨折再度移位、关节脱位和血管神经损伤等严重后果。

关节内骨折,通过早期保护性的关节运动训练,有助于关节面塑形,减少创伤性关节炎的发生。因此,康复治疗在骨折复位、固定后就应开始,即肢体的固定与训练同步进行。

(2) 制订个体化的康复方案:骨折康复治疗方案的制订与实施,必须以患者系统康复评估为基础。由于患者个体情况不同,外科治疗方法选择不同,在康复评定过程中康复医师与骨科医师应互相沟通,制动个体化的康复治疗流程。因人制宜,因病而异,正确指导,充分发挥患者主观能动性,动态评价骨折肢体康复治疗安全性。注意观察患者活动锻炼后身体的各种反应,及时发现问题,随时修订康复计划,调整康复治疗方案,以求获得最佳疗效。

(3) 符合骨关节生物力学原则:康复训练和矫形器的应用应符合骨关节生物力学的基本原则,在对患者进行全面的康复评估基础上开展康复治疗。避免意外事件及医源性组织损伤的发生,预防并及时处理康复治疗过程中出现的各种急症问题。

(4) 康复教育:康复教育在康复治疗过程中发挥重要作用,应让患者充分了解病情及康复治疗目的,理解全面康复是骨折康复的最终目标,学会出院后自行在家进行的康复治疗方法。

3. 骨折康复治疗方案　根据骨折的愈合过程,康复治疗可分为骨折固定期(早期)和骨折愈合期(后期)两个阶段。

(1) 骨折固定期:肿胀和疼痛是骨折复位固定后最主要的症状和体征,持续肿胀是骨折后致残的主要原因,早期康复重点是消除肿胀,减轻疼痛。骨折经复位、固定或牵引后3天,损伤反应开始消退,肿胀、疼痛减轻,即可开始康复治疗。

1) 抬高患肢:肢体远端必须高于近端,近端要高于心脏平面。有利于静脉血、淋巴液的回流,促进消肿。

2) 主动运动:主动运动是预防及消除水肿的最有效、最可行和最价廉的方法。主动运动有助于静脉和淋巴回流,可减轻患肢肿胀、疼痛,改善血液循环,促进骨痂形成,减轻粘连,软化瘢痕。

患肢未被固定关节的主动运动:正常关节制动4周,运动功能就会降低或丧失,受伤关节固定2周就会导致致密结缔组织纤维融合,关节运动丧失。关节运动能牵伸关节囊、韧带,防止其缩短;促进关节内滑液的分泌与循环,防止关节内粘连。伤肢近端与远端未被固定关节,需进行各个方向的全范围运动,一天数次,以保持各关节活动度,防止其挛缩。尽可能进行主动运动和抗阻运动,有困难时,也可进行助力运动或被动运动。上肢应注意肩关节外展、外旋与手掌指关节的屈伸运动;下肢应注意踝关节的背屈运动。老年患者更应防止肩关节粘连和僵硬发生。

制动关节相应肌肉的等长收缩练习:骨折固定部位进行该部位肌肉有节奏的等长收缩练习,可促进血液、淋巴循环;可防止失用性肌萎缩;促进局部血肿、渗出液的吸收,减轻水肿与粘连;并使骨折端挤压而有利于骨折愈合。无痛时可逐渐增加用力程度,每次收缩持续5

秒钟,每次练习收缩 20 次,每天进行 3 次。肌肉的等长收缩可以促进骨折端紧密接触,克服分离趋势,并借助外固定的三点杠杆作用所产生的反作用,维持骨折复位后的位置,防止侧方移位及成角。

患侧关节的连续被动运动:关节内骨折常遗留严重的关节功能障碍,为减轻障碍程度,应尽早开始功能训练,以促进关节软骨面的修复塑形,并可减轻关节内粘连。在固定 2~3 周后,尽可能每天短时取下外固定装置,在保护下进行受损关节不负重的主动运动,并逐步增加关节活动范围,运动后继续维持固定。这样可促进关节软骨的修复,减少关节内的粘连。如有可靠的内固定,术后即可开始连续被动活动(continuous passive motion,CPM)治疗。CPM 可防止关节内粘连及关节外挛缩,能增强患者主动与被动运动的顺应性,防止关节僵硬,以及防止关节制动而引起的副作用。CPM 需用适合于相应关节的专用器械进行,充分放松肌肉。关节活动幅度一般从无痛的可动范围开始,以后酌情扩大,直至产生轻微疼痛为止。运动速度一般选择每分钟 1 个周期,关节术后早期或炎症活动期可更慢些。

健肢和躯干维持正常活动:对健肢与躯干应尽可能维持其正常活动,可改善心肺功能,防止并发症,改善全身血液循环,改善全身状况。可能时应尽量下床活动,在允许负重的情况下,带石膏或外固定架下床活动,以刺激骨痂生长,但要防止摔倒,避免剪力。必须卧床的患者,尤其是年老体弱者,应每天做床上保健操,以改善全身情况,防止压疮、坠积性肺炎等并发症。

3) 物理因子治疗:能改善肢体血液循环、消肿、减轻疼痛,减少粘连、防止肌肉萎缩及促进骨折愈合。

A. 温热疗法:传导热疗(如蜡疗、中药熨敷等)、辐射热疗(如红外线、光浴等)均可应用。

B. 超短波疗法或低频磁疗:对软组织较薄部位的骨折(如手、足部骨折)适合用低频磁疗,而深部骨折适合用超短波疗法。此法可在石膏外进行,但有金属内固定时禁用。

C. 音频电或超声波治疗:可减少瘢痕与粘连。

(2) 骨折愈合期:该期骨折已愈合稳定,治疗目的是通过运动疗法,消除残存的肿胀,软化和牵张纤维组织,恢复关节活动度,增强肌力及训练肌肉的灵巧性,促进肢体运动功能的恢复。若基本运动功能恢复不全,影响日常生活活动能力时需进行 ADL 训练和步行功能训练。以适当的器械治疗作辅助,装配矫形器、拐杖、手杖及轮椅等作为必要的功能替代工具。

1) 恢复关节活动度:恢复受累关节活动度常是患者的第一要求,以主动、被动的牵伸练习为主,配合物理因子治疗。

主动运动:受累关节进行各运动轴方向的主动运动,包括牵张训练、摆动训练等。运动时以不引起明显疼痛为度,幅度应逐渐增大,每一动作重复几遍,每次 30 分钟左右,每日数次。

主动 - 辅助运动与被动运动:刚去除石膏外固定的患肢难以自主活动,可采用主动 - 辅助运动,以后随着关节活动度的增加而逐渐减少助力。对组织挛缩、粘连严重者,可使用被动运动来松动僵硬的关节,但被动运动的方向与范围应符合解剖及生理功能。动作应平稳、轻柔,不应引起明显疼痛和肌肉痉挛;不可使用暴力引起新的损伤,防止异位骨化的形成,尤其是肘部。

关节松动术:对僵硬的关节,可配合热疗进行手法关节松动。患者的体位应舒适放松,便于操作。治疗师一手固定关节近端,另一手握住关节远端,在轻度牵引下,按其远端需要的方向(前/后、内/外、外展/内收、旋前/旋后)松动。使组成关节的骨端能在关节囊和韧带等软组织的弹性范围内发生移动。如手掌指关节可有被动的前/后滑动,侧向滑动、外展/内收和旋前/旋后滑动。对于中度或重度关节挛缩者,可在运动与牵引的间歇期,配合使用矫形器以减少纤维组织的回缩,维持治疗效果。随着关节活动度的逐渐增加,矫形器的形状和角度也需作相应的调整。

关节功能牵引:轻度的关节活动障碍,经过主动、主动-辅助及被动运动,可逐步改善。存在较严重的关节挛缩粘连时,关节功能牵引是一种较好的治疗方法。

2)恢复肌力:逐步增加肌肉训练强度,引起肌肉的适度疲劳。

当肌力0~1级时:以被动运动、主动-辅助运动、低频脉冲电刺激和按摩为主,若伴有神经损伤,则按周围神经损伤来处理。

当肌力2~3级时:以主动运动为主,也可进行主动-辅助运动。若采用肌电生物反馈疗法进行训练,效果更好。

当肌力4级或以上时:进行各种形式的抗阻运动。

3)恢复ADL及工作能力:可采用作业治疗和职业前训练,改善动作技能与技巧,增强体能。从而恢复患者伤前的ADL及工作能力。

4)平衡及协调功能训练:应逐步增加动作的复杂性及精确性,恢复静态、动态平衡,并进行防跌倒训练。下肢骨折患者如果肌力及平衡功能恢复不良,是引起踝关节扭伤或跌倒,导致二次骨折及其他损伤的重要原因。特别是老年人,更需要进行平衡功能的训练。

5)物理因子治疗:热疗、直流电离子导入疗法、等幅中频电疗法、超声波疗法等。

(二)关节脱位的康复治疗

1. 康复目标 控制疼痛,恢复关节的协调运动功能。在恢复关节活动范围的基础上,逐渐增加力量训练。

2. 关节脱位的康复治疗原则

(1)制动1周,修复损伤的软组织。

(2)早期以主动活动为主,6~8周后加强力量训练。

(3)避免剪切运动,防治关节再次脱位。

3. 关节脱位康复治疗方案

(1)早期(伤后2~3周):重点是消除肿胀,减轻疼痛。主动活动对于预防创伤后关节僵硬是必需的,但应避免过早、过度的被动活动,以免使肿胀和炎症加重。

1)抬高患肢:肢体远端必须高于近端,近端要高于心脏平面。有利于静脉血、淋巴液的回流,促进消肿。

2)主动运动:主动运动是预防及消除水肿的最有效、最可行和最廉价的方法。主动运动有助于静脉和淋巴回流,可减轻患肢肿胀、疼痛,改善血液循环,减轻粘连,软化瘢痕。在安全范围内的关节活动度训练应尽早开始,预防关节僵硬的发生。若脱位的关节不稳定,可以考虑延迟活动或在保护性体位下进行。

3)矫形器应用:根据关节脱位的部位及治疗时期选择相应的矫形器。

4)物理因子治疗:能改善肢体血液循环、消肿、减轻疼痛、减少粘连、防止肌肉萎缩。①温热疗法: 传导热疗(如蜡疗、中药熨敷等)、辐射热疗(如红外线、光浴等)均可应用;②音频电或超声波治疗 可减少瘢痕与粘连。

（2）中后期（伤后 4~6 周）：该期脱位关节已愈合稳定，治疗目的是通过运动疗法，消除残存的肿胀，软化和牵张纤维组织，恢复关节活动度，增强肌力及训练肌肉的灵巧性，促进肢体运动功能的恢复。若运动功能恢复不全，影响日常生活活动能力时需进行 ADL 训练和步行训练。

1）恢复关节活动度：恢复受累关节活动度常是患者的第一要求，以主动、被动的牵伸练习为主，配合物理因子治疗。

2）恢复肌力：逐步增加肌肉训练强度，引起肌肉的适度疲劳。

3）恢复 ADL 及工作能力：可采用作业治疗和职业前训练，改善动作技能与技巧，增强体能。从而恢复患者受伤前的 ADL 及工作能力。

4）平衡及协调功能训练：应逐步增加动作的复杂性及精确性，恢复静态、动态平衡，并进行防跌倒训练。特别是老年人，更需要进行平衡功能的训练。

5）物理因子治疗：能改善肢体血液循环、消肿、减轻疼痛，减少粘连、防止肌肉萎缩及促进愈合。常用的治疗方法包括：热疗、直流电离子导入疗法、等幅中频电疗法、超声波疗法等。

（杨志金）

二、软组织损伤的康复治疗

（一）急性软组织损伤

1. **康复目标**　止血、止痛、消肿、促进淤血和渗出吸收，制动和减轻炎症反应，加速再生修复。

2. **康复治疗原则**

（1）急性开放性软组织损伤的治疗原则

1）及时止血，处理伤口，防止感染。

2）如有休克，首先治疗休克。

3）如有活动性出血，应立即止血。轻微或中度出血，可采用加压包扎或填塞法止血；四肢大血管出血，先上止血带并准备尽快手术止血。

4）开放性伤口，除表浅的擦伤及小的刺伤外，应尽早做初期外科处理（清创术）。

（2）急性闭合性软组织损伤的治疗原则

1）早期：伤后 48~72 小时内。此期为炎症反应期，主要表现为局部的红、肿、热、痛，伴活动受限。治疗应遵循 PRICE 原则。

2）中期：伤后 72 小时 ~7 天。此期为肉芽形成期，表现为局部淤血、肿胀减轻，疼痛缓解。治疗原则：冷疗改为热疗，保护休息改为适当活动，其他同早期。

3）后期：伤后 7 天以后。此期为组织愈合期，表现为肿胀、疼痛消失，但局部僵硬，活动时无力。治疗原则：在中期基础上，逐渐增加肌力、关节活动度以及软组织的柔韧性、协调性训练。

3. **康复治疗方案**

（1）急性开放性软组织损伤

1）阻止感染的发生：清创前使用广谱抗生素可以减少术后的感染机会；预防破伤风发生，破伤风是一种严重的疾病，伤者在 10 年内曾使用过类毒素基础注射，已获得自动免疫者，仅需再次肌内注射类毒素 0.5ml 即可达到预防目的。如未获自动免疫者，伤后立即肌内注射破伤风抗毒素1500U,污染严重或受伤超过12小时,剂量可加到3000U,儿童与成人剂量相同。人体破伤风免疫球蛋白则可维持4~5周,免疫效果比破伤风抗毒素高10倍以上,而且不需要做过敏试验。

2) 损伤深部组织的修复:包括手部肌腱、血管、神经等损伤,应尽量在彻底清创后做一期缝合,以便获得良好的功能恢复。

3) 损伤组织的早期重建:血管、神经缺损应早期做修复移植。

4) 创口闭合:清创过程中在彻底切除坏死组织的前提下,尽量保护和爱惜残余正常组织,争取一期缝合。若创面污染严重,感染可能较大,而局部无重要组织结构时可仅予以清创,待感染排除(3~5天)再二期闭合伤口。

5) 感染的创口:清创后应使伤口敞开,不予缝合,采用生理盐水湿敷,外加凡士林纱布覆盖,便于炎性渗出物引流,防止创口结痂。每日2次更换敷料,应用适量抗生素,待感染控制后,一般2~3天,再根据创面情况行缝合或皮肤移植以闭合创面。

(2) 急性闭合性软组织损伤

1) 早期:在此阶段,通常采用PRICE方法。伤后立刻制动、冷疗或冰敷、加压包扎并抬高伤肢,降低损伤部位的血流,最大限度地减少该部位的肿胀和疼痛;若疼痛剧烈,可服用止痛剂。

2) 中期:急性处理后局部仍疼痛明显,影响生活质量的可用0.5%~1%利多卡因2~5ml加曲安奈德注射液5~10mg或复方倍他米松注射液2.5~5mg做痛点注射;可给予热敷(每次热敷20~30分钟,每天3~4次;也有人主张用冰袋及热疗交替进行刺激,可以使血管舒张及收缩交替出现,达到镇痛作用)。并给予中频、超声波、经皮电刺激镇痛、消肿、减少粘连和瘢痕形成;疼痛缓解后,即应开始受伤肢体主、被动小范围运动,减轻粘连、延缓肌肉萎缩、改善关节活动。注意训练强度要渐进进行,以免引起新的损伤;必要时用粘膏支持带或矫形器保护关节和韧带;推拿手法应从轻到重,从损伤周围到损伤局部,针灸、外贴活血膏或外敷活血、化瘀、生新的中草药等加速血液循环的方法,促进创伤恢复。

3) 后期:物理因子治疗同上;运动治疗:局部肿痛消失,去除固定后要认真进行受伤关节周围各组肌肉肌力、关节活动度、平衡、协调性及柔韧性训练,以重建关节的稳定性,使其功能尽快恢复到正常水平。

(3) 健康教育:做好运动前的准备活动,对预防急性或慢性软组织损伤均有效;对易损伤部位的肌肉、韧带、关节进行必要的牵伸,最好完成在热身运动之后;佩戴辅具,如佩戴运动防护眼镜、头盔、护踝、护膝、护肩以及腿垫和臂垫等,是预防软组织损伤的有效措施之一;对薄弱部位,如小肌肉、远端肌肉,应定期进行力量练习;每次运动后应做一些调整活动,放松肌肉,如提踵、转体走、放松摆臂、踢腿等。

(二) 肌肉损伤

1. 康复目标　消肿、止痛、促进淤血和渗出吸收,防止肌肉萎缩,恢复肌肉力量。

2. 康复治疗原则

(1) 固定和活动:肌肉损伤后予以短期固定,能够很好地阻止瘢痕组织的过量形成以及损伤部位的再断裂;经过短期的初始制动后,损伤肌肉就应该在疼痛允许的范围内开始活动。

(2) 紧急处理——"PRICE"原则:肌肉损伤的急救遵循PRICE原则。"抬高"能减轻组织的水肿；创伤后对伤肢立即予以制动休息，能够进一步阻止断裂肌肉残端的回缩，减少血肿及结缔组织瘢痕的形成；早期冷冻疗法能明显减小断裂肌原纤维残端间的血肿、减轻炎症程度和组织坏死、促进肌肉早期再生；"加压"能够减少肌内血液流向受损区域。"加压"和"冷敷"应该联合应用至少几个小时，每次 15~20 分钟。每隔 30~60 分钟重复 1 次。

（3）运动治疗：早期积极康复训练使损伤恢复速度加快。3~7 天后应该开始逐步制订更多积极的功能训练。项目包括肌肉牵伸训练、关节活动度训练和肌肉力量训练等。

（4）手术治疗：外科手术是最后考虑的手段，因为保守治疗大多数都能取得良好的效果，除非有高度手术指征，如较大的肌内血肿、主动肌完全断裂等。此外，也有一些慢性损伤的情况需要考虑手术治疗。如果患者诉 4~6 个月后原来损伤的肌肉在活动时仍有疼痛，尤其伴有明显的活动受限，这时就需要怀疑肌肉损伤位点有瘢痕粘连的形成，限制了肌肉的活动。这种情况往往需要手术松解瘢痕粘连组织。术后，受累肌肉应当以有弹性的绷带包裹，给予一定的压力，相对制动即可，不需要给予石膏固定。

3. 康复治疗方案

（1）限制活动期（72 小时内）

1）PRICE 原则：保护受伤部位，卧床休息制动；冷疗（冰袋、冰块、冰水、氯乙烷喷敷等外用）伤处，15~20 分钟 / 次，每日 4~6 次；弹力黏性绷带做适当压力的加压包扎；抬高患肢以利于水肿消退。

2）药物治疗：可用非甾体类抗炎药物布洛芬、双氯芬酸、塞来昔布口服或速效止痛制剂外用等。

3）注射治疗：可用 0.5%~1% 利多卡因 2~5ml 加曲安奈德注射液 5~10mg 或复方倍他米松注射液 2.5~5mg 做痛点注射，以上均每 7~10 天 / 次，3 次为 1 个疗程。

4）良肢位摆放：股四头肌挫伤的患者初始治疗应将患侧髋、膝关节置于屈曲位休息，这种体位有利于降低受损肌肉内的压力，帮助止血，抑制血液淤积和肌肉挛缩；避免出现骨化性肌炎引起的膝关节活动受限。

（2）适当活动期（72 小时至 7 天）

1）物理因子治疗：如光疗、热疗、电疗均可交替进行，1~2/ 日，10~15 日为 1 个疗程；超声波、超短波也可交替使用；近年来电脑调制中频、体外冲击波治疗在临床中应用较多，调制中频类似按摩手法的各种波形，可增强疗效，或用红外线加中药渗透（但骨化性肌炎慎用光热疗法）。

2）运动治疗：伤后 24 小时当受伤的肌肉伤情稳定，患者自己可以控制肌肉收缩时，即可开始伸屈等轻微活动。轻微的损伤应该在伤后 2~3 天开始主动的活动。但是在大的损伤后，最好在伤后 4~5 天开始主动的练习。患者应该从缓慢牵拉相关关节开始，并且以是否疼痛作为练习强度的标准。

3）肌肉牵伸训练：肌肉损伤后疼痛引起肌张力增高，不利于肌肉的营养代谢及恢复，因此，降低肌张力是恢复的必要措施。而对大腿周围肌肉进行牵伸是降低肌肉张力的有效方法。牵伸训练要确保患者有拉紧的感觉，用力不可过大，保持这种姿势 30 秒，缓慢放松，然后稍稍用力重复上述动作，重复牵拉 2~3 次。

4）中医药治疗：训练后辅以中医药恢复治疗，对肌肉功能的增强和疲劳的恢复有良好作用。中医疗法治疗肌肉损伤的原则是"早期活血化瘀，行气理气，消肿止痛；中期行气活血,舒筋通络"。

(3) 功能恢复期(7天以后):对患者康复治疗的关键在于恢复患肢全范围的活动和肌力,康复练习计划应该包括各种力量练习、柔韧性练习、神经肌肉练习以及专项功能练习。逐渐增加抗阻的力量,直到关节活动范围完全恢复正常。要根据疼痛和功能恢复的情况来控制练习的进度,一般而言,在康复早期强调小负荷和多次重复,开始阶段的练习要负荷小,然后速度和爆发力逐渐加大,并参加一些非对抗性活动,如游泳、网球等。

(三) 肌筋膜炎

1. 康复目标 缓解疼痛,改善血液循环,防止筋膜挛缩,松解粘连,改善生活质量。

2. 康复治疗原则

(1) 一旦诊断明确,即可开始康复治疗;

(2) 局部保暖,防止受凉,可行热敷等治疗;

(3) 治疗前应排除肿瘤、结核等破坏性病变。

3. 康复治疗方案 主要有运动治疗、物理因子治疗、贴扎技术、中医药治疗等,必要时辅以非甾体类抗炎药物,或者痛点注射。

(1) 药物治疗:以非甾体类抗炎药物为主。乙哌立松:50mg,口服,3次/d,缓解肌肉痉挛;塞来昔布:200mg,口服,2次/d,镇痛;扶他林软膏:外涂局部,3~4次/d。

(2) 注射治疗

1) 痛点注射:用2%利多卡因加激素类药物(倍他米松)和0.9%氯化钠注射液,做痛点的局部浸润注射。

2) 针刺治疗:针刺是反复在不同的方向上穿刺来破坏或刺激触发点和张力带,从而消除感觉神经元的疼痛感觉。一般有干针和湿针两种方法,干针是用银针和注射针头;而湿针仅用注射针头。用湿针是为了避免反复穿刺和牵张时的疼痛。可以注射镇痛药,镇痛药常用的是0.5%普鲁卡因和1%利多卡因,非常严重者才加用可的松类药,5%普鲁卡因还可以扩张注射局部的血管,帮助带走致痛因子,促进损伤处的修复。

(3) 物理因子治疗:各种热疗,包括红外线照射(辐射热)、热敷或蜡疗(传导热)、高频电疗(内生热);低中频电疗 包括TENS、间动电、低频调制中频等。

(4) 运动治疗:以牵伸训练、力量训练为主。

(5) 中医药治疗

1) 推拿治疗 推拿的目的是减轻疼痛、舒筋活血、缓解肌肉痉挛及防止粘连等。治疗方法1次/日,症状减轻后可相应减少按摩次数。已经形成肌肉间粘连推拿可以活动肌肉,使粘连分离。推拿期间,患者应配合主动运动。

2) 针灸治疗:毫针以局部痛区取穴为主。可选阿是穴、风池、肩井、秉风、天宗、大椎、百劳、膈俞、颈部夹脊等穴;针后拔火罐、艾条温针灸,除病变有化热征象外均可;耳针,耳穴常选取耳穴颈、肩、肩关节、皮质下、交感、耳部敏感点等,每次选2~3个耳穴,中等刺激;中药治疗,肌筋膜炎属于中医"背痛""痹证"范畴,发病与气候环境有关,外邪入侵,经络失和则产生疼痛;七情失和,气机不畅,脾胃失调,运化失施,痰湿内生。本病病程长,病久则多虚、多瘀、多痰,治则:散寒祛湿、健脾化痰、疏肝解郁、益气和络、温经止痛。

(6) 贴扎技术:目的是减轻疼痛,改善局部循环,舒缓紧绷痉挛的肌肉。

(7) 健康教育:改变生活习惯,减少长时间站立、坐姿以及伏案工作,采用正确的坐姿,选择合适的枕头和睡觉姿势;急性发作期要求动静结合,疼痛剧烈时,可给予短时期休息,用腰围予以支持并制动腰部,对于促进炎症的吸收和消退有好处;疼痛缓解后应鼓励患者逐渐活动,以避免局部组织粘连,促进局部血液循环,缓解疼痛。

(四) 肱二头肌长头腱鞘炎

1. 康复目标　止痛、减轻炎性水肿,恢复关节功能。

2. 康复治疗原则

(1) 一般原则:肱二头肌长头腱鞘炎治疗以非手术疗法为主。本病急性期患肢宜制动休息,慢性期应渐进运动治疗。

(2) 治疗时机:对诊断明确的患者,关键在于早期治疗,疗效较好;有禁忌证的患者可手术切开鞘管,使纤维骨性管沟完全敞开。

3. 康复治疗方案　肱二头肌长头腱鞘炎急性发作期应以制动休息、冰敷为主,可用三角巾悬吊减轻肌肉张力。

(1) 药物治疗:主要使用非甾体类抗炎药口服,缓解急性疼痛症状,见本章第三节。

(2) 注射治疗:可以采用肩峰下或肱二头肌腱鞘内的局部注射治疗,在难以鉴别疼痛是来源于肱二头肌长头腱还是可能存在的撞击征或滑囊炎时,相关部位选择注射局麻药物有助于诊断。注射时患者采用肩外展稍旋后、肘屈曲位,针斜向刺入痛点,注射 2% 利多卡因加激素类药物(倍他米松)和 0.9% 氯化钠注射液入腱鞘。

(3) 物理因子治疗:受凉疼痛加重者可采用红外线灯、微波患肩照射或蜡疗,深部疼痛者宜用短波或超短波等理疗。

(4) 运动治疗:急性期疼痛消退后,开始做肩关节周围肌肉力量训练,肱二头肌的主动牵伸训练。

(5) 中医药治疗

1) 推拿治疗:推拿通常是最先应用的治疗方法,在病变早期,尤其是还未出现功能障碍者,推拿治疗常能收到满意效果。常用滚法、揉法、拿法等放松肩背部肌肉;用分筋法、点穴法、摇肩法、扳肩法等疏通气血、松解肩部粘连;最后以搓抖患肩为主辅以前述放松手法作为治疗结束手法。

2) 针灸治疗:常选用阿是穴、肩髎、肩井、肩髃、臑俞、臂臑、天宗、手三里、曲池、太渊等穴,采用平补平泻手法,多与温针灸合用,针刺后可在阿是穴行刺血拔罐。

3) 中药治疗:中成药,①发病较急,肩部窜痛,遇寒加重,得热则缓解者,可选用五积散口服;②肩部剧痛肿胀拒按,以夜间为甚者,选用血竭胶囊口服,或大活络胶囊口服;③肩部酸痛,绵绵不愈,劳累后加重者,选用补中益气丸口服,或延胡止痛滴丸口服;④补肝肾强筋骨、益气血祛风寒,选用独活桑寄生丸口服。中药热敷,方药:天南星 20g,生川乌 20g,生草乌 20g,羌活 20g,生半夏 20g,白附子 15g,苍术 20g,姜黄 20g,白芷 15g.制乳香 15g,制没药 15g,红花 10g,细辛 10g。方法:上述药物共研末加入食醋、蜂蜜、白酒及葱白捣烂,生姜适量,白胡椒 30 粒研碎,共同炒热后装入布袋,趁热熨患处,每次 30min/ 次,1 次 /d,5~7 次为 1 个疗程。

(6) 贴扎技术:目的是舒缓紧绷痉挛的肌肉,引导肩关节正确动作。

(五) 肩袖损伤

1. 康复目标　缓解疼痛、改善关节活动度、增强肌力和改善功能。

2. 康复治疗原则

(1) 一般原则:对于慢性肩袖损伤可首选非手术治疗,开展早期康复训练;肩袖力学性能的良好发挥依赖于相关力偶的平衡。在肩袖收缩时存在 2 种类型的力偶:①冠状面力偶,即肩外展位时处于上方的三角肌和下方的肩袖之间的力学平衡;②水平面力偶,前方肩袖肩胛下肌和后方肩袖冈下肌、小圆肌之间的平衡。肩外展时肱骨头需要被压在关节盂上构成一个稳定的杠杆,这就是要求维持完整平衡的力偶。力偶的平衡成为肩袖功能发挥的必要前提,也是肩袖损伤后治疗的指导原则。

(2) 康复治疗时机:对符合非手术治疗的肩袖损伤,应早期介入康复治疗;以下情况需考虑手术治疗,包括:①非手术治疗不成功者应考虑手术治疗。对早期不能确定是否为完全肩袖损伤者,可应用非手术治疗 4~6 个月以观察治疗结果是否完全断裂再决定手术治疗。是否手术不仅取决于撕裂的程度而还应考虑患者的年龄和功能要求。②急性完全性肩袖损伤应及时手术治疗;目前对肩关节不稳、活动过度的不完全肩袖损伤患者也主张早期手术治疗。

3. 康复治疗方案

(1) 药物治疗:以非甾体类抗炎药物为主,用于急性期疼痛剧烈时。

(2) 注射治疗:多数患者对激素注射液敏感,可在肩峰下注射利多卡因和糖皮质激素混悬液,2~3 个月后进行第 2 次注射,每年不超过 3 次。

(3) 物理因子治疗:各种热疗 包括红外线照射(辐射热)、热敷或蜡疗(传导热)、高频电疗(内生热);低中频电疗 包括 TENS、间动电、低频调制中频等。

(4) 运动治疗:康复训练的基础是重建正常的肌肉平衡和肩关节肩胛骨周围的力偶,保证整个运动链的增强,过去康复治疗的重点放在冈上肌上,但效果相反,因为冈上肌和三角肌协同作用起到上抬肱骨头的作用,重点应练习以下 3 组肌肉:①压迫肱骨头的肌肉:肩胛下肌、冈下肌和小圆肌;②稳定肩胛骨的肌肉:斜方肌、前锯肌和菱形肌;③维持肱骨位置的主要肌肉:三角肌、胸大肌和背阔肌。治疗肩袖损伤最有效的康复项目是针对压迫肱骨头的肌肉和稳定肩胛骨的肌肉,这两组肌肉有助于维持肩峰下间隙,避免上臂上举时刺激肩袖。

(5) 辅具治疗:损伤初期患者需要使用包扎悬吊带,将上臂外展 30° 制动,使肩袖松弛,保证肩关节的放松休息。损伤严重患者 2 周内,患者需要全天穿戴包扎带(包括睡觉时),2 周后进行有风险的活动时仍需要穿戴。与此同时建议开始腕关节的活动和抓握练习。当患者可以无痛下完成主动的关节活动训练时,就可以开始肩周肌肉的力量训练,防止继发的肩关节半脱位。

(6) 中医药治疗:可参照本节肱二头肌长头腱鞘炎的治疗。中成药治疗可口服三味丸,祛风散寒活血止痛,口服,3~5 粒 / 次,1/d,睡前服用;虎力散胶囊,活血化瘀止痛,开水或温酒送服,口服,1 粒 / 次,2~3/d。

4. 术后管理和康复 手术目的是对肩部平衡力进行正确的解剖重建,维持它们的相互作用。随着运动医学、骨创伤学临床水平的提高和新技术的普及应用,国内外已普遍开展关节镜下肩袖损伤修复手术。该手术创伤小,手术操作精确,治疗效果可靠,能诊断、治疗兼顾。对于肩袖不完全撕裂(部分撕裂)的患者,可行单纯的肩袖修补术;对于完全撕裂的患者,常用的方法是在肩袖原止点部位,即大结节近侧制一骨槽,于患臂外展位使肩袖近侧断端植入于该骨槽内,再用固定栓缝合固定。对存在肩峰撞击征患者,肩袖修补术的同时可做肩峰部位成形术,除去肩峰前外部分已增大的肩峰下间隙,以避免产生撞击症状。

(1)术后管理

1)预防感染:康复早期,注意保持伤口清洁,两天换药1次,术后14天拆线,康复活动中,动作轻柔,活动幅度适当,避免伤口张力过大,影响伤口愈合及缝合的肩袖再次断裂。

2)预防骨折:老年人骨质疏松严重,避免暴力手法,造成肱骨外科颈骨折。

3)术后3周内训练:要悬吊制动,特别是晚上睡觉时不仅要悬吊制动,更要保持合适的姿势,睡眠时要采取仰卧位,在上臂后方放一毛巾来支撑肩部。

4)禁止活动范围:康复过程中每个阶段都不能超过限定的活动范围及应用禁止的活动方式,如3周内禁止主动活动术侧肩关节,肩关节活动度内外旋均在45°以内,前屈在120°以内。

5)强化练习:强化肩关节稳定性练习。

(2)术后康复:康复原则是消除疼痛,防止撕裂扩大,最大限度地恢复肩关节的活动范围和力量。肩袖修复术后的康复必须考虑肌腱修复部位的组织质量、缝线牢固程度、活动时缝线张力的大小、是否合并三角肌的其他病变、局部是否进行过其他手术、患者对康复的理解及配合程度。最终恢复肩关节正常的肌力和柔韧性,可以从事正常日常活动及体育锻炼。

1)术后0~3周:为最大限度保护期,康复的目标是为患者的肩关节创造一个良好的恢复环境,医生应向患者交代制动和严格保护患者患侧肩关节。在日常生活中不能频繁使用患肢,并避免突然运动,要求患者佩戴外展矫形器,并指导患者正确佩戴外展矫形器,外展位可降低缝合部位的张力,使其更好地愈合。医生要求与患者沟通睡眠姿势,指导患者睡觉时的体位,应采取仰卧位,并在患肢下垫枕,可以减轻疼痛,避免术区受力。但是,如果术后2周还不进行关节活动度练习则可能发生关节粘连。因此,本阶段的主要康复目的是保护手术修复部位,减轻疼痛和炎症反应,逐渐增加肩关节活动度。内容主要包括主动活动肘关节、腕关节,被动活动肩关节,进行肩胛骨稳定性练习。本阶段训练主要注意:应用矫形器外展休息位悬吊制动;禁止主动活动术侧肩关节;避免超出规定的活动范围;不能用患肢支撑起落座椅或上下床,保持手术切口清洁和干燥。

2)术后4~7周:本阶段的主要康复目的是继续第一阶段的练习,保护手术修复部位,使用冰袋外敷减少疼痛及炎性反应,解除悬吊制动及外展支架,改善关节活动度,减轻术后疼痛并开始轻柔的肩袖肌群和三角肌的主动活动。活动内容以前屈、外旋、外展和轻度内旋为主,避免主动抬高手臂。

3)术后8~12周:此阶段患肢的外展支架已拆除,恢复全范围的肩关节活动度,逐渐进行肩关节力量练习,恢复患者上举90°以下的较低功能性活动,但所有的训练均保持在肩关节平面以下,患者可进行强化患肩内收、外展、内旋、前屈、外展训练。

4)术后12周以后:本阶段的康复目标是解决残余活动度问题,使肌力和柔韧性达到正常水平,尤其要注意后关节囊的牵伸锻炼,为患者重返日常生活做准备。关节囊和韧带的柔韧度和稳定性恢复后才可尝试过头运动,否则可能发展成为错误的运动模式,本阶段的往复性活动可以提高到肩关节平面以上的主动活动,可以进行抗阻力练习,抗阻力练习和牵伸练习一直要维持至术后1年为止,使肌力达到最大,获得最佳的疗效。联合动作练习肩关节活动包括关节囊牵伸训练、划船动作或做游泳动作训练等。

（六）肱骨外上髁炎（网球肘）

1. 康复目标   缓解疼痛，减少肌腱周围粘连形成，恢复肘关节活动度，恢复肌力，避免再次复发。

2. 康复治疗原则

（1）一般原则：网球肘为一种自限性疾病，非手术治疗常能奏效。患者配合医生治疗很重要，限制腕关节的活动，尤其是限制用力握拳伸腕动作是治疗和预防复发的基本原则。限制活动，对非运动员而言，关键是不要做引起疼痛动作（如反复开阀门），不要做反复旋前旋后以及抬重物动作，不要于旋前位抓持重物，改以旋后位抬重物可缓解症状。尽可能于旋后位抬重物，并且需使用双侧肢体，以减轻强力伸肘、旋后及伸腕。本病在治疗后，应加强防护，如反复发作，会增加一定的治疗难度。

（2）治疗时机：诊断明确，即可介入康复治疗；网球肘一般不考虑手术治疗。经上述系统保守治疗 1 年，症状仍持续存在，无明显缓解，可考虑手术治疗。

3. 康复治疗方案

（1）药物治疗：双氯芬酸钠 75mg/ 次，口服，2 次 /d；塞来昔布 200mg/ 次，口服，2 次 /d；外贴消炎镇痛膏，或外涂扶他林软膏。

（2）注射治疗：于压痛最明显处进针直至肌腱止点注入 2ml 利多卡因和 0.5ml 倍他米松混合液，只要注射准确，均能取得极佳的近期效果。建议可的松注射 2 次间隔不小于 3 个月，每年注射不超过 3 次，以防止可能出现的肌腱断裂。

（3）物理因子治疗：物理因子治疗主要有超短波、超声波、激光、冲击波、中频和磁疗等，据报道冲击波治疗的有效率达 70%~80%。

（4）运动治疗：运动治疗由肌肉放松、被动牵伸、主动对抗 3 部分内容组成。肌肉放松训练首先让患者做经常导致患部疼痛的前臂肌肉收缩动作，然后放松，反复多次，让患者充分感受紧张与放松的区别，感受疼痛的原因。被动牵伸训练让患者保持患肢放松状态，由医者一手握住并固定肘关节，一手握住手掌，缓慢、轻柔做腕屈动作，其间患者会感到前臂肌肉有牵伸伸长感觉，然后回复正常位，反复多次，以患者感觉患部轻松时结束。如果某些患者情况特殊，手掌腕屈到最大角度仍未感到伸腕肌被牵伸，可以鼓励患者做前臂肌肉收缩动作，与医者做静力性的对抗，保持对抗直到前臂肌肉有伸长感觉。主动对抗训练是医者给予患肢一定的负荷，让患肢进行静力性或动力性的力量对抗训练。通过运动康复疗法，可以使前臂伸腕肌的肌肉放松，恢复前臂伸腕肌肌肉正常的生理功能，减少肱骨外上髁炎复发的可能性。

（5）辅具治疗：急性期以减轻炎症和疼痛为目的，可用相应的伸腕矫形器、网球肘固定矫形器。网球肘固定矫形器佩戴在肘以远 2~3cm 处，减少屈腕肌群肌腱的应力，除睡觉、洗澡外，应当持续使用，并使肘休息，减少持重和运动；伸腕矫形器适用于严重的肱骨外上髁炎患者，短时间使用，放松伸腕肌腱的张力。

（6）中医药治疗

1）推拿治疗：松筋解筋、松解粘连。

2）针刺治疗：针刺治疗基本处方是阿是穴、曲池、肘髎、手三里和合谷（温针灸或电针）。针刺治疗期间配合局部热敷，避免持重物，可巩固疗效。

3）中药治疗：口服养血荣经、舒筋活络，内服活血汤、舒筋汤等；外敷定痛膏或用海桐皮汤熏洗。

(7) 贴扎技术:目的是舒缓紧绷痉挛的肌肉,引导肩关节正确动作。

(8) 健康教育:运动或劳动前要充分做好热身运动,特别是手臂和手腕的内旋、外旋、背伸练习。有效地使用弹力绷带和护肘。同时,劳动强度不宜过大,时间不宜太长,要重视放松练习。平时注意锻炼身体,主动活动上肢关节增强肌力。

4. 术后管理与康复 网球肘一般不考虑手术治疗,除非经前述非手术治疗 1 年后症状仍持续存在。有多种手术方式,许多学者建议切除撕裂、瘢痕化的桡侧腕短伸肌止点,去除肉芽组织,软骨下钻孔以刺激新血管长入,除非关节内病变存在,一般不切开关节囊;可于关节镜下操作,镜下行桡侧腕短伸肌腱松解及外上髁去皮质与切开手术相似。关节镜下手术和切开手术成功率接近,还有其优点,保留了伸肌总腱起点,可以检查关节内有无其他病变;术后康复期更短,可以更快恢复工作和运动。

(1) 术后管理:术后 4 天以内疼痛控制为主,佩戴肘矫形器,使患肢局部制动,避免做强力或重复的抓握活动;术后在不影响修复肌腱的情况下逐渐行其他肌腱的功能锻炼。需避免引起被修复肌腱张力增加的主动运动及被动运动,即肘关节的屈伸及旋转活动,但应尽早恢复与被修复肌腱无关的运动,如握拳活动;术后 4 天至 2 周出院:此段时期,肌腱没有愈合,仍需固定肘关节,避免进行肘关节屈伸及旋转活动。

(2) 术后康复:术后,鼓励患者于 24~48 小时内开始主动活动,通常 3 天内进行随访,随访时鼓励患者开始屈、伸训练。肿胀一般于术后 2~3 周消退,肿胀消退后患者可快速恢复全范围活动及开始力量增强训练。患者力量完全恢复后可以开始投掷运动。运动、劳作时佩戴有弹性的护肘,或专门的肘关节保护带绑紧前臂远端,减少肌肉收缩时对伸肌腱的过度反复牵伸,可有效地缓解症状、避免复发。

(七) 腕管综合征

1. 康复目标 缓解疼痛,恢复腕关节活动度,恢复肌力,改善活动。

2. 康复治疗原则

(1) 一般原则:对多数腕管综合征患者应先进行非手术治疗,如果非手术治疗无效,再采取手术治疗。对所有怀孕患者采取非手术治疗,绝大多数患者产后自愈。

(2) 治疗时机:诊断明确即可介入康复治疗;以下情况可考虑手术治疗:①手麻痛,夜间麻醒,影响工作、生活者;②桡侧 3 个半手指针刺痛觉减退,或有手指感觉完全丧失者;③大鱼际肌有萎缩,拇对掌肌力减弱或不能者;④电生理提示正中神经腕部卡压者;⑤非手术治疗无效,患者坚决要求手术者。常用的手术方法包括腕管切开松解和内镜腕管松解术。

3. 康复治疗方案

(1) 药物治疗:非甾体类抗炎药可以控制炎症反应,缓解症状。

(2) 注射治疗:应用类固醇类药物及局麻药进行腕管注射,1~2 周 1 次,无不良反应者可连用 3 次为 1 个疗程。患者坐位,腕背部垫一薄枕,取大鱼际纹与远侧腕横纹相交处为进针点,用 7 号细针迅速刺透皮肤,朝向远侧 30°~45° 方向进针,深 1.5~2cm 注入倍他米松 1~2ml,剂量不宜大。如进针有串麻感或注药阻力过大,应稍退针或变换角度。

(3) 物理因子治疗:物理因子治疗主要有超短波、超声波、中频和磁疗等。

(4) 运动治疗:疼痛缓解后进行腕关节的自我牵伸,改善关节活动度训练(可通过拧毛巾、拧瓶盖等动作完成),腕关节屈曲、伸展、尺侧偏、桡侧偏抗阻训练,并进行手指掌握训练。

（5）辅具治疗：腕管综合征的患者需要避免进行引起或加重症状的动作，对于较严重的患者可以使用手休息夹板（resting hand splint）限制腕手的活动，症状减轻时停止使用。注射治疗联合应用腕管综合征矫形器治疗，80% 的患者症状暂时减轻。利用矫形器控制腕关节，即晚上休息时将腕关节置于中立位；白天工作时将腕关节置于功能位。

（6）贴扎技术：贴扎的目的是减轻腕隧道压迫，放松屈指肌群，减少手腕的过度伸直及避免过度拉扯指屈肌群肌群。

（7）健康教育

1）腕管综合征的发生主要与以手部动作为主的职业有关，键盘及鼠标是最常见的"腕管杀手"，随着开车族的日渐增多，方向盘也成为一大"腕管杀手"。其他频繁使用双手的职业，如音乐家、教师、装配工等，都有可能遭遇腕管综合征的"毒手"。要改变传统的工作方法，如停止使用震动剧烈的工具。

2）打字时电脑的键盘应放置在身体正前方中央位置，以持平高度靠近键盘或使用鼠标，也可佩戴护腕预防腕管受到伤害；手腕尽可能平放姿势操作键盘，既不弯曲也不下垂；如果斜摆在一边，可能会导致手腕过度弯曲紧绷；同时，每操作 30 分钟，应暂停一会儿，让双手适当放松或休息。

4. 术后管理和康复　在腕管综合征需要探查正中神经时，可在掌根部腕横纹中间做纵切口，刚好在大、小鱼际肌群之间。切开皮肤及皮下组织，显露腕横韧带，可在略偏尺侧切开腕横韧带，有时神经紧贴于腕横韧带之下手术时要小心。注意腕横韧带要彻底松解，尤需注意其远侧部分，勿损伤大鱼际肌支，见到正中神经后，可根据神经受压和纤维化情况，考虑有无必要做神经外松解术或神经内松解术。

（1）术后管理：术后屈肘固定 1 个月，抬高上肢，去除固定腕手矫形器之后肘关节主动训练，包括腕、手指、以预防挛缩。术后 1 个月开始评价神经功能的恢复状态，平均随访 2 年。无论保守治疗或手术治疗 1 年后症状无改善者均应做肌腱转移术来使功能重建。

（2）术后康复

1）术后 0~7 天：为避免整个上肢的功能下降过多，以及其他并发症的发生，应尽早并尽量多活动手指、肘关节及肩关节。

2）术后 7~14 天：开始进行腕关节活动度练习。

3）术后 2~4 周：开始小负荷的腕掌屈、背伸、侧屈抗阻肌力练习，10 次 / 组，组间休息 30 秒，2~4 组连续练习，1~2 次 / 日。

4）术后 4~6 周：继续强化关节活动度和力量练习。如拧毛巾练习、拧杯盖练习。此练习加强腕关节旋转，提高腕关节灵活性，逐渐恢复正常工作。

（八）桡骨茎突狭窄性腱鞘炎

1. 康复目标　缓解疼痛，恢复手指活动。

2. 康复治疗原则　以非手术治疗为主，一般用药物、注射治疗、物理因子治疗为主，急性期需局部制动；治疗时机：诊断明确，即可介入康复治疗；病程较长，桡骨茎突结节隆起明显，或经保守治疗不缓解或反复发作者，可考虑用腱鞘松解术。

3. 康复治疗方案

（1）药物治疗：可口服双氯芬酸钠 75mg/ 次，2 次 /d，或塞来昔布 200mg/ 次，2 次 /d，止痛；外贴消炎镇痛膏，或外涂双氯芬酸（扶他林）软膏等。

（2）注射治疗：对疼痛比较严重的患者，症状持续 3 周以上，可以封闭。把醋酸泼尼松龙和局麻药（利多卡因）注入腕背第一鞘管中。注射一定要准确，如针尖刺入鞘内，注药阻力小，可证明注入鞘内，注入药物时，局部应该有明显的胀痛，并向指端及腕部放散，入皮下则无效。每周注射一次，连续两次。局部皮肤不隆起注射治疗后让患者减少活动，可用矫形器将腕部固定。

（3）物理因子治疗：物理因子治疗主要有超短波、超声波、中频电疗法和磁疗等均有较好疗效。

（4）运动治疗：柔软地主动/被动活动拇指和手腕，预防关节挛缩和肌腱粘连。术者一手托扶患肢，另一手于患处做轻柔按摩、揉握，同时旋转腕部，然后弹拨肌腱 3~5 次。最后将拇指伸屈外展数次，并向远心端牵伸。施法时需缓慢稳妥，隔日 1 次，疼痛缓解后进行桡骨茎突狭窄性腱鞘炎的主动牵伸训练。

（5）辅具治疗：佩戴拇指固定的腕手矫形器，以尽量减少腕部和手部的活动，限制拇指的活动，尤其要避免长时间屈曲拇指间关节、拇指用力捏或者反复活动。矫形器的制作要求：腕关节背伸 15°~20°，桡偏 15°，拇指外展 30°，不固定拇指指间关节。固定时间 6~8 周，开始 2 周全天佩戴，以后改为晚上佩戴。根据病情的变化，戴矫形器的时间还可以适当延长。

（6）贴扎技术：贴扎目的是缓解疼痛，促进循环，放松过于紧绷的软组织。

4. 术后管理与康复　可行狭窄处腱鞘切开术。取桡骨茎突处 3cm 长"S"形切开，或桡骨茎突上一横指处 2cm 长横切口，与皮纹平行，防止因瘢痕增生影响腕关节活动；直视下在腱鞘韧带的一侧纵行切断增厚的腱鞘，术后早期进行功能锻炼。

（1）术后管理

1）术后 0~4 天：控制术后疼痛和水肿，进行夹板固定，注意伤口护理，密切观察伤口渗血情况，密切观察患指远端血运、运动及感觉。

2）术后 4~7 天：继续控制术后疼痛，减轻水肿，持续夹板固定，促进伤口愈合，防止伤口感染。

3）术后 2 天至出院：可以在夹板保护下进行轻度的关节活动练习，继续促进伤口愈合，伤口完全愈合后开始进行瘢痕护理，对患者进行健康教育，使其能独立完成家庭康复计划。教患者学会安全戴上和去除夹板方法。

（2）术后康复

1）术后 0~2 天：包扎伤口时敷料不限制拇指指间关节活动，用石膏托或矫形器将手固定于功能位，适度制动腕关节；术后 2 天更换敷料，开始慢慢主动活动手腕和拇指。

2）术后 2~14 天：可戴矫形器保护，定时拆除矫形器进行腕及拇指活动；术后 10~14 天拆线，继续手部主动活动训练。

（九）梨状肌综合征

1. 康复目标　缓解疼痛，改善髋关节活动度，恢复肌力，提高日常生活活动。

2. 康复治疗原则

（1）一般原则：梨状肌综合征急性期疼痛甚者，应卧床休息，减少活动，这样可以减小局部对梨状肌的进一步刺激，减轻梨状肌的水肿；梨状肌体表投影点热敷，疼痛缓解后应加强患髋以及腰部的功能锻炼，防止肌肉萎缩。

（2）治疗时机：诊断明确即可介入康复治疗；经系统保守治疗 6 个月无效者可考虑手术治疗，松解受卡压的坐骨神经，必要时切断部分梨状肌，可取得较好的疗效。

3. 康复治疗方案

（1）药物治疗：可口服双氯芬酸钠 75mg/ 次，2 次 /d，或塞来昔布 200mg/ 次，2 次 /d，止痛；外贴消炎镇痛膏，或外涂双氯芬酸（扶他林）软膏等；辅以神经营养剂，如维生素 B_1、维生素 B_6、维生素 B_{12}。

（2）注射治疗：常用药物 1% 利多卡因 5~10ml，可加地塞米松 5~10mg 或曲安奈德 10mg，5~7 天后可重复注射，3 次为 1 个疗程。注射方法：患者俯卧位，取髂后上棘与股骨大转子连线中点后下垂线 2.5~3cm 处为进针点，用 7 号长针头快速垂直刺入皮肤后改为缓慢进针，当针穿过筋膜进入臀大肌深处时，可感到一定阻力，继续进针出现阻力突然减低时，表明针尖已进入梨状肌区，回抽无血后即可固定针体慢慢注入注入混合液 10~20ml，注完后用干棉球按压片刻，使药液浸润、弥散。每 5~7 天注射 1 次，3~5 次为 1 个疗程。

（3）物理因子治疗：物理因子治疗主要有超短波、超声波、冲击波、中频和经皮电刺激治疗等，可减轻水肿，缓解痉挛，松解粘连，缓解疼痛。

（4）运动治疗

1）肌肉能量技术：确定障碍点：患者仰卧位，健侧下肢自然伸直，患侧下肢屈髋不超过 60°（因 60° 之后，梨状肌则由髋外旋肌变成髋内旋肌）、屈膝并将患侧足置于健侧膝关节外侧；治疗师站于患者患侧，近头侧手固定患者健侧髂前上棘，近足侧手置于患侧膝关节，将患者髋关节推向内收位；当患者出现大转子不适感时为障碍点；治疗措施：治疗起点于障碍点，患者听到治疗师口令后用 20%~30% 最大肌肉收缩力量做髋外展运动（利用等长收缩后放松）对抗治疗师的反作用力产生等长收缩，7~10 秒后完全放松；然后治疗师在患力产生等长收缩，7~10 秒后完全放松；然后治疗师在患者完全放松后继续拉伸梨状肌至新的障碍点，并持续 10~30 秒，可重复以上步骤至障碍点不再后移。

2）梨状肌被动牵伸训练：①仰卧位牵伸。患者取仰卧位，右髋关节及膝关节均屈曲 90°。治疗师站在患者的右侧，右手置于其小腿远端，左手置于其右膝上，右手用力使患者的右足在无痛范围内尽量贴近左肩关节，并保持屈髋屈膝 90°。②指压固定牵伸术。患者取俯卧位，屈膝 90°，然后外旋大腿（起始位置）；治疗师一手握着踝关节，另一手半握拳予一般性的接触梨状肌，拇指予针对性按压；治疗师被动内旋大腿，同时半握拳向梨状肌施加压力，并保持这种压力，协助患者尽可能地向治疗师的方向牵伸足和踝；解除梨状肌压力，把患侧下肢置于起始位置，在不同部位对梨状肌施加压力。

（5）中医药治疗

1）推拿治疗：患者取俯卧位，先用按、揉等放松手法放松患侧臀部肌肉，而后用大拇指按住梨状肌部点按片刻，再顺梨状肌纤维走行方向反复弹拨点拨治疗；医者再以两手重叠，着力于痛点（通常在梨状肌处），用力推揉梨状肌，以缓解痉挛；再触摸到变硬的梨状肌，用拇指相叠，用力深压并来回拨动梨状肌，弹拨方向与梨状肌纤维走行垂直，进行 10~20 次后，再用放松手法结束治疗。

2）针刺治疗：主要起到缓解肌肉痉挛、水肿，减轻对坐骨神经压迫的作用。常取阿是穴、肾俞、环跳、承扶、委中、阳陵泉、承山、昆仑、腰阳关等穴。

3）中药治疗：本病属于中医"痹证""筋痹""环跳风"等范畴。病因为感受外邪，跌打损伤;经脉闭阻,气血郁滞不通则痛;或正气不足,肾气亏损,经脉失养则痛。临床上多先因劳力扭伤,复感外邪而诱发,正气虚又是本病的关键,故本病多虚实相兼。治疗祛邪扶正,和络止痛。

(6)健康教育:生活中某些动作,易诱发梨状肌综合征,如长时间坐着工作;一些强扭转躯干的活动,如网球发球等,容易造成梨状肌拉伤,应注意避免长时间在固定体位工作。在缓解期,坚持做大腿内收、内旋、外展的交替运动,对有些患者也有一定的效果。

(十)髂胫束综合征

1. 康复目标　减轻初期的疼痛和炎症;舒展阔筋膜张肌和髂胫束;加强肌腱韧性和肌肉力量;逐步恢复至可以全面进行运动;预防复发。

2. 康复治疗原则

(1)一般原则:急性发作时应休息,减少运动量,这样可以减小局部对髂胫束的进一步刺激。冷敷(冰袋、冰块、冰水、氯乙烷喷等外用)伤处,急性期不得按摩搓揉或热敷;合适的伸展,髋外展肌肉和髂胫束的拉伸,合适的训练设计,合适的鞋和训练设备的选择可以帮助处理和预防髂胫束摩擦综合征。

(2)治疗时机:诊断明确即可介入康复治疗;髂胫束摩擦综合征一般不需要手术治疗,但当各种保守治疗后均无效时,就需要考虑手术治疗。手术包括松解、延长或切除部分髂胫束以降低紧张性,减轻其对股骨的摩擦,手术方法以髂胫束"Z"形松解术最为简便有效;滑囊切除手术可达到减压的目的。术后继续进行康复训练。

3. 康复治疗方案

(1)药物治疗:双氯芬酸钠 75mg,口服,2 次 /d,或塞来昔布 200mg/ 次,口服,2 次 /d;外贴消炎镇痛膏,或外涂扶他林软膏等。

(2)注射治疗:可用 0.5%~1% 普鲁卡因 2~5ml 加醋酸泼尼松龙注射液 1ml(25mg)做痛点注射。注射糖皮质激素并不像有些治疗措施那样可以有效地消除弹响,但可以缓解疼痛和伴随的炎症反应。

(3)物理因子治疗:物理因子治疗主要有超短波、超声波、冲击波、中频和经皮电刺激等,一般于急性期后进行。据报道冲击波治疗疗效较好,可减轻水肿,缓解痉挛,松解粘连,缓解疼痛。

(4)运动治疗

1)髂胫束牵伸训练:牵伸训练的主要目的是拉长髂胫束和提高髋外展肌肉的柔韧性,从而减少髂胫束的压力以及减少髂胫束和股骨外侧髁的摩擦,在整个治疗期间都应该进行牵伸训练,这是康复的关键。如果有疼痛和炎症,应先进行温和的牵伸。急性期疼痛消退后,除了开始做臀部肌肉和大腿部肌肉的牵伸外,还要牵伸髂胫束可能有助于减轻症状。

2)髋外展肌肉的力量训练:强壮的髋外展肌肉可以避免在步态循环中的站立阶段髋部过度内收,帮助减少在跑步时髂胫束的压力。可健侧卧位,患肢在上绑沙袋或对抗地心引力进行髋外展动作,下侧的腿保持稳定。头部可以用自己的手或枕头支持。进行 3 组,每组重复 15 次。

3)肌筋膜松解治疗:急性期炎症消失后可以进行肌筋膜松解,在泡完热水浴后用手掌根部,沿大腿外侧由上向下按压膝关节,以松弛髂胫束,这可以加快康复和避免再度受伤。

(5)辅具治疗:根据情况给予矫形鞋垫、膝矫形器等。

（6）贴扎技术：贴扎目的是保护支持受损的肌腱组织,强化大腿外侧及前侧肌力。

（7）健康教育：在从事体力活动或运动训练前后进行充足的热身运动和整理活动；避免引致疼痛的刺激,如下坡跑；髂胫束牵伸训练可有效防止疼痛复发；自我按摩对缓解髂胫束紧张有帮助；足内翻会引起膝关节内旋,导致髂胫束紧张,因此,应自我检查足部的生物力学性能。

（十一）膝部滑囊炎

1. 康复目标　缓解疼痛,减轻肿胀,改善膝关节活动度,提高生活质量。

2. 康复治疗原则

（1）一般原则：一般采用非手术治疗,急性期制动、抽液,给予物理因子治疗减轻炎性反应和缓解疼痛。

（2）治疗时机：诊断明确即可介入康复治疗；对于久治不愈、有反复发作倾向、影响活动和关节功能者,可行滑囊切开滑囊壁清理或镜下进行滑囊壁清理后将皮下和髌前软组织一起缝合的手术方法,术后加压包扎。

3. 康复治疗方案

（1）急性期治疗：遵循 PRICE 原则。避免剧烈活动,避免引起创伤或劳损的运动,减少膝部屈伸活动；必要时可将患侧下肢抬高,抬高患肢,床上做股四头肌等长收缩运动和直腿抬高运动。

（2）滑囊注射：根据患者的压痛点和囊性包块的位置,局部穿刺抽出积液,炎性过程顽固的患者需反复抽液。如合并感染,应根据抽出积液的细菌培养和药物敏感试验结果选择合适的抗生素；做关节穿刺后加压固定,注意保持局部创面的清洁及预防感染,对局部有破损的患者,更应加倍小心；如积液不明显可囊内注射醋酸泼尼松龙液 1ml。

（3）药物治疗：非甾体类抗炎药口服,如布洛芬 300mg/ 次,1 次 / 日,或塞来昔布 200mg/次,1 次 / 日。

（4）物理因子治疗：超短波对关节积液有良好的疗效,是积液的首选理疗方法,超短波用微热量较为适宜,但应注意如局部有感染先兆时慎用或禁用。中频电治疗仪,对止痛及肌力恢复均有较好疗效,常规应用。超声波、冲击波也有一定疗效,可选择性地交替进行,改善局部组织的营养和代谢过程,促进炎症和渗出液的吸收。

（5）运动治疗：48 小时后,根据患者的个体差异,进行床上股四头肌等长收缩和直腿抬高运动。急性炎症控制后进行各种关节活动度及肌力训练,主动屈伸、展收、内外翻、旋转患肢,增强肌力,并适当屈膝训练,渐进加大屈伸角度。可借助于各种器械进行患肢肌力与稳定关节的活动,如阻力蹬车、抗阻屈伸膝关节、站桩、太极拳等,逐渐进行有节奏的跑、跳至完全康复。

（6）中医药治疗

1）推拿治疗：伸直膝关节,然后充分屈曲,再自然伸直,可理顺筋膜,减轻疼痛。在膝关节周围做按揉、拿捏等手法,以活血理气、消肿止痛。但不宜在膝部肿胀区域进行过多按摩,防止渗出液增加。

2）中药治疗：急性外伤性滑膜炎,瘀湿壅阻,宜活血去瘀、除湿通络,外敷消瘀止痛膏,内服桃红四物汤合羌活胜湿汤加减；慢性期水湿稽留,肌筋弛弱,治宜除湿通络、强壮肌筋,外敷消瘀止痛膏或三色敷药,内服羌活胜湿汤合健步虎潜丸加减。

（7）健康教育：膝部滑囊炎的预防。避免引起创伤或劳损的运动，减少膝部负重及屈伸活动；积极治疗膝关节其他疾病，消除隐患。

（十二）踝关节扭伤

1. 康复目标　缓解疼痛，减轻肿胀，恢复肌力，使患者恢复正常的关节活动度，恢复正常的步态，逐渐过渡到跑步练习，并最终达到可以参加高水平的活动，完全恢复患者踝关节的正常功能。

2. 康复治疗原则

（1）一般原则

1）掌握疾病的病理改变与足踝关节正常功能的关系。如踝关节内翻损伤后，最常损伤的韧带是前距腓韧带。但也可能够发生距骨软骨损伤、腓骨肌腱损伤、距下关节损伤和踝关节骨折等。要恢复关节的功能，需要让韧带得到愈合、关节达到最大的活动度、关节周围肌力的恢复和关节本体感觉的训练。

2）评价疾病的性质和损伤的程度是制订康复计划的基础。认真询问病史和检查患者。如很多足踝部损伤和运动量的改变、鞋的改变等有关。应注意足踝部的肿胀程度、淤血的部位和范围、压痛部位、萎缩肌肉、关节活动范围和力量。需要检查足弓的高低、前足和后足的内外翻、步态以及膝关节、髋关节对足有无影响。对于部分疾病和急性损伤，早期诊断比较困难，需要仔细评价。避免对一些应该早期手术治疗的患者，采取非手术治疗而延误诊断。

3）骨科医生需要不断学习医学康复的知识，掌握必要的康复治疗技术，以便指导和配合康复计划的完成；而康复医生也要熟悉相关疾患，如相关的骨科损伤和疾患的临床处理的原则，对于踝关节韧带损伤的患者，需要决定手术还是非手术治疗，对于手术后康复患者还需要了解手术中所使用的缝合方法、内固定材料，骨折及关节的稳定性等。对于一个术后仍不稳定的骨折，早期过度练习活动可能会引起迟缓愈合或不愈合。同时，两个学科应密切联系、相互沟通，以便共同制订适合患者的个体化康复方案，为患者提供最佳的康复治疗。

4）在治疗疾病的过程中，既要充分发挥非手术康复疗法在功能康复中的作用，也要充分认识必要的骨科手术对功能康复的价值和作用，及时介绍应做康复性手术的患者到骨科进行手术治疗，纠正畸形，增进功能。

（2）治疗时机：诊断明确即应尽早介入康复治疗；对Ⅲ度损伤，非手术治疗疗效不满意，发展成为慢性踝关节不稳定者；对反复扭伤后严重的Ⅲ度损伤，外踝较大撕脱骨折，合并较严重踝内侧损伤或距骨骨折患者需进行踝关节重建术。

3. 康复治疗方案

（1）急性期：遵循 PRICE 原则。

（2）药物治疗：可外用云南白药气雾剂、双氯芬酸（扶他林）软膏，或中药外敷，中药熏蒸。口服布洛芬或塞来昔布等止痛。

（3）注射治疗：疼痛严重者可加注射治疗。方法：医师拇指触压痛点或损伤局部，针头稍斜刺入，当有韧带阻止感觉时注入醋酸泼尼松龙注射液 1ml（25mg）做痛点封闭。注意注射不宜过深，避免注入踝关节腔内。

（4）物理因子治疗：主要有超短波、磁疗、中频电疗法等，止痛、消肿。

（5）运动治疗：踝关节扭伤后急性期的加压冷疗、制动处理为治疗共识。急性期后应加强踝周肌肉力量、韧带柔韧性及本体感觉等训练。

(6) 辅具治疗:较轻的踝关节韧带损伤可使用软踝足矫形器,如弹力带、护踝等固定,严重者可给予石膏或可脱卸的半刚性护踝(lace up semi-rigid support)进行保护,并尽早开始在无痛范围内进行少量主动的关节活动练习,并逐渐开始负重训练、肌力训练和本体感觉训练,当患者可以完全无痛步行时,应建议其日常生活停止使用护踝,仅在运动或繁重步行时穿戴。

(7) 中医药治疗

1) 推拿治疗:踝关节扭伤后72小时内不宜做推拿治疗。推拿有双向调节作用,对踝关节扭伤有很好的治疗效果,它能降低毛细血管的通透性,减少渗出,又能消退局部无菌性炎症,促进渗血、渗液的吸收,有利于肿胀消退,同时还有止痛的作用。

2) 针刺治疗:急性期患者采用针刺疗法效果较好。通常取肿胀处刺络拔罐,消除瘀滞后再行常规针刺治疗,常可较快痊愈。

3) 中药治疗:采用中药内治和外治法,主要是依据损伤辨证疗法,以调和疏通气血、生新续损、强筋壮骨为主要目的。

(8) 贴扎技术:急、慢性期均可使用此技术,但贴扎目的略有不同。急性期的贴扎目的是减轻局部疼痛、消除肿胀、稳定踝关节;慢性期的贴扎目的是支持软组织、矫正关节位置并避免伤害再发。

(十三) 慢性踝关节不稳定

1. 康复目标 恢复肌力,使患者恢复正常的关节活动度,恢复正常的步态,逐渐过渡到跑步练习,并最终达到可以参加高水平的活动,完全恢复患者踝关节的正常功能。

2. 康复治疗原则

(1) 一般原则:康复治疗前应明确诊断和定位,同时做出功能评估,然后根据功能异常的不同机制,拟定合适的治疗方法;功能性不稳定的治疗主要由腓骨肌力量训练、跟腱牵拉、踝的平衡板和平衡盘练习等康复锻炼组成;对机械性不稳定患者,亦应先进行功能康复训练,如非手术治疗失败,可考虑手术治疗。

(2) 治疗时机:诊断明确即可介入康复治疗;以下情况应考虑手术治疗:①患者经过严格的康复练习和矫形器固定后症状仍存在;②之前接受过失败的手术治疗,很可能一些静态和动态稳定结构已切除。

3. 康复治疗方案 对于慢性踝关节不稳患者,可首先尝试康复治疗。康复治疗可减少踝关节再次扭伤的发生,对慢性踝关节不稳的治疗是有效的。踝关节扭伤后,特别是慢性踝关节不稳的患者,踝关节周围的肌肉和韧带的力量训练及系统的本体感觉训练有助于帮助慢性踝关节不稳患者恢复正常的生活和基本的运动状态。踝关节的肌肉韧带力量康复锻炼有时也可避免施行重建手术。一般较多采用物理康复治疗,如恢复肌肉力量、恢复腓骨肌力量,加强关节活动度和本体感觉的训练,尤多见平衡训练的应用。

4. 术后管理与康复 手术治疗主要是修补关节囊和断裂的韧带,重建踝关节机械稳定性,避免反复扭伤关节引起的本体感受器损伤。手术治疗大约有50多种术式可选择,总体上分为:①对韧带起止点的原位解剖缝合;②使用部分或全部腓骨肌;③使用自体肌腱的非原位肌腱固定术式。

(1) 术后管理

1) 预防感染。康复早期,注意保持伤口干洁,两天换药1次,术后14天拆线,康复活动中,动作轻柔,活动幅度适当,避免伤口张力过大,影响伤口愈合及缝合的韧带再次断裂。

2)重视踝关节本体感觉恢复及关节稳定性练习,避免踝关节反复扭伤。

3)术后6周内要石膏固定保护踝部,避免缝合的韧带再次断裂。

4)康复过程中每个阶段都不能超过限定的活动范围及应用禁止的活动方式,如术后8周内避免过度张力进行内翻或跖屈;不得主动或被动牵伸进入这些活动平面。

(2)术后康复:术后康复目标是通过术后的康复,使患者恢复正常的关节活动度,恢复正常的步态,逐渐过渡到跑步练习,并最终达到可以参加完全的体育活动和高水平的活动,完全恢复患者踝关节的正常功能。踝关节扭伤患者,术后康复应尽早开始,包括步态训练、患者的教育及家庭训练计划等。术后早期,患者不能下床负重活动的,应中立位石膏固定6周。术后6周内,患者可以佩戴石膏在拐杖或行走器辅助下下床活动。正式的康复治疗要在6周后去除石膏才可以进行,做恢复踝关节活动范围的练习,以及加强踝两侧的肌肉力量保护踝关节的稳定练习和恢复本体感觉练习。站立蹲起、提踵及前足高站提踵是不可缺少的康复运动方法。一般2~3个月即可参加正规训练。

(十四)膝关节半月板损伤

1. 康复目标　控制膝关节肿胀与疼痛,加强股四头肌力量训练,恢复膝关节全范围的活动和正常步态,使患者能无痛步行负重。

2. 康复治疗原则

(1)康复治疗前应明确诊断,同时做出功能评估,然后根据半月板损伤情况拟定合适的治疗方法。

(2)急性期的半月板损伤主要是制动和针对急性创伤性滑膜炎进行治疗。若关节肿胀明显,应抽出关节积血,用棉花夹板加压包扎固定2~3周。目的是减少活动、压迫止血,从而减轻症状,也有促进位于半月板血供丰富区损伤愈合的作用。急性期过后的超短波等理疗,有利消肿止痛。如果患者有关节绞锁现象,应设法进行解锁,以免长期绞锁损伤关节软骨。但解锁时要有专业大夫进行,不要使用暴力,以避免人为导致的半月板损伤加重。对于没有症状的半月板损伤,待症状缓解后应加强股四头肌等肌肉力量练习,以稳定膝关节防止再损伤。

(3)治疗时机:诊断明确,以下情况可介入康复治疗　①受伤后24~48小时后症状才出现(并非立即出现);②患者能够负重;③轻微水肿;④活动范围正常,只有在关节活动的末梢才发生疼痛;⑤在麦氏试验中,疼痛只发生在极度屈膝的情况下。以下情况应考虑手术治疗:①有一个很严重的扭转受伤,不能继续活动;②膝关节被卡住,活动严重受限;③在麦氏试验中,最小限度地屈膝时也疼痛;④伴有ACL撕裂;⑤非手术治疗3周后没有明显现效果。

3. 康复治疗方案

(1)急性期治疗:针对症状的保护性休息、减少运动。如果患者有关节绞锁现象,应设法进行解锁,以免长期绞锁损伤关节软骨。但解锁时要有专业大夫进行,不要使用暴力,以避免人为导致的半月板损伤加重。如关节有明显积液(或积血),应在严格无菌操作下抽出积液;如关节有"交锁",应用手法解除"交锁",然后用自大腿上1/3至踝上的管型石膏固定膝关节功能位2~3周。患者可带石膏下地行走。在固定期间和去除固定后,都要积极进行股四头肌肌力训练。

（2）恢复期治疗

1）药物治疗：口服布洛芬或塞来昔布等止痛，可以口服氨基葡萄糖胶囊营养关节软骨。

2）注射治疗：患者仰卧位，膝关节屈曲60°，在压痛点处进针，直达关节腔，尽量将关节腔内积液抽吸干净，再将醋酸泼尼松龙液1~2ml注入，并制动休息，如病情稳定，无炎性渗出，可膝关节腔注入玻璃酸钠液2ml，这种药能防止关节软骨破坏，对损伤的关节软骨有促进愈合及修复的作用，同时有缓解疼痛的作用。一般关节内注射每周1次，3~5次为1个疗程，药物效果可以持续6个月左右。

3）物理因子治疗：主要有超短波、冲击波、磁疗、中频电疗法等，止痛、消肿。

4）运动治疗：对于没有症状的半月板损伤，待症状缓解后应加强股四头肌等肌肉力量练习，减轻体重，以稳定膝关节防止再损伤；本体感觉刺激，这是过去常被忽视的训练。仅进行简单的肌力训练，其结果不能改善肌肉收缩的质量，不能改善各种感受器的功能，不能使关节适应各种力量的迅速变化，因而不能保持膝的动态稳定性。现代康复观点认为，神经肌肉本体感训练是十分重要的。

5）中医药治疗：推拿治疗的治则治法是活血化瘀、消肿止痛。常用手法有掖、揉、点法等；针刺治疗取内外膝眼、鹤顶、梁丘、阴陵泉、阳陵泉、血海、足三里、太溪、三阴交等穴，用指切进针法直刺，分别刺入0.5~1.2寸，施提插捻转手法，令其得气后，内外膝眼、鹤顶、梁丘、血海、阳陵泉等穴施以泻法，足三里、三阴交等穴施以补法，留针20分钟。1次/日，7次为1个疗程；中药治疗，气滞血瘀型治宜活血化瘀、行气止痛；脾失健运型治宜健脾除湿、行气消肿；肾气不足型治则宜补肾健骨、去瘀通络；方用健步虎潜丸或舒筋丸加减。

4. 术后管理与康复　根据损伤的情况可采用半月板缝合或半月板部分切除或全部切除术。但无论采用哪种治疗方案，都应尽量保存半月板，尽可能修整或缝合，或在能够保持残留半月板的稳定性的前提下尽量少的切除半月板，以减少膝关节生物力学的改变，最大限度地避免或减轻半月板损伤、部分切除或全切后所继发的关节软骨损伤和整个关节的退行性变（即关节老化）。

（1）术后管理

1）手术当天：从踝关节以上直至大腿部使用棉垫和弹力绷带加压包扎并抬高患肢。

2）术后1~2天：观察膝关节有无肿胀，如果关节内积血，可穿刺引流抽吸积血；如果膝关节肿胀不明显，可以解除加压包扎。允许患者在疼痛可忍受范围内负重步行，通常患者大多能够全部负重行走，但盘状半月板患者，需在手术1周后才能开始部分负重行走。

3）术后6天：创口无异常即可拆线出院。

4）术后2~4周：检查患者的膝关节活动度、疼痛、肿胀度，膝关节功能恢复不满意时，检查是否为残留半月板以及反射性交感神经营养不良所致。

5）术后1~2个月：检查股四头肌肌力和大腿周径，与术前相比，如果没有明显的肌力低下可开始恢复体育运动。

6）术后6个月以后：术后1年中单腿站立行正位X线摄片1~2次，确认畸形程度。

（2）术后康复

1）术后康复原则：①半月板切除和修复术后的康复计划应为愈合创造最佳环境。术式、修复固定方法、修复部位、联合手术及手术医师的意见都直接影响负重计划、ROM限制及康复进程。因此，手术医师与康复医师之间的交流显得尤为重要，尤其是在康复早期保护阶段。

②半月板切除和修复术后一般可立即进行 ROM 练习。早期活动可以减少制动所带来的一系列危害,如关节软骨退变、过多的有害胶原形成以及疼痛等。③半月板修复后负重练习在术后早期应循序渐进。半月板移植及半月板放射状撕裂修复术后 4 周内负重应仅限于足趾着地行走。无论哪种半月板术式,在术后保护阶段都应佩戴双侧铰链式矫形器并锁定在 0°以使受累膝关节维持在完全伸展位。

2) 术后具体康复方法:①术后 2 周内:功能练习的早期及初期,因肌力水平较低,组织存在较为明显的炎性反应。故以小负荷的耐力练习为主。早期不得过多行走,不应以行走作为练习方法。否则极易引发关节肿胀和积液,影响功能恢复及组织愈合。选用轻负荷(完成 30 次动作即感疲劳的负荷量),30 次 / 组,2~4 组连续练习,组间休息 30 秒,至疲劳为止。②术后 2 周 ~1 个月:随肌力水平的提高,此期以提高绝对力量的练习为主。选用中等负荷即完成 20 次动作即感疲劳的负荷量,20 次 / 组,2~4 组连续练习,组间休息 60 秒,直至疲劳为止。应注意控制运动量,避免关节肿胀、积液。练习后关节有发胀发热感,应及时冰敷。③术后 1~2 个月:主动屈曲膝关节达 150° 即全范围的与健侧腿相同,且基本无疼痛。开始患侧单腿 45° 位半蹲练习,5min/ 次,4 次 /d。开始固定自行车练习,30min/ 次,2 次 /d;术后 6~8 周:主动屈伸角度达至与健侧相同,且无疼痛。可完成日常的各项活动,如上下楼、骑自行车、行走 5000 米以上关节无肿痛。跪坐练习、蹬踏练习、游泳、跳绳及慢跑。④术后 2~3 个月:全面恢复日常生活各项活动、强化肌力及关节稳定、逐渐恢复运动、提高最大力量、选用大负荷(完成 12 次动作即感疲劳的负荷量)8~12 次 / 组,2~4 组连续练习,组间休息 90 秒,至疲劳为止。⑤术后 3 个月以后:全面恢复运动或剧烈活动、逐渐恢复剧烈活动或专项训练、强化肌力及跑跳中关节的稳定性训练、通过测试,患侧肌肉力量达健侧 85% 以上,运动中无痛及无明显肿胀,则可完全恢复运动。

(十五) 膝关节韧带损伤

1. 康复目标 尽快消除膝关节的肿胀,减轻疼痛,防治肌肉萎缩和关节功能障碍,促进膝关节功能全面而快速恢复。

2. 康复治疗原则

(1) 一般原则

1) 康复治疗前应明确诊断,然后根据韧带损伤严重程度拟定合适的治疗方案。

2) 对韧带部分断裂的治疗包括损伤后即刻给予冷敷并加压包扎。48~72 小时后给予理疗、按摩、外用中药等治疗。患膝要制动 3~4 周,再训练时用支持带保护 2~3 周。

3) ACL 损伤非手术治疗的患者仅限于那些大腿肌肉力量非常好,断裂后没有任何膝关节不稳的感觉的极少数患者。

4) 对于 PCL 断裂,只有在符合以下几种条件下才建议患者接受保守治疗。PCL 断裂导致的膝关节松动不明显。如果很明显,表明 PCL 的断端分离开的也很明显,保守治疗效果就会不满意;患者的胫骨塌陷不明显,否则保守治疗效果也会打折扣;查体时,胫骨向后活动度不明显;MRI 上 PCL 的轮廓较好,如果 MRI 上 PCL 轮廓很差或断端明显移位,保守治疗失败的可能性就较大。

(2) 治疗时机:诊断明确,排除禁忌证患者即可介入康复治疗;有手术适应证的患者争取修复手术或重建手术治疗。手术指征:ACL 断裂后,出现明显的膝关节不稳者;PCL 断裂后,只要患者有明显的膝关节后向不稳的临床表现,就应该首选手术治疗;对于急性 MCL 完全断裂者,受伤现场即刻给予加压包扎,争取2周内手术缝合为宜,对于陈旧性内侧副韧带完全断裂,如有内侧不稳也应手术修补。

3. 康复治疗方案

(1) 现场急救:膝关节韧带损伤现场急救处理:及时局部制动、冷敷、加压包扎和抬高患肢。

(2) 药物治疗:可外用云南白药气雾剂、扶他林软膏外喷或外涂使用。口服布洛芬或塞来昔布等止痛治疗。

(3) 注射治疗:疼痛严重者可用醋酸泼尼松龙液1~2ml在压痛点处注入,并制动休息。

(4) 物理因子治疗:超声波的温热效应能促进血液循环,缓解肌痉挛,促进胶原纤维分解,松解粘连;微声流可以改变细胞膜结构、功能及渗透性,刺激组织修复;产生的稳定空化对组织损伤修复有利;低强度脉冲超声能加速韧带愈合,有利于韧带损害的早期恢复。磁疗能改善血液循环,促进渗出物的吸收,减轻水肿,提高免疫功能,起到消炎、消肿、镇静、镇痛作用,对软组织损伤有效率在90%以上。射频对组织透热深,有较好的热效应,对慢性韧带损伤有较好的疗效。

(5) 运动治疗

1) 前、后交叉韧带损伤不全撕裂者,可先抽尽积血,然后用长腿石膏管型屈膝30°固定6周。在上石膏管型时,在石膏管型即将硬化成型之前,对前韧带损伤的患者,应将胫骨向后推,对后交叉韧带损伤的患者,应将胫骨向前拉。鼓励患者尽早进行股四头肌功能锻炼。

2) 内侧副韧带损伤拉伤或部分断裂者将膝关节功能位石膏固定(不包括足踝部),同时进行股四头肌等长收缩练习,1周后可带石膏下地行走;4~6周后去除固定,进行关节活动度和股四头肌肌力训练,保守治疗包括腘绳肌加强训练(特别是股二头肌),还应避免股四头肌过度训练引起肌力失衡,以防止出现髌骨前脱位。

(6) 辅具治疗:在非手术治疗中,支撑性护膝的使用原则。

1) 损伤早期尽快使用护膝进行保护、限制和支撑;一旦关节屈伸活动和正常步行不再引起疼痛,应尽早停止在日常生活中使用支撑性护膝。

2) 在膝关节的本体感觉、平衡能力、反应速度、灵活性没有完全恢复正常之前,建议患者在运动、长时间步行和进行繁重的体力活动时仍然穿戴支撑性护膝。

(7) 中医药治疗

1) 推拿治疗:损伤24小时内不宜治疗,需休息和配合冷敷疗法。此方法主要对于韧带扭伤及不全损伤破裂,关节内积血以及脂肪垫嵌入肌肉痉挛,恢复关节功能活动者。对于骨折韧带完全破裂以及陈旧性断裂不宜治疗。

2) 针灸治疗:可选取膝眼、阴陵泉、阳陵泉、血海、梁丘、足三里、阿是穴等穴位,留针30分钟,10次为1个疗程。

3) 中药治疗:早期宜活血去瘀、消肿止痛,如用桃红四物汤、舒筋活血汤。后期治宜补益肝肾、舒筋活络,可内服补筋丸、健步虎潜丸或补肾壮筋汤;外用药:早期外敷消瘀止痛膏或消伤痛搽剂,后期可用海桐皮汤熏洗,后外贴宝珍膏。

4. 术后管理与康复　膝关节韧带手术大体分为2类,第1类为急性期的MCL断裂、ACL、PCL及PLC止点撕脱,可行止点固定和修补,治疗效果确切;第2类为ACL、PCL的实质部的急性损伤,或MCL、ACL、PCL及PLC陈旧损伤所导致的关节慢性不稳定,修补成功率低,需要重建手术治疗。

膝关节韧带重建手术方式分为切开重建和关节镜下重建 2 种,切开重建技术存在切口创伤大、韧带解剖止点定位困难、术后关节粘连和韧带松动发生率高、移植物植入困难、内固定强度不足等问题,难以达到理想的临床治疗效果。关节镜下重建技术不仅解决了以上关键技术,而且可准确定位韧带解剖止点,通过几个细小切口即可完成 ACL 和 PCL 的重建手术,由于其对关节囊的创伤小、缩短了手术操作时间,临床治疗也得到大幅度的提高、术后可进行早期伸屈功能训练,术后粘连松弛发生率低,其运动恢复率一般在 90% 以上,目前已成为膝关节韧带重建的标准手术方式。

对于严重的膝关节创伤,可发生前后交叉韧带同时损伤,或合并胫侧副韧带、腓侧副韧带、后外侧角、后内侧角、髌腱等结构的损伤。在重建交叉韧带的同时,需要对合并损伤进行恰当的处理,才能保证较理想的手术治疗效果。

(1) 术后管理

1) 手术刚结束和训练后对患者膝关节实行冷却疗法,包括冰袋、冰枕、电冷却装置的使用等。护士应熟悉冷却疗法的原则和操作过程。

2) 手术后即检查患者的足趾感觉、运动情况。

3) 对于患者的局部肿胀、疼痛的症状要注意随访,执行后续治疗中,一旦发现异常应及时向主管医师汇报。

4) 病房中指导训练患者装卸膝部矫形器,对患者部分负重后的活动度训练加以适当的监督。

5) 密切关注患者住院期间的变化以及了解患者出院后的康复过程要求

6) 康复治疗师对患者实施训练项目进行指导和监督。向患者解释应避免患肢胫骨异常向前的过度运动以免导致韧带的再次撕脱;训练时,有无出现疼痛应及时报告给医师。

(2) ACL 损伤术后康复:ACL 手术后康复的目的是在保证重建的 ACL 顺利愈合的同时,尽快消除膝关节的肿胀,减轻疼痛,防治肌肉萎缩、防止伸直受限,促进膝关节功能全面而快速恢复。康复治疗原则是遵循 ACL 从重建到愈合的组织学依据和生物力学特性,既不可盲目求快,也不能因为追求保险而导致重建韧带的松弛。

(3) PCL 损伤术后康复:手术后康复的目的与前交叉韧带损伤康复一致,是在保证重建的 PCL 顺利愈合的同时,尽快消除膝关节的肿胀,减轻疼痛,防治肌肉萎缩,促进膝关节功能全面而快速恢复。

(4) MCL 重建术后康复:术后康复的目的与前交叉韧带损伤康复一致。针对不同类型的 MCL 损伤,康复治疗促进炎症吸收,促进韧带愈合,防止韧带在康复治疗过程中的松弛加重,避免 MCL 损伤的康复过程中膝关节粘连和功能障碍,最终实现满意恢复。

(宋振华)

三、颈肩腰腿痛的康复治疗

(一) 颈椎病

1. 康复目标　以缓解症状,改善颈部活动范围,恢复正常的颈椎生理曲度。

2. 康复治疗原则

(1) 诊断明确,排除禁忌证,即可开始康复治疗。

（2）颈型、神经根型、交感型颈椎病以非手术治疗为主。

（3）脊髓型颈椎病经系统保守治疗 1 个月无效，且症状加重者，应考虑手术治疗。椎动脉型颈椎病经保守治疗半年后效果不明显，且有频发颈性眩晕或猝倒，可考虑手术治疗。

3. 康复治疗方案

（1）药物治疗：药物可作为急性期的重要治疗方法，常用药物如下。

1）非甾体类抗炎药物：主要用于临床疼痛明显的患者。①水杨酸类，代表药物阿司匹林；②苯胺类，代表药物对乙酰氨基酚；③吲哚乙酸类，代表药物双氯芬酸钠；④丙酸类，代表药物洛索洛芬钠；⑤昔康和昔布类，代表药物美洛昔康、塞来昔布。

2）脱水药物：代表药物为甘露醇、甘油果糖。

3）激素类药：主要用糖皮质激素，代表药物有泼尼松龙、甲基泼尼松龙、曲安奈德、地塞米松磷酸钠。

4）改善循环药物：对后循环缺血明显的患者，可短期使用中西药对症治疗，以扩张血管，改善脑部血液循环药物为主，如丹参酮、川芎嗪、氟桂利嗪等。

5）维生素类：代表药物有维生素 B_1、维生素 B_{12}、维生素 C、维生素 E。

（2）注射治疗：如果经口服、静脉给药后不能缓解疼痛症状，可选择采用单次、置管连续硬膜外隙注射治疗及星状神经节阻滞。

（3）物理因子治疗：常用方法如下。

1）热疗：常用的有短波、超短波及微波疗法、石蜡疗法和红外线疗法等。

2）低中频电疗：一般用于疼痛明显的部位，用 2000~8000Hz 的中频电为载频，用 1~500Hz 的不同波形（方波、正弦波、三角波等）的低频电为调制波，颈部并置或颈部、患侧上肢放置。

3）磁疗：脉冲电磁疗有较好的消炎止痛作用，颈部、患侧上肢部位放置。

4）超声波治疗

5）其他：水疗、泥疗、激光照射等治疗手段也有较好作用。

（4）牵引治疗：颈椎牵引是治疗颈椎病常用且有效的方法，适用于除禁忌证外的各型治疗。操作时要注意牵引的角度、重量和时间。

1）注意事项：应充分考虑个体差异，年老体弱者牵引重量宜轻，牵引时间宜短，年轻力壮者的牵引时间可适当延长；牵引过程要注意观察询问患者的反应，如有不适或症状加重者应立即停止牵引，查找原因并调整、更改治疗方案。

2）牵引禁忌证：牵引后有明显不适或症状加重，经调整牵引参数后仍无改善者；伴有明显脊髓受压、节段不稳（滑脱）、严重骨质疏松症。

（5）运动治疗：关节松动技术、麦肯基疗法等。

（6）辅具治疗：主要是颈托的应用。

（7）中医药治疗：针刺治疗、推拿治疗、中药治疗等。

4. 术后管理与康复

（1）管理

1）体位：全麻术后患者需要平卧 4 小时，注意颈后不能悬空，应给予一定的柔软支撑。没有特殊情况，术后 4 小时就可以自由翻身。颈椎前路手术 4 小时后，就可以使用正常的枕头。颈椎后路手术后必须注意仰卧位时不要压迫颈后手术部位。鼓励侧卧位，侧卧位时应该保持枕头与肩同高,保持颈椎中立位。

2)引流:一般前路手术负压引流放置 24~48 小时,后路手术负压引流需要放置 48~72 小时,当每 24 小时引流量小于 50ml 时就可以拔除引流管。

3)饮食:手术后 4 小时可以进流食,24 小时就可以正常饮食。

4)下床活动时机:颈椎前路术后 24~48 小时以后,就可以离床活动;颈椎后路术后 48~72 小时以后,就可以离床活动。注意戴好颈托,侧身起卧,一般术后 6 周之内都应该侧身起卧。

5)颈托保护:卧床期间不需要佩戴颈托,离床后根据不同术式佩戴不通同时间的颈托。①人工椎间盘置换术者:平时室内不需佩戴颈托,术后 3 个月出门、乘车需要颈托保护;②单纯颈椎后路扩大术者:术后 2~4 周之内平时室内活动和出门、乘车时均需要佩戴颈托,保护颈椎。术后 3~5 周至 3 个月平时不需要佩戴颈托,但出门、乘车需要颈托保护;③颈椎前路手术:术后 6 周之内平时室内活动和出门、乘车时均需要佩戴颈托,保护颈椎。术后 7 周至 3 个月平时不需要佩戴颈托,但出门、乘车需要颈托保护。

(2)康复治疗

1)急性期的康复:术后 1 周为急性期,手术 2~3 天伤口内正常的水肿反应达到最高峰,康复治疗主要是颈托固定、冷疗为主,药物治疗采用脱水消炎、神经营养为主。

2)颈部活动:一般情况下,去除颈托后就可以开始颈部活动,以主动活动为主。练习颈部活动时应该遵循循序渐进的原则,练习颈部前屈、后伸、左右旋转活动,动作要缓慢、到位,即尽量做到最大幅度。

3)项背肌练习:即抗阻后伸训练,术后 1~2 周可以开始。上身直立,头略后仰,立位或坐位均可,双手交叉放在枕后部位,用力向后仰。锻炼时注意循序渐进,逐渐增加时间和强度。

5. 健康教育

(1)选择合适的枕头。

(2)保持良好姿势。

(3)开车或乘车要系好安全带,避免造成颈椎伤害。

(4)预防风寒。

(5)颈椎训练。

(二)冻结肩

1. 康复目标　缓解疼痛,恢复肩关节活动度,恢复肩关节功能。

2. 康复治疗原则

(1)创伤性冻结肩伴有骨折;冻结进行期伴有肌腱撕裂者,避免使用关节松动技术等运动治疗。

(2)诊断明确,排除禁忌证,即可进行康复治疗。

(3)冻结进行期,避免患肢持重,禁止使用暴力来扩大关节活动范围。

(4)冻结肩是一种自限性疾病,一般不考虑手术治疗。

3. 康复治疗方案　冻结肩分为冻结进行期、冻结期和解冻期,主要治疗方法有:

(1)药物治疗:冻结进行期,患者发病早期疼痛剧烈,可短期口服非甾体类抗炎药。

(2)注射治疗:一般做肩关节周围的痛点注射,首先要反复寻找明显压痛点,用记号笔标记,一般为 3~5 个点,在该处注入药物。

(3) 物理因子治疗:各种热疗,红外线照射(辐射热)、蜡疗或热敷(传导热)、高频电疗(内生热)均可;中低频电疗,如 TENS、间动电、低频调制中频电疗;超声波治疗、磁疗、冲击波治疗等。

(4) 运动治疗:关节松动技术、关节活动度训练等,可借助木棒、哑铃来完成,也可以使用体操棒、肩梯、肋木、滑轮等器材或装置来训练;肌力训练,以三角肌练习为主,可用哑铃、拉力器等进行抗阻练习,以不引起明显疼痛为度。

(5) 辅具治疗:常用辅具是护肩,对肩关节周围组织起支持、稳定、保温的作用。

(6) 中医药治疗:针刺治疗、推拿手法、中药治疗等。

(7) 心理治疗

4. 健康教育

(1) 注意肩部保暖,避免提抬重物,减少肩部超负荷和过肩活动。

(2) 保持肩关节活动度的功能性活动。

(3) 出现肩关节疼痛需早期干预,可行热敷或按摩,以促进局部血液循环。

(4) 出现肩关节功能障碍可选择下列主动运动方法:①弯腰摇肩法;②爬墙活动;③体后拉手;④外旋锻炼;⑤双手在颈后部交叉,使肩关节尽量内收和外展,反复数次;⑥甩手运动。

(5) 本病为自限性疾病,预后很好,多数患者经过自我训练就可以治愈。

(三) 肩峰下撞击综合征

1. 康复目标　缓解疼痛,恢复患肩关节活动度,恢复患肩功能。

2. 康复治疗原则

1) 急性期遵循 PRICE 原则。

2) 急性期局部制动,护肩保护,减少持重,避免提重物,局部保暖。

3) 撞击征 1 期、2 期采取以保守治疗为主;撞击征 3 期首选保守治疗,无效后考虑手术治疗。

4) 撞击征 3 期伴有冈上肌肌腱断裂和肱二头肌长头腱断裂者,选择手术治疗。

3. 康复治疗方案

(1) 药物治疗:肩痛剧烈者,可口服非甾体类抗炎药,或者阿片类与非阿片类镇痛药。

(2) 注射治疗。

(3) 物理因子治疗:冷疗、超声波治疗、磁疗、冲击波治疗等。

(4) 运动治疗:急性期对症治疗 2 周,疼痛缓解后开始肩关节功能练习。向前弯腰,使患臂在三角巾悬吊保护下做肩关节前后、左右方向的摆动运动;3 周之后开始练习抬举上臂,初始阶段应选择非疼痛方向的上举运动;在症状完全缓解 6~8 周后,再从事原工作或体育运动。

(5) 辅具治疗:主要是护肩的选用。

(6) 中医药治疗:针刺疗法、推拿治疗等。

4. 管理与康复　手术方式有微创关节镜下肩峰成形及肩袖缝合术、开放手术(包括前肩峰成形术、肩峰破裂修补术)。

(1) 术后管理

1) 体位:术后 6 小时内取平卧头部偏向一侧,密切监测生命体征的变化,如果没有特殊情况,手术后 6 小时就可以自由变动体位。术后患肩放置外旋外展软垫,肘关节屈曲 75°~90°,肩关节外展外旋 15°~30°。

2）引流:一般关节手术负压引流放置 24~48 小时,24 小时内正常引流量为 80~100ml,48 时引流量小于 50ml 就可以拔除引流管。

3）伤口处理:术后 8~24 小时,术后渗出较多,可行局部冷敷,冰袋置于膝关节两侧,以减轻水肿程度,同时可用弹力绷带加压包扎,防止进一步渗血。

（2）康复治疗

1）术后第 1~3 天:三角巾固定,可开始伸指、握拳、耸肩等练习,练习后三角巾固定保护。

2）术后 7 天:①被动肩关节练习,在轻痛情况下进行;②患侧肘关节主动练习,在轻痛情况下进行,尽量保持正常关节活动度。

3）术后第 2~3 周:①被动肩关节练习,增加关节活动度;②抗阻耸肩练习。

4）术后 3~6 周:肩关节前屈、后伸、外展、内收抗阻练习。

5）术后第 7~12 周:继续患肩前屈、后伸、外展、内收抗阻练习,循序渐进增加活动范围,逐渐达到正常关节活动度。

6）术后 13~26 周:正常关节活动度练习,抗阻肌力训练,增加患肩稳定性和协调性,达到正常水平。

5. 健康教育

（1）避免肩部过度负荷,减少急性损伤。

（2）注意肩部姿势,减少过肩的运动。

（3）肩部保暖,预防风寒。

（四）腰椎间盘突出症

1. 康复目标　缓解疼痛,恢复腰椎关节活动度,恢复腰背肌及下肢肌力。

2. 康复治疗原则

（1）诊断明确,排除治疗禁忌证,无手术指征患者,即可介入康复治疗。

（2）急性期绝对卧床休息时间不超过 1 天。

（3）急性期短时间间断佩戴腰围十分必要,但长时间佩戴可造成失用性肌肉萎缩。

（4）选择最合理的物理治疗方式和方法。

（5）有手术指征患者应选择手术治疗。

3. 康复治疗方案

（1）药物治疗

1）消炎镇痛药:以非甾体类抗炎药物为主,也可使用阿片类或非阿片类镇痛药。用于急性期,适合于中等以上疼痛。

2）脱水药:以甘露醇为主,快速静脉滴注。

3）激素类药物:以糖皮质激素为主,常与脱水药一起使用。

4）改善神经代谢类药物:维生素类、鼠神经生长因子等。

（2）注射治疗:临床有局部痛点阻滞、椎间孔阻滞、骶管阻滞术等。

（3）物理因子治疗:各种热疗,如红外线照射(辐射热)、蜡疗或热敷(传导热)、高频电疗(内生热)等;中低频电疗,如 TENS、间动电、低频调制中频电疗;超声波治疗、磁疗、冲击波治疗等。

（4）牵引治疗。

（5）运动治疗：关节松动技术、麦肯基疗法等。

（6）辅具治疗：主要是腰围的选配。

（7）中医药治疗：针灸、推拿、中药治疗等。

4. 术后管理与康复 微创手术是目前手术治疗的主流，术后管理和康复治疗介绍如下。

（1）术后管理

1）体位：术后患者需要去枕平卧6小时，采用轴线翻身，切忌扭动，术后当天患者应尽量以平卧为主，减少活动。

2）引流：放置引流管者，应保持其通畅，防止扭曲、松动，详细记录引流液的性质及量，当每24小时引流量小于50ml时就可以拔除引流管。

3）饮食：手术后4小时可以进流食，24小时就可以正常饮食。

4）下床活动时机：术后1周以后，佩戴好腰围就可以离床活动。

（2）康复治疗

1）术后0~2周：①踝泵练习；股四头肌等长练习；腘绳肌等长练习；被动直腿抬高练习，在轻痛情况下进行；②主动直腿抬高练习，在轻痛情况下进行。

2）术后8~14天：术后1周影像学复查无异常，在佩带腰围保护下进开始离床康复训练。①坐位练习，床边坐位，双足放在地面，保持屈髋、屈膝90°，腰背伸直；②站立负重练习，腰围保护下床站立，双足与肩同宽，双足负重；③平衡练习，在站立负重练习基础上，左右移动身体重心，达到左右重心转移平衡；变换体位，双足前后分立，前后移动身体重心，达到前后重心转移平衡。

3）术后2~4周：①腰背肌等长练习；②腹肌等长练习；③双桥练习，仰卧床上，双腿屈曲，以双足、双肘、头后部5点支撑，用力将臀部抬起，每次保持30~60秒。

4）术后5~8周：①静蹲练习，背靠墙直立，双足与肩同宽，足尖正前方向，重心在两腿之间，缓慢下蹲，屈膝在90°内；②跨步练习，即重心动态转移练习，包括左右前后方向的跨步移动，为下一步的步行作准备。

5）术后8周后：逐步解除腰围保护，恢复正常站立、坐位时间。①坐位转体练习；②抗阻侧屈练习。

5. 健康教育

（1）避免弯腰负重：搬重物时尽量不弯腰，而应屈髋屈膝，要保持腰部正常直立位置时的曲度，避免力量集中在腰部。

（2）保持正确坐姿：坐位时双脚着地，保持屈髋90°、屈膝90°，腰椎伸直紧靠椅背，保持正常腰椎曲度，减少腰椎前屈。坐位工作1小时，应抽出10分钟的时间，站起来做伸展运动，缓解下腰部肌肉。

（3）腰背肌训练

1）进行脊柱的静态肌力训练，包括保持脊柱的中立位而进行盆底肌、腹横肌的收缩练习，腰椎屈肌和伸肌的等长练习。

2）进行动态的肌力练习，包括在各种姿势的变换中维持脊柱的中立位，在四肢的抗阻运动中维持脊柱的中立位，腰椎屈肌和伸肌的等张抗阻训练等。

3) 腰腿部的柔韧性训练,是脊柱活动的重要基础,而牵伸训练占很大比例。牵伸动作包括腰椎屈曲、伸展、左右侧屈和左右旋转;髋关节屈曲、伸展、外展、内旋和外旋。

(五) 腰椎管狭窄症

1. 康复目标 缓解疼痛,减轻下肢间歇性跛行及运动感觉缺失症状,恢复腰椎及下肢功能。

2. 康复治疗原则

(1) 诊断明确,排除治疗禁忌证,无手术指征患者,即可介入康复治疗。

(2) 疼痛明显者,可短期使用非甾体类抗炎药物,时间一般不超过 2 周。

(3) 腰椎滑脱及伴腰椎侧凸或后凸者,需佩戴腰围等外固定。

(4) 选择最合理的物理治疗方式和方法。

(5) 对于腰椎管狭窄严重,下肢疼痛、间歇性跛行、马尾综合征明显,严重影响患者日常生活、工作,经过正规保守治疗 6 个月无明显缓解者,应选择手术治疗。

3. 康复治疗方案

(1) 药物治疗:对急性期神经根的无菌性炎症,可采用非甾体类抗炎药物治疗。

(2) 注射治疗:常用注射技术有椎间孔阻滞、骶管阻滞术等。

(3) 物理因子治疗:急性期,在痛区进行冷疗、超短波无热量或微热量等治疗;恢复期,电极采用腰腹部对置,如有下肢症状的,电极可以采用腰与患肢小腿后部并置,用温热量。其他理疗,可选择超声波、调制中频、蜡疗、脉冲磁疗、干扰电等在腰骶部痛区治疗。

(4) 腰椎牵引:排除真性腰椎滑脱引起的椎管狭窄,可选择腰椎牵引治疗。采用仰卧,保持腰椎前屈位牵引,使椎管容积变大。

(5) 运动治疗:Williams 体操训练,又称躯干屈曲体操,其目的是增强腹肌与臀肌,减少腰椎前凸,扩大椎管容积;麦肯基疗法等。

(6) 辅具治疗:主要是佩戴腰围,维持腰部于微屈位,特别适合于非骨性腰椎管狭窄症的治疗。

(7) 中医药治疗:针灸、推拿治疗等。

4. 术后管理与康复 手术方式有两种,即椎板减压术、微创椎管减压术。其中,椎板减压术包括全椎板切除减压术、半椎板切除减压术及多孔开窗减压术。微创椎管减压术后的管理与康复参阅本章第二节,下面重点介绍椎板减压术后的管理与康复。

(1) 术后管理

1) 体位:术后患者需要去枕平卧 6 小时,术后 6 小时后每 2 小时协助翻身一次,采用轴线翻身,切忌扭动,术后当天患者应尽量以平卧为主,减少活动。

2) 引流:放置引流管者,应保持其通畅,防止扭曲、松动,详细记录引流液的性质及量,当每 24 小时引流量小于 50ml 时就可以拔除引流管。

3) 饮食:手术后 4 小时可以进流食,24 小时恢复正常饮食。

4) 下床活动时机 术后 3~4 周,在腰围保护下,逐渐下床活动。

(2) 康复治疗

1) 术后 0~2 周:①踝泵练习,预防下肢深静脉血栓;②股四头肌等长练习、腘绳肌等长练习,在不增加疼痛情况下进行,5~10 次 / 组,15~20 组 /d;③被动直腿抬高练习、主动直腿抬高练习、腹肌等长收缩、腰背肌等长收缩,在轻痛情况下进行,5~10 次 / 组,2~3 组 /d。

2）术后 3~4 周：佩戴 TLSO 矫形器或 LSO 矫形器。①床上双桥练习；②坐位练习，床边坐位，双足放在地面，保持屈髋、屈膝 90°；③站立负重练习；④平衡练习，在站立负重练习基础上，左右前后移动身体重心，达到左右重心转移平衡。

3）术后 4~8 周：①静蹲练习；②跨步练习，包括左右前后方向的跨步移动，为下一步的步行做准备。

4）术后 8 周后：逐步解除矫形器佩戴，恢复正常站立、坐位时间。

5. 健康教育

（1）保持良好的坐、站、卧姿。

（2）搬抬重物时应先屈膝屈髋下蹲，尽量保持腰椎不要屈曲。

（3）健身运动指导：Williams 体操训练，通过增加腹肌，牵伸骶棘肌减少腰椎前凸，使骶棘肌和腹肌协调发展。

（六）第三腰椎横突综合征

1. 康复目标　缓解疼痛，恢复腰椎关节活动度，恢复肌力。

2. 康复治疗原则

（1）诊断明确，排除骨折等治疗禁忌证，即可介入康复治疗。

（2）避免长时间坐、站，减少弯腰负重。

（3）经正规保守治疗 6 个月，症状无缓解或反复再发且加重者，可以选择手术治疗。

3. 康复治疗方案

（1）注射治疗

（2）运动治疗：关节松动技术、麦肯基治疗等。

（3）中医药治疗：针刺、推拿等。

（4）物理因子治疗。

4. 健康教育

（1）注意脊柱姿势，保持腰部正常的生理曲度。

（2）避免长期弯腰搬抬重物。

（3）加强核心肌训练。

（七）髌骨软化症

1. 康复目标　缓解疼痛，恢复正常关节活动度，恢复髌股关节正常的运动轨迹。

2. 康复治疗原则

（1）诊断明确，排除骨折等治疗禁忌证，即可介入康复治疗。

（2）急性期遵循 PRICER 原则。必要时辅以非甾体类抗炎药物治疗。

（3）严格非手术治疗 3 个月后无效，或有先天性畸形者可考虑手术治疗。

（4）关节腔内注射玻璃酸钠、口服氨基葡萄糖，对缓解症状、保护关节软骨有一定作用。

（5）减少膝关节运动负荷，避免损伤。

3. 康复治疗方案

（1）药物治疗

1）非甾体类抗炎药：急性期可短期使用。

2）氨基葡萄糖：口服，0.2~0.4g/ 次，2 次 /d，连续服用 8~12 周为 1 个疗程。可修复关节软骨、催生关节滑液，有助于软骨中蛋白多糖的合成。

(2) 注射治疗:关节腔内玻璃酸钠注射;关节腔内激素注射。

(3) 物理因子治疗:超短波治疗、蜡疗、低中频电疗等。

(4) 运动治疗:髌股关节松动技术、肌力训练等。方法:①直腿抬高训练:目的是锻炼股内斜肌和大收肌,患膝下肢伸直,髋外旋并抗阻腿抬高,然后牵拉股内斜肌,促进股内斜肌收缩;②股内斜肌促进治疗:由于Q角的存在,膝关节在伸直过程中,髌骨受到股四头肌肌力牵拉的同时也产生一向外的分力,股内斜肌是髌股关节唯一的内侧稳定结构,在30°~0°范围内练习能强化股内斜肌,维持髌股关节正常的运动轨迹。

(5) 辅具治疗:主要是护膝的选配。

(6) 中医药治疗:针刺、推拿、中药治疗等。

4. 术后管理与康复

(1) 术后管理:手术方式很多,如髌骨外侧支持带松解术、髌骨结节移位术、胫骨结节加高术、截骨术、髌骨减压术、髌骨切除术等。

1) 体位:采用硬膜外麻醉,术后6小时内取平卧位,密切监测生命体征的变化,如果没有特殊情况,手术后6小时就可以自由变动体位。抬高患肢15°~20°,膝后垫软枕,保持膝关节微屈,膝关节屈曲约5°。

2) 引流:一般关节手术负压引流放置24~48小时,当每24小时引流量小于50ml时就可以拔除引流管。

3) 伤口处理:术后8~24小时,术后渗出较多,可行局部冷敷,冰袋置于膝关节两侧,以减轻水肿程度,同时可用弹力绷带加压包扎,防止进一步渗血。

4) 患肢远端血运情况观察:术后弹力绷带加压包扎,早期制动,易发生深静脉血栓和严重肿胀导致骨筋膜室综合征发生。因此术后膝关节加压包扎期间要注意观察患肢远端运动、感觉及血运情况,发现异常及时处理。

5) 下床活动时机:一般术后2周之后,可以扶拐下地行走。

(2) 康复治疗

1) 术后1天~2周:①踝泵练习,预防下肢深静脉血栓;②股四头肌等长练习、腘绳肌等长练习,在不增加疼痛情况下进行,5~10次/组,15~20组/d;③CPM训练,屈膝角度0°~60°,1~2次/d,每次20~30分钟;④矫形器锁定在伸膝位,扶拐在无负重情况下在平路和台阶上行走,1~2次/d,每次20~30分钟。

2) 术后3~6周:①CPM训练,屈膝角度0°~90°,1~2次/d,每次20~30分钟;②矫形器锁定在伸膝位,扶拐在轻负重情况下家庭独立行走,1~2次/d,每次20~30分钟;③坐位下主动屈膝练习。

3) 术后7~14周:①CPM训练,屈膝角度0°~120°,1~2次/d,每次20~30分钟;②坐位下主动屈膝练习,伸膝0°,在无痛情况下屈膝练习;③减重跑台练习;④平衡练习,在站立负重练习基础上,左右前后移动身体重心,达到左右重心转移平衡。

4) 术后15周:①静蹲练习;②上下台阶练习;③动态平衡练习。

5. 健康教育

(1) 减少膝关节的屈膝应力、剪切力负荷。

(2) 减少膝关节运动量,特别是屈膝完成的活动,如爬山、上下楼梯等。

(涂小华)

四、关节炎的康复治疗

(一) 骨关节炎

1. 康复目标

(1) 近期目标:减轻或消除疼痛,矫正畸形,改善或恢复关节功能,恢复肌力,恢复平衡功能与 ADL 能力。

(2) 远期目标:改善参与能力,回归社会,预防跌倒骨折,环境改造,提高生活质量为主。进行预防骨关节炎发生与复发的健康宣教。

2. 康复治疗原则 康复治疗与药物治疗相结合,治疗应个体化,结合患者自身情况,如年龄、性别、体重、自身危险因素、病变部位及程度等选择阶梯化治疗。图 4-55 为骨关节炎阶梯化治疗示意图,第一层为基础治疗,适合于所有 OA 患者;早期患者,依据患者的需求和一般情况,可选择适宜的基础治疗方案;病情加重,进入第二层药物治疗,在考虑患者发病的部位及自身危险因素的基础上,选择正确的用药途径及药物种类;病情进一步加重,在基础治疗和药物治疗无效的前提下进行手术治疗,手术方案需要依据患者病变部位、病变程度、一般情况以及自身意愿综合考虑。

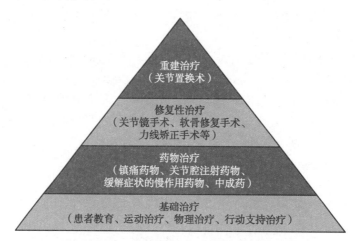

图 4-55 骨关节炎阶梯化治疗示意图

美国风湿病学会、国际 OA 研究协会均主张预防为主,重视 OA 急性发作症状,实施综合性治疗缓解关节疼痛,增加关节活动度和改善关节功能。选用能改善关节软骨功能和减缓骨关节退行性变的药物,选用能改善疼痛和关节活动的非药物治疗方法,严格掌握手术适应证。

3. 康复治疗方案

(1) 健康教育:对骨关节炎患者进行健康宣教,主要目的是对患者进行骨关节炎的病因、预防与治疗相关知识的教育,调整和改变生活方式,保护关节。通过口头或书面形式进行 OA 的知识宣教并帮助患者建立长期监测及评估机制,根据每日活动情况,建议患者改变不良的生活及工作习惯,避免长时间跑、跳、蹲,同时减少或避免爬楼梯、爬山等。减轻体重不但可以改善关节功能,而且可减轻关节疼痛。

(2) 物理因子治疗:主要通过促进局部血液循环、减轻炎症反应,达到减轻关节疼痛、提高患者满意度的目的。物理因子治疗主要包括：①温热疗法，常用方法有红外线、热敷、局部温水浴、中药熏蒸和石蜡疗法等；②高频电疗法，常用方法有超短波、短波和微波疗法；③中、低频电疗法，常用的方法有调制中频电疗法、干扰电疗法、等幅中频电疗法、低频电疗；④超声波疗法；⑤经皮电神经刺激疗法；⑥磁疗法，有关节积液时，可用脉冲磁场，无关节积液时，使用交变磁场；⑦冲击波治疗。

(3) 运动疗法：可维持或改善关节活动范围，增强肌力，改善患者本体感觉和平衡协调功能，提高关节稳定性，改善关节功能。OA 患者具体采用何种运动方法，应根据患者的身体情况、个人意愿、运动方式的益处及安全性，对不同患者制订个体化运动疗法。

1) 手法治疗：也就是进行关节运动训练，采用的技术包括被动关节活动、牵伸训练和关节松动技术。

2) 关节周围肌肉力量训练：适用于骨关节炎的慢性期或亚急性期。加强关节周围肌力量，既可改善关节稳定性，又可促进局部血液循环，但应注重关节活动度及平衡(本体感觉)的锻炼。医生根据患者自身情况及病变程度指导并制定个体化的训练方案。常用方法有股四头肌等长收缩训练、直腿抬高加强股四头肌训练、臀部肌肉训练、静蹲训练、抗阻训练。

3) 有氧运动：采用正确合理的有氧运动方式可以改善关节功能，缓解疼痛。应依据患者发病部位及程度，在医生的指导下选择，如室内外骑自行车、划船、游泳和水疗。

(4) 作业治疗：可以缓解由骨关节炎引发的疼痛、功能障碍和无力，通常采用辅助装置、关节保护技术、肌肉能量技术和日常生活活动训练等对患者进行治疗。

(5) 辅具治疗

1) 矫形器治疗：OA 患者应用矫形器可减轻疼痛、解除关节负荷、恢复关节对线和改善关节功能。

2) 助行器：手杖、拐杖、助行架适用于髋或膝关节 OA 患者，可减轻因下肢负重、步行引起的关节疼痛；对肌肉无力、承重困难者，可用手杖、拐杖、助行架辅助步行以减轻受累关节的负荷和方便行动。轮椅适用于髋、膝负重时疼痛剧烈，不能行走的患者。

3) 自助具：对于手部 OA 患者，借助长柄取物器、穿袜或穿鞋自助具、Stirex 剪刀(自动撑开性剪刀)、扣纽扣自助具、拉锁环、卫生间纸抓(当握力弱时)、特殊的开门器等均会给日常生活带来便利。对于严重髋关节 OA 和膝关节 OA 患者，当疼痛、关节活动和伸肌萎缩均存在时，使用可以升降和转移患者的装置是有益的。帮助患髋关节 OA 和膝关节 OA 的患者从椅子上站起的助推装置也受患者欢迎。

(6) 药物治疗

1) 局部外用药治疗：对于手和膝关节 OA，在采用口服药前，建议首先选择局部药物治疗。局部药物治疗可使用各种非甾体类抗炎药(NSAIDs)的乳胶剂、膏剂、贴剂和非甾体类抗炎药擦剂(辣椒碱等)，局部外用药可以有效缓解关节轻中度疼痛，且不良反应轻微。对于中重度疼痛可联合使用局部药物与口服 NSAIDs。

2) 全身给药治疗：依据给药途径，分为口服药物、针剂以及栓剂。①用药原则：用药前进行风险评估，关注潜在内科疾病风险；根据患者个体情况，剂量应个体化；尽量使用最低有效剂量，避免过量用药及同类药物重复或叠加使用；用药 3 个月，根据病情选择检查血常规、大便常规、大便潜血及肝肾功能；②用药方法：OA 患者一般对乙酰氨基酚(每日最大剂量不超过 4g)敏感；对乙酰氨基酚治疗效果不佳的 OA 患者，在权衡患者胃肠道、肝、肾、心血管疾病风险后,可根据具体情况选用 NSAIDs(表 4-3)。如果患者胃肠道不良反应的危险性较高,可选用非选择性 NSAIDs 加用 H$_2$ 受体拮抗剂、质子泵抑制剂或米索前列醇等胃黏膜保护剂,或选择性 COX-2 抑制剂。其他镇痛药物,NSAIDs 治疗无效或不耐受的 OA 患者,可使用曲马多、阿片类镇痛剂,或对乙酰氨基酚与阿片类的复方制剂。

表 4-3   常用于治疗骨关节炎的非甾体类抗炎药

分类	半衰期(h)	每日量(mg)	每次量(mg)	次/d
1. 丙酸衍生物				
布洛芬	2	1200~2400	400~600	3~4
萘普生	14	500~1000	250~500	2
洛索洛芬	1.2	180	60	3
2. 苯酰酸衍生物				
双氯芬酸	2	75~150	25~50	2~3
3. 吲哚酰酸类				
舒林酸	18	400	200	2
阿西美辛	3	90~180	30~60	3
4. 吡喃羧酸类				
依托度酸	8.3	400~1000	400~1000	1
5. 非酸性类				
萘丁美酮	24	1000~2000	1000	1~2
6. 昔康类				
美洛昔康	20	7.5~15	7.5~15	1
7. 磺酰苯胺类				
尼美舒利	2~5	400	100~200	2
8. 昔布类				
塞来昔布	11	200	100~200	1~2
9. 其他镇痛药				
氨酚曲马多	6~7	3~6	1~2	2~3
盐酸曲马多	6~7	3~6	1~2	2~3

3) 关节腔注射药物:可有效缓解疼痛、改善关节功能。但该方法是侵入性治疗,可能会增加感染的风险,必须严格无菌操作及规范操作。①起效迅速,短期缓解疼痛效果显著,但反复多次应用激素会对关节软骨产生不良影响。建议每年应用最多不超过 2~3 次,注射间隔时间不应短于 3~6 个月;②玻璃酸钠:可改善关节功能,缓解疼痛,安全性较高,可减少镇痛药物用量,对早、中期 OA 患者效果更为明显,但其在软骨保护和延缓疾病进程中的作用尚存争议,建议根据患者个体情况应用;③医用几丁糖:可以促进软骨细胞外基质的合成,降低炎症反应,调节软骨细胞代谢,减轻关节疼痛,改善功能,适用于早、中期 OA 患者,每疗程注射 2~3 次,每年 1~2 个疗程;④生长因子和富血小板血浆:可改善局部炎症反应,并可参与关节内组织修复及再生,但目前对于其作用机制及长期疗效尚需进一步研究。临床上对有

症状的 OA 患者可选择性使用。

(7) 中医药治疗:针灸治疗膝关节 OA 有一定疗效,针灸通过对穴位的良性刺激,可促进膝关节周围的血液循环,从而起到消肿止痛、改善症状的作用,常用的有毫针针刺法、刺络拔罐法、温针灸等,通常以局部取穴为主。小针刀具有针刺及手术刀的双重作用。其手术刀的作用可以解除关节周围软组织的粘连、瘢痕和去除力学不平衡因素;同时还有减压作用,通过刺入、提、顺肌纤维摇动,降低组织内的压力。针刺作用可以疏通经络,调节代谢,改善血液循环,镇痛效果好。

(8) 心理治疗:针对 OA 患者存在的抑郁、焦虑状态进行心理辅导和心理支持疗法,有助于预防和控制疼痛及关节活动障碍。

(二) 类风湿关节炎

1. 康复目标 在确定了患者的疾病分期、运动功能状况、日常生活活动能力及评估预后之后,根据患者情况制订短期和长期的功能目标。

(1) 近期目标:稳定病情,预防并发症,改善步行等能力,实现 ADL 部分自理。

(2) 远期目标:利用矫形器改善手功能、改善步行能力,ADL 完全自理,回归社会。

2. 康复治疗原则 缓解疼痛,控制炎症,保持良好的全身状态,预防或改善功能障碍。

3. 康复治疗方案 类风湿关节炎的康复治疗包括一般治疗,药物治疗和其他治疗等。

(1) 一般治疗:强调患者教育及整体和规范治疗的理念。适当的休息、物理治疗、辅具治疗、正确的关节功能活动和肌肉锻炼等对于缓解症状、改善关节功能具有重要作用。根据患者急性期、亚急性期、慢性期,其治疗方案不同。

1) 急性期:治疗目的是减轻疾病症状和改善患者的全身健康状况。急性期康复治疗主要是休息、夹板和受累关节的轻微运动。①休息:当患者患有急性多发性关节炎应完全卧床休息。卧床休息时间要适度,采取正确的卧床姿势。②夹板:夹板治疗可以消肿止痛。夹板的作用是保护及固定急性炎性组织,最终保存一个既可活动又具有功能的关节。不同的关节,固定的姿势、角度不同。③关节功能的恢复、轻微的关节活动:当患者感到舒适,炎症关节用夹板固定时,就应该考虑关节功能的恢复。鼓励患者在极小的帮助下进行主动活动。这种主动加助动运动练习方法可减少发生拉伤的可能性,而促进了本体感受反射。

2) 亚急性期:此期特点是关节情况已经基本稳定,但过度的关节活动会引起关节炎症状的忽然发作。该期治疗重点是维持全身健康状况,防止疾病加剧及纠正畸形。①适度休息和运动:患者仍需卧床休息,但其时间应逐渐减少。白天逐步减少夹板固定的时间,最后仅在晚上使用。②作业治疗:对日常生活自理能力较差的患者,鼓励其尽量完成日常生活活动训练。③辅具治疗:辅具治疗能减轻关节畸形发展,缓解疼痛、消肿,防止由于关节不稳定而进一步受损。固定夹板常用于急性期或手术后,应定期卸下做关节活动。在急性和亚急性期,还可以使用紫外线、超短波、磁疗等物理因子治疗,以控制炎症、减轻疼痛。

3) 慢性期:在关节炎急性期,若没有采取预防措施,大多数患者会产生关节和肢体的挛缩。慢性期治疗重点应采用物理治疗来缓解肌肉痉挛和疼痛,并以此改善关节及其周围组织的血液与淋巴循环,以减轻组织的退行性变,尽可能增加关节活动范围和肌力、耐力及身体协调平衡能力。此外,作业疗法也是慢性类风湿关节炎患者的重要训练内容,它可以有效地缓解疼痛、保持肌力及关节功能、预防和矫正畸形,并提高患者的日常生活自理能力。①温热疗法:其作用可镇痛,消除肌痉挛,增加组织伸展性及增加毛细血管通透性。局部有发热不宜使用。②水疗法：常用矿泉浴、盐水浴、硫化氢浴等。发热者不宜做全身水疗。③低中频电疗：如 TENS、间动电疗法、干扰电疗法及调制中频正弦电疗法均有很好的镇痛作用，立体干扰电疗法镇痛效果亦佳。④增加肌力和关节活动度练习：能防止及矫正畸形、预防肌萎缩，保持类风湿关节炎患者功能状态及日常生活活动能力。逐步给以等长练习、等张练习及抗阻训练，注意要在无痛范围内进行。⑤作业治疗：对日常生活自理能力较差的患者，应鼓励其尽量完成日常生活活动训练；对一些已经出现功能障碍的患者，为了达到生活自理，可根据患者的功能情况改进某些生活用具的结构，设计自助具，改善生活自理能力。此外，还可以指导患者进行编织、编绳、剪纸、园艺、下棋、打牌等作业训练。

（2）药物治疗：当前国内外应用的药物，包括植物药均不能完全控制关节破坏，而只能缓解疼痛、减轻或延缓炎症的发展。治疗类风湿关节炎的常用药物分为 4 大类，即非甾体类抗炎药（NSAIDs）、改善病情的抗风湿药（disease-modifying anti-rheumatic drugs，DMARDs）、糖皮质激素和植物药。

1）非甾体类抗炎药（NSAIDs）：主要通过抑制环氧化酶活性，减少前列腺素合成而具有抗炎、止痛、退热、消肿作用。临床常用的 RA 治疗药物见表 4-4，其主要不良反应包括：胃肠道症状、肝和肾功能损害以及可能增加的心血管不良事件。

表 4-4　常用于治疗类风湿关节炎的非甾体类抗炎药

分类	药物	半衰期（h）	最大剂量（mg/d）	每次剂量（mg）	服药次数（次/d）
1. 丙酸类	布洛芬	1.8	2400	400~800	3
	洛索洛芬	1.2	180	60	3
	精氨洛芬	1.5~2	1.2	0.2	3
	酮洛芬	3	200	50	3
	萘普生	13	1500	250~500	2
2. 苯乙酸类	双氯芬酸	2	150	25~50	3
	吲哚乙酸类	4.5	150	25~50	3
	舒林酸	18	400	200	2
	阿西美辛	3	180	30~60	3
3. 吡喃羧酸类	依托度酸	7.3	1200	200~400	3
4. 非酸性类	萘丁美酮	24	2000	1000	1
5. 昔康类	吡罗昔康	50	20	20	1
	氯洛西康	4	16	8	2
	美洛西康	20	15	7.5~15	1
6. 磺酰苯胺类	尼美舒利	2~5	400	100~200	2
7. 昔布类	塞来西布	11	400	100~200	2
	依托考昔	22	120	120	1

NSAIDs 的外用制剂（如双氯氛酸二乙胺乳胶剂、辣椒碱膏、酮洛芬凝胶、吡罗西康贴剂等）以及植物药膏剂等对环节关节肿痛有一定作用，不良反应较少，应提倡在临床上使用。

2）改善病情的抗风湿药（DMARDs）：该类药物较 NSAIDs 发挥作用慢，临床症状的明显改善需 1~6 个月,故又称慢作用药。这些药物虽不具备明显的止痛和抗炎作用,但有改善和延缓病情进展的作用。目前尚不清楚类风湿关节炎的治疗首选何种 DMARDs。从疗效和费用等考虑,一般首选甲氨蝶呤,并将它作为联合治疗的基本药物。常用于类风湿关节炎的 DMARDs 见表 4-5。

表 4-5 常用于治疗类风湿关节炎的抗风湿药

药物	起效时间(月)	常用剂量(mg)	给药途径	毒性反应
甲氨蝶呤	1~2	7.5~20mg/周	口服、肌注、静脉、注射	胃肠道症状、口腔炎、皮疹、脱发、骨髓抑制,肝脏毒性,偶有肺间质病变
柳氮磺吡啶	1~2	500~1000mg,每日 3 次	口服	皮疹,胃肠道反应,偶有骨髓抑制,对磺胺过敏者不宜服
来氟米特	1~2	10~20mg,每日 1 次	口服	腹泻、瘙痒、转氨酶升高、脱发、皮疹
氯喹	2~4	250mg,每日 1 次	口服	头晕、头痛、皮疹、视网膜毒性,偶有心肌损害,禁用于窦房结功能不全,传导阻滞者
羟氯喹	2~4	200mg,每日 2 日	口服	偶有皮疹,腹泻,视网膜毒性
金诺芬	4~6	3mg,每日 2 次	口服	口腔炎、皮疹、腹泻、骨髓抑制,偶有蛋白尿
硫唑嘌呤	2~3	50~150mg	口服	胃肠道症状,肝功能异常,骨髓抑制
青霉胺	3~6	250~750mg	口服	皮疹、口腔炎、味觉障碍、蛋白尿
环孢素 A	2~4	1~3mg/(kg·d)	口服	胃肠道反应、高血压、肝肾功能损害、齿龈增生及多毛等
环磷酰胺	1~2	1~2mg/(kg·d) 400mg/(2~4 周)	静脉注射	恶心、呕吐、骨髓抑制、肝功损害、脱发、性腺抑制等

临床上对于 RA 患者应强调早期应用 DMARDs。病情较重,有多关节受累,伴有关节外表现或早期出现关节破坏等预后不良因素者应考虑 2 种或 2 种以上 DMARDs 的联合应用。主要联合用药方法包括甲氨蝶呤、来氟米特、羟氯喹、柳氮磺吡啶中任意 2 种或 3 种联合,亦可考虑环孢素 A、青霉胺等与上述药物联合使用。但应根据患者的病情及个体情况选择不同的联合用药方法。

3) 糖皮质激素:能迅速改善关节肿痛和全身症状。在重症 RA 伴有心、肺、眼和神经系统等器官受累的患者,可给予短效激素,其剂量依病情严重程度而调整。针对关节病变,如需使用,通常为小剂量糖皮质激素(每日泼尼松 10mg 或等效其他激素)可缓解多数患者的症状,并作为 DMARDs 起效前的"桥梁"作用,或 NSAIDs 疗效不满意时的短期措施,必须纠正单用激素治疗类风湿关节炎的倾向,用激素时应同时服用 DMARDs。激素治疗类风湿关节炎的原则是:不需用大剂量时则用小剂量;能短期使用者不长期使用;在治疗过程中,注意补充钙剂和维生素以防止骨质疏松。

关节腔注射激素有利于减轻关节炎症状,但过频的关节腔穿刺可能增加感染风险,并可发生类固醇晶体性关节炎。

4) 植物药制剂:①雷公藤:雷公藤多苷 30~60mg/d,分 3 次饭后服。主要不良反应是性腺抑制,导致精子生成减少、男性不育和女性闭经。一般不用于生育期患者。其他不良反应包括皮疹、色素沉着、指甲变软、脱发、头痛、食欲缺乏、恶心、呕吐、腹痛、腹泻、骨髓抑制、肝酶升高和血肌酐升高等;②青藤碱:青藤碱 20mg,饭前口服,每次 1~3 片,每日 3 次。常见不良反应有皮肤瘙痒、皮疹等过敏反应,少数患者出现白细胞减少;③白芍总苷:常用剂量为 600mg,每日 2~3 次。毒副作用小,其不良反应有大便次数增多、轻度腹痛、食欲缺乏等。

(3) 注射治疗:对于局部关节肿胀,尤其是顽固性肿胀、反复积液的患者,在应用了 DMARDs 的前提下可行关节腔内注射,能减少全身激素用量,甚至完全替代口服激素。常用的药物包括激素(如复方倍他米松、曲安耐德)、玻璃酸钠、生长抑素、A 型肉毒毒素等。膝关节、肩关节、踝关节用 5ml 注射器穿刺,肘关节、腕关节用 2ml 注射器穿刺,手足小关节用皮试针穿刺,髋关节用 8~10cm 长的穿刺针。关节腔注射激素有利于减轻关节炎症状,改善关节功能。但 1 年内不宜超过 3 次。过多的关节腔穿刺除了并发感染外,还可发生类固醇晶体性关节炎、骨质疏松等不良反应。注射针刺入关节腔内,尽量抽吸出滑液,用 2% 利多卡因冲洗 2~3 次后,注入消炎镇痛液 1~6ml。消炎镇痛液不要注射在肌腱内,否则容易引起肌腱断裂;注射后建议患者避免剧烈活动,最好制动休息。

(4) 心理治疗:抑郁是类风湿关节炎患者中最常见的精神症状,严重的抑郁有碍疾病的恢复。因此,在积极合理的药物治疗同时,还应注重类风湿关节炎的心理治疗,可请精神科医生给予心理测试、心理疏导及精神类药物治疗。另外,在治疗方案的选择和疗效评定上亦应结合患者精神症状的改变。

(5) 中医药治疗

1) 针刺:根据疼痛肿胀部位采取局部取穴,或循经取穴。实证针用泻法,虚证针用补法,属寒者可加灸法,属热者可加用火针刺法。

2) 熏洗:肢体关节畏风、怕凉,偏寒湿痹阻者,酌情选用祛风散寒除湿、温经通络药物,肢体关节肿胀热甚,偏湿热痹阻者,酌情选用清热除湿、宣痹通络药物,可用药物全身熏洗疗法,每次 30 分钟,每日 1 次。

3) 外敷:局部关节肿大变形,偏痰瘀痹阻者,酌情选用活血行瘀、化痰通络药物外敷,每次 30 分钟,每日 1~2 次。

4) 穴位注射:木瓜注射液、红花注射液或复方当归注射液,每次每穴注入 0.5~0.8ml,每次选取 3~4 穴。

5) 中药治疗:本病属中医痹证范畴,临床上大致分为活动期和缓解期。活动期以寒湿、湿热或寒热夹杂痹阻经脉为常见;缓解期以痰瘀互结或正气不足为主要表现。辨证总属邪实正虚。活动期多以邪实为主,治疗应以祛邪为主。缓解期或中晚期,多属正虚邪恋或虚实夹杂,正虚多为肝肾亏虚、气血不足,邪实则多见痰浊、瘀血等,治疗宜扶正祛邪。

(三) 强直性脊柱炎

1. 康复目标　消除或尽可能最大程度地减轻症状,最大程度的恢复患者身体功能(脊柱活动度、社会活动能力和工作能力),防止累及髋、肩、中轴和外周关节的患者的新骨形成、骨质破坏、骨性强直和脊柱变形,提高患者生活质量,防止脊柱疾病的并发症。

2. 康复原则　强直性脊柱炎尚无根治方法。通过非药物和药物等综合治疗,缓解疼痛和僵硬,控制或减轻炎症,保持良好的姿势,防止脊柱或关节变形,必要时矫正畸形关节,以达到改善和提高患者生活治疗的目的。急性期、亚急性期康复原则不同。急性期、亚急性期在控制炎症的同时应注意休息,在适当卧床休息的同时进行简单的床上运动和被动锻炼、局部手法治疗。慢性期、恢复期的功能训练主要是预防和纠正畸形。

3. 康复治疗方案

(1) 一般治疗:包括:①对患者及家属进行疾病知识的教育,有助于患者主动参与治疗并与医师的合作;②合理休息:急性期患者要卧床休息。非急性期患者可进行适当活动,但应避免重体力劳动及长期保持同一姿势的劳动;③注意保持良好的姿势:强直性脊柱炎患者应注意尽可能保持躯干挺直的良好姿势,不论行、坐、站都应记住挺身。仰卧、侧卧应交替进行,避免长期采用一种体位。侧卧时要避免出现颈、胸、腰椎的屈曲畸形;④注意合理饮食:患者必须保持均衡的饮食以便吸取足够的营养维持身体健康。饮食的量、质和结构因人而异。强直性脊柱炎患者常有骨质疏松,应注意补钙及维生素 D;⑤戒烟:强直性脊柱炎患者肺功能易于受损,吸烟会加重对肺功能的损害,应避免吸烟。

(2) 物理因子治疗:常用治疗包括紫外线脊椎、淋巴结或关节局部照射;直流电药物离子导入疗法;短波、超短波、微波治疗;热疗,如热敷、蜡疗、红外线、热水浴等。

(3) 运动治疗:强直性脊柱炎患者进行运动治疗的意义主要是维持脊柱生理曲度,防止畸形;保持良好的胸廓活动度,避免影响呼吸功能;防止或减轻肢体因失用而致肌肉萎缩,维持骨密度和强度,防止骨质疏松等。适用的治疗性运动主要包括 3 大类型:维持胸廓活动度的运动;保持脊柱灵活性的运动;肢体运动。以上 3 种运动不能互相代替,最好同时进行。

1) 维持胸廓活动度的活动:通过旋肩呼吸运动、扩胸运动、呼吸运动,旨在增加胸廓活动度,防止僵直,保护呼吸功能。

2) 保持脊柱最佳生理姿态和灵活性的运动:旨在保持脊柱的正确姿势和灵活性以及矫正驼背畸形等,主要包括:检测站立姿势,立位伸展运动、仰卧伸展运动、俯卧伸展运动、床上伸展运动、膝胸运动、猫背运动、摆体运动、转颈运动、转体运动、颈部伸展运动、侧体运动、腹部运动等。

3) 肢体运动:下肢伸展运动、髋、盆旋转运动、髋关节伸展运动、股四头肌拉伸运动、股四头肌运动等。游泳既包括肢体运动,又有扩胸运动,还利于维持脊柱正常生理曲度,非常适合 AS 患者。但有些运动,如跑步,有可能加重症状,尤其是髋关节受累者更不易提倡。竞技体育也应避免。运动可能增加疼痛,但如短期休息能缓解,应视为正常,不必中止。如运动后新增加的疼痛持续 2 小时以上,或运动所致疲劳和不适难以恢复,则说明运动过度,应适当调整运动量、运动类型或暂行休息。

(4) 作业治疗:强直性脊柱炎发展到后期,往往使全身很多关节活动功能发生障碍,因而影响日常生活和劳动。因此,应尽早注意日常生活活动锻炼和作业治疗。在尚无明显关节活动功能障碍时,上肢日常生活锻炼,应做活动幅度较大的各种生活上的自我服务动作,如穿衣裤、铺床、洗衣等;下肢锻炼应多散步、慢跑和骑车。如有明显的关节功能活动障碍时,应使上肢尽量能够保持洗脸、刷牙、吃饭等基本活动,下肢要保持行走功能。如已有支撑和行走困难,应当学会正确使用拐杖和轮椅。患者下蹲、弯腰、起立有困难时,宜采用坐式便器,更严重者应进行家庭环境改造,将便座垫高,并安装扶手。穿脱鞋如因弯腰困难而有问题,可采用自助工具如卡柄取物器、鞋拔等。作业治疗常在已有关节活动障碍时,训练一些在可能活动范围内的作业劳动。常用的有编结、编织、绘画、刻字等,使其保持部分功能和培养新的作业能力。

(5) 辅具治疗:强直性脊柱炎患者下肢关节尤其是髋关节受累时,可发生行走困难。应动员和指导患者用辅助步行的用具,如助行器、拐杖。利用拐杖支撑,可以减轻脊柱、髋、膝、踝等负重关节的压力,有利于炎症恢复和患者起床活动,避免肌肉因失用而萎缩。这对急性期患者,尤其是髋关节、膝关节受累者尤为重要。按稳定性的大小,辅助步行用具依次为平行杠、助行器、拐杖。

(6) 药物治疗

1) 非甾体类抗炎药(NSAIDs):可迅速改善患者腰背部疼痛和晨僵,减轻关节肿胀和疼痛及增加活动范围,无论早期或晚期 AS 患者的症状治疗都是首选的。其种类繁多,但对 AS 的疗效大致相当。常用药物有双氯芬酸,口服剂量 50~150mg/d,分次服用;萘丁美酮每日剂量 1000mg;美洛昔康每日剂量 7.5~15mg;塞来昔布每日剂量 200~400mg;吲哚美辛栓,100mg/d,肛入。

抗炎药的不良反应中较多的是胃肠不适,少数可引起溃疡;其他较少见的有头痛、头晕、肝肾损伤、血细胞减少、水肿、高血压及过敏反应等。应针对每例患者的具体情况选用一种抗炎药物。避免同时使用 2 种或 2 种以上的抗炎药。抗炎药物通常需要使用 2 个月左右,待症状完全控制后减少剂量,以最小有效量巩固一段时间,再考虑停药,过快停药容易引起症状反复。如一种药物治疗 2~4 周疗效不明显,应改用其他不同类别的抗炎药。在用药过程中应始终注意监测药物不良反应并及时调整。

2) 改善病情的抗风湿药(DMARDs):用于控制病情的活动、抑制病变的发展。常用药物有柳氮磺吡啶和甲氨蝶呤。柳氮磺吡啶一般从小剂量开始,逐渐递增至每日 2~3g,用药 1~2 个月可起效。甲氨蝶呤常用剂量为 7.5~15mg,每周 1 次口服。这些药物的常见不良反应有胃肠道反应、骨髓抑制、脱发、口腔炎、肝功能损害等,用药过程中应密切观察药物对血象及肝功能的影响。

3) 糖皮质激素:因其不良反应大,且不能阻止 AS 的病程,一般不主张口服或静脉全身应用皮质激素治疗 AS。顽固性肌腱端病和持续性滑膜炎可能对局部皮质激素治疗反应好。眼前葡萄膜炎可以通过扩瞳和激素点眼得到较好控制。对难治性虹膜炎可能需要全身用激素或免疫抑制剂治疗。激素可以用于注射治疗。

4) 生物制剂:抗肿瘤坏死因子(TNF)-α 拮抗剂包括依那西普(etanercept)、英夫利西单抗(infliximab)和阿达木单抗(adalimumab)。这些制剂治疗 AS 疗效确切。患者病情晨僵、腰背痛和肌腱末端炎等可显著改善,红细胞沉降率和 C 反应蛋白等炎症指标降低甚至降至正常。这类药物的主要不良反应为感染和过敏反应。

(7) 注射治疗:随病情进展,肌腱端、关节韧带等 AS 的靶器官都有不同程度的纤维骨化形成,并伴随病变周围肌肉痉挛和弹性变差,病变严重时脊柱邻近韧带、关节囊和肌腱组织前后纵韧带、棘间韧带、小关节囊均可发生骨化。对顽固性的骶髂关节痛患者,可选择 CT 或超声引导下骶髂关节内注射曲安耐德 40mg+ 甲氨蝶呤 5mg+1% 利多卡因 3ml 或复方倍他米松 7mg+ 甲氨蝶呤 5mg,双侧注射者每侧剂量减半。对全身用药效果不好的顽固性外周关节炎(如膝)可行关节腔内注射糖皮质激素治疗,脊柱棘间韧带、椎体间小关节囊、椎旁软组织、髋关节囊、足跟腱端病等也可行局部阻滞,重复注射应间隔 3~4 周,一般每年不超过 2~3 次。

(8) 心理治疗:AS 的患病率、致残率均较高,青少年男性多发,易对患者的心理产生不良影响,严重者会出现焦虑、抑郁,甚至自杀行为。心理干预对 AS 患者的生活质量和预后有积极影响。对明确伴有心理症状的 AS 患者,应当采用兼顾躯体和心理的综合治疗方案,必要时给予抗抑郁药物治疗。

(9) 中医药治疗:针灸、推拿具有疏通气血、祛风除湿、舒筋活络、散寒止痛、补益虚损等方面的作用,能达到缓解疼痛的目的。

1) 针刺:取穴常以腰背部穴位为主,其中夹脊穴、督脉及膀胱经穴位最为常用。

2) 灸法:常用长蛇灸治疗,治疗时间一般为三伏天,每年 1 次。

3) 推拿:用点法、一指禅手法刺激环跳、髀关、秩边、承扶、殷门、伏兔、风市、昆仑、太溪、绝骨等穴,然后顺足太阳经、足太阴经、足少阳经、足少阴经和足阳明胃经方向采用推揉法反复推揉作敷遍至局部微热为度;以揉法、按法舒解脊柱、患髋部软组织;以理法,叩法对腰、臀及大腿部肌肉组织反复操作,重点在内收肌部位。

4) 中药治疗:属于痹症范畴,可分为脾肾阳虚、肝肾阴虚、阴阳两虚、湿热瘀滞、肾虚寒湿痹阻等证型,进行辨证论治。

(四) 风湿性关节炎

1. 康复目标　对症治疗缓解炎症引起的相关症状,保持关节活动范围、提高肌力,提高日常生活活动能力,回归家庭,回归社会。

2. 康复原则　早期诊断、合理治疗,防止造成不可逆的病变。

3. 康复治疗方案

(1) 一般治疗:发病初期有发热和明显的关节肿痛,应强调卧床休息,急性期应将关节置于休息体位,减少运动。注意保暖,避免受凉,加强营养,补充足够的液体和多种维生素,保持精神愉快,充分的睡眠。待关节炎症消退后即可逐渐恢复活动。

(2) 物理因子治疗:常用的物理因子治疗包括超短波、超声波、中频脉冲电治疗、微波治疗、TDP 等方法。典型风湿性关节炎红、肿、热、痛症状明显的,物理治疗主要作用是消炎、止痛。

(3) 运动治疗

1) 关节活动范围训练:患者应进行关节活动范围的训练,这样能够改善关节活动的范围,避免病情加重。患者进行训练之前,必须先进行预备运动,还可以配合局部的按摩和热敷,令关节的活动范围逐渐增加,之后慢慢加大,最好以稍微超过引起疼痛的幅度。针对不同关节练习不同的关节体操。

2) 增强肌力的训练:患者关节处在不稳定的状态下,就会令关节破坏加重,所以必须强化肌力,通过活动关节来进行肌肉运动的方法,通过抗阻训练,之后再活动自身的关节来强化肌力。

(4) ADL 训练:对于风湿性关节炎的患者,在日常生活活动上要进行训练,其中包括洗脸、缝纫和烹调以及饮食等,在条件可能的情况下,让患者自己来进行,通过 ADL 训练,能够令关节的灵活性和协调性增强。

(5) 药物治疗

1) 水杨酸制剂:是最常用的药物,对消除关节炎症,退热及降低血沉均有明显疗效,治疗机制与抑制前列腺素的合成及通过垂体前叶促进皮质激素分泌有关,从而抑制炎症,常用的是阿司匹林,但是此药消化道反应较重,有耳鸣、耳聋、头晕、呕吐、过度损害等副作用,且有出血倾向。其他非甾体类抗炎药,临床上常用的有盐酸氨基葡萄糖、青霉胺、双氯芬酸、吲哚美辛等。

2）慢作用抗风湿药：对病情有一定控制作用但起效较慢。常用的有金合肌（肌注或口服）、青霉胺、柳氮磺胺吡啶、氯喹等。

3）细胞毒药物：通过不同途径产生免役抑制作用。常用的有环磷酰胺、甲氨蝶呤、金独春等。也是系统性红斑狼疮、类风湿关节炎和血管炎的二线药物，副作用虽较多且较严重，但对改善这些疾病的预后有很大作用。

4）肾上腺皮质激素：是抗炎、抗过敏药物，明显地改善了系统性红斑狼疮等结缔组织病的愈后，但不能根治这些疾病。其众多的副作用随剂量加大及疗程延长而增加，故在应用时要衡量它的疗效和副作用而慎重选用。

5）抗炎药物：风湿性关节炎确诊后，应予青霉素肌注，80万 U/d，共10天，以清除体内可能存在的链球菌。如青霉素过敏，可口服红霉素0.5g，每日4次，共10天。

（6）心理治疗：风湿性关节炎严重者会出现焦虑、抑郁。心理干预对患者的生活质量和预后有积极影响。对明确伴有心理症状的风湿性关节炎患者，应当采用兼顾躯体和心理的综合治疗方案，必要时给予抗抑郁药物治疗。

（7）中医药治疗

1）关节药熏：配制药物进行关节熏洗，水温保持在50℃左右。

2）关节温水浴：将患病关节或整个肢体置于温水中浸泡。

3）关节保健灸：选取患部周围常用的穴位2~3个，用艾条进行保健灸。

4）中药治疗：风湿性关节炎属于中医的痹症。痹症因感受风、寒、湿、热所致，可分为行痹、痛痹、着痹、热痹。故治疗基本原则为祛风、散寒、除湿、清热及疏经通络。

（邓皓月）

五、骨质疏松症的康复治疗

（一）康复目标

通过药物治疗及运动治疗使成人患者获得骨量并保存骨量，老年患者保存骨量减少骨质丢失，康复目标在于提高骨密度，预防脆性骨折。

（二）康复治疗原则

骨质疏松症的患者在发病后往往给生活带来极大不便和痛苦，而治疗时间长、起效迟缓，如果出现骨质疏松症的各种并发症，甚至可危及生命，康复治疗原则有以下几点：

1. 长期合理的饮食结构，中老年人须多食入含钙、磷、维生素及蛋白质丰富的食品，以弥补体内与骨代谢有关的物质的不足。

2. 药物治疗是骨质疏松症的首选，坚持服用药物是治疗的关键，而且服药率大于80%以上时效果才显著。

3. 康复治疗：包括运动疗法和物理因子治疗，调节全身代谢状态，改善骨骼血液循环状况，增加外力对骨骼的刺激，促进骨骼的合成。

4. 康复预防也要重视：包括环境改造防跌倒，合理的锻炼，日光浴，可以归纳为三级预防体系。

（三）康复治疗方案

1. 基础治疗　适用于骨质疏松一级和二级预防以及药物治疗和康复期。

（1）调节生活方式：①富含钙、低盐和适量蛋白质的均衡饮食；②适当户外活动和日照；③避免酗酒、嗜烟，慎用影响骨代谢的药物；④防跌倒措施，尤其注意有无增加跌倒风险的疾病；⑤加强自身和环境的保护措施（含各种关节保护辅具）。

（2）基本补充剂

1）钙剂：钙是无机物中形成骨质的主要成分之一，在补钙之前首先要粗略计算每日从食物内摄入的钙量与需要量相差多少，然后再选用合适的补钙方法。钙制剂多种多样，有化学钙、生物钙、螯合钙等，均为复合物。不同的钙制剂所含的元素钙的量是不一样的，各种钙剂在人体的吸收率为28%~39%，最高不超过40%。

代表药物有：碳酸钙，口服，成人，每次600~1200mg，1次/d。但高钙血症患者慎用。心肾功能不全者慎用，肾结石患者应在医师指导下使用。服用本品时，不宜与洋地黄类药物合用。本品与苯妥英钠及四环素同用，二者吸收减低。维生素D、避孕药、雌激素能增加钙的吸收。含铝的抗酸药与本品同服时，铝的吸收增多。本品与噻嗪类利尿药合用时，因增加肾小管对钙的重吸收而易发生高钙血症。本品与含钾药物合用时，应注意心律失常。

2）维生素D类制剂：按照骨质疏松诊疗指南的规定：成年人推荐剂量200IU/d；老年人因缺乏日照以及摄入和吸收障碍，故推荐剂量为400~800IU/d。维生素D用于治疗骨质疏松时，剂量应该为800~1200IU/d，还可与其他药物联合使用。建议有条件的医院可检测25OHD血浓度，以了解患者维生素D的营养状态，适当补充维生素D。国际骨质疏松基金会建议老年人血清25OHD水平等于或高于30ng/ml（75nmol/l）以降低跌倒和骨折的风险。

2. 药物治疗　具备以下情况之一者，需考虑药物治疗：①确诊骨质疏松者（骨密度：T值≤-2.5者），无论是否有过骨折；②骨量低下患者（骨密度：-2.5<T值≤-1.0）并存在一项以上骨质疏松危险因素，无论是否有过骨折；③无骨密度测定条件时，具备以下情况之一者，也需考虑药物治疗：已发生过脆性骨折；OSTA筛查为高风险。

（1）抑制骨吸收的药物

1）二磷酸盐类药物：是目前公认能起到防治骨质疏松症的有效药物，主要功能是抑制骨吸收，降低骨的转换率，从而增加骨密度，进一步降低骨质疏松症导致的骨折率。这一类药物对高转换率骨质疏松症的有较为明显的治疗效果，现在的研究发现，二磷酸盐药物对骨转换率正常的骨质疏松症同样有效。

代表药物有：依替磷酸钠，主要用于绝经后与增龄性骨质疏松症，口服，0.2g/次，2次/日，两餐间服用。不良反应：可出现腹部不适、腹泻、软便、口炎、头痛、皮疹等。需间隙、周期服药，服药2小时内，避免食用高钙食品（例如牛奶或奶制品）以及含矿物质的维生素或抗酸药。注意事项：服药2周后停药11周，停药期间需补钙剂及维生素D₃。肾功能损害者、孕妇及哺乳期妇女慎用。若出现皮肤瘙痒、皮疹等过敏症状时应停止用药。

2）降钙素类药物：降钙素能显著降低高周转性骨病的骨钙丢失，它对停经后骨质疏松症的躯干骨作用比四肢骨更显著，能抑制破骨细胞活性，同时刺激成骨细胞形成及其活性，降钙素也能通过抑制溶骨作用，减少肾小管再吸收而增加尿钙、磷和血钠的排出，但血清钙不会降至正常范围以下。有资料证明，本药对某些痛性骨病的患者具有止痛作用。

代表药物有：降钙素，皮下或肌内注射，50~100IU/d，或隔日100IU。鼻内用药，100IU/次，1~2次/d，或50IU/次，2~4次/d或隔日200IU。不良反应：恶心、呕吐、轻微脸部潮红且伴有热感，低血压、头晕，极少数患者会发生局部或全身过敏反应。

3）性激素类药物：雌激素能促进成骨细胞的增殖和胶原的合成，同时还可以通过调节破骨细胞抑制骨吸收。绝经后妇女应用雌激素同时加服钙剂比单一药物治疗效果好，雌激素治疗增加子宫内膜癌发生的危险性可以加服孕激素而防止，在用药前和用药期间应定期接受妇科和乳腺的检查。雌激素受体拮抗剂，在体内选择性地与雌激素受体结合，具有选择性的抗雌激素作用，它保留了雌激素对骨骼和血脂的有益作用，对子宫内膜，乳腺组织无潜在不良影响，是一类很有前途治疗骨质疏松的药物。

代表药物有：雌激素 - 孕激素复方制剂，口服，自月经周期第 5 日开始服用，每日 1 片，服药 21 日后，停药 7 日；一般停药 2~4 日后会发生有月经特点的撤药性出血。停药 7 日后开始另一周期治疗。戊酸雌二醇片 / 环丙孕酮片（estradiol valerate/cyproterone）复合包装，可按此方案给药：每日 1 片，无间断的服用 21 天（顺序：先 11 片白片，后 10 片浅橙红色片），本包装服完后，进入随后 7 天的治疗中断期。为预防绝经后的骨质疏松，疗程较长，需要若干年。

4）选择性雌激素受体调节剂：选择性雌激素受体调节剂（selective estrogen receptor modulators，SERMs）不是雌激素，其特点是选择性地作用于雌激素靶器官，与不同的雌激素受体结合后，发生不同的生物效应。如已在国内外上市的 SERMs 雷洛昔芬在骨骼上与雌激素受体结合，表现出类雌激素的活性，抑制骨吸收。而在乳腺和子宫上，则表现为抗雌激素的活性，因而不刺激乳腺和子宫。

代表药物有：雷洛昔芬（raloxifene），1 次 /d，60mg/ 次。

5）锶盐：锶的化学结构与钙和镁相似，在正常人体软组织、血液、骨骼和牙齿中存在少量的锶。人工合成的雷奈酸锶是新一代的抗骨质疏松药物。

（2）刺激骨形成的药物

1）甲状旁腺素及药物：特立帕肽（teriparatide acetate）是一种重组的甲状旁腺激素片段。目前发现该药可以促进钙磷的吸收，增加骨转换骨形成多于骨吸收。该药主要用于骨折风险较高的女性绝经后骨质疏松和男性原发性或性腺功能减退的骨质疏松，或者既往骨质疏松治疗无效的患者。

每日皮下注射 20 微克，注射部位应选择大腿或腹部。应指导患者使用正确的注射方法。可持续使用 24 个月。

2）四烯甲萘醌：四烯甲萘醌（menatetrenone）又称为维生素 K$_2$，是 γ- 羧化酶的辅酶，在 γ- 羧基谷氨酸的形成过程中起重要作用，γ- 羧基谷氨酸是骨钙素发挥正常生理功能所必需的氨基酸。动物试验和临床试验显示可以促进骨形成，并有一定抑制骨吸收的作用。

（3）临床用药建议

1）同时联合用药：①钙剂与维生素 D 是骨质疏松症的基础用药，可与抑制骨吸收的药物和刺激骨形成的药物联合使用；②对于抑制骨吸收的药物和刺激骨形成的药物，建议不要同时应用作用机制相同的药物；③同时应用双磷酸盐和甲状旁腺素制剂，并不能取得加倍疗效。

2）序贯联合用药：临床上常序贯应用抑制骨吸收的药物和刺激骨形成的药物，能较好维持疗效。

3）疗效监测：一般情况下，每 6~12 个月系统观察脊柱骨密度的变化，骨转化生化标志物在药物治疗 1~6 个月发生明显变化，以判断药物疗效。但周围型双能 X 线骨矿测量仪

（pDXA）和定量骨超声等评价外周骨骨密度的方法，不能反映脊柱和髋部对药物的反应，不适用药物疗效观察。

3. 运动治疗

（1）治疗作用

1）运动增加骨量：一般认为，20岁以前为骨量增长期，40岁以后骨质开始逐渐丢失，50岁以后（尤其是绝经初期），女性的骨质丢失加速。因此，在骨量增长年龄阶段即青少年时期，应积极参加体育运动，尽量增加骨峰值，并使之维持一个较长时间。对于处于生长发育阶段的青少年，适量的运动可通过有效提高骨峰值而减少其将来骨质疏松的发生。而在骨量丢失年龄阶段即进入40岁以后，尤其在女性绝经期前后，应尽量设法延缓骨量丢失，采取相应的治疗和预防措施。运动对绝经后妇女骨量的维持作用主要在于抑制了骨代谢的骨吸收过程。在成年，多种类型的运动有助于骨量的维持。绝经期妇女每周坚持3小时的运动，总体钙增加。但是运动过度致闭经者，骨量丢失反而加快。运动还能提高灵敏度以及平衡能力，鼓励骨质疏松症患者尽可能的多活动。

2）运动预防骨折发生：骨折是骨质疏松症最严重的后果。预防骨折最有效的措施除使骨峰值达最大、延缓骨量丢失外，还可改善居住和交通环境，减少摔倒的外部条件。适量运动可明显提高肌肉的力量，增强肌肉对关节的控制，减低摔倒的概率。同时肌肉力量的增加可有效降低骨质丢失的速率；运动可明显加速血液循环，避免关节僵硬，有效提高神经系统的调控能力，减少跌倒，降低骨折危险性。

（2）治疗原则

1）个体原则：由于个体的生理状态和运动功能差异，选择适合自己的运动方式。

2）评定原则：每个体在选择运动方式时应进行生理状态包括营养、脏器功能等方面的评估。实际生活能力评定包括独立生活能力、生活质量等。环境评定包括居住环境、居住区的地理状况等。

3）产生骨效应的原则：负重、抗阻、超负荷和累积的运动可以产生骨效应，抗阻运动具有部位的特异性，即承受应力的骨骼局部骨量增加。

（3）治疗方法

1）运动方式的选择：爆发力运动比耐力运动在维持和增加骨密度上更为有利。我国老年人的运动多以慢走、慢跑、气功等运动方式为主。如果在身体功能状况许可下，适当采用大负荷、爆发性的训练方式，如跑步时，可以采用负重跑或快速跑，利用综合训练器健身时，可采用中大负荷或爆发性的运动形式进行锻炼。这对保持其BMD将会大有好处。运动方式的不同影响骨密度。冲击性训练和抗阻力运动似乎被认为是最有效的干预方式。

2）运动项目的选择：各种运动项目对于骨密度的增加都有其特定的部位。最常使用到的骨骼的BMD增加较为容易。因此，选择运动项目要有目的性，根据运动目的、运动项目的特点、兴趣爱好加以选择。抗阻运动对于骨质疏松的患者来说，等长运动在治疗伴有疼痛的骨质疏松症患者更有优势，因为关节不产生运动，从而减少关节运动带来的疼痛。

3）运动量的确定：①运动强度：在一定的范围内，运动强度越大，对骨的应力刺激也越大，也越有利于骨密度的维持和提高。超过一定范围，则有可能产生疲劳骨折。因此在运动之前必须做必要的运动负荷试验，如平板试验，台阶试验，功率自行车试验。根据试验的结果严格控制运动强度，如果没有其他的疾病，大多数的研究者把有氧运动强度设置为本人最高心率的 60%~90%;②运动时间:大多数研究者把运动时间设置在 30~60 分钟左右;③运动频率:主要根据受训者主观的感觉而定,以次日不感疲劳为度。一般采用每周 3~5 天为宜。锻炼次数太少则效果不佳,而次数太多则会产生疲劳。

4. 物理因子治疗　对于骨质疏松症导致的疼痛,凡是具有消炎止痛类的物理因子多包含在内,包括超短波、短波、微波、分米波、冷疗、蜡疗、低频及中频脉冲电治疗、激光疗法等。对于可增加骨量的物理因子治疗主要是磁疗。对于改善由于骨质疏松症引起的肌力下降、由于制动导致的局部骨质疏松症以及并发关节粘连、肌肉萎缩等继发性症状,可采用的物理因子包括音频电疗、温热量的超短波、微波、超声波治疗、水疗法等。

(四)康复预防

采取三级预防体系。

1. 一级预防　骨质疏松症的预防应从儿童、青少年抓起,骨质的流失在成年后会随着年龄的增加而增加,因此如何在成年时获得最大的骨质密度,尽量减少骨质流失,防止老年后出现严重的骨质疏松症,就必须从少年儿童时期就注意保护。例如,需注意教育少年儿童合理膳食营养,多食用含钙、磷高的食品,如鱼、虾、牛奶、乳制品、骨头汤、鸡蛋、豆类等。从小注意采用健康、科学的生活方式,长期坚持锻炼身体,多接受日光浴,不吸烟、不饮酒、少喝咖啡、浓茶及含碳酸饮料,少吃糖及食盐,动物蛋白也不宜过多,晚婚、少育,哺乳期不宜过长,尽可能保存体内钙质,尽量将骨量峰值提高到最大值,以便防止老年时出现期骨质疏松症。对有遗传基因的高危人群,要特别进行早期教育,重点防治。

2. 二级预防　中年以后,尤其是对于绝经期的妇女来说,失去了雌激素的保护,会导致骨量丢失出现加速。在这一时期应每年进行一次骨密度检查,以便对自己的骨密度有基本了解,如果出现了快速的骨量减少,要及时进行治疗,骨质疏松症的治疗有具体疗程,需交代患者坚持疗程,完成治疗方案后继续复查骨密度检查。

3. 三级预防　如果已经出现了骨质疏松症,则需要对患者进行积极治疗,方案包括药物治疗以及物理治疗、运动治疗等。另外还应加强防止摔倒、佩戴髋保护器等治疗措施。如果出现了骨折,还应积极手术,术后防止各种并发症,并且早期床上活动,给予必要的物理治疗,增强营养,尽量早期站立训练,防止出现卧床综合征等康复治疗。

(丁　桃)

六、肌肉衰减综合征的康复治疗

(一)康复目标

减缓肌肉质量与功能的下降,减少并发症,提高生存质量。

(二)康复治疗原则

1. 必要的营养支持。营养不良是肌肉衰减综合征的病因之一,补充蛋白质与氨基酸有望增加肌肉蛋白合成,改善患者症状。

2. 药物治疗的效果不理想,不是目前主要的治疗方法。

3. 运动疗法是主要的治疗方法,包括抗阻训练、有氧训练、柔韧性训练、平衡训练等。

(三)康复治疗方案

1. 营养支持

(1) 补充蛋白质:老年人蛋白质的摄入量应维持在每日 1.0~1.5g/kg,植物源性蛋白在保护患者肌肉质量丢失上似乎优于动物蛋白。

(2) 补充氨基酸:适量增加亮氨酸等支链氨基酸的摄入。另外,改善住院患者的营养状态将有助于进一步提高康复治疗效果。

(3) 维生素 D:维生素 D 对肌肉功能有直接的影响,合并低维生素 D 的老年男性、女性肌肉衰减的风险是正常维生素 D 水平者的 5 倍,荟萃分析提示维生素 D 的超量摄入降低老年人群跌倒的风险;但超量供应并不一定出现一致的体能改善,其作用还存在一定的争议。此外,增加户外活动有助于提高老年人血清维生素 D 水平,预防肌肉衰减综合征。

2. 药物治疗　肌肉衰减综合征的发生和发展与激素水平改变及蛋白质代谢失衡密切相关,目前药物治疗集中在肌蛋白合成激素的补充与蛋白质代谢的平衡调节方面。

(1) 睾酮:又称睾丸素(testosterone)、睾丸酮或睾甾酮,是一种类固醇荷尔蒙,由男性的睾丸或女性的卵巢分泌,肾上腺亦分泌少量睾酮,具有维持肌肉强度及质量、维持骨质密度及强度、提神及提升体能等作用。成人男性睾酮水平 14~25.4nmol/L,女 1.3~2.8nmol/L,睾酮水平下降被证实与老年人肌肉质量与功能丧失有明显关联,而补充睾酮则可以增加健康老年人的肌肉质量与功能。

1) 用法用量:①肌注丙酸睾酮:10~25mg/ 次,2~3 次 / 周;②睾酮皮下埋植:75mg/ 次,每6 周 1 次。

2) 不良反应:男性可能出现性欲亢进、皮疹、痤疮、白细胞减少、水钠潴留、恶心、呕吐、厌食、腹泻、高血钙伴肾结石(特别是不活动的患者)及黄疸。女性可出现排卵、泌乳或月经受抑,也可发生男性化(声音低而嘶哑),多毛、阴蒂增大、乳腺退化及男性样秃发。

非甾体选择性雄激素受体调节剂(non-steroidal selective androgen receptor modulators, SARMs)在人体内不能被代谢为二氢睾酮或雌激素,有效地降低了其不良反应,有望成为新的替代药物。

(2) 生长激素:具有显著的骨骼与肌肉生长促进作用。

1) 胰岛素样生长因子 -1:胰岛素样生长因子(insulin like growth factor,IGF)是一组具有促生长作用的多肽类物质,其分泌细胞广泛分布在人体肝、肾、肺、心、脑和肠等组织中。IGF族有 IGF-I和 IGF-II两种。IGF-I的促生长作用强。各组织中合成的 IGF-I多以自分泌或旁分泌方式发挥其促生长的作用,而肝脏所合成的 IGF I 则进入血液循环,以内分泌方式作用于靶细胞。IGF-I在血液中被快速清除,作用时间短暂,临床应用价值有限。长精氨酸修饰的 IGF-I半衰期明显延长,对组织亲和力高,可有效地诱导神经生长、促进成肌细胞增殖。

2) 胃饥饿素:胃饥饿素(ghrelin)是胃内产生的一种肽,它能够调节食欲、进食和身体构成。具有增加生长激素水平的作用,除增加肌肉体积外,还能抑制由禁食或失神经支配造成的萎缩。临床研究证实,胃饥饿素静脉注射能安全、有效地改善慢性阻塞性肺疾病恶病质患者的呼吸肌力量与体能状况。

3. 运动治疗　可有效改善增龄所造成的肌肉质量与功能下降。

(1) 抗阻训练:渐进性抗阻训练能显著增加老年健康者或慢性疾病患者的肌肉体积、质量、肌力、功率与骨密度,提高患者步行速度、步行距离、日常生活活动能力、生存质量,减少脂肪组织,降低跌倒与原发或伴随疾病发作或加重的风险。高强度抗阻训练似乎能更显著地改善肌肉体积与力量,但训练强度的差异并未带来相对更多的功能性获益;单次的高强度抗阻运动足以诱导细胞核内肌蛋白合成相关基因浓度与活性的改变,且持续 48h 左右,肌肉力量的改变则出现在 8 周左右；长期的规律训练能带来持续的获益，与年轻人相比，老年人可能需要更高的维持训练量，介入时间也应更早；抗阻训练联合氨基酸或蛋白质摄入是否具有叠加效应还存在较大争议，可能与摄入蛋白或氨基酸的种类、摄入时机、剂量等有关。

推荐运动处方：按照自觉劳累程度分级表（rating of perceived exertion，RPE）分级，采用中级（5~6 级）至高级（7~8 级）训练强度，每天训练至少 10 分钟，每周训练 3~5 日。

（2）有氧训练：可减少身体脂肪比例，减轻慢性炎症，极大地降低代谢性疾病的风险因素，提高心肺功能与活动功能，改善耐力；有氧运动能否增加肌肉质量与力量取决于训练处方剂量，尤其是运动强度。有研究表明，75% 的峰值功率自行车运动等同于 38% 最大动态肌肉力量输出。在合适的运动处方下，有氧运动训练能诱导出与抗阻运动相等效的肌肉体积增加。

（3）柔韧性训练与平衡训练：对改善老年人整体健康状态，具有非常确切的作用。柔韧性训练，强度控制在 5~6 级 RPE，每天 10 分钟，每周至少 2 天，包括颈、肩、肘、腕、髋、膝、踝关节；平衡训练，每周 3 次以上。

4. 其他　滑雪、血流阻断、全身震动、光疗等，也有一定的治疗效果。

（白川川）

七、慢性疼痛的康复治疗

慢性疼痛（chronic pain）为疼痛持续 3 个月以上或较正常的痊愈过程持久的疼痛，也有选择 6 个月或 1 个月作期限。慢性疼痛包括内脏慢性疼痛与躯体慢性疼痛，大多癌症相关疼痛也属于慢性疼痛。本部分只讨论非癌症相关性躯体慢性疼痛。

急性疼痛是一种症状，慢性疼痛是一种疾病，慢性疼痛为一项重大医疗卫生事件。它影响着全世界数以百万的人群，也是患者就诊和医疗卫生资源利用的主要原因。慢性疼痛在很大程度上增加了疾病相关的总体经济负担，它不仅可以直接增加医疗资源的支出，而且间接增加了劳动力和生产力的损失。此外，慢性疼痛还给患者及家属带来了巨大负担。

（一）类型

1. 有明确病因且超多 3 个月的疼痛。这种疼痛常常是人们求医的一个重要原因，见于一些疼痛性疾病，如椎间盘突出症、骨质疏松症、半月板损伤、类风湿性关节炎等。这种有明确病理改变的慢性疼痛，也有专家认为这种疼痛仍属急性疼痛。

2. 主要病因是远伤。医学上虽有多种不同病名，但发生在身体各个不同部位的疼痛，实际是同一种疾病，它的病因都是同一种，即久远发生过的软组织损伤，具有明显可见固定病灶，如腰肌劳损、颈肩部肌筋膜炎等。

3. 无明确生物学病因，或不明显的病理学改变无法解释疼痛的存在和（或）疼痛的严重程度，如带状疱疹后遗性疼痛。这种疼痛促使患者频繁求医，但是很少能够得到有效地治疗。由于疼痛持续存在，所以环境和情感因素最终可与组织损伤发生相互作用，从而导致疼痛和疾病行为的持续存在。

4. 心因性疼痛。由心理、精神因素所致的疼痛，包括躯体化症状、幻痛和截瘫幻觉痛等。心理因素，包括焦虑抑郁等情感因素可能与各种慢性疼痛有关联。

通常意义的慢性疼痛是指上述后三种疼痛类型。慢性疼痛如果得不到及时有效的治疗，也会由局部长期的普通疼痛，变成复杂区域性疼痛综合征或中枢性疼痛，有时疼痛变得非常剧烈,成为难治性疾病。因此,一定要重视慢性疼痛的治疗。

（二）康复目标

慢性疼痛的康复目标可概括为:减少痛行为,提高活动和日常生活活动的独立性,避免或减少不必要的镇痛药,提高患者及其家庭的心理适应能力,使患者重新适应职业和业余活动,以重返社会。

（三）康复治疗原则

由于疼痛的产生的复杂性,采取多种措施作用于其发出的多个环节的综合疗法势必比单一方法有效得多。当然,在慢性疼痛治疗中也要避免轮番序贯地试用各种疗法,致使患者对每一疗法依次出现耐受性而迁延不愈,使疼痛加剧,残疾加重,患者对治疗的信心丧失。应采用将药物,调节感觉输入,心理疗法和运动疗法结合起来的综合疗法进行总攻,以发挥其协同作用,争取在最短时间内使疼痛缓解,防止耐受与成瘾,其作用的整体性远远大于各疗法的简单相加,对于缩短病程、减轻患者的痛苦,限制和减少残疾的发生,减轻家庭和社会的负担,具有重要意义。目前,对于慢性疼痛的治疗已经取得了一定的进展。如使用经皮神经电刺激(TENS)和针刺,可控制大多数腰背痛、神经痛等严重痛症;吗啡控制癌症痛;持续蛛网膜下腔微灌注吗啡控制各种急慢性疼痛;自控镇痛(patient controlled analgesia,PCA)法治疗术后痛;采用预防性治疗防止一些疼痛的发生;对各种疗法综合使用治疗慢性疼痛的疗效比较公认。慢性疼痛康复治疗原则如下:

1. 对因治疗　对于有明确病因的慢性疼痛,如椎间盘突出症,外周神经纤维瘤等采取手术治疗或微创治疗去除病因通常可以很快缓解疼痛。

2. 对症治疗　各种原因引起的慢性疼痛均可采取对症治疗,通常采用非甾体抗炎药,部分病例也使用麻醉学镇痛药以及物理因子治疗。控制或减轻疼痛是慢性疼痛的基础治疗,特别是没有明确病理改变的慢性疼痛,对症治疗是主要的治疗手段。

3. 调控治疗　针灸、交感神经阻滞、电刺激、经颅磁刺激等神经调控技术对很多慢性疼痛都有不同程度的镇痛效果,通常与其他镇痛手段联合达到综合治疗效果。对于一些无法去除病因的慢性疼痛(如椎间孔狭窄压迫神经又不适合手术)及没有明确病理改变的慢性疼痛(如复杂区域疼痛综合征),疼痛的神经调控治疗是重要的治疗手段。

4. 心理与认知行为治疗　对于一些无明确病理变化的顽固慢性疼痛,淡化或心理适应疼痛状态,意志力战胜疼痛是有利于控制疼痛的。疼痛心理治疗及认知行为疗法等是综合治疗慢性疼痛的重要手段。

（四）康复治疗方案

疼痛是伤害性或潜在组织损伤引起的不愉快感觉,常伴有内分泌、代谢、免疫和精神-心理改变;慢性疼痛是一种疾病,也是多种疾病的症状表现,需要综合康复治疗。慢性疼痛的康复治疗包括:药物治疗、物理因子治疗、运动疗法、神经根与神经干治疗技术、交感神经节治疗技术、椎管内治疗技术、射频治疗技术、臭氧治疗技术、椎间盘治疗技术、神经系统调节技术、促进神经损伤修复技术、心理治疗、中医与针灸治疗等。

1. 药物治疗　疼痛的治疗方法和手段多种多样,药物治疗是其中最为基础和重要的治疗方法之一,大多数疼痛,特别是慢性疼痛,通过药物治疗均能缓解和治愈。由于慢性神经性疼痛的外周和中枢敏感性增强的病理过程较复杂,单靠一种仅有单一作用模式的药物去逆转这些过程以缓解疼痛是不可能的。通常需要多种具有不同作用模式和作用机制的药物进行联合治疗。目前,常用于治疗慢性疼痛的药物包括抗癫痫药、抗抑郁药、麻醉性镇痛药、非甾体类抗炎药、NMDA 受体阻滞剂、离子通道阻滞剂、免疫抑制剂、局部麻醉药和抗心律失常药等,其中抗癫痫药和抗抑郁药这些以前的辅助性镇痛药现在已经成为治疗慢性神经性疼痛的一线药物,在慢性疼痛的治疗中发挥着重要的作用。此外,祖国传统的中医中药也可用于慢性疼痛的治疗。根据不同需要,可通过口服给药、经皮给药、直肠给药、肌内注射、静脉给药、椎管内给药、黏膜给药及局部给药。倡导多模式镇痛。疼痛的产生过程复杂,单一的药物和方法不可能达到充分镇痛并使不良反应减少。多模式镇痛方案,通过不同镇痛机制的药物相加和协同以达到充分镇痛,同时因药物剂量的减低而使不良反应减少。不同时使用两种阿片类药物,也不同时使用两种非甾类消炎药。用于疼痛治疗的药物种类繁多,在临床疼痛治疗中,常用的有麻醉性镇痛药;非甾体抗炎镇痛药物;抗抑郁药物、抗惊厥药与神经安定类药物;局部麻醉药物;糖皮质激素;其他药物。

(1) 抗癫痫药:抗癫痫药最初用于治疗神经病理性疼痛,现在则已被广泛应用于治疗慢性疼痛,特别是撕裂样痛、烧灼样痛和麻木样痛。其镇痛机制未明,可能与其抑制外周神经元的异常放电有关。如在神经损伤的试验模型中,从神经轴不同水平记录下一些自发的异常电活动,这种异常电活动也可见于慢性神经痛患者。此外,人们还提出了其他多种机制,包括抑制 γ- 氨基丁酸(GABA)、稳定神经细胞膜、改变 NMDA 受体位点、改变动作电位等。但到目前为止,在常用于治疗神经性疼痛的抗癫痫药中,只有卡马西平、加巴喷丁和普瑞巴林的临床随机试验被证实有效,苯妥英钠和拉莫三嗪的效果仍有争议。

(2) 抗抑郁药:抗抑郁药是治疗慢性疼痛最常用的药物。有证据表明,抗抑郁药的镇痛作用并不是由其抗抑郁作用介导的,其对慢性疼痛治疗的起效时间比对某些抑郁症的起效时间快得多(3~7 天对 14~21 天)。在慢性疼痛治疗中,抗抑郁药可能是通过一种或几种机制发挥临床镇痛作用:①直接镇痛作用。这些药物可通过作用于从中脑下行到脊髓背角的去甲肾上腺素能、5- 羟色胺能神经生理系统来调节疼痛知觉,如某些抗抑郁药可抑制神经细胞膜上钠通道的通透性,从而对神经源性疼痛产生直接镇痛效应;②合并精神障碍的改善。抑郁症可加重痛觉、影响应对技能及引起其他并发症。抗抑郁药可经以下两种机制减轻疼痛:通过治疗引起疼痛综合征的隐匿的抑郁症;通过治疗明显的抑郁症使患者疼痛耐受性提高。抗抑郁药对恐惧症也有良好的治疗效果;③减轻疼痛相关症状。包括改善食欲和睡眠状况,因为食欲缺乏和睡眠障碍会加重病变和劳动力丧失;④加强阿片类药物的镇痛作用。这可能是以上三种机制共同作用的结果。目前常用于治疗神经性疼痛的抗抑郁药主要有:三环类抗抑郁药、去甲肾上腺素再摄取抑制药、5-HT 再摄取抑制药。

(3) 非甾体类抗炎药:非甾体类抗炎药是一类具有解热、镇痛、抗炎、抗风湿作用的药物,又称为解热镇痛抗炎药,多为有机酸类化合物,有相似的药理作用、作用机制和不良反应。鉴于其抗炎作用与糖皮质激素不同,这类药物就归入非甾体类抗炎药(NSAIDs)。单独应用 NSAIDs 对神经性疼痛无明明显镇痛效果,但当神经性疼痛同时合并有骨骼肌疼痛时则有效果。另可作为辅助用药增强阿片类作用。

作用机制:NSAIDs 的解热、镇痛和抗炎作用机制涉及其抑制环氧酶(COX),干扰前列腺素(PGs)合成,因而有解热镇痛作用。

(4) 麻醉镇痛药:镇痛药为一类选择性作用于中枢神经系统特定部位、能消除或减轻疼痛的药物,可用于各种原因引起的急慢性疼痛。但与 NSAIDs 相比,有明显的呼吸抑制、镇静和欣快等中枢作用;长期使用易致耐受性、依赖性和成瘾性,出现药物滥用及停药戒断症状。因此,这类药被称为麻醉性镇痛药(narcotic analgesics)。目前临床应用的药物主要涉及阿片类镇痛系统,故称为阿片类镇痛药。神经性疼痛患者通常呈持续性疼痛,所以在治疗上推荐使用阿片类控释剂型(如美施康定、多瑞吉)或半衰期较长的阿片类制剂(如美沙酮、左吗喃),应按时给药而不是按需给药,这有助于提高治疗的依从性并显著减少戒断症状的出现。同时,这样的用药方法有助于减轻药物的蓄积作用,并有可能减少药物的滥用。

(5)局部麻醉药:简称局麻药,是一类局部应用于神经末梢或神经干周围,可逆地阻断神经冲动的产生和传导,在意识清醒状态下,使局部痛觉暂时消失的药物。局麻作用消失后,神经功能可完全恢复,对各类组织无损伤性影响。理想的局麻药应具有以下特点:①作用可逆;②完全性能高;③无局部刺激作用和毒性;④起效迅速且停药后效果消失也快;⑤水溶性高,理化性质稳定且能耐受高压灭菌。

2. 疼痛的物理因子疗法 收效迅速,如电疗对治疗急性扭挫伤可立刻止痛;应用广泛,患者易于接受;副作用少,作为一种非入侵性的治疗,没有药物的毒副反应。

(1)热疗:多用于亚急性或慢性骨骼肌肉疼痛,如腰痛、风湿痛、关节痛、扭伤、关节功能障碍、关节强直、慢性关节炎、腱鞘炎、肩关节周围炎等及关节松动术或训练前。注意事项:①局部感觉障碍的患者,有烫伤的可能;②局部循环不良使组织散热不佳,有烫伤的危险;③出血或肿瘤患者禁用。

1)石蜡疗法:石蜡具有较强而持久的热透入作用,可促进血液循环,加速水肿消退,减轻疼痛,缓解肌肉痉挛,降低肌张力,提高新陈代谢,消除炎症。此外,石蜡还可改善皮肤营养,加速上皮生长,促进骨的再生及骨痂形成,有利于皮肤表面溃疡的愈合;可与皮肤紧密接触产生机械压迫作用,防止组织内淋巴液和血液渗出,促进渗出物的吸收。

2)红外线:红外线可使深层组织温度升高,血管扩张充血,增强局部的组织营养,促进渗出物的吸收;加速组织再生及修复;加速炎性产物及代谢产物的吸收,周围白细胞浸润,网状内皮系统吞噬能力增强,人体免疫力提高,对慢性及浅表性炎症有明显的消炎作用;可降低神经末梢的兴奋性,故有镇痛作用;热对肌肉有松弛作用,可解除肌肉痉挛及增加肌腱延伸性。

3)热敷袋:多用于亚急性或慢性外伤性疼痛,可减轻疼痛、减少肌肉痉挛,用于电刺激、牵伸、关节松动术前,有放松和镇定作用。

(2)冷疗:冷疗能使神经纤维传递速度减缓,减少神经终板的兴奋,提高疼痛的阈值,减轻疼痛,降低组织温度,减缓组织代谢,降低炎症反应等。常用于运动创伤治疗中。

(3)电刺激疗法:常用的电刺激疗法包括经皮神经电刺激法、等幅中频、调制中频电疗。

1)经皮神经电刺激法:广泛应用于控制急、慢性疼痛。以特定的低频脉冲电作用于皮肤,刺激感觉神经而达到镇痛,是治疗慢性疼痛的有效方法。

2)等幅中频电疗法:频率 1000~2000Hz 的等幅正弦以治疗疾病的方法,又称音频电疗。其临床作用是镇痛、促进局部血液循环、消炎(非特异性)、软化瘢痕、松解粘连等。

3)调制中频电疗法:正弦调制中频电流作用于机体时,有明显的舒适振动感。100Hz 全波连调波,持续时间 2.5 秒:3 秒的全波交调波(调幅波频率 100Hz)及 90~120Hz 全波变调波均有较好的止痛效果。疼痛较剧时调幅度用 25%~50%,疼痛减轻后用 75%~100%。

(4)生物反馈疗法:将不能感受到的信号通过放大转变为一种能被患者感受到的方式,

一般是听觉或视觉信号。可应用于张力性肌痛、肌肉再训练、放松性疗法、痉挛等疾病。

(5) 超声波疗法：有较好的镇痛、解痉的作用；可加速局部血液和淋巴循环，改善组织营养和物质代谢；刺激细胞膜的弥散过程，增强其通透性；加速新陈代谢，提高组织再生能力；若使用药物经皮肤透入体内，可加强药物的作用。

(6) 激光疗法：低强度激光具有消炎、止痛、止血、镇静和扩张血管的作用，使红细胞、血红蛋白增加，促进血管的生长，加速伤口及溃疡的愈合。

(7) 高频电疗：短波、超短波、微波等，通过改善血液循环、消炎消肿等作用，达到缓解疼痛的目的。一般规律是急性病，剂量宜小；慢性病，剂量宜大。

(8) 磁疗：可应用于风湿性疾病、运动损伤、骨折延迟愈合、肩手综合征、退化性关节炎等。

3. 运动疗法　Ⅰ、Ⅱ级关节松动术具有止痛的作用。对慢性疼痛，多数学者主张以主动运动、耐力运动、渐进抗阻力运动和短暂最大收缩练习为主。在选择活动类型时，应考虑到患者的年龄、功能和健康状态、其他合并的疾病等因素。

4. 神经阻滞　既是症状治疗，又是病因治疗，许多疼痛性或非疼痛性疾病，由此得以治愈。治疗药物中常添加的皮质类固醇，具有明显的消炎、止痛作用，可增强局麻药的效果，对于由炎症、水肿而引起的神经压迫性疼痛有良效。详见第四章第一节。

5. 痛点注射　痛点常继发于直接外伤和慢性肌肉筋膜的劳损，存在于骨骼肌及其筋膜的张力带中。临床上，也是患者疼痛或酸痛症状最明显，压痛体征最明显的部位，有时疼痛还向周围放射。痛点注射也常用于疼痛治疗。

6. 微创治疗　"微创"意为最微小的创伤，微创治疗均采用穿刺方法实施，故创伤微小。穿刺到达病变部位后，退出针芯，送入不同的器具或注入不同的药物，就可实施不同的微创技术。微创介入镇痛术包括胶原酶溶解术治疗颈、腰椎间盘突出症；内脏神经阻滞治疗癌症疼痛和非癌症内脏痛；腰交感神经毁损术治疗心绞痛，下肢血栓闭塞性脉管炎或幻肢痛；神经射频热凝术治疗三叉神经痛、带状疱疹后神经痛、截瘫后神经痛或残端神经痛；植入性脊髓电刺激治疗各种顽固性神经痛、蛛网膜下腔置入吗啡泵等。

微创治疗的特点是创伤小，疗效确切，术后恢复快，患者痛苦少。微创技术在医学领域的应用，是医学发展和进步的一个标志。微创技术在慢性疼痛治疗中的应用，明显提高了疼痛治疗效果。但如此多的微创技术，如何正确选择和安全有效的应用是目前医生最为关注和亟待解决的问题。

把各种微创技术的生物效应和作用特点与疼痛疾病的病变特点、致痛机制紧密结合是选择微创技术的基本原则；如脉冲射频，温度不高于42℃，无热凝毁损作用，只起神经调节作用，复杂性区域疼痛综合征(CRPS)是创伤愈合后残留的神经功能紊乱状态所致的顽固性疼痛，故脉冲射频是治疗CRPS的最适宜技术，CRPS又是脉冲射频的最佳适应证，而连续射频可设定多种温度和持续时间，60℃以上对组织即有热凝毁损作用。可利用这一作用特点，设定合适的温度、时间，毁损不同的病变组织。如突出的间盘髓核组织，使其达到手术切断或切除的效果。又如在激光作用点中心髓核组织发生坏死、汽化、压力降低，而外周温度可改善局部循环，抑制交感神经兴奋性，这一作用特点适用于治疗交感型颈椎病。

(1) 椎间盘胶原酶溶解术：椎间盘胶原酶治疗椎间盘突出症的原理是在病变的椎间盘内或外注射胶原酶，利用胶原蛋白水解酶特异性溶解突出的髓核和纤维环组织中的胶原蛋白，从而减轻突出物对神经的压迫和刺激。作为一种微创的非手术疗法使众多颈、腰椎间盘突出症患者避免颈、腰椎开放行手术的创伤。

（2）介入射频神经毁损术：在X线透视下或CT引导下的射频神经毁损术是治疗顽固性疼痛的有效方法。当穿刺针进入靶神经或神经节后，用温控射频技术将针尖温度升至65~80℃并持续一定时间，可以充分使痛觉神经内的蛋白质凝固，永久性阻滞疼痛信号的传导。通过射频治疗系统的阻抗测试、感觉测试与运动测试，选择性的破坏痛觉传导神经，保留神经的触觉和运动功能。

（3）介入化学神经毁损镇痛术：也称为神经化学性毁损术，应用神经破坏性药物，长久地阻滞与疼痛有关的神经传导，是治疗顽固性癌性疼痛的一种有效的神经损毁治疗方法。主要用于治疗顽固性癌痛，包括周围神经、蛛网膜下腔、硬膜外腔、腹腔神经丛、颈交感神经节、胸交感神经节和腰交感神经节化学性毁损术等。与外科手术相比，操作比较简单，不需要特殊仪器设备，可重复治疗，并发症少，适合于年老体弱的肿瘤患者。

（4）脉冲射频神经调控治疗：脉冲射频（pulsed radiofrequency，PRF）的电流是脉冲式产生，在神经组织附近形成高电压，但温度不超过42℃，不破坏神经组织结构，PRF止痛作用机制类似于经皮神经电刺激或电针刺激，通过神经调控对脊髓产生长时程抑制，激活、调整脊髓背角或脑参与疼痛信息加工。部分阻滞神经传导，但结构不受影响。具有髓鞘的粗神经纤维不受影响。对细小神经纤维具有选择性阻滞。适用于慢性神经性疼痛的治疗。PRF具有无痛性过程、无神经炎性反应、无感觉缺失等优点。

7. 小针刀　针刀疗法是根据生物力学观点，集针刺与手术的优点而设计的一种独特的治疗方法。目前主要用于治疗软组织损伤、无菌性炎症和某些骨关节疾病。

（1）针刀疗法的治疗原理：认为人体存在静态平衡和动态平衡。前者指人体在静止状态时，其所有组织、器官都有相对稳定的位置关系，以维持人体各部稳定的正常力学状态。后者是在人体在活动状态下，其所有组织、器官在体内有不同的活动方向、范围，以维持各种活动状态下各组织、器官的正常力学状态。在患病时，这两种平衡发生失调，通过针刀治疗，剥离粘连、松解肌肉痉挛、改善局部循环、促进局部致痛物质排泄，并配合功能锻炼，使静态和动态平衡恢复正常。

（2）针刀疗法的适应范围

1）软组织粘连而引起的上肢的顽固性痛点。外力损伤、累积性损伤、病理损伤所引起的粘连及由此产生的疼痛，一般治疗方法效果不明显，小针刀剥离粘连后，可使疼痛迅速缓解消除。粘连面积越小，效果越好。

2）滑囊炎。滑囊受急慢性损伤后闭锁，囊内压力增高，产生胀痛：胀大的滑囊压迫周围组织产生疼痛：这种病变常规方法难以奏效，用小针刀将滑囊切开数孔，往往可速见疗效。

3）各种腱鞘炎或韧带挛缩引起的疼痛，尤其是对狭窄性腱鞘炎、腕管综合征等有特效。

4）慢性肌肉韧带劳损引起的疼痛。

8. 体外冲击波疗法　体外冲击波属于一种特殊形式的声波，具有很高的压强，周期很短，仅10μs，频率为16~20MHz，可在三维空间传播，传播速度随压力的增加而加快。冲击波能够通过提高痛阈来使疼痛减轻或缓解。冲击波在骨与肌腱内部产生一系列物理效应，从而松解粘连，达到治疗疾病缓解疼痛的目的。体外冲击波的适应证：肩峰下滑囊炎、肱二头肌长头腱炎、钙化性冈上肌肌腱炎、肱骨内上髁炎、肱骨外上髁炎等。

9. 脊髓电刺激疗法 脊髓电刺激术(spinal cord stimulation,SCS)是指将脊髓刺激器的电极置于硬膜外腔后部,通过电流刺激脊髓后柱的传导束和后角感觉神经元,从而治疗疼痛或其他疾病。脊髓电刺激作用的主要理论是闸门学说:即脊髓存在有控制疼痛信号进入大脑的入口,关闭了疼痛信息的传递,进而缓解和阻断疼痛感觉。SCS 适用于慢性顽固性疼痛,如脊髓损伤引起痛觉过敏、臂丛神经损伤、复杂性局部痛综合征及上肢缺血性疼痛等。

10. 中医药治疗 中医药治疗对疼痛有较好的治疗效果,很多中药外敷对改善疼痛及水肿效果明显。针灸对疼痛治疗有明确的效果,通过调节痛觉信号的传导、降低肌肉张力、改善血液循环及消炎达到镇痛治疗的效果。

11. 心理与行为认知治疗 慢性疼痛患者的一般特征有抑郁、依赖、争吵、生气、敌意,活动能力和性欲下降,影响工作学习和业余活动,脱离社会和失去代偿能力。患者的这些身体、情感、社会、职业等方面不适应的总合就是慢性疼痛综合征(chronic pain syndrome,CPS)。因此,心理与行为治疗是慢性疼痛综合治疗的重要部分。

(1) 行为认知训练:认知训练是通过改变人的认知过程和从这一过程所产生的观念来纠正人们的心理障碍,矫正不良情绪和适应不良的行为。CPS 患者的一个主要特征是痛苦,它是一个不愉快的情感体验,将导致生活质量的下降。关于疼痛是灾难的想法以及个人能力的下降都将导致痛苦的体验。行为认知训练就是要减少痛苦。当患者增加健康的行为时,生活质量就提高了,也获得了一个更积极主动,更有能力的生活方式。在进行认知训练前,要制订一个客观的具体的行为改善计划。因为疼痛是灾难的想法是很普遍的心理不适应方式,增加痛苦和焦虑,它使患者的注意力集中于疼痛的恐慌中,更加重了疼痛的体验。要训练患者正确认识疼痛,这种合理的认知帮助患者减少焦虑,降低不良刺激的敏感性,是行为矫正治疗的一个重要的组成部分。

(2) 松弛训练:松弛训练也常用于慢性疼痛的治疗,较安慰剂有明确的镇痛治疗效果。

(3) 操作行为训练:根据操作条件反射原理,用奖励-强化法和处罚-消除来治疗的。如果患者学习到或出现一种新的、好的行为时,立即给予奖励,这样新行为被强化,不良行为被削弱,这有助于患者保持于成功的快乐中,从而减少抑郁,减轻疼痛。

(4) 生物反馈训练:由于 CPS 患者会有一系列情绪变化,从而出现心率、心电、脉搏、血压、肌电等生物生理信息的改变,如果将这些自己意识不到的信息经过检测放大,以声音或图像等方式显示出来,经眼耳反馈给本人,通过具体的训练,让患者学会自我控制,以改变病理过程,达到自己控制情绪,促进功能的恢复的目的。

(吴 文)

八、脊柱侧凸症的康复治疗

(一) 康复目标

1. 恢复脊柱的生理弯曲,延缓或阻止侧凸进一步加重。

2. 减轻或解除脊柱侧凸症伴随的症状、体征。

(二) 康复治疗原则

1. 早发现,早诊断,早矫治 早期畸形不明显,自身可无症状,且无结构变化,易于康复矫正。手术治疗虽然可以迅速地改善患者的脊柱畸形,但由于手术治疗创伤大,术后恢复时间长,且并发症多,因此早发现、早诊断、早矫治是获得良好疗效、避免手术的关键。

2. 根据患者年龄、侧凸程度、进展情况及有无并发症等来选择和及时调整矫治方案。

(三) 康复治疗方案

1. 矫形器治疗　康复治疗脊柱侧凸的最有效方法之一,是佩戴脊柱侧凸矫形器。

(1) 目的:纠正或控制脊柱弯曲,改善平衡及外观,防止弯曲增加,并使脊柱稳定。

(2) 适应证:Cobb 角为 20°~50°,且骨骺未发育成熟以前的特发性脊柱侧凸;Cobb 角 >50°,需等待手术时机者,在术前穿戴矫形器可防止畸形进一步发展,为手术创造条件。

(3) 禁忌证:脊柱侧凸患者常同时存在肋骨畸形,而当肋骨隆起超过 3cm 且成角时,穿戴矫形器不仅不会改善肋骨畸形,反而会使其加重,因此矫形器的选择应为相对禁忌证。

(4) 矫形器选择:脊柱侧凸矫形器治疗成功的关键是选用适当矫形器,脊柱侧凸矫形器根据矫治侧凸位置的高低,大体分为两类:一类密尔沃基式脊柱侧凸矫形器,这类矫形器矫治脊柱侧凸的范围可至颈椎,适用 T_7 以上脊柱侧凸;另一类为腋下矫形器,如色努式脊柱侧凸矫形器、波士顿式脊柱侧凸矫形器,这类矫形器只限于弯曲中心在 T_7 以下的脊柱侧凸患者。

(5) 注意事项

1) 保证佩戴时间:由于矫形器施于脊柱和胸背部的压力较大,患者有一个适应的过程,穿戴时间从第 1 天的 3~5 小时,逐渐增加穿戴时间,应及时把穿戴后的反应告诉矫形师,以利于作调整。至 2 周后,每天应穿戴 22~23 小时,余下 1~2 小时时间行皮肤及矫形器清洁卫生和做脊柱侧凸矫正体操;进入骨发育成熟期后,仍应在最初 2 年内每日佩戴矫形器 22~23 小时;

2) 定期复查:应定期(3~6 个月)复查 X 线片,及时处理佩戴矫形器出现的问题,随着年龄的增长,体型的变化,应及时更换矫形器,以保证矫形的效果;

3) 停止佩戴矫形器的指征:①4 个月内身高未见增加;②Risser 征 4~5 级(髂嵴长全及融合);③取下矫形器 4 小时后拍摄 X 线片,如 Cobb 角无改变,可将矫形器佩戴时间缩短至 20 小时,4 个月后在去除矫形器 8 小时后拍摄 X 线片,如 Cobb 角仍无改变,可将矫形器佩戴时间缩短至 16 小时。过 3~4 月在去除矫形器 12 小时后再次拍摄 X 线片,如 Cobb 角仍无变化,将矫形器佩戴时间减为 12 小时。再过 3 月复查,去除矫形器 24 小时 X 片仍无改变,可以停止使用。观察期内如果侧凸加重则仍需要恢复 23 小时佩戴。

4) 配合运动疗法:穿戴矫形器期间,应做矫形器内矫正体操,巩固矫正效果,同时积极预防因持续佩戴矫形器而引起的脊柱僵直和椎旁肌肉的萎缩,从而保证长期佩戴脊柱矫形器矫正畸形的同时维持脊柱和上、下肢带的功能。训练包括:骨盆后倾练习。在俯卧位下做收缩腹肌、臀肌的骨盆后倾动作,同时尽量抬起头,双肩向后伸展。同时进行俯卧撑运动。在穿戴矫形器时作收缩胸廓的活动,使侧凸加压部位尽量和加压垫分离。深吸气的同时使凹陷的胸廓向侧方扩张,以填充矫形器内的空间。

5) 定时检查固定部位皮肤,注意保持皮肤和矫形器的清洁。如皮肤有过敏反应,可在局部用抗过敏药物、采用隔离材料或改换矫形器材料。

2. 表面电刺激治疗

(1) 目的:电刺激作用于脊柱侧凸的凸侧有关肌肉群,使之肌肉收缩,产生对脊柱侧凸的矫正力,通过肋骨的传导作用于脊柱侧凸的畸形部分,长时间的收缩锻炼,使凸侧的有关肌肉逐渐变得比凹侧粗壮有力,从而达到矫正侧凸的目的。

（2）适应证：可塑性较好的 40° 以下的脊柱侧凸患者；因年龄太小，不宜手术治疗的 40°以上的特发性侧凸患者。

（3）方法：多选用双通道体表电刺激器，两组电极分别放置在凸侧的体表。第 1 周，仅在白天进行适应性治疗，一般从 30~40mA 开始，每日半小时，随后刺激强度及时间应逐日增加；一般至第 7 天时，电流强度应达到 50mA 以上，60~70mA 刺激效果最好。第 2 周，改用夜间进行电刺激，睡前由家长先将电极板涂上导电胶，按医师要求好的部位贴好，待患儿入睡后半小时，再进行电刺激治疗，电流强度由 30~40mA 开始，在 2 分钟之内慢慢调到 60~70mA位置，避免一开始用太强的电刺激而惊醒患儿，每天应刺激 8 小时以上才有效，如患儿夜间睡醒，可先关上仪器，等患儿入睡，再重新开机治疗。

（4）效果评定：应以肉眼观察到脊柱侧凸在电刺激时矫正或变直，医生可触到脊柱部位棘突左右移动为达到理想效果的标志。比较刺激前及刺激时俯卧位脊柱正位 X 线片，刺激时的脊柱侧凸角度应减少 10° 以上。

（5）注意事项

1）刺激位置应准确：刺激点应由有经验的康复医师根据脊柱 X 线片确定，治疗过程中，顶椎有变动现象，应及时调整刺激点。治疗效果不明显时，如无机器故障，应校对刺激位置是否合适，医师画好的放电极标志点，家长和患儿要尽量保持好。

2）刺激强度及治疗时间应足够：刺激强度大于 50mA 才有效，60~70mA 的刺激强度为最理想。应每天都进行 8 小时以上的电刺激治疗，这是取得良好结果的重要保证。

3）定期返回医院随诊：在治疗的第 1 个月末，应返回医院检查，拍摄无电刺激的立位脊柱正位 X 线片，了解脊柱侧凸弯度有否改变。此后每 3 个月应返回医院，按上述项目检查一次，如发现疗效不显著或中间治疗效果有倒退现象，应寻找原因。

4）关于刺激部位皮疹问题：治疗开始阶段常出现皮疹，大多数患儿皮疹经白天清洁皮肤或局部涂抹醋酸氟轻松软膏后，能逐渐好转，2~3 周后，局部皮肤会略增厚，能够适应更强的刺激。即使发生了皮疹，并不一定需停止治疗，可两组电极轮流隔日使用一次，以利皮疹恢复。

3. 矫正体操

（1）目的：通过体操训练，增加背部、腰部、腹部及臀部肌肉的力量，调整脊柱两侧肌肉力量的平衡，增强脊柱支撑能力。

（2）方法：矫正体操通常是在卧位或特定的体位下进行（以胸 3 为中心的侧凸采取胸膝位，以胸 6 为中心取肘膝位，以胸 8 为中心取手膝位）。这些体位下可以消除脊柱的纵向重力负荷，放松脊柱各关节，增加脊柱活动度。如：前、后爬行或匍匐环行、左右偏坐、头顶触壁、双臂平伸或单侧"燕飞"、仰卧起坐、下肢后伸、双腿上举或单腿上举及深吸慢呼等。

（3）注意事项：做操时要求动作平稳缓慢，充分用力，准确到位，并至少保持 5 秒钟每个动作必须按医师的指导要求去做，重复 20~30 次/组，直至肌肉疲劳，二组/天，持之以恒。即使在佩戴矫形器或进行其他治疗期间都不能中断做操（如在佩戴矫形器期间，每天有 1h可卸下，此时即可重点进行矫正体操）。注意观察治疗效果，定期到医院复诊，接受治疗师进一步指导。

4. 牵引

（1）目的：单纯牵引不能矫正脊柱侧凸，但可以通过牵伸椎旁肌群和脊柱韧带等组织从而增加脊柱的可屈性。因而常作为脊柱侧凸手术前辅助治疗,减轻变形脊柱对脊髓和外周神经的压迫。

(2) 方法:常用种类有头颅-股骨牵引;头颅-骨盆牵引。与骨盆环或股骨固定钉合用。各种侧凸均有效,尤其对顽固性倾斜的骨盆有拉直作用。对于一些轻型的脊柱侧凸,也可以采用普通腰牵或颈牵,减轻变形椎体对神经的压迫,牵伸脊柱两旁的软组织,缓解由脊柱变形引起的局部疼痛和肌痉挛。

5. 外科手术治疗

(1) 脊柱侧凸患者非手术治疗失败的,Cobb 角 >50° 再行手术;

(2) 对严重的脊柱侧凸畸形,无论脊柱生长是否停止均须手术治疗。

6. 心理治疗　脊柱侧凸患儿或多或少存在一定的心理障碍,随着病情的进展,尤其是到了青春发育期,躯干的畸形明显加重,出现了双肩不等高、躯干偏斜或后凸畸形等,患者越来越会产生无助、恐惧和沮丧等心理。因此心理治疗是脊柱侧凸治疗过程中一个重要的组成部分,应当引起足够的重视。如:帮助患儿正确认识脊柱侧凸症、树立战胜疾病的信心。鼓励行矫形器治疗的患儿持之以恒,同时做好和家长、老师、同学的沟通交流工作,取得他们的配合,不给患儿造成更大的心理压力。

(方响琴)

九、关节置换的康复治疗

(一) 髋关节置换

1. 康复目标　消除疼痛、肿胀,维持和加强关节活动度训练,并增加肌肉力量及协调性训练,维持神经对肌肉的控制,使人工关节逐渐适应日常工作和生活的需要。

2. 康复治疗原则

(1) 全面康复训练和治疗应循序渐进、因人而异、避免容易引起脱位的动作。

(2) 术前对患者进行康复指导,熟悉手术及康复的过程,消除术前的恐惧及焦虑情绪,并进行初步的康复训练,为术后的康复训练奠定基础。

(3) 术后通过功能训练防止组织粘连与挛缩,恢复正常关节活动范围,增强关节周围肌群的力量,重建髋关节的稳定性,最终恢复髋关节日常活动的功能。注意术后康复训练中不能影响切口的愈合。

3. 术前康复教育

(1) 术前心理准备,减少对手术的恐惧和精神压力。

(2) 指导患者术前、术后康复注意事项,正确转移训练要点,正确使用助行架、拐杖使用方法,术后生活活动注意事项。

(3) 关节活动度训练,髋部肌肉,股四头肌和腘绳肌的肌力练习。

(4) 对特殊患者训练术后早期卧床排便。改变传统的左侧卧位、右侧卧位翻身法,以减少双侧切口受压。

(5) 鼓励患者术后深呼吸和咳嗽训练,两上肢作伸展扩胸运动,进行肺功能训练。

(6) 注意皮肤护理,准备手术。

4. 术后康复治疗

(1) 物理因子治疗

1) 冰疗:由于全髋关节置换(total hip replacement,THR)常采用骨水泥固定,骨水泥固定后会释放热量,使得周围软组织温度升高,并可持续数周。冰疗不仅能降低软组织的温度,同时减轻术后关节周围软组织肿胀,并能进一步减轻疼痛。术后第 1 天即可使用冰袋,置于手术的关节周围,每日 1~2 次,每次 30~60 分钟,7~10 天为一疗程,至关节消肿,疼痛减轻。

2) 经皮神经电刺激:关节置换术由于软组织及骨的手术创伤相对较大,造成的疼痛是甚为严重的。临床常采用静脉或口服止痛药镇痛。经皮神经电刺激作为药物的辅助止痛治疗。可采用频率为 100Hz,双通路四电极分别置于手术伤口两侧,治疗时间 30~60 分钟,强度为 2 倍感觉域。每日 1~2 次,7~10 天为一疗程。

(2) 体位的摆放:髋关节置换术应避免四种危险的体位。髋屈曲超过 90°;下肢内收超过身体中线;伸髋外旋;屈髋内旋。根据手术入路,体位有所不同限制。后外侧入路手术后,应避免屈曲超过 90°,过度旋转和内收;前外侧入路手术后,应避免外旋。用枕头使患者的髋关节外展是为了防止患肢内收、内旋,在患者术后睡觉或休息时使用,该枕头通常使用 6~12 周,12 周后,髋关节的假囊形成,此时的肌力也足以控制髋关节的稳定。全髋关节置换术 4~6 周后,患者髋关节能够完全伸直,屈曲 80°~90°,轻度内旋 20°~30° 和外旋,并且可以在忍受的范围内被动外展。

(3) 预防并发症的练习:为预防手术后伤口感染、肺部感染,深静脉血栓等并发症,术后患者应尽早开始深呼吸训练,咳嗽练习,踝关节"泵"式往返练习,床上活动。

(4) 增强肌力的训练:肌力训练可作为术前教育的一部分,并持续到手术后的康复训练中。手术后 1~2 天,进行手术一侧关节周围的肌肉等长收缩,以及非手术关节下肢和双上肢主动活动和抗阻训练,以保持它们的力量和柔韧性。每日 1~2 次,每次 30~60 分钟。手术后 1 周,渐进性抗阻训练可逐渐从屈髋、伸膝开始,之后屈髋、屈膝,直到关节无痛时,再增加阻力,达到耐受程度。另外,增加上肢的肌肉力量练习以帮助患者自理及转移。

(5) 关节活动范围的训练

1) 持续被动运动:术后第 2 天可开始使用,每日 2 次,每次 1 小时,每日增加 5°~10° 左右。

2) 关节助力 - 主动、主动活动:术后第 2~3 天,患者可先借助外力:如毛巾,绳,悬吊装置等,帮助活动膝关节,逐渐过渡到自行做主动屈、伸关节的练习。

3) 牵伸练习:以膝关节置换术为例,术后 2~4 周膝关节屈曲度应达到 90°。如果有膝关节屈曲或伸展挛缩,可以开始对膝关节进行屈曲和伸展的牵伸练习。牵伸练习可以应用患者自身体重,治疗师或外界的力量。牵伸力量的方向应与肌肉或软组织挛缩的方向相反。在关节可动范围内,先主动,后被动活动关节到受限处。伸展时,固定关节近端,牵伸关节远端。牵伸不可强力,使关节超过正常活动范围。每次牵伸持续 5~10 秒钟,5~10 次为 1 组,每日 1~2 组。

(6) 转移能力的训练

1) 卧位 - 起坐转移:鼓励患者借助双臂支撑力量起坐。切忌借助床头系带,双臂用力牵拉起坐。这是因为双臂支撑力量起坐便于控制屈髋角度,为借助步行器或双拐行走做准备。当用床头系带双臂用力牵拉起坐时,尤其对长期卧床或年长者,因腘绳肌紧张,患者不易控制屈髋角度,屈髋角度较大易伴屈膝和髋关节内旋,以致髋关节脱位。

2) 长腿坐 - 床旁坐位转移:向患侧转位移动(双髋置换,后跟进的一侧下肢不能过中线),

便于控制患侧髋关节内收,同时利于提高髋外展肌力。

3）翻身活动:双侧均可。多鼓励向患侧翻身,能在确保安全情况下独立完成。若向健侧翻身,必须在他人的帮助下维持患髋于外展中立位,以免因外展肌力不足受重力的影响而髋屈曲、内收和内旋,导致脱位。

4）坐 - 站转移:健侧膝、足在后,患侧膝、足在前,双手支撑扶手,保持在起立时躯体重心移动过程中患侧屈髋不能超过 90°,防止脱位。

（7）负重练习和步态训练

1）当患者具有一定肌力和平衡能力时,可进行负重练习,一般在术后的 3~7 天。1 周之后,负重练习可借助平衡杠、助行器从部分负重,逐步过渡到手术后 6 周完全负重。

2）步态训练可分为站立相和摆动相,在站立相,训练患者的髋伸展,膝关节屈、伸控制,髋、膝、踝的协调运动,以及患肢的负重练习;在摆动相,训练患者摆动时屈髋屈膝,伸髋屈膝,足跟着地时伸膝和足背屈。除此之外,骨盆的移动和旋转,行走时各关节的配合协调运动和行走姿势要仔细观察和分析,必要时进行训练和矫正。

3）获得一定步行能力后,患者开始进行上、下楼梯的训练。如一侧髋关节手术,上楼时非手术肢体先上,下楼时手术肢体先下。

（8）功能性独立能力的训练

1）术后鼓励患者立即进行床上的功能性活动,如桥式运动及翻身练习。

2）患者尽早从卧位转为坐位,良好的躯干旋转是患者完成床上功能活动的重要基础。

3）术后 1 周,鼓励患者自行穿衣、入厕、行走。日常生活活动仍需注意避免特殊的体位,以防假体脱位或磨损。

4）术后 5~6 周,患者练习上、下楼梯,骑自行车和乘车等功能性活动。

（9）心理咨询与支持。

（10）常见并发症的处理

1）下肢深静脉血栓形成:患者术后应尽早进行被动、主动活动,尽早下床练习。一旦发现患者有不明原因的下肢肿胀、局部疼痛,可立即行下肢 B 超或静脉血流图的检查,及早确诊。

2）脱位:主要强调术后的预防措施,尤其是在术后的 6 周之内。一旦发生,可考虑手术治疗,并立即制动。

3）异位骨化:发生率为 5%~11%,常发生在术后 1 年内。高发病种有活动期强直性脊柱炎和类风湿性关节炎、短期内迅速进展的骨性关节炎和特发性骨骼肥厚症。对这些患者活动时应加以注意。

（二）膝关节置换

1. 康复目标　控制疼痛、肿胀、预防感染,促进伤口正常愈合,增强关节功能,最大程度减轻疼痛症状,防止静脉血栓,恢复关节活动度、肌力,加强下肢平衡功能,改善膝部稳定性、功能性控制和生活自理能力,最终努力恢复正常日常生活活动。

2. 康复治疗原则

（1）个体化:根据每个患者的全身体质情况、关节病变程度,合并其他病情、心理素质、主观要求、手术操作、假体类型、固定方式等情况,客观地设计 TKR 的康复治疗计划,应因人而异。

（2）全面训练：全膝关节置换（total knee replacement，TKR）术后患者大多数为高龄体弱者，要全面评估患者身体状况，关注心肺功能变化，同时针对双侧膝关节的功能，作出全面的治疗方案。

（3）循序渐进：一般膝关节置换患者的膝关节本身及其周围组织都有不同程度的病变，切忌操之过急，避免康复治疗不当发生再损伤。

3. 术前康复　术前功能训练有助于术后康复。多数全膝关节置换者为高龄患者，其中约35%有不同程度的膝关节运动功能障碍，故康复计划应从术前就开始。

（1）术前详细询问病情，全面查体，对心肺功能不全、感染、高龄并伴有严重并发症的患者需重点观察；

（2）向患者讲解康复的重要性，制订出适合患者个体术前加强肌力和关节活动度的训练，术前尽可能将关节活动度获得最大程度改善；

（3）指导患者使用步行器或拐杖的方法；

（4）进行深呼吸和咳嗽技巧的训练；

（5）指导患者进行患肢肌力训练；

（6）指导肥胖患者减肥。

4. 物理治疗

（1）冷疗法：使用冰袋只用于患膝关节，15~30分钟/次，术后1次/小时，至关节消肿、疼痛减轻。

（2）电疗法

1）毫米波疗法：手术部位，20~30分钟/次，1~2次/日。

2）经皮神经电刺激疗法：采用频率为100Hz，双通路四电极分别置于手术伤口两侧治疗20分钟，1~2次/日，或者置于下肢肌肉。

（3）光疗法：可用紫外线局部照射，消炎止痛，促进伤口愈合。

（4）蜡疗：伤口愈合，无明显水肿者可以进行蜡疗。蜡疗有较好的控制瘢痕增生，增加纤维组织的延展性，帮助增加关节活动度。可以应用刷蜡法或者蜡饼法，20~30分钟/次，1次/日。

（5）电刺激肌肉或生物反馈治疗减缓肌肉萎缩；磁疗、脉冲短波、激光、频调制中频电和超声波等控制水肿和瘢痕。

5. 关节活动度训练

（1）术后1天~1周：训练时必须注意每种假体屈曲限值。术后立即固定在完全伸直位。术后第2天开始缓慢术膝屈曲训练：滑板训练，膝屈曲训练；拔除引流管后，开始加大主动活动髌股关节，膝关节主动屈伸，ROM训练。患者主动伸膝关节，在控制范围内被动屈曲膝关节。

（2）术后1~2周：主动、被动活动髌股关节，膝关节主、被动屈伸，ROM训练。膝屈曲挛缩的患者，注意加强关节活动度的训练。术后3~4天开始膝关节连续被动活动（CPM）使用：初次活动范围为0°~45°，每天增加屈曲活动范围10°，1~2周后达到90°。膝关节屈曲。CPM可有效地增加膝关节屈曲度，减轻术后疼痛，减少深静脉血栓的发生。

（3）术后2~4周：膝关节ROM训练仍是重点。膝关节被动屈曲、膝关节主动屈曲训练。

（4）术后4~6周：①使膝关节的屈曲角度不同（例如90°、70°、50°、30°、10°条件下），分别在不同的角度上进行等长肌力训练；②（屈髋位）仰卧位直腿抬高练习；③低强度的长时间牵张或收缩—放松运动以持续增加膝关节 ROM,固定式自行车练习。

（5）术后 6~12 周:膝关节小弧度屈曲微蹲训练。

6. 负重训练

（1）术后 1 天 ~1 周:要根据手术医生的要求给予控制性负重,即部分负重。术后第 2 天开始下地扶助行器站立,部分负重。骨水泥型假体可以术后 2~4 天下地,非骨水泥型假体的负荷时间不同,要 6 周后才可负重;需要与手术医生讨论具体下地负荷行走时间。

（2）术后 1~2 周:在治疗人员的指导下,扶助行器站立,逐渐增加行走负荷,用双拐或助行器行走。

（3）术后 2~4 周:扶拐或助行器行走,部分或完全负重。增加步行活动及上下楼梯的训练。

（4）术后 4~6 周:在静态自行车上通过调整座位高度,增加脚踏阻力达到训练目的。在步行器上进行步态训练,纠正异常步态。最初的步态训练及平衡训练,先在平行杠内进行,将重心逐渐完全转移到术膝,逐渐过渡到扶拐练习;3 周后去助行器,使用拐杖行走。

7. 肌力训练

（1）术后 1 天 ~1 周:被动或者鼓励主动作直腿抬高,股四头肌和腘绳肌的等长收缩运动,维持肌纤维之间的活动度及减轻肌肉痉挛和疼痛。

（2）术后 1~2 周:继续股四头肌、腘绳肌等长收缩训练,直腿抬高训练。

（3）术后 2~4 周:渐进抗阻力训练进行终末伸膝训练,15°、60°、90° 的直腿抬高训练,主动—辅助和主动的膝关节屈伸运动训练,加强腘绳肌肌力训练,股四头肌伸膝训练。

（4）术后 4~6 周:股四头肌和腘绳肌的多角度等长运动和轻度的负荷训练,改善患肢的功能。

（5）术后 6~12 周:仰卧位、俯卧位、侧卧位下的直腿抬高练习,以增强髋关节肌力,尤其是伸肌和外展肌肌力。骑固定式自行车及水中运动(非冲撞性体能加强运动)。

8. 注意事项

（1）引流:膝关节置换术后,如果放置了引流管,通常在 24 小时内拔出。注意引流液性质、颜色、亮度和引流量,如液性混浊,应作细菌培养。

（2）伤口愈合情况:伤口不愈合的常见原因是局部继发感染。术后早期伤口的无菌消毒,保持干燥都十分重要,若有感染征兆,应及时处理。

（3）防止深静脉血栓形成:术后穿戴加压弹力长袜,早期就开始下肢肌肉等长收缩训练,按照医嘱要求做踝泵运动,是防止深静脉血栓的有效方法,必要时应用肝素等抗凝药预防深静脉血栓形成。

（4）负重问题:负重的时间和负重多少量,应该与外科医生商议后确定。术后允许立即负重,也可以选择保护性负重,即术后 6~12 周渐进阶梯性负重,以保护骨折处的愈合,或非骨水泥固定型假体的骨质等组织长入。

（5）关节不稳:全膝关节置换术后,关节不稳定的发生率为 7%~20%,通常多由于膝关节周围韧带功能不全和肌力不足造成,修复和保存重要韧带,除注意术中正确操作避免再损伤外,可选择合适的膝关节假体,来弥补韧带功能不足。

（6）假体松动:TKR 术后无菌性假体松动发生率为 3%~5%。导致假体松动的主要原因是感染、肢体对线不佳、股骨和胫骨平台假体对线不良、一侧胫骨平台松动下沉所致。除手术医生要提高手术精确度外,康复治疗人员指导患者加强肌力训练,保持膝关节稳定性,同时要避免跑、跳、背重物等,对骨质缺损和骨质疏松患者应在实施康复训练中倍加注意。

(7) 每种假体都有屈曲限值,在关节活动度训练时若超过该限值会有不良结果。

(三) 全肩关节置换

1. 康复目标　控制水肿、止痛,保护修复重建的组织;预防肩关节及周围组织粘连,改善肩关节活动范围,防止肩周肌萎缩;加强肩关节周围肌肉力量及本体感觉训练,促进肩关节正常活动范围。

2. 康复治疗原则

(1) 早期康复介入可提高关节活动度,减缓肌肉萎缩,防止关节粘连,对患者早期康复起到事半功倍的作用。

(2) 术后实施个性化、系统性康复治疗,能够促进肩关节功能尽早恢复。但围术期康复治疗具有很大的风险,早期康复治疗的实施须强调结合患者骨折损伤的类型、程度及具体手术方案,大小结节重建的稳定性,是否重建肩袖组织,是否有肩带肌肉动力重建,患者是否合并有原发病及术后并发症等。

(3) 在进行康复训练的同时须密切注意观察患者心肺功能的改变,做到因人而异和循序渐进。

3. 术后康复治疗

(1) 第Ⅰ阶段:术后 1~3 周,制动阶段。

1) 辅具治疗:术后患肢使用肩关节矫形器,或者前臂吊带,休息位固定,上肢外展 60°、前屈 30°、屈肘 90°。

2) 关节活动度训练:术后第 1 天,开始患侧肘关节、腕关节及手指关节的主动屈伸练习,可以逐渐进行肩关节松弛和无张力状态下的钟摆运动,以不引起疼痛为宜。术后 1~2 周,开始肩关节被动运动和仰卧位的被动前屈上举及外旋运动,逐渐加大肩关节运动幅度,以不引起疼痛为宜。如合并有肩袖损伤应注意避免外展和外旋运动。术后 3 周,继续加强肩关节被动运动,逐步增大运动量和肩关节活动范围,但肩关节活动范围应限制在:前屈 <120°,外旋 <30°,内收 <45°。

3) 肌力训练:术后 1 天开始进行前臂肌肉的等长收缩练习,同时手的主动握力训练,术后 1~2 周,开始肩周肌等长收缩练习。逐渐加大治疗量。

4) 呼吸功能训练:指导患者做深呼吸、有效咳嗽。指导患者训练时不要憋气,均匀呼吸。

(2) 第Ⅱ阶段:术后 3~6 周,保护性被动 / 助动训练阶段。

1) 辅具治疗:3 周时去除肩关节矫形器或者前臂吊带。

2) 关节活动度:术后 3~4 周,继续肩关节摆动训练和划圈训练。在尽量大的运动范围内,作前后、左右摆动和作顺时针和逆时针划圈训练。禁止上肢 AROM 训练,抗阻力训练或牵拉训练,前臂吊带固定以保护肌腱及重建组织。术后 4~6 周,逐渐增大肩关节被动活动范围,以不引起疼痛为宜。可以采用滑轮、棍棒、滑车等器具辅助训练,进行肩关节的主动助力训练,但应注意避免滑轮辅助上举练习。逐渐开始无痛范围内 ADL 训练。

3) 肌力训练:术后 3~4 周,开始增加前臂肌和肩周肌等长收缩训练,用健侧手、墙壁作为阻力,进行不同角度肩周肌肌力等长收缩训练。术后 4~6 周,开始进行肩周肌群闭链练习,由于闭链练习是主动肌群和拮抗肌群同时收缩,能较好地模仿肩关节正常的生理运动类型和功能,减少通过关节的剪切力,稳定肩关节,为一种较为安全的肌力训练方法。闭链训练可从肩外展45°或肩前屈60°开始,如手触桌子、墙壁或体操球进行抗阻力训练。同时可以缓慢地做耸肩、向前和向后动肩等。治疗后冰敷15~20分钟,以控制肿胀、缓解疼痛。

(3) 第Ⅲ阶段:术后6~12周,功能恢复阶段。

1) 辅助治疗:少数合并肩袖损伤的患者仍需要肩前臂吊带固定。

2) 关节活动度:术后6~8周,在被修复组织的延续性许可时(X线片显示大小结节有愈合征象)可以开始进行肩关节主动活动训练。可以用肩滑轮、肩梯及肩关节训练器械辅助上举训练,逐步开始肩关节主动活动度训练,屈曲、外旋、内收、内旋训练。但在肩关节内收、内旋训练时,应注意避免过度牵拉,前屈<140°。术后6周内避免肩关节过度主动屈曲和外展。

3) 肌力训练:术后6~8周,三角肌和肩袖的创伤基本愈合,开始逐渐作三角肌和冈下肌的主动练习,并逐渐过渡到抗阻力练习以及牵拉练习。术后8~12周开始进行肩袖肌和三角肌肌力抗阻力训练,屈肘作肩关节的内旋和外旋抗阻训练,站立位体侧对向牵拉弹力带抗阻力训练,逐渐增大阻力。肌力训练应强调高重复、低负荷和循序渐进的原则。同时要进行姿势矫正教育和肌肉的耐力训练,提高肩关节的稳定性,促进肩关节周围组织协调性的恢复。

4) ADL训练:鼓励患者应用患肢进行免负重的日常生活训练,继续关节活动保护性教育。

(4) 第Ⅳ阶段:术后12~24周,运动功能恢复阶段。

1) 辅具治疗:完全不用矫形器。

2) 关节活动度:术后12~16周,继续加强肩关节各个方向主动活动,前屈>140°,外旋>45°。应注意避免肩胛骨过度内旋,防止肩关节不稳定或脱位。术后24周,逐步使肩关节活动基本恢复到正常范围。

3) 肌力训练:术后12~16周,继续加强肩周肌肌力的渐进性抗阻力训练、技巧训练、姿势矫正训练。术后16~20周,加强三角肌和肩袖肌在肩胛骨平面训练,增加三角肌和肩袖的张力,促进肩关节的稳定。逐步恢复肩周肌的正常肌力。冈上肌作为肩关节运动的拮抗肌,对肩旋转运动的稳定性起重要作用,应重点加强冈上肌肌力训练。术后20~24周,开始分别进行肩前屈、后伸、外展、内收、内旋、外旋和提肩抗阻训练,加强肩关节周围肌肉力量和耐力训练,加强肩关节的神经肌肉控制能力的训练。

4) 运动功能恢复训练:术后12~18周,当肩关节活动范围及肩周肌肌力基本达到正常后,应强调在日常生活活动中不断地进行肩关节灵活性和协调性训练。术后20~24周,开始逐渐开始使用哑铃进行负重上举练习,逐渐增加上举次数和负荷重量,也可以进行反复投掷动作练习,以增加肩关节运动的灵活性与协调性。

(石丽宏)

十、手外伤的康复治疗

(一) 康复目标

最大程度恢复手的功能,包括运动和感觉功能,特别强调手的功能性应用能力,包括其在日常生活活动、工作和业余爱好中的应用。

康复目标的设定应根据不同的阶段而不同,手部损伤或术后开始至第三周为早期阶段,其主要目标是促进愈合,减轻疼痛、控制水肿、防止并发症、维持关节活动范围和预防粘连和畸形。损伤或术后第三周至第九周为中期,增加关节活动度、增加肌腱和神经滑动、改善关节活动度、防止软组织挛缩为此期的重要目标。损伤或术后第九周以后为后期,此期组织基本愈合,病情稳定,目标是最大限度地提高关节活动度、增加肌力、控制瘢痕、减轻新生组织敏感,增强手功能,包括手眼协调、灵巧性、持久力等,恢复日常生活及工作能力。

（二）康复原则

1. 手骨折临床处理后的康复治疗一般分为两个阶段:骨折固定期和骨折愈合期(早期和后期)。骨折固定时间因骨折部位和程度不同而有所差异。

2. 手外伤后临床常见并发症是关节僵硬,而导致关节僵硬的最主要原因是长期固定和持续性肿胀,因此,早期康复的重点是控制肿胀和疼痛。对患侧上肢未受累关节应在术后立即进行主动活动范围练习,以减少因制动而发生的关节活动受限,利于骨折早期愈合以及受累关节功能恢复。

3. 手外伤术后,一旦肿胀和疼痛减轻(在伤后 5~7 天),即可开始主动活动,以减少肿胀和防止失用性肌萎缩。

（三）康复治疗

1. 物理因子治疗

（1）超短波:患部对置,骨折 1 周内无热量,1 周以后微热量,每次 10~15 分钟。可在石膏外进行,但有金属内固定物时禁用。

（2）紫外线:骨折局部,亚红斑量或红斑量,每日或隔日 1 次,3~5 次为 1 疗程。如局部石膏固定,可在健侧相应部位照射。

（3）磁疗:选用脉冲电磁疗法,患肢位于环状磁极中,或采取患区对置法,20min/ 次,1 次 / 日,20 次为 1 疗程。

（4）超声波:适用于骨折延缓愈合的患者。骨折局部接触移动法,0.5~1.0W/cm²,5~8 分钟 / 次,1 次 / 日。

（5）石蜡疗法:适用于骨折伤口愈合后,蜡饼法,温度 42℃,30 分钟 / 次,1~2 次 / 日。继蜡疗后进行关节被动或主动运动,有利于肢体功能恢复。

（6）水疗:适用于骨折后期的功能锻炼,可选用水中运动或漩涡浴等。

2. 运动疗法

（1）抬高肢体:肢体远端必须高于近端,近端尽可能要高于心脏水平。

（2）主动运动:

1）对患侧上肢未被固定的关节进行各个运动轴上的主动运动,必要时给予助力,维持各运动轴的关节活动范围和周围各肌群的肌肉力量。

2）健肢和躯干应尽可能维持其正常活动,以改善全身状况,防止并发症发生。

3）当骨折处基本稳定,软组织基本愈合时,进行固定部位肌肉有节奏的等长收缩练习,以预防失用性肌萎缩,并能使骨折端对合,有利于骨折复位愈合。

4）关节内骨折应尽早开始功能锻炼,这可促进关节软骨面的修复塑形,也可减轻关节内粘连。一般在固定 2~3 周后,根据情况进行损伤关节主动或被动运动。

5）肌力和耐力练习:肌力为 1 级时(MMT),可采用低频脉冲电刺激,被动运动、助力运动等方法。肌力为 2~3 级时,以主动运动为主,助力运动为辅。做助力运动时,助力应小,以防止被动运动代替了患者自主练习的主动运动。肌力达 4 级时,应进行抗阻运动练习,以促进肌力最大限度的恢复。

3. 作业治疗　根据骨折后患者具体的功能障碍,从日常生活活动、手工操作劳动和文体活动中选出一些有助于患手功能和技能恢复的作业治疗。

4. 矫形器的应用

(1) 闭合性骨折应用矫形器既能稳定手骨折部位,又提供功能活动,有利于骨折断面的接触,促进更多骨痂生成。当关节挛缩严重时,为维持治疗效果,可在治疗间歇期内用矫形器固定患肢,以减少纤维组织的弹性回缩。随着关节活动度的改善,矫形器也应做相应的调整。

1) 近节指骨骨折:掌指矫形器

2) 中节指骨骨折:掌侧成角者,近侧指间关节(PIP)伸直位、远侧指间关节(DIP)屈曲30°位固定;背侧成角者,指间关节(IP)伸直位固定。

3) 远节指骨骨折:IP 伸直位固定。

4) 掌骨底骨折:腕部矫形器。

5) 掌骨干骨折:掌部矫形器。

6) 掌骨颈骨折:掌指矫形器。

7) 第一掌骨骨折:短"人"字矫形器。

(2) 屈肌腱修复后多采用静态背侧型前臂夹板,如背侧阻断夹板(DBS),夹板应包括前臂远 2/3、腕、掌指关节和所有的指间关节。如果未伤及拇指,则不用固定。

(3) 伸肌腱修复术后掌侧矫形器使腕掌关节背伸 30°~40°位,掌指关节 0°位,同时用橡皮筋牵拉伸直所有指间关节。掌侧矫形器可以防止 MP 关节屈曲。

(4) 夜间可考虑应用屈肌伸展架,使屈肌腱位于最大可能的位置。

5. 屈肌腱

(1) 术后第 1 周,患者全程佩戴背侧阻断夹板以被动屈曲、主动伸直练习。

此阶段禁止主动屈指间关节及被动伸指间关节。为了防止 PIP 屈曲挛缩,应使 PIP 关节充分伸直位。通过向心性按摩控制水肿,十字交叉按摩预防肌腱粘连。

(2) 术后第二阶段(3~6 周):患指主动完成轻微指屈练习,单独指浅屈肌腱的练习、单独指深屈肌腱的练习、钩拳练习、直拳练习、复合拳练习。

(3) 术后第三阶段(6~8 周):腕关节从屈曲位到中立位时同时被动背伸掌指关节(MP)和指间关节。握复合拳、直拳、勾拳,鼓励患者用患侧手做轻微的活动,指导患者避免做有阻力的活动。轻度的活动包括基本的日常活动(ADL)和桌面上活动。抵抗性活动包括捏、提、推、拉。

(4) 术后第四阶段(8~16 周):进一步强化关节活动使之达到整个活动范围;运用橡皮筋手指练习器,让患指进行主动活动练习,强化患指抗阻力指屈练习;功能活动:等长抓握肌力练习,增加精细动作控制;12 周时患侧手完全参与全部日常活动;增加捏、握力量练习。

6. 伸肌腱

(1) 单纯指伸肌腱损伤后的康复:示指和小指固有伸肌腱简单损伤只需使修复部位制动,但指总伸肌腱某部分损伤一定要考虑联合腱。以中指伸肌腱损伤为例,若修复部位在指总伸肌联合腱的近端,矫形器使所有指处于伸展位;若修复部位在伸肌联合腱的远端,矫形器使邻近指(示指、环指)处于 25°~30°屈曲位,患指 MP 处于 0°位。这有助于减少吻合处张力,同时维持指侧副韧带的正常位置。

如果示指固有伸肌腱和指总伸肌腱同时受损,修复后,使示指伸直,在活动阶段通过主动或被动运动使中、环、小指完全屈曲,能实现两肌腱差异性滑动。当手休息和所有指伸展时,示指指总伸肌腱平行位于示指固有伸肌外侧(桡侧),示指与中指指总伸肌联合腱位于示指固有伸肌表面。随中指 MP 关节屈曲,示指指总伸肌联合腱牵向示指固有伸肌腱内侧(尺侧),因而使两伸肌腱产生差异性滑动。

(2) 复杂指伸肌腱损伤后的康复:复杂性指伸肌腱损伤通常是指肌腱损伤累及骨膜、伸肌支持带或相邻软组织损伤。这种损伤导致成纤维细胞增生、粘连和瘢痕,妨碍肌腱的滑动,限制手功能恢复,是康复治疗的一个难题。

复杂指伸肌腱损伤多发生在手部 V、VI、VII区,伸肌腱损伤修复后的制动容易引起肌腱粘连、伸肌运动障碍及关节挛缩。为了预防制动后并发症,需制订指 V、VI、VII区和拇IV、V区伸肌腱损伤修复后控制范围的活动方案。

传统上,指伸肌腱修复术后通常采用患手固定的方法。近年来研究证明,伸肌腱修复术后(IV~VII区)早期在控制范围内进行屈曲活动有助于瘢痕组织重新塑形,使肌腱有较大的滑行范围,也可防止肌腱粘连。

指伸肌腱在 V、VI、VII区和拇IV、V区损伤修复术后即可使用矫形器,为使修复部位放松以及预防伸肌腱延迟愈合,在应用矫形器牵引时通常腕伸 40°~45°,MP 和 IP 关节 0° 位。控制力作用于愈合中伸肌腱,让其在前臂背侧动力伸展矫形器内滑动 5mm,掌侧锁定矫形器仅允许 MP 关节在预先确定的角度范围内运动。患者主动屈 MP 关节直至指触及掌侧挡板,然后放松手指,在动力矫形器弹力作用下指返回 0° 伸展位。患者白天每小时重复练习 10 次。为了减少指肿胀和预防关节粘连,在更换敷料时,应对 PIP 关节实施被动活动练习。

早期治疗应使腕最大伸展,MP 关节 0° 位,被动活动每个 IP 关节。当指伸肌腱在不同区域损伤时,IP 关节相应活动范围为 V区:45°、VI区:60°、VII区:80°。

拇长伸肌腱(EPL)动力牵伸矫形器使腕伸展,腕掌关节中立位,MP 关节 0°,IP 处于 0° 休息位,但允许 60° 主动屈曲。

指间关节 0° 休息位能预防伸肌腱延迟愈合。控制力能影响肌腱内在愈合、代谢活动、张力及移动。MP 关节运动能预防挛缩,有助于维持侧副韧带完整。这种控制关节固有屈曲方式,能促进背侧皮肤紧张,有益于静脉和淋巴回流,从而减轻水肿,增加局部营养。

(四) 手外伤的常见问题

1. 慢性肿胀　手外伤尤其骨折后难免长时间的制动,结果总是伴有关节的肿胀和僵硬,其处理要点如下:

(1) 预防:手外伤后的制动、悬吊、功能位,以至掌或背侧夹板是常规治疗。适当的轻度加压的绷带包绕有预防肿胀作用。早期冷敷可以减少渗出,但冰袋不能压迫静脉。口服蛋白酶无益于减轻水肿。过度的肿胀应该手术切开。预防肿胀的主要方法如下。①抬高上肢:是预防肿胀的基本方法。应当是远端比近端高,近端比心脏高。即手比肘高,肘比肩高,肩比心高。肘不能过度屈曲而阻碍血液回流。但是举高也可能造成缺血,故举高程度一般以心脏水平以上 10~20cm 为宜;②主动运动:为了消除水肿,最简单的办法是握拳。握拳必须用力,使指关节背侧的皮肤发白。不用力握拳而仅仅是摆动手指毫无益处。夹板或包扎妨碍必要的关节活动时必须予以修改。主动运动应同时包括肩关节,因为“冻结肩”和肩手综合征是常见的手外伤并发症。

(2) 治疗:①向心性按摩;②间歇性加压:可以用气囊,也可以用硬性气室,后者的压力更均匀,也不会对伤口或固定钢针有特殊的压力,压力至少 4kPa,即略高于毛细血管压,可以视病情和疗效逐渐增加压力,但不得超过舒张压。加压时间每次至少 15 分钟,最多可以 2 小时,也可以一日加压 2~3 次。加压时可以将肢体抬高 30°~45°,以利回流。加压后向心性按摩可以加强效果;③弹性包绕:用弹性绳带包绕各指,自指尖向近心直至肿胀水平以上。包绕完后举起上肢 5 分钟,然后解除包绕。此法的效果立即可见,但持续时间不长。可以每日重复 2~4 次直至出现持久的效果。在包绕的情况下予以向心性按摩效果更好;④弹性手套:市售或用弹性绷带缝制,昼夜连续使用,应经常观察手的颜色、温度和感觉。

(3) 关节松动术:去除石膏后立即开始,除了掌屈背伸运动外,特别注意旋转运动和尺桡侧运动。主动运动不能达到全关节范围的活动或活动范围不再增加时则增加辅助运动,辅助运动的极限是适度的疼痛。

各项主动运动最好与日常生活活动相结合,与日常的衣食住行相结合,应当逐渐增加运动阻力以恢复肌力。

2. 关节强直 手部关节强直的防治是骨与关节损伤处理中需要注意的问题。预防关节强直的关键在于早期处理损伤、良好的固定位置、早期功能锻炼。与腕关节相比,手的指骨间关节和掌指关节更容易发生强直。由于掌指关节的侧副韧带在伸直位时最短,故在伸直位固定掌指关节很容易引起关节囊和侧副韧带挛缩,导致关节强直。掌指关节发生挛缩后不容易纠正,故应避免在伸直位固定掌指关节。一旦发生手部关节强直,需进行积极的治疗。关节强直的病理变化是关节囊及其周围韧带的弹力纤维在过长时间固定后失去拉伸性能。在伤后 2~4 个月以内,弹力纤维的伸展性还能在较大程度上恢复,故强调发现关节挛缩后及时进行康复治疗,包括佩戴矫形器、手的主动与被动活动训练关节松动,必要时行手术松解。

（石丽宏）

十一、截肢的康复治疗

截肢手术与假肢技术的发展密切相关。假肢技术的发展大致经历了三个阶段:20 世纪 50 年代之前为传统假肢的时代,20 世纪 60~80 年代为推广普及组件化假肢(现代假肢)的年代,之后为广泛应用新材料和计算机控制技术的年代。传统假肢的装配,对截肢手术有很高要求,残肢太长或者太短都不能安装假肢。现代假肢技术对截肢手术的要求已大大降低,任何构成合理、无压痛、无循环障碍和愈合良好的残端都可以装配现代假肢。

（一）截肢要点

1. 截肢平面 上肢以手指切除为最多,其后依次为前臂截肢、上臂截肢、腕关节离断、肩关节离断和肘关节离断截肢;下肢以足趾切除为最多,其后依次为小腿截肢、大腿截肢、膝关节离断和髋部截肢。上、下肢常用截肢平面见图 4-56、图 4-57。

（1）肩部截肢:尽可能保留肱骨头。从美观的角度,保留肱骨头使肩关节保持正常外形;从假肢的角度,圆的肩关节外形有利于假肢接受腔的适配、悬吊和稳定,有助于假肢佩戴;从生物力学角度,肱骨头的保留有助于假肢的活动控制。

（2）上臂截肢:又称为经肱骨截肢(transhumeral amputation,TH)或肘上截肢(above-elbow amputation,AE)。尽量保留长度,原因是上臂假肢的功能取决于残肢的杠杆力臂长度、肌力和肩关节活动范围,长残肢则有利于假肢的悬吊和控制。上臂假肢内包含肘关节铰链装置和肘关节旋转盘,肘关节铰链装置的作用是使肘关节在最大伸直、屈曲或伸屈之间的某一个

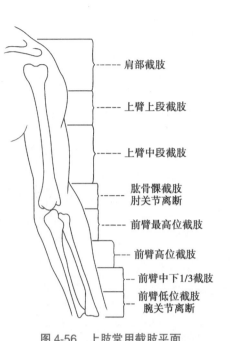

图 4-56 上肢常用截肢平面

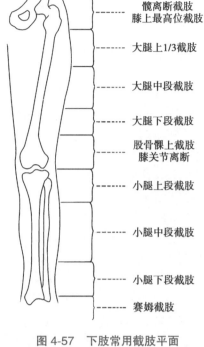

图 4-57 下肢常用截肢平面

位置上稳定关节,旋转盘的作用是代替肱骨旋转。肘关节铰链装置位于假肢接受腔远端大约 3.8cm 处,为使假肢肘关节与健侧肘关节保持在同一个水平,上臂截肢的截骨平面应至少距离肘关节线近端 3.8cm,为安装肘关节铰链装置预留足够的空间。经肱骨髁的截肢,其假肢装配方法、假肢装配后所获得功能与肘关节离断相同,而肘关节离断假肢的功能远远优于上臂假肢,故有条件经肱骨髁水平截肢时,就一定选择此部位截肢。上臂截肢后的残肢长度以 12~20cm 较为理想。

(3) 肘离断截肢:如果可以保留肱骨远端,肘关节离断是理想的截肢部位。由于肘关节侧方铰链的设计与应用,肘离断假肢的外观与功能获得兼顾;肱骨内外髁有利于假肢的悬吊及控制,且肱骨的旋转可以直接传递到假肢,故肘离断截肢时不需要对肱骨远端进行装饰性修整。

(4) 前臂截肢:又称为经桡骨截肢(transradial amputation,TR)或肘下截肢(below-elbow amputation,BE)。前臂截肢应尽量保留长度,即使是很短的残肢也要保留。通过前臂近端的截肢,即使保留极短的前臂残肢,如残肢长度仅有 4~5cm,也比肘关节离断或上臂截肢更可取。残肢越长,杠杆作用越大,旋转功能保留得越多。当残肢长度保留 80%,残肢旋转活动角度为 100°;残肢长度保留 55%,残肢旋转活动角度仅为 60°;残肢长度保留 35%,残肢旋转活动角度为 0°。前臂远端呈椭圆形,有利于假肢旋转功能的发挥。残肢肌肉保留越多,获得肌电信号越容易,对肌电假肢的安装越有利。前臂截肢后的残肢长度以 8~18cm 较为理想。

(5) 腕离断截肢:腕关节离断的假肢功能要优于前臂截肢,因为它保留了前臂远端的下尺桡关节,从而使前臂旋转功能得以完全保留,尽管只有 50% 的旋前和旋后运动被传递到假肢,但是这些运动对患者非常重要,它可以使残肢功能得到最大限度地发挥。

(6) 部分手截肢:包括腕掌关节离断、掌骨截肢和指骨截肢。桡腕关节的屈伸运动可以被假肢应用,应设法保留;腕掌关节离断是可以选择的截肢部位;掌骨截肢和指骨截肢,尤其是拇指截肢,应尽量保留其长度;多手指截肢时尽量保留手的捏和握功能。

(7)半骨盆截肢:尽量保留髂嵴和坐骨结节,增加假肢的悬吊功能和承重面积。

(8)髋离断截肢:尽量保留股骨头和股骨颈,在小转子下方截肢,以增加承重面积,提高假肢稳定性和残肢控制假肢的能力。

(9)大腿截肢:又称为经股骨截肢(transfemoral amputation,TF)或膝上截肢(above-knee amputation,AK)。尽可能保留长度,坐骨结节下 3cm~5cm 处的大腿极短残肢,带锁定装置的硅橡胶内衬套可解决假肢悬吊问题,效果优于髋离断截肢。大腿长残肢截肢以大腿中下 1/3 交界处为宜。距离股骨髁关节面 5cm 内截肢,等同于膝离断截肢。大腿截肢后的残肢长度以 15~25cm 较为理想。

(10)膝离断截肢:膝关节离断保留了完整的股骨,具有较长的杠杆臂和较大的承重面积。膝离断假肢是依靠股骨内外髁悬吊,假肢接受腔上缘高度在坐骨结节以下,髋关节的活动范围基本不受限制,故膝离断假肢的效果优于大腿假肢。膝离断假肢是完全依靠残端承重,故离断关节面应避免瘢痕,同时髌骨必须切除或做骨融合术,避免髌骨游离造成残肢承重时疼痛。

(11)小腿截肢:又称为经胫骨截肢(transtibial amputation,TT)或膝下截肢(below-knee amputation,BK)。对于小腿短残肢,只要保留髌韧带的附着部,就能获得膝关节功能,其假肢效果优于膝关节离断;由于小腿远端软组织少、血运不良,故选择小腿中段截肢为宜。

(12)赛姆截肢:赛姆截肢(Syme amputation)是胫腓骨远端踝上截肢,将内外踝的基底部关节面切除并圆滑处理,再将跖侧足跟皮瓣覆盖在残端上,皮瓣为双马蹄形(图 4-58),由于残端被完整、良好的足跟皮肤所覆盖,具有稳定、耐磨、不易破溃等特点,从而使残端具有良好的承重能力。

(13)部分足截肢:包括经趾骨截肢、经跖骨截肢、利斯弗朗截肢(Lisfranc's amputation)、肖帕特截肢(Chopart's amputation)、皮罗果夫截肢(Pirogoff's amputation)等(图 4-59)。部分足截肢的原则是尽量地保留足的长度,也就是保留前足杠杆力臂的长度,使之在步态周期的支撑末期能获得足够的后推力。当前足杠杆力臂的长度太短时,将对快步行走、跑和跳跃造成极大地障碍。

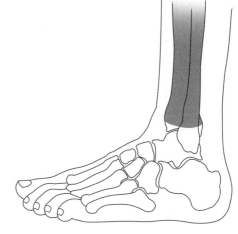

图 4-58 赛姆截肢

2. 皮肤处理 无论什么平面截肢,残端都要有良好的皮肤覆盖,良好的残肢皮肤应有适当的活动性、伸缩力和正常的感觉。伤口愈合所产生的瘢痕,在假肢接受腔的活塞运动中可能会造成残肢疼痛和皮肤损伤。外伤性截肢应根据皮肤存活情况进行处理,不要因为追求常规截肢手术时皮肤切口的要求而短缩肢体;肿瘤截肢经常采用非典型皮肤切口和皮瓣。

(1)上肢截肢:前臂长残肢、腕关节离断时,屈侧的皮瓣要长于伸侧,目的是使瘢痕移向伸侧。其余上肢截肢的前后侧皮瓣等长。

(2)下肢截肢

1)小腿截肢:前长后短的鱼嘴形皮瓣少见,目前临床广泛采用带有腓肠肌内外侧头的

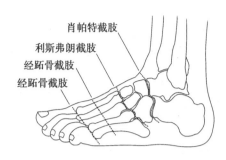
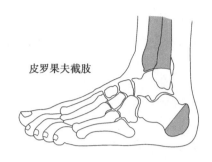

肖帕特截肢
利斯弗朗截肢
经跗骨截肢
经跗骨截肢

皮罗果夫截肢

图 4-59　部分足截肢
阴影部分为骨骼的保留部分

肌皮瓣,这种皮瓣不仅血运丰富,而且能给残肢端提供良好的软组织垫。

2)大腿截肢:皮瓣设计应前长后短,皮瓣切口在侧面的交点应超过截断平面。切开后,筋膜下分离,将皮瓣上翻,或分离出厚 1cm 的股直肌瓣,在与前侧皮瓣等长处切断,随同皮瓣上翻。

3.肌肉处理　将肌肉于截骨平面切断,任其回缩,肌肉失去了附着点而产生失用性萎缩,形成圆锥状残端,这种肌肉处理方式适合于传统假肢的装配,但易引起严重的残端肿胀,肌肉萎缩,静脉回流障碍和营养障碍,以及残肢疼痛等并发症,故目前临床普遍采用的肌肉处理方式是肌肉固定术和肌肉成形术,这种处理方式有助于改善肌肉功能和残端血液循环,预防幻肢痛。

(1)肌肉固定术:肌肉固定术(myodesis)是将肌肉在截骨端远侧至少 3cm 处切断,形成肌肉瓣,在保持肌肉原有张力情况下,经由骨端部钻孔,将肌肉瓣与骨相邻侧通过骨孔缝合固定,使肌肉获得新的附着点,防止肌肉在骨端滑动和继续回缩。周围血管疾病或其他原因所致缺血的肢体,禁作肌肉固定术。

(2)肌肉成形术:肌肉成形术(myoplasty)是将相对应的肌瓣互相对端缝合,截骨端被完全覆盖包裹,保持肌肉于正常的生理功能状态,形成圆柱状残肢,从而满足全面接触、全面承重的现代假肢的装配需要。

4.神经处理　目的是预防神经瘤。方法:

(1)丝线直接结扎:先用丝线结扎,而后切断神经。

(2)丝线神经外膜结扎:将神经外膜纵行切开,把神经束剥离,切断神经束,而后将神经外膜结扎闭锁,使神经纤维被包埋在闭锁的神经外膜管内,以免切断的神经残端向外生长而形成神经瘤。

5.骨骼处理　一般骨与骨膜在同一水平切断,禁止骨膜剥离过多,避免骨端环形坏死。

(1)大腿截肢:股骨断端边缘平、圆,勿残留破碎的骨膜。

(2)小腿截肢:胫腓骨断端边缘平、圆,应将胫骨断端前方的骨尖削成小的楔状面,边缘平圆。胫腓骨可以等长,或腓骨稍短些。胫腓骨融合可增加残肢末端承重功能,适用于成人长残肢,但儿童小腿截肢时禁作此手术。

6.血管处理　即使是细小的血管也要完全地止血。

7.儿童截肢的特殊性

(1)截肢平面:比成人更加保守地、尽可能地保留残肢长度,特别是关节离断和邻近骨骺部位的保留,比在该部位以上水平截肢更可取,而保留关节和关节远侧骨骺的截肢,比关节离断更可取。例如,一名 3 岁男童,因肿瘤致左大腿中段截肢,由于股骨远端骨骺被切除,14 岁时他转变为大腿短残肢截肢。另一名 3 岁女童,因车祸致右小腿短残肢截肢,由于小腿近端骨骺的保留,14 岁时她转变为小腿中残肢截肢。

(2) 肌肉处理:禁作肌肉固定术。原因是由于肌肉固定术对骨远端造成损伤,易引起骨端的过度生长,导致骨端呈钉尖样,甚至穿破皮肤,造成感染。

(3) 骨骼处理:禁作胫腓骨融合术。原因是由于腓骨比胫骨生长得快,易造成胫内翻畸形或腓骨头脱位。

(二) 截肢后的残肢处理

1. 保持正确的体位　截肢后,由于残端肌力的不平衡,容易导致关节挛缩畸形。关节挛缩一旦发生,对假肢的安装与使用将带来不利影响。关节挛缩重在预防,最简单办法是将残肢置于功能位。如小腿截肢后将膝关节完全伸直,尤其是坐位时更要注意;大腿截肢后应将髋关节保持伸直位,且不要外展,如条件允许可尽量采取俯卧位休息。

2. 促进残肢皱缩定型　为减轻肿胀,促进残肢皱缩定型,可将残肢进行加压包扎,如弹力绷带包扎、佩戴弹力袜套、硬敷料固定等,常用方法是弹力绷带包扎。弹力绷带包扎残肢的基本原则:远端压力要大于近端;残肢末端呈"8"字形缠绕;避免绷带打皱;一般每 4 小时需要重新包扎一次。

(1) 大腿残肢的绷带包扎:有两种包扎方式可选择。

1) 第一种方式:①从前方腹股沟部开始,完全绕过残端,到后方臀大肌沟部,至少往返两次(图 4-60A);②在后方折返后,从内向外缠绕数次,以防向下滑脱(图 4-60B);③从残端尖部向上方"8"字形缠绕,近松远紧,越到尖部越紧(图 4-60C);④为了固定好,可绕过对侧髋

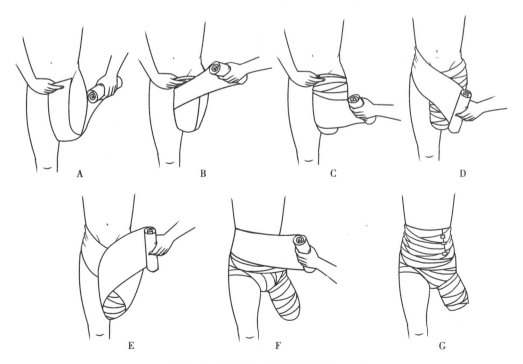

图 4-60　大腿残肢的绷带包扎(方法一)

部上方,在残端外方交叉(图 4-60D);⑤从骨盆斜下的绷带,至少要两次,至少覆盖会阴部,以防裸露部分的突出肌肉(图 4-60E);⑥最后绕过腰部结束(图 4-60F)。

2) 第二种方式:①从股骨大转子开始,经腹部向腰部缠绕(图 4-61A);②沿腹股沟缠绕(图 4-61B);③"8"字形缠绕残肢末端(图 4-61C);④按图示继续缠绕,最后在残肢前方结束包扎(图 4-61D)。

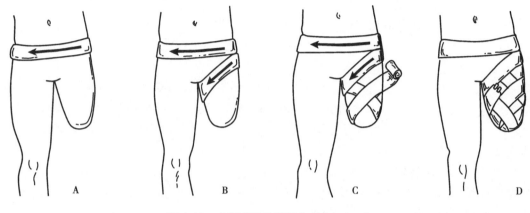

图 4-61   大腿残肢的绷带包扎(方法二)

(2) 小腿残肢的绷带包扎:有三种包扎方式可选择。

1) 第一种方式:对角包扎法,①从膝前方开始,向残肢对角缠绕(图 4-62A);②"8"字形包扎末端,沿髌骨缘向膝上方缠绕(图 4-62B);③膝上环行缠绕一圈(图 4-62C);④从后方向前呈对角线缠绕残肢末端(图 4-62D);⑤按图示继续缠绕,最后在残肢前方结束包扎(图4-62E)。

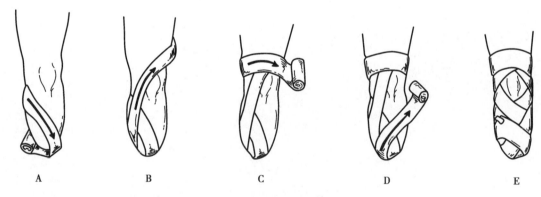

图 4-62   小腿残肢的绷带包扎(方法一)

2) 第二种方式:折返包扎法,①前方从髌骨下方开始,后方到腘窝部,至少往返两次(图4-63A);②从后方折返绷带,然后由内向外环绕数次,以防绷带滑脱(图 4-63B);③"8"字形环绕残肢末端(图 4-63C);④从残肢末端向近端缠绕,一直绕到股骨髁上(图 4-63D);⑤最后在残肢前方结束包扎(图 4-63E)。

3) 第三种方式:环形起始包扎法,①从膝上方开始,缠绕大腿一圈(图 4-64A);②从残肢后方从前方缠绕(图 4-64B);③"8"字形环绕残肢末端(图 4-64C);④按图示避开髌骨缠

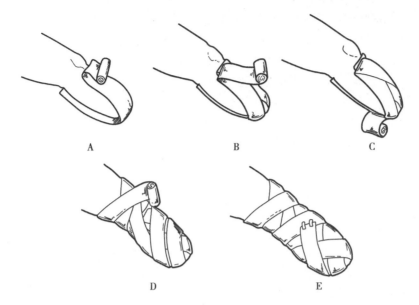

图 4-63　小腿残肢的绷带包扎（方法二）

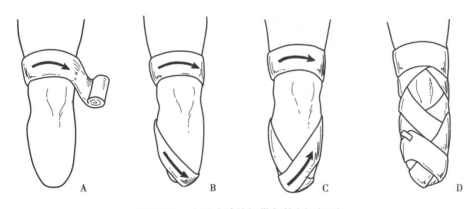

图 4-64　小腿残肢的绷带包扎（方法三）

绕，最后在残肢前方结束包扎（图4-64D）。

（3）上臂残肢的绷带包扎：参照大腿残肢的包扎。为防止绷带滑落，包扎时应将绷带缠绕至对侧腋下（图4-65A）。

（4）前臂残肢的绷带包扎：参照小腿残肢的包扎。为避免对肘关节活动的影响，包扎时应将肘关节后方暴露（图4-65B）。

（三）并发症防治

1. 幻肢痛　幻肢痛（phantom limb pain）是截肢者在术后一段时

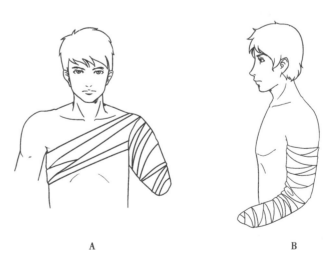

图 4-65　上肢残肢的绷带包扎

间对已经切除的肢体存在着一种虚幻的疼痛感觉,发生率为 5%~10%。幻肢痛多为持续性,尤以夜间多见,有 4 型:肌痉挛型、休克型、挤压型和烧灼型,最常见类型是肌痉挛型,最严重类型是烧灼型。在治疗上可选择使用氯乙烷喷射、普鲁卡因敏感点封闭、周围神经或背根普鲁卡因注射、超声波治疗、盐水棘间韧带注射等。

2. 残肢痛　残肢痛(stump pain)是截肢者在术后一段时间残留肢体存在的疼痛,最常见原因为神经瘤。在治疗上,可选择使用普鲁卡因局部注射、穴位加压、经皮电神经刺激疗法、超声波疗法、苯酚阻滞疗法等。无效时可考虑手术切除神经瘤。

3. 残肢挛缩

(1) 残肢挛缩的预防

1) 正确的残肢摆放:如小腿截肢术后,将膝关节置于伸直位,最好用沙袋压膝;大腿截肢术后避免残肢垫高,尽量俯卧。

2) ROM 训练:关节全范围活动,30 分钟 / 次,至少 4 次 / 日。

3) 肌力训练:重点加强拮抗肌的肌力训练,如膝下截肢加强股四头肌、膝上截肢加强臀中肌的肌力训练,每次 30 分钟,每日至少 4 次。

(2) 残肢挛缩的治疗

1) 被动运动:是矫治关节挛缩的基本方法,其作用主要是利用软组织的黏弹性,也可能有松解粘连的作用。被动运动的基本原则是每次运动要达到关节的最大活动范围,用力程度以轻微痛感为限。每个挛缩的关节,每天上下午各活动 1 次。每次使关节屈伸均达极限,维持数秒,共 10 个来回。

2) 牵引:持续的牵引也是治疗关节挛缩的常用方法。轻中度的挛缩,行短时间的持续牵引,20~30 分钟 / 次,2 次 / 日。严重的挛缩,行长时间的牵引,每次 30 分钟或更长。牵引前用热疗法给关节加热,再进行牵引,治疗效果会更好。行关节远端牵引时,关节近端应用体位或其他方法固定好,外力通过滑车作用于挛缩关节的远端,牵引多为持续性。髋、肩等大关节常需用大力经滑轮牵引。力的方向垂直于被牵引骨的走向,这是与骨折牵引治疗的不同之处。

3) 系列塑形石膏或矫形器:作用原理是当被动运动达到运动极限时,用塑形石膏或矫形器维持活动范围,等待 2~3 天挛缩组织已蠕变时再行第 2 次被动运动,增加关节活动范围,然后重塑石膏或矫形器。如此反复进行。石膏较为经济,使用也较方便,但是强度不好,有时需要金属条等加强,也不太美观和清洁。塑料矫形器的材料特殊,加工需一定技巧,但是比较轻巧美观,是较先进的技术。

4) 其他:关节周围的按摩,可以改善局部血液循环和挛缩组织的弹性,并松解部分粘连;温水浴,包括漩涡浴和水下运动等,是十分简便而有效的方法,温水可以明显增加挛缩组织的弹性,漩涡本身可以起到按摩作用,水下运动能利用浮力以减轻运动的重力和阻力。

4. 残肢肿胀　可采用弹性绷带包扎,若仍不消肿,需查明原因再行处理。

(四) 假肢选配

1. 上肢假肢选配原则　对应截肢部位,选配相应的上肢假肢。上肢假肢与截肢部位的关系见表 4-6。

表 4-6　上肢假肢与截肢部位的关系

上肢截肢部位	上肢假肢类型	上肢截肢部位	上肢假肢类型
肩胛带截肢 肩关节离断 上臂高位残肢截肢	肩离断假肢	前臂截肢	前臂假肢
		腕关节离断 前臂极长残肢截肢	腕离断假肢
上臂截肢	上臂假肢	截指	部分手假肢
上臂极长残肢截肢 肘关节离断 前臂极短残肢截肢	肘离断假肢	掌部截肢	

2. 下肢假肢选配原则

（1）根据截肢部位选配相应的假肢　下肢截肢部位与假肢之间的关系见表 4-7。

表 4-7　下肢截肢部位与假肢的关系

下肢截肢部位	下肢假肢名称	下肢截肢部位	下肢假肢名称
半骨盆切除 髋关节离断截肢 大腿极短残肢截肢	髋离断假肢	小腿截肢	小腿假肢
		赛姆截肢	赛姆假肢
大腿截肢	大腿假肢	皮罗果夫截肢	部分足假肢
大腿极长残肢截肢 膝关节离断截肢 小腿极短残肢截肢	膝离断假肢	肖帕特截肢 利斯弗朗截肢 经跖骨截肢 经趾骨截肢	

（2）根据假肢功能等级选配假肢主要关节及部件：根据假肢安装后患者可能达到的活动水平，将下肢假肢分为 4 个功能等级，假肢功能等级与假肢膝关节、假脚选配之间的关系见表 4-8。

表 4-8　下肢假肢功能等级与假肢膝关节、假脚选配之间的关系

功能等级	功能水平	假肢膝关节	假脚
0	不能行走	不推荐	不推荐
1	室内行走	机械控制膝关节	静踝脚、动踝脚
2	有限的户外行走	机械控制膝关节	静踝脚、动踝脚
3	无限制的户外行走	流体控制膝关节 智能控制膝关节	储能脚
4	无限制的户外行走，并能从事体育锻炼等高强度活动	智能控制膝关节	储能脚

（3）根据体重选配假肢产品：假肢产品的组件化设计一般是以人体体重为标准依据，国际标准化组织将成人假肢的体重分类规定为 60kg、80kg 和 100kg，而儿童假肢的体重标准通常为 45kg。因此，临床上要根据患者的体重来选配相应体重标准的假肢。

（五）假肢装配

假肢装配是截肢康复的重要内容，假肢装配一般要经过处方前检查、假肢处方、假肢制

造、假肢训练以及临床适配性检查等程序。

1. 处方前检查   目的是判断患者能否安装假肢；是否需要二次手术或提供康复治疗；适合安装何种类型假肢；预测患者功能结局。处方前检查的内容包括全身状况检查和局部的残肢评定。

（1）全身状况的检查：全身状况的检查就是对患者全身情况进行总体评估，包括躯体状况和心理状况的评估，排除不适合安装假肢或者影响假肢安装的全身因素。一般说来，这些情况不适合安装假肢：①体质极度衰弱者；②平衡与协调功能严重障碍者；③血液病或出血性疾病患者；④严重心脏病患者；⑤严重高血压、低血压患者；⑥意识障碍或无表达意识能力者；⑦视力严重障碍者；⑧严重精神疾病、癫痫、癔病患者等。

（2）局部的残肢评定：局部的残肢评定就是对患者的残肢情况，如长度、关节活动度、形状、皮肤等进行全面、综合的检查，参见《骨骼肌肉康复学评定方法》一书。

2. 假肢处方   截肢康复组成员在对患者进行处方前检查之后，对患者所需假肢的品种、结构以及有关注意事项等做出的书面处理意见称为假肢处方（prosthetic prescription）。截肢康复组主要成员：临床医生、假肢师、物理治疗师、作业治疗师、心理咨询师。临床医生是截肢康复组召集人或负责人。具有假肢知识的临床医生在充分掌握患者资料、广泛征求截肢康复组成员意见的建议基础上，书写假肢处方。

3. 假肢制造   假肢制造就是按照假肢处方来制作假肢，包括制造接受腔和组装假肢。假肢制造通常是由假肢师或假肢技师实施。假肢制造包括接受腔制作和假肢组装两个步骤。

（1）接受腔制作：接受腔（socket）是残肢与假肢之间的连接界面，不但承受重量、传递力量，而且起着包容患肢、悬吊假肢的功能。接受腔制作是假肢制造的核心。接受腔制作一般经过测量、制图、取型、修型、成型接受腔等过程。测量、取型和修型是其关键。

（2）假肢组装：假肢组装就是将假肢接受腔与假肢关节、假脚或手部装置等组合在一起的过程。

知识链接

现代假肢接受腔与传统假肢接受腔的区别

根据年代分类，接受腔分为现代假肢接受腔与传统假肢接受腔。现代与传统假肢接受腔的比较见表 4-9。

表 4-9   现代假肢接受腔与传统假肢接受腔的比较

	现代假肢接受腔	传统假肢接受腔
接受腔形式	末端闭合式	末端开放式
残肢与接受腔接触情况	全面接触	局部接触
接受腔的承重情况	全面承重	局部承重
对残肢形状要求	圆柱状	圆锥状
对残肢承重能力的要求	良好承重	不要求

4. 假肢训练　假肢装配前的治疗和装配后的使用训练应由物理治疗师和作业治疗师负责。通常物理治疗师负责下肢假肢使用训练,作业治疗师负责上肢假肢的使用训练。训练中治疗师有责任认真观察使用情况和发现使用中的问题,及时向假肢师提出,并修改。

5. 临床适配性检查　是截肢康复中一项最基本的评价内容,目的是评估假肢、假肢和使用者的配合、截肢者穿戴假肢后功能恢复的效果是否达到截肢康复的基本要求。

(1) 临床适配性检查的阶段

1) 初检:初检(initial checkout)是假肢组装、试样、调整后的检查。初检时的假肢是半成品,一旦发现假肢有问题,容易修改,费用损失少。

2) 终检:终检(final checkout)是产品全部完成后的临床使用检查,通过检查后方可交付患者使用。

(2) 临床适配性检查的主要内容

1) 界面检查:界面是指残肢、假肢的结合面。界面检查包括接受腔的悬吊、形状、边缘高度、负重部位与残肢静态、动态解剖形态吻合情况等。

2) 假肢对线:指在空间确定假肢部件之间与患者之间的相对位置。分工作台对线、静态对线和动态对线。工作台对线是将假肢立于工作台上,检查假肢各部分的对线过程。静态对线是在患者静止状态下,穿戴假肢并对工作台对线进行精细调整的过程。动态对线是通过观察运动状态的患者而调整假肢的对线使之更加完善的过程。

3) 功能检查:是指对患者穿戴假肢后基本功能恢复情况的检查。

(舒　彬)

十二、断指/肢再植的康复治疗

(一) 断指再植

1. 康复目标

(1) 早期康复目标是预防和控制感染,保证血液循环通畅、消肿。

(2) 中期康复目标是解除固定,防止关节僵硬,活动粘连的肌腱,改善关节活动度,预防肌肉萎缩。

(3) 晚期康复目标是通过大强度的训练和手指技巧、灵巧动作训练,提高手功能综合指标。

2. 康复治疗原则

(1) 术前康复预防。

(2) 术中功能保护。

(3) 术后康复治疗:以运动治疗为主,辅以物理因子治疗、作业治疗和心理治疗。

1) 早期(0~4周)原则:是以物理因子治疗为主辅以运动治疗和心理治疗,防治感染,加速消肿,促进组织愈合。

2) 中期(5~12周)原则:以运动治疗为主,辅以物理因子治疗,防止关节僵直,活动粘连的肌腱,改善关节活动度,预防肌肉萎缩。

3) 后期(12周以后)原则:以大强度的主、被动训练为重要手段。

3. 康复治疗方案　断指再植术后的康复大致分为早期、中期和后期3个阶段。

(1) 早期康复治疗(0~4周)

1) 抬高患肢,60W 普通灯泡距离手指 30cm 左右照射 1~2 周,利用光和热的作用保持手指温度在 37℃左右,扩张手指血管,加快血流速度,改善手指循环,预防血栓形成。

2) 三抗治疗:抗痉挛和抗血栓治疗 1 周,抗感染 3~4 周。

3) 物理因子治疗:10 天开始应用红外线、超短波和振动频率为 500~2000kHz 的超声波理疗,15 分钟 / 次,1 次 / 日,可交替进行。

4) 运动治疗:术后 2~3 周血液循环正常时开始。目的是促进静脉和淋巴回流,改善血液循环,保存关节活动范围,保持关节囊和韧带的弹性,预防失用性肌萎缩。可在保护下主动功能锻炼,但关节活动度要控制在 30° 以内。对未制动的关节,在医师的帮助下进行轻微的伸屈运动,同时要求患者完成肩和肘关节主动活动练习,以免因长期制动而影响其他关节的正常活动范围。

5) 矫形器疗法:用低温热塑板,每次在手法治疗结束时,根据关节屈曲的主动和被动活动度,选择在主动和被动活动中间的活动数,以有牵拉感、无明显疼痛感为宜,佩戴时间为治疗结束后 2 小时及整个晚上,根据康复进展,逐步调整至功能位。

6) 教育患者自我保护意识:指导患者对再植肢(指)进行保暖,以免受凉而引起血管痉挛。告诉患者不能食用含咖啡因的食物,以免血管收缩;不能吸烟,因为烟草中的尼古丁会降低血液中的含氧量,危及再植指体的血液供应。指导患者抬高患指,保持于心脏平面,减少水肿的发生。

(2) 中期康复治疗(5~12 周):解除手的制动后开始中期康复,通过运动治疗、作业治疗、使用 CMP,在医师指导下加大主动训练力度,使肌腱粘连得到初步松解。

1) 运动治疗:拔除克氏针开始主被动伸屈活动,指关节持续被动运动(CPM)训练,30 分钟 / 次,1 次 / 日,2 周为 1 疗程。中期康复应尽量主动活动,练习手指的伸、屈和握拳等动作。但动作宜轻柔,以免拉伤修复的组织,物理治疗师应正确指导患者进行练习。如关节被动活动、虎口开大训练。应用手指固定支架、手指屈曲运动器、橡胶皮条手指运动器、分指板、握力圈等进行训练。嘱患者逐渐加大主动活动和手指被动训练强度,力度从小到大,逐渐增加。

2) 感觉再训练:包括①感觉再教育:教育患者手指勿碰过热或尖锐等物品。时常注意手部皮肤是否出现红、肿、热等情况;如感觉缺损区皮肤破溃,应及时处理伤口,避免组织进一步损伤;②触觉训练:为恢复静止触觉,眼睛看着并以适当的压力用橡胶圆柱体按压患指周围皮肤,然后停止,闭眼体会前后的差异。再着重锻炼移动触觉,眼睛看着以适当力度在患指处滑动,然后停止并体会前后的差别。这两种触觉的恢复运动均 2 次 / 日,10 分钟 / 次;③温度感觉训练:用患指分别触摸盛有冷水和温水的两个瓶子,用患指分别触摸两个小瓶,睁眼和闭眼感受二者间的差异。10 分钟 / 次,2 次 / 日;④复合感觉训练:将扣子、小木块、笔帽、六角螺帽、瓶盖、花生、螺钉、砂纸和硬币共 9 种不同的物件,均埋入大米中,测试患者能否正确判断自己所触摸的物件。

3) 作业治疗:应用有目的、经过选择的作业活动,对患指治疗,是促进断指功能进一步改善的重要手段,常在运动治疗和物理因子治疗结束后进行。包括①日常生活训练:如穿衣、用餐、个人卫生、洗浴、入厕等;②治疗性作业活动:选用黏土塑像、陶土工艺、编织、刺绣及捏面人拍皮球、绘画、弹琴等工艺治疗;③职业技巧训练:根据患者兴趣、工作性质和手功能状况,选择如木工、机缝、纺织、打字及珠算等作业。

4) 物理因子治疗:包括:①直流电的正负极可引起组织细胞膜结构和通透性变化,电流对神经末梢的刺激可使小血管扩张,改善局部血液循环效果明显,负极放指端,正极放腕部,有促进骨折愈合的作用;②红外线的温热效应可使局部组织温度升高、血管扩张、血流速度增加,有消肿、消炎、促进渗出物吸收和组织损伤的修复;③用超声波治疗时将探头放到断指再接平面,可以使组织细胞内发生质点振动,使坚硬的结缔组织软化,可以松解粘连、软化瘢痕;④超短波有显著改善血液循环、促进肉芽组织生长和消肿、消炎的作用。

(3) 晚期康复治疗(12周以后):此期骨折已愈合,肌肉、神经和血管愈合已牢固,此期可进行被动运动和抗阻力运动,康复的重点是继续减少水肿、软化瘢痕、关节主动活动范围练习、功能活动训练(例如,日常生活活动等)和感觉再训练等。

1) 物理因子治疗:软化瘢痕的超声波治疗、音频治疗。进行关节主动、被动运动前,采用局部蜡疗,软化瘢痕粘连和僵硬的关节,有利于患手的功能锻炼。

2) 运动治疗:包括:①关节活动度训练:关节各方向的主动运动,动作应平稳缓和,达到最大活动范围后,再适度用力,使关节区域感到紧张或轻度酸痛感;进行被动牵伸,牵伸以引起关节有紧张感或酸痛感为度,切忌使用暴力或引起明显疼痛,以免引起新的创伤。②肌力和耐力练习:从轻至重的分级抗阻训练,促进肌力恢复的原则是使肌肉尽最大能力收缩,以引起适度的疲劳。然后再适当休息,使肌肉在恢复及随后的超量运动中,恢复并发展其形态和功能。

3) 作业治疗:能训练手的灵活性、协调性、防止手内肌萎缩。在关节活动范围和肌力有一定恢复时,及时开始各种日常生活活动和功能活动练习,刷牙、穿衣、洗脸、系扣子、吃饭等。

4) 术后功能重建:一般在术后3~6个月进行,经上述康复治疗无效,需要再次手术治疗的康复方法,包括:①屈指肌腱粘连松解术,粘连松解后,腱鞘或腱周充填脂肪组织,并辅以早期被动活动;②肌腱缺如或变性,采用同源肌腱移植;③感觉障碍行指神经探查松解或移植术,指体缺血者行动静脉转流术;④关节强直者行关节成形术或用带血管的第2跖趾关节移植重建指间或掌指关节。

5) 辅具治疗:包括:①肌腱松解术后,应用指间或掌指关节伸展矫形器,防止关节挛缩;②断指再植后外形或长度欠佳者,可佩戴装饰指,对患者心理起安慰作用。术后康复原则是力量由轻到重,幅度由小到大,主被动结合,以主动为主,每天多次,每次以感疲劳为度,坚持不懈。可徒手训练,选用各种矫形器及关节被动活动器协助训练更好,同时可辅以理疗及温热毛巾湿敷患指等。

(4) 重视心理康复及健康教育:针对不同阶段出现的病态心理,进行心理医学咨询,介绍类似伤情典型病例的康复疗效,各种康复治疗的意义,以及坚持功能锻炼的必要性。

(二) 断肢再植

1. 康复目标

(1) 早期康复目标是保证血液循环通畅、减轻肿胀、预防感染。

(2) 中期康复目标是解除患肢的制动,改善血液循环防止关节的僵直和肌腱的进一步粘连,增加关节活动度。

(3) 晚期康复目标是继续减轻水肿、促进神经功能的恢复、软化瘢痕、减少粘连,改善运动和感觉功能。

2. 康复治疗原则 康复治疗必须尽早开始,并有计划地持续进行。断肢再植术后的康复大致分为早期、中期和后期三个阶段。

(1) 早期康复治疗(0~4 周)

1) 术后 0~1 周：临床给予抗痉挛、抗凝血、抗炎症治疗，保持再植肢体稳定，避免各种不良刺激，以便促进各种组织修复，以保证再植肢体成活。此时要用适宜的外固定，一般康复不介入，为静养期。

2) 术后 2~4 周：指术后至肌腱等软组织愈合的时期。康复目标主要是保证再植术后肢体的血液循环畅通，尽量减少肿胀，预防感染，保持患肢各关节的功能位，可行相关的肌肉的等长收缩训练和按摩，神经电刺激等预防并发症。

(2) 中期康复治疗(5~8 周)：中期康复自解除手的制动后开始，目的是控制水肿，防止关节僵硬和肌腱粘连。

1) 主动运动练习手指的伸、屈和钩指、握拳等动作。动作要轻柔，以免拉伤修复的组织，治疗师应正确指导患者进行练习。

2) 教会患者伤肢感觉丧失后的代偿技术，用视觉来代偿皮肤感觉的丧失。

(3) 后期康复治疗(9~12 周)：此期骨折已基本愈合，肌肉、神经和血管的愈合也已牢固。外固定支架去除。康复目的主要是促进神经功能的恢复，软化瘢痕，减少粘连，加强运动和感觉训练。

3. 康复治疗方案

(1) 早期康复治疗(0~4 周)

1) 术后 1 周：绝对卧床休息。为减轻肿胀，除抬高患肢外，还可以在离断处近端做轻柔的向心方向的按摩；为防止并发症，对非制动关节应进行适当的被动活动，如上臂离断再植可被动活动腕、手关节，大腿离断再植可被动活动踝、趾关节。

2) 术后 2~4 周康复治疗：包括①超短波疗法：有促进深部血管扩张、改善血液循环、防止小静脉血栓形成和抑制细菌生长的作用，可加速水肿消退、控制感染，但对骨折断端用细钢针固定者应谨慎使用；对采用者，超短波剂量应严格控制在无热量范围，以免因金属过热而发生烧伤；②紫外线照射：当术后伤口感染有渗出液时，可用紫外线局部照射。紫外线有杀菌作用，可控制表浅部位的感染，促进伤口愈合；③红外线照射：可使表浅血管扩张，促进渗出液吸收，保持创面干燥。注意患者肢体感觉丧失，光源应距患肢稍远，以免烫伤；④微波疗法：它可使小血管扩张，加快炎性灶内的代谢产物的排出，有利于组织修复，减少瘢痕形成；⑤运动治疗：术后患肢通常固定于功能位，能起床时可起床锻炼，不能起床时做床上保健体操，以防止坠积性肺炎、尿路感染、静脉血栓及皮肤完整性受损等全身性并发症的发生。除抬高患肢外，还应小心进行近端及远端未被固定关节的轻微伸屈被动运动，以防关节失用性萎缩。

(2) 中期康复治疗(5~8 周)：此期软组织基本愈合，骨折固定良好时，物理治疗首选超声波疗法，其次为超短波和微波。此期骨折端愈合尚不牢固，按骨折后第一期康复的原则进行未被固定的关节运动。近端以主动运动为主，远端做被动运动。要特别注意掌指关节屈、指间关节伸及拇掌侧外展活动度，近端肌肉做主动及抗阻运动，离断处以下做肌肉电刺激及传递冲动练习。为牵拉肌腱向远端滑移，可做腕、掌指及指间各关节同时背伸及同时屈曲被动运动，为了牵拉肌肉、肌腱使其向近端滑移，只能依靠相应肌肉的主动用力收缩和电刺激，训练患肢的伸、屈和握拳动作。但动作宜轻柔，以免拉伤正在修复的组织，并对截断部位妥善保护。

（3）后期康复治疗(9~12 周)：此时骨折已愈合，肌肉、神经和血管愈合已牢固。康复重点是继续减轻水肿、瘢痕处理、主动关节活动度练习、功能活动训练（如日常生活活动训练）、感觉再训练等。继续进行非制动关节的被动运动，在可能条件下，尤其要进行最大限度的主动运动。同时辅以必要物理因子治疗。

1）物理因子治疗：常用方法有超声波治疗、音频治疗，可使瘢痕软化。进行关节主动、被动运动前采用局部蜡疗，可软化僵硬的瘢痕和关节。

2）关节活动度练习：包括①主动运动：主动做关节各方向运动。动作应轻柔平稳，达到最大幅度时再适度用力，使关节区域感到紧张或轻度酸痛感；②被动运动：进行被动牵伸活动。此法牵伸力较强，但手法应轻柔，以引起关节有紧张感或酸痛感觉为度。切忌使用暴力或引起明显疼痛，以免引起新的创伤。

3）肌力和耐力练习：可采用从轻至重的分级抗阻训练。促进肌力恢复的原则是使肌肉尽最大能力收缩，以引起适度疲劳，然后适当休息，使肌肉在恢复中发展其形态和功能。

4）感觉再训练：自术后 4 周开始，对患者再植的肢体进行综合感觉训练。包括：①保护觉的训练：包括针刺觉、深压觉、冷热觉，训练的目的不是恢复保护觉而是教会患者代偿的能力。②定位觉的训练：自患者恢复针刺觉和深压觉时开始，治疗师用指尖或橡皮头敲击患者掌侧，令患者闭眼用健手示指指出敲击的部位，回答有误时令患者睁眼学习，如此反复进行。③形状觉的训练：令患者闭眼触摸不同大小、形状的木块并描述比较，回答有误后则睁眼再感觉一次，如此反复进行。进一步可辨别异形物体和生活中的实物。④织物觉的训练：开始让患者触摸粗细相差极大的砂纸，然后学习辨别粗细差别较小的砂纸。继而辨别不同的织物如毛皮、丝织品、羊毛、塑料等。⑤脱敏训练：手外伤后常因神经病变等引起触觉过敏，宜用脱敏疗法治疗。

5）作业治疗：当神经再生，再植肢体出现较明显主动活动后（一般术后 3 个月），可进行作业治疗，动作由简单到复杂，循序渐进，逐渐增加负荷和精确度。能训练手的灵活性、协调性，防止手内肌萎缩。可以使关节活动范围和肌力有一定恢复。

6）ADL 训练：包括刷牙、穿衣、洗脸、系扣子。

7）矫形器疗法：手指矫形器有静态和动态两种。使用矫形器的目的是矫正和预防畸形以及改善功能。

（4）心理治疗：虽然再植手术已获成功，但导致肢体断离的外伤，对患者是一个非常可怕的经历。此外，再植后肢体外形的不足和部分功能与美观丧失，不可避免地在患者心中留下阴影。患者心理的不平衡，需要一个较长时间的调整，才能真正接受现实，正确对待，积极配合治疗，才能获得较好效果。

（5）断肢再植后期的功能重建：由于肢体断离时创伤的复杂性，再植手术时这种紧急抢救肢体的仓促情况，可能存在着某种手术处理中不足或者是力不能及的问题，以及患者所存在的个体差异，在后期功能恢复中可以出现某种欠缺之处，未能达到预期的效果，诸如骨骼和关节、神经、肌肉、肌腱、皮肤以及血管在愈合和恢复过程中出现的各种障碍，在肢体再植存活后的不断随访检查时，应择期给予后期的功能重建。

（刘旭东）

第五章

医疗文书书写与病房管理

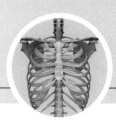

第一节　医疗文书书写

医疗记录是医务人员在诊疗过程中对患者主观症状、客观体征、实验室检查的记录,是病情发生发展的评估以及治疗计划制订及实施全过程的记录。可为治疗计划的制订与调整提供数据平台;是医务人员进行书面沟通的客观手段;是医学的法律文书;也是保险公司保险范围报销的证据。

一、医疗记录的原则

SOAP 是医疗记录的常用原则,SOAP 是主观(subjective)、客观(objective)、评估(assessment)和计划(plan)四个英文首字母的缩写,是康复医学专业人员相关病案记录常用的方法。

（一）主观记录

1. 主诉　是患者就诊的最主要原因,包括症状、体征及持续时间。主诉多于一项时,则按发生的先后次序列出,并记录每个症状的持续时间。简明精练,1~2 句,不超过 20 字。

2. 现病史　也被称为病残史,是患者本次疾病的发生、演变、诊疗等方面的详细情况,应按时间顺序书写。内容包括发病情况、主要症状特点及其发展变化情况、伴随症状、发病后诊疗经过及结果、睡眠和饮食等一般情况的变化,以及与鉴别诊断有关的阳性或阴性资料等。围绕主诉进行描写,突出骨科患者功能障碍的表现特点。现病史内容可用两种方法概括:OLDCARTS、LOCQSMAT。

（1）OLDCARTS

O:发病情况(onset)

L:场景(location)

D:症状持续的时间(duration)

C:性质(character)

A:缓解或加重的因素(alleviating/aggravating factors)

R:放射或牵涉症状(radiation)

T:发作模式（temporal pattern）

S:严重度（severity）

（2）LOCQSMAT

L:场景（location）

O:发病情况（onset）

C:转归（chronology）

Q:特性（quality）

S:严重度（severity）

M:影响因素（modifying factors）

A:其他症状（additional symptoms）

T:治疗经过（treatment）

3. 既往史　记录患者在住院以前的健康状况和疾病情况，一般指与本次发病无直接关联，或有所关联但能独立成病的。主要内容包括预防接种及传染病史、药物及其他过敏史、外伤史、手术史及输血史。重点记录患过与本次疾病相同或相关的伤病，以及在本次伤病发生前是否存在运动、感觉、言语、认知等功能障碍。

（二）客观记录

1. 全身检查　体温、脉搏、呼吸、血压等生命体征；体型、发育及营养情况；神智、言语、利手、体位；查体是否合作；皮肤、黏膜、淋巴结，头部器官，颈、胸（心、肺）；腹部、肛门、直肠、尿道外口，外生殖器；骨盆、脊柱、四肢；神经系统等临床检查的全部内容。

2. 专科检查　重点记录伤病所致功能障碍的部位、种类、程度等。骨科康复应重点记录关节活动范围、肢体围度、肌力、肌张力，四肢及脊柱的运动功能、平衡功能、步态（包括佩戴假肢、矫形器），运动感觉障碍情况，以及骨科康复的特殊检查等。

3. 辅助检查　与本次伤病有关的检查及结果，如影像学检查、骨密度检查、超声检查、电生理检查、实验室检查等。

（三）评定

评定目的是在查看患者后的一定时间内，能够快速获得患者的主要诊断，诊断顺序应按患病的可能性大小来排列，并逐项进行鉴别诊断。复诊患者还应记录上次看病后的情况，从医生角度判断病情变化是否达到患者的目标。

（四）计划

包括诊断计划与治疗计划。如适宜的辅助检查、将要执行的操作、药物治疗和健康教育计划等。与患者讨论或者给予患者的建议，通常还应包括病程小结及随访。评估和计划有时被整合在一起，以便随时调整诊疗计划。

二、康复医疗记录的特点

康复医疗记录是指对门诊和住院康复患者服务过程中的各项记录，如入院记录、出院记录、病程记录、会诊记录、疑难病例讨论记录、死亡病例讨论记录、团队会议或团队查房记录、各种功能与残疾评估报告和记录、各项实验室检查报告等。一个完整的康复医疗记录，不仅是康复医学专业人员正确地进行疾病诊断、功能评估、残疾分析、制订康复计划、监测康复效果、确定患者转归的依据，而且也是进行康复医学科研、教学和临床经验总结的宝贵资料。

康复医疗记录具有以下特点：

1. 多专业团队的记录 不仅有医生和护士的记录,还有各种治疗师及相关专业人员的记录。

2. 反映不同时期功能障碍的水平 记录应反映患者躯体功能障碍的水平,同时还必须反映躯体功能障碍可能给患者在生活、职业能力和心理社会能力方面造成的影响及影响的程度,以及患者本人对康复疗效的期望值。这样,在对患者的情况有了全面认识的基础上才能制订出切实可行的康复治疗计划。患者功能障碍的评估至少在初期、中期和末期各进行一次。

3. 反映预后 康复团队成员在对患者进行病史采集、体格检查和总体评估基础上做出的全面评估,并以此为依据,对康复治疗患者可能达到的功能结局进行预测。

4. 反映目标与计划 康复团队成员在综合研究、分析患者评估材料的基础上,对患者的近、中期和远期的康复治疗提出目标,并制订康复治疗计划。

5. 反映计划的实施 团队成员在对患者实施治疗计划后,定期或不定期地通过团队会议或团队查房的形式对患者的疗效、预后及转归进行讨论、总结,并及时调整治疗计划,确保达到预定的治疗目标。

三、骨科康复门诊病历书写规范

骨科康复的门诊病历分初诊病历、复诊病历。

(一) 门诊初诊病历记录书写要求

初诊病历记录书写内容应当包括就诊时间、科别、主诉、现病史、功能状态、既往史、体格检查(包括阳性体征、必要的阴性体征)和辅助检查结果,诊断及治疗意见和医师签名等。

1. 主诉 促使患者就诊的最主要的症状、体征和功能障碍的致病因素和表现,以及持续时间,能与主要诊断相关联。在骨科康复门诊最常见的主诉是疼痛,例如:"腰痛伴左下肢麻木、行走困难 2 天"。

2. 现病史 现病史是对主诉的扩展和澄清,要求围绕主诉,内容包括八个方面:发病的部位、时间、性质、起因、严重程度、持续时间、加重或缓解的因素、相关的症状和体征以及本次就诊的目的。例如:患者男,50 岁,2018 年 5 月 1 日(时间)因摔倒(起因)致左肩部(部位)受伤,伤后立即感到左肩部疼痛、流血(性质及严重程度)。急送当地医院,经医生查体及 X 线检查诊断为"左肩部外伤,左肱骨大结节开放性骨折"(性质及严重程度),5 月 2 日行"切开复位、钢板内固定术"(缓解的因素),术后 2 个月(持续时间)来患者左肩肿胀、疼痛、活动困难,为求进一步康复治疗来就诊(本次就诊的目的)。

3. 功能状态 是指患者受伤前后的功能变化,包括是否佩戴假肢、矫形器,是否借助轮椅、拐杖等助行器。例如:患者由家属用轮椅推入诊室,大部分日常生活活动需要帮助,无认知及交流障碍。

4. 既往史 记录患者过去与本病有关联的重大阳性病史以及与本病有关联的阴性病史。例如:既往有高血压病史 5 年,规律服降压药,无心脑血管意外病史,无其他手术外伤史及药物过敏史。

5. 体格检查 包括一般体格检查与专科体格检查。骨科康复患者的专科体格检查内容包括视诊、触诊、动诊、特殊检查和神经系统检查等。

　　6. 辅助检查　相关的实验室和器械检查及其结果,如 MRI、X 线、CT、B 超及肌电图等;应注明检查医院名称、检查日期及报告的编号或片号。

　　7. 诊断

　　(1) 疾病或损伤

　　1) 障碍

　　2) 并发症

　　(2) 伴发疾病

　　例如:

　　(1) 左踝关节扭伤(Ⅱ度)

　　1) 左踝关节功能障碍

　　2) 左小腿肌间静脉血栓

　　(2) 2 型糖尿病

　　8. 治疗处理意见　门诊医生根据上述资料及其对病情的判断,提出针对患者的进一步治疗和处理意见。建议患者住院治疗,或病情较稳定的患者方便来诊,可建议在门诊进一步治疗。门诊的治疗计划通常包含以下内容:①进一步的实验室检查;②药物治疗;③转介给物理治疗师、作业治疗师、语言治疗师、其他专业人员或其他专科医生。

　　9. 签名　如为非执业医师或住院医生所书写的病历,必须由主治医生签字认可。

　　(二) 门诊复诊病历记录书写要求

　　门诊复诊病历记录书写内容应当包括就诊时间、科别、主诉、病史、必要的体格检查和辅助检查结果、诊断、治疗意见和医师签名等。相关内容要求如初诊门诊病历,但可相应简化,重点强调初诊后的疾病转归及疗效。

四、骨科康复住院病历书写规范

　　住院病历书写规范参照卫健委相关要求,各康复医疗机构在遵循相关要求的基础上,遵照 SOAP 的原则设计的病历格式。住院病历书写内容主要包含住院病案首页、入院记录、病程记录、手术同意书、麻醉同意书、输血治疗知情同意书、特殊检查(特殊治疗)同意书、病危(重)通知书、医嘱单、辅助检查报告单、体温单、医学影像检查资料、病理资料等。

　　(一) 入院记录

　　入院记录在患者入院后,由经治医师通过问诊、查体、辅助检查获得有关资料,并对这些资料归纳分析书写而成的记录。可分为入院记录、再次或多次入院记录、24 小时内入出院、记录 24 小时内入院死亡记录。入院记录、再次或多次入院记录应当于患者入院后 24 小时内完成;24 小时内入出院记录应当于患者出院后 24 小时内完成,24 小时内入院死亡记录应当于患者死亡后 24 小时内完成。

　　1. 一般情况　包括姓名性别、年龄、民族、婚姻状况、出生地、职业、入院时间、记录时间、病史陈述者。

　　2. 主诉　是指促使患者就诊的主要症状、体征或功能障碍及持续时间。

　　3. 现病史　是指患者本次疾病的发生、演变、诊疗等方面的详细情况,应当按时间顺序书写。内容包括发病情况、主要症状特点及其发展变化情况、伴随症状、发病后诊疗经过及功能状态、睡眠和饮食等一般情况的变化,以及与鉴别诊断有关的阳性或阴性资料等。

(1) 起病　起病时间、缓急、有何诱因及其发病经过。

(2) 外伤史／伤残史　受伤时间、原因、场所及详细经过,所做检查及治疗情况,如经过手术,则需记录手术名称,特殊手术材质需记录。

(3) 有疼痛、跛行、畸形、关节僵硬和功能障碍或丧失者,要详细记录其特点、演变过程、治疗经过和疗效。

(4) 肿块、压疮、手术瘢痕　时间、部位、大小、愈合情况、有无疼痛及与运动的关系等。

(5) 伴随症状:记录伴随症状,描述伴随症状与主要症状之间的相互关系。

(6) 发病以来诊治经过及结果:记录患者发病后到入院前,在院内、外接受的检查与治疗,尤其是康复治疗的详细经过及效果,对患者提供的药名,诊断和手术名称需加引号(" ")以示区别。

(7) 患者就诊目的:记录患者本次就诊的主要目标。

(8) 发病以来一般情况及功能状态:一般情况指患者发病后的精神状态、睡眠、食欲、大小便、体重等情况。发病以来的功能状态是指患者受伤前后的功能变化,包括移动、基本日常生活活动、工具性日常生活活动、认知及交流情况。

(9) 与本次患病有密切关联的其他疾病的情况,虽与本次患病无关联但确需治疗的其他疾病情况,都可在现病史后另起一段予以记录。若存在两个以上不相关的未愈疾病时,可分段叙述或综合记录。

4. 既往史　是指患者过去的健康和疾病情况。内容包括既往一般健康状况、疾病史(可用系统回顾表,以免遗漏重要的相关信息)、传染病史、预防接种史、手术外伤史、输血史、食物或药物过敏史等。

5. 个人史、婚育史、月经史与家族史

(1) 个人史:记录出生地及长期居留地,生活习惯及有无烟、酒、药物等嗜好,职业与工作条件及有无工业毒物、粉尘、放射性物质接触史,有无冶游史。

(2) 婚育史、月经史:婚姻状况、结婚年龄、配偶健康状况、有无子女等。女性患者记录初潮年龄、行经期天数、间隔天数、末次月经时间(或闭经年龄),月经量、痛经及生育等情况。

(3) 家族史:父母、兄弟、姐妹健康状况,有无与患者类似疾病,有无家族遗传倾向的疾病。

6. 一般体格检查　应当按照系统循序进行书写。内容包括体温、脉搏、呼吸、血压;一般情况,皮肤、黏膜,全身浅表淋巴结,头部及其器官,颈部,胸部(胸廓、肺部、心脏、血管),腹部(肝、脾等),直肠肛门,外生殖器,脊柱,四肢,神经系统等。

7. 专科体格检查　基本顺序遵循:视诊、触诊、动诊、特殊检查、神经系统检查和其他。

(1) 视诊:病变部位肿胀、肿块、畸形、皮肤色泽、创面、瘢痕、皮下静脉、患肢的姿势、步态和活动情况。

(2) 触诊:压痛及其范围,有无放射痛,肿块、局部皮温、全身或局部淋巴结肿大等。

(3) 动诊:主动运动与被动运动,上肢包括手功能的检查,下肢包括步态检查,脊柱包括站立活动检查。

(4) 特殊检查:每个部位的侧重点不同。

(5) 神经系统检查:鉴别症状的来源。

(6) 其他:包括叩诊(如 Tinel 征)、听诊(如弹响征、摩擦音)、测量(如肢体长度、周径)。

8. 辅助检查 指入院前所作的与本次疾病相关的主要检查及其结果。应分类按检查时间、顺序记录检查结果,如在其他医疗机构所作检查,应当写明该机构名称及检查号。

9. 存在的主要问题 列出患者存在的各种功能障碍。

10. 伴发疾病及综合征 列出患者的并发症及其他伴发的问题。

11. 初步诊断 是指经治医师根据患者入院时情况,综合分析所作出的诊断。如初步诊断为多项时,应当主次分明。对待查病例应列出可能性较大的诊断。应注明作出初步诊断及修正诊断的日期。

12. 治疗目标 应根据各机构平均住院日的情况制订短期目标、出院目标及转归,后者建议包含:家庭康复训练、门诊康复治疗、下级康复机构或其他机构的康复治疗。

13. 诊疗计划

(1) 实验室常规检查。

(2) 评估及治疗计划。

(3) 康复治疗需要:包括药物治疗、注射治疗、物理因子治疗、运动治疗、辅具治疗、中医药治疗等。

(4) 康复护理需要:包括预防深静脉血栓、预防摔伤、医疗安全评估、皮肤护理、吞咽、膀胱/直肠管理、创面管理、营养管理、管道护理、家属教育、健康教育等。

14. 书写入院记录的医师签名 包含住院医师、主治医师签名及完成病历的时间。

(二) 骨科康复入院病历范例

骨科康复入院病历

姓名　　　　性别　　　年龄 岁　　　民族　　　病史陈述者

入院时间: 年 月 日 时 分

病史采集时间: 年 月 日 时 分

主诉:

现病史:

系统回顾:(+:阳性;-:阴性)

体格体质:	+	−	备注	呼吸:	+	−	备注	骨骼肌肉:	+	−	备注
发热	□	□		咳嗽	□	□		骨折	□	□	
畏寒	□	□		呼吸困难	□	□		畸形	□	□	
失眠	□	□		哮喘	□	□		肌痛	□	□	
体重减轻	□	□		端坐呼吸	□	□		关节痛	□	□	
疲劳/嗜睡	□	□		打鼾	□	□		肢体运动丧失	□	□	
眼睛:	+	−		**胃肠道:**	+	−		**精神:**	+	−	
眼镜	□	□		恶心	□	□		抑郁	□	□	
复视	□	□		呕吐	□	□		焦虑	□	□	
盲	□	□		腹泻	□	□		专注力低下	□	□	
视野模糊	□	□		便秘	□	□		行为改变	□	□	
耳鼻咽喉	+	−		**泌尿生殖**	+	−		妄想/幻觉	□	□	
义齿	□	□		排尿困难	□	□		**神经**	+	−	

听力缺失	□	□	血尿	□	□	疼痛	□	□
吞咽困难	□	□	尿频	□	□	虚弱	□	□
头晕	□	□	尿急	□	□	僵硬	□	□
心血管:	+	−	尿失禁	□	□	麻木	□	□
胸痛	□	□	性功能障碍	□	□	感觉异常	□	□
心慌	□	□	使用导管	□	□	痉挛	□	□
水肿	□	□	**内分泌:**	+	−	感觉迟钝	□	□
血液/免疫:	+	−	毛发脱落	□	□	头痛	□	□
易感染	□	□	体重改变	□	□	**皮肤:**	+	−
贫血	□	□	体温突变	□	□	皮疹	□	□
血肿	□	□	烦渴	□	□	压疮	□	□
移植	□	□	多食	□	□	瘙痒	□	□
腺体肿大	□	□	多尿	□	□	瘢痕增生	□	□
						所有系统均正常	□	

个人史:

籍贯_____;出生地_____;居住地(□农村 □城市;住宅楼 □有电梯 □无电梯)

居住关系:□单身,□夫妻,□其他;重要的成员:□孩子,□父母,□其他

驾驶:□是,□否;移动:□独立,□监督下,□辅助,□步行,□轮椅

日常生活:□独立,□监督下,□辅助,□依赖

利手:□左,□右

文化程度:□文盲,□小学,□中学,□大学,□研究生

业余爱好:_____;生活饮食习惯_____

吸烟史:□无,□有(量 年)

饮酒史:□无,□有(量 年)

药物滥用:□无,□有

毒品、毒物、放射性物质及疫水接触史:□无,□有

职业: 生活来源:

状态:□全职,□兼职,□家务,□失业,□退休,□退伍军人,□最低生活保障,
　　　□社会残疾保障,□其他

婚姻史:□已婚,□未婚,□离婚,□其他

月经生育史:初潮时间( )岁,行经期( )天,月经周期( )天,闭经年龄( )岁

是否生育:□无,□有

家族史:父母、兄弟、姐妹健康状况 □良好,□患有与患者类似或其他疾病

家族有无与患者类似疾病遗传疾病史:□无,□有

一般体格检查

体温_____℃; 呼吸_____次/分; 脉搏_____次/分; 血压_____mmHg;
身高_____cm; 体重_____kg

发育营养:□良好,□中等,□不良,□恶病质

　　　　体态:□虚弱,□中等,□健壮,□肥胖,□病态肥胖(BMI:＿＿＿)

　　　　体位:□自动,□被动,□助动

皮肤:黏膜颜色＿＿＿＿;水肿(□无,□有);弹性(□无,□有);皮疹(□无,□有)

　　温度(□正常　□异常);血管痣(□无,□有);皮下结节(□无,□有)

　　瘢痕(□无,□有);压疮(□无　部位　分期　)

淋巴结:□无肿大,□肿大(位置＿＿＿,个数＿＿＿,大小＿＿＿,活动压痛＿＿＿＿＿)

头部:外观形状□正常,□异常;颅骨缺损□无,□有

五官:眼球(□正常,□凸出,□凹陷,□震颤,□斜视)

　　　结膜(□正常,□充血,□水肿,□苍白,□出血,□滤泡)

　　　角膜(□正常,□混浊,□瘢痕);瞳孔形态大小(□正常,□异常)

　　　耳(□正常,□异常);鼻(□正常,□异常);舌(□正常,□异常)

　　　扁桃体(□正常,□异常);咽(□正常,□异常)

　　　牙齿(□正常,□异常);口腔(□正常,□异常)

颈部:气管(□居中,□偏左,□偏右);甲状腺(□正常,□肿大,＿＿＿度)

　　　颈强直(□有,□无);颈静脉怒张(□有,□无);

　　　颈动脉搏动(□两侧对称,□左减弱,□右减弱)

　　　血管杂音(□无,□有);肝颈静脉回流征(□阳性,□阴性)

肺脏:胸廓(□正常,□扁平,□桶状);呼吸节律(□整齐,□不齐,□潮式呼吸)

　　　肺部听诊(□清晰、未闻及湿啰音和喘息音,□异常);触诊(□正常,□异常)

　　　叩诊(□正常,□异常);肺功能损伤程度分级(□Ⅰ,□Ⅱ,□Ⅲ,□Ⅳ)

心脏:心界(□正常,□异常);心率＿＿＿次/分;节律(□正常,□不齐)

　　　心音(□正常,□强弱不等);杂音(□无,□有)

　　　心功能分级(□Ⅰ,□Ⅱ,□Ⅲ,□Ⅳ)

血管:四肢视诊:□无发绀、水肿及不对称,□异常

　　　四肢触诊:□无包块、渗出及过软,□异常

　　　四肢听诊:□无异常血管杂音,□异常

腹部:腹(□平坦,□膨隆,□凹陷);腹壁(□软,□紧张,□揉面感,□静脉怒张)

　　　肝脾肿大(□无,□有);腹内肿块(□无,□有);压痛(□无,□有)

　　　腹水(□无,□有);肠鸣音(□4个象限正常,□减弱,□增强,□消失)

排泄:排便控制(□正常,□失禁,□潴留);频率＿＿＿次/天

　　　排尿控制(□正常,□失禁,□潴留,□留置尿管,□间断导尿);频率＿＿＿次/天

肛门、外生殖器:直肠指检(□无痔、肛裂、肛瘘、包块,□有)

协调障碍:□无法查,□无,□有

　　　　　运动控制(□正常,□异常)

　　　　　指鼻试验(□正常,□异常)

　　　　　跟-膝-胫试验(□正常,□异常)

　　　　　轮替运动(□上肢,□下肢,□正常,□异常)

平衡障碍:□无法查,□无,□有

　　　　　坐位平衡(□无,□Ⅰ,□Ⅱ,□Ⅲ)

　　　　　站立平衡(□无,□Ⅰ,□Ⅱ,□Ⅲ)

感觉障碍:□无法查,□无,□有

　　　　　触觉(□正常,□异常);针刺觉(□正常,□异常)

　　　　　振动觉(□正常,□异常);运动觉(□正常,□异常)

反射检查:□出现,□对称,□无

浅反射

腹壁反射	上	中	下		提睾反射	肛门反射
左						
右						

深反射

	肱二头肌	肱三头肌	桡骨膜	膝反射	踝反射	膝阵挛	踝阵挛
左							
右							

病理反射

	Hoffmann 征	Babinski 征	Chaddock 征	Gordon 征	Oppenheim 征
左					
右					

骨科康复专科检查

1. 上肢

(1) 上臂周径:L_____cm,R_____cm;前臂周径:L_____cm,R_____cm

　　(上肢、上臂、前臂)长度 L_____cm,R_____cm

(2) 功能障碍和(或)畸形

　　肩:　　　　　　　　肘:

　　腕:　　　　　　　　指:

(3) 手指功能(按美国医学会永久病损评定指南 GEPI,后同)

拇指功能损伤____%;相当于手损伤的____%;相当于上肢损伤的____%;

____指功能损伤____%;相当于手损伤的____%;相当于上肢损伤的____%;

____指功能损伤____%;相当于手损伤的____%;相当于上肢损伤的____%。

(4) Carrol 上肢功能试验:评分_____分

　　功能:□微弱,□很差,□差,□不完全,□完全,□极佳

(5) 手感觉缺失与功能丧失的关系(GEPI):_____功能丧失 %

(6) 手运动功能恢复级(BMRC 法)_____

(7) 手感觉恢复程度(BMRC 法)_____

(8) 截肢:□肩离断,□上臂,□前臂,□其他_____

(9) 矫形器、假肢的种类和适配性检查_____

(10) 上肢缺损与功能丧失的关系(GEPI)

　　缺损水平____;功能丧失相当于整个手指功能的____%;整个手功能的____%;整个上肢功能的____%;整个人体功能的____%。

(11) 截肢及安装假肢后的功能级:□Ⅰ,□Ⅱ,□Ⅲ,□Ⅳ,□Ⅴ

2. 下肢

(1) 大腿周径:L_____cm,R_____cm;小腿周径:L_____cm,R_____cm

　　(下肢、股、胫)长度:L____cm;R____cm

(2) 功能障碍和(或)畸形:

　　髋____,膝____,踝____

(3) 步行功能(Holden 步行功能级):□ 0,□Ⅰ,□Ⅱ,□Ⅲ,□Ⅳ,□Ⅴ

(4) 步态:形态特点_____步态;步长____;步频____

　　　　步态周期____;站立相占____%;摆动相占____%

　　运动学参数:关节角度曲线____关节;结果:□正常,□异常

　　角度—角度图:关节____;结果:□正常,□异常

　　动力学参数:地反应力曲线特点_____

　　步行能量分析(PCI):_____

　　动态肌电图:_____

(5) 截肢水平_____

(6) 功能丧失(GEPI)

　　趾的 %____;足的 %____;下肢的 %____;整个人的 %____;

(7) 假肢种类:_____

(8) 假肢适配性评定:_____

(9) 截肢及安装假肢后的功能级:□Ⅰ,□Ⅱ,□Ⅲ,□Ⅳ,□Ⅴ

(10) 矫形器种类:_____

(11) 矫形器适配性评定:_____

3. 关节、肌肉

关节(GEPI)

(1) 腕:屈曲损伤百分数(I_F%)+ 伸展损伤百分数(I_E%)=____

　　尺偏损伤百分数(I_{UD}%)+ 桡偏损伤百分数(I_{RD}%)=____

　　强直损伤百分数(I_A%)=____;总损伤百分数($I_总$%)=____

(2) 肘:I_F%+I_E%=____;旋后损伤百分数(I_S%)+ 旋前损伤百分数(I_P%)=____;I_A%=____;

　　$I_总$%=____

(3) 肩:I_F%+I_E%=____;外展损伤百分数(I_{ABD}%)+ 内收损伤百分数(I_{ADD}%)=____;

　　内旋损伤百分数(I_{IR}%)+ 外旋损伤百分数(I_{ER}%)=____;I_A%=____;$I_总$%=____;

(4) 踝:I_F%____内翻损伤百分数(I_{INV}%)+ 外翻损伤百分数(I_{EV}%)____;I_A%=____;$I_总$%=____;

(5) 膝:I_F%____;I_A%=____;$I_总$%=____;

(6) 髋:I_F%+I_E%=____;I_{ABD}%+I_{ADD}%=____;I_{IR}%+I_{ER}%=____;$I_总$%=____;

(7) 腰：运动　相当于整个人损伤百分数

屈　　　_____

伸　　　_____

左侧屈　_____

右侧屈　_____

强直　　_____

(8) 肌力（MMT）和关节活动度

		MMT		ROM		备注
		L	R	L	R	
颈	屈曲					
	伸展					
肩	外展					
	内收					
	前屈					
	后伸					
	旋内					
	旋外					
肘	屈曲					
	伸展					
前臂	旋前					
	旋后					
腕	屈曲					
	伸展					
躯干	屈曲					
	伸展					
髋	屈曲					
	伸展					
	外展					
	内收					
	外旋					
	内旋					
	直腿抬高					
膝	屈曲					
	伸展					
踝	背伸					
	跖屈					
	外翻					
	内翻					

等速测试:测定肌肉_____　_____

1) 力矩:伸肌_____Nm,屈肌_____Nm;2) ROM:_____;3) 最佳用力角度_____;

4) 伸屈肌力矩比_____;5) 峰力矩/体重比_____;6) 爆发力(TAE)_____W;

7) 肌肉做功量:_____W;8) 耐力比_____%; 9) 重力效应力矩(GET)_____Nm。

4. 脊椎及脊髓

(1) 脊柱

1) 外形:□正常,□前/后凸,□左/右凸,□其他_____;

2) Cobb角_____,脊椎侧凸分型_____;

3) 骨折:部位_____,性质_____,内固定物:_____,外固定物:_____;

4) 稳定性:上颈椎:□稳定,□不稳定;下颈椎:□稳定,□不稳定
　　　　　　胸腰椎:□稳定,□不稳定

(2) 脊髓

1) 损伤水平_____(四肢瘫/截瘫)

2) 骶反射:球海绵体反射(□阴性,□阳性);肛黏膜皮肤反射(□阴性,□阳性)
　　　　　　肛指诊反射(□阴性,□阳性);耻骨上轻叩反射(□阴性,□阳性)

3) 损伤性质:□完全性,□不完全性

4) 不完全性损伤 Frankle 分级:□ A,□ B,□ C,□ D,□ E

5) 不完全性损伤类型:□前索综合征,□中央索综合征,□后索综合征,□ Brown-Seguard 型

6) 运动指数评分(ASIA 的 MIS 评分)
　　左_____分,右_____分,合计_____分

7) 感觉指数评分(ASIA 的 SIS 评分)
　　左_____分;右_____分,合计_____分

8) 疗效评定
　　四肢瘫:□优,□中,□差;截瘫:□优,□中,□差

5. 躯干

Sheikh 躯干控制测定:____分

6. 疼痛与痉挛

(1) 疼痛(简式 MPQ)
　　PRI:感觉项总分____;情感项总分_____
　　VAS:相当于最大痛值的____%;
　　PPI:□ 0,□ 1,□ 2,□ 3,□ 4,□ 5

(2) 痉挛(修订 Ashworth 分级)

	0	I	I+	II	III	IV
部位						

7. 辅具

(1) 手杖:□单足,□三足,□四足

　　　　适配性:□合适,□尚可,□不合适

(2) 拐杖:□单拐,□双拐,□前臂拐,□腋下拐,□四足拐,□平台拐,□H型拐

　　　　适配性:□合适,□尚可,□不合适

(3) 助行架:无轮□固定式,□交互式,□前推式

　　　　　　两轮□框内型,□框外型,□前置式,□后置式

　　　　　　三轮□长柄式,□手闸式

　　　　　　四轮□平台式,□折叠式,□腋窝支撑式,□单侧式,□手闸式

　　　　适配性:□合适,□尚可,□不合适

(4) 轮椅:□手动,□电动,□轻便,□靠背,□躺式,□运送,□站立,□座厕

　　　　　□气控,□额控,□颏控,□舌控,□其他

　　　　适配性:□合适,□尚可,□不合适

(5) 矫形器:上肢□SO,□SEO,□SEWO,□SEWHO,□EO,□EWO,□EWHO,□WO

　　　　　　　　□WHO,□WHFO,□HO,□FO

　　　　　　　控制方式□自由活动,□部分活动,□固定

　　　　　　下肢□截瘫助行矫形器,□HO,□HKO,□HKAFO,□KO,□KAFO,□AFO,□FO

　　　　　　　控制方式□固定,□助动,□阻动,□止动,□自由活动,□部分活动,

　　　　　　　　　　　□过伸控制□屈伸控制,□内收外展控制,□旋转

　　　　　　　负重方式□坐骨负重,□髌韧带负重,□足部负重

　　　　　　脊柱□CO,□CTO,□CTLSO,□TLSO,□LSO,□SIO

　　　　　　　控制方式□屈伸控制,□侧屈控制,□旋转控制

　　　　适配性:□合适,□尚可,□不合适

(6) 假肢:上肢□肩离断,□上臂,□肘离断,□前臂,□腕离断,□部分手

　　　　　　　类型□装饰性,□索控式,□电动式,□肌电式,□混合式

　　　　　　下肢□髋离断,□大腿,□膝离断,□小腿,□赛姆,□部分足

　　　　　　　类型□外置助伸髋,□内置助伸髋,□单轴膝,□连杆膝,□手控锁膝

　　　　　　　　　□承重自锁膝,□气压控制膝,□液压控制膝 □智能控制膝

　　　　　　　　　□SACH脚,□单轴动踝脚,□多轴动踝脚,□储能脚

　　　　适配性:□合适,□尚可,□不合适

(7) 自助具:□进食类,□洗浴类,□修饰类,□穿着类,□入厕类,□阅读书写类,□通讯交流类

　　　　　　□取物类,□文娱类

　　　　适配性:□合适,□尚可,□不合适

(8) 其他:＿＿＿＿＿＿＿

8. ADL能力(改良 Barthel 指数评定)

	独立	较少依赖	中等依赖	完全依赖
进餐	10	5	2.5	0
入厕	10	5	2.5	0
梳饰	5	2.5	1.25	0
洗澡	5	2.5	1.25	0

续表

	独立	较少依赖	中等依赖	完全依赖
更衣	10	5	2.5	0
体位转移	10	7.5	3.75	0
行走				
*步行	15	7.5	3.75	0
*用轮椅	5	2.5	1.25	0
上下楼梯	15		5	0
	无失禁	失禁 1~2 次 / 日		失禁≥3 次 / 日
**小便失禁	10	5		0
***大便失禁	10	5		0

备注:*:只选一项;

　　　**:如用插管,能独自完成也记 10 分;

　　　***:如有潴留只给 5 分,在 5 分上打"√",在其右用括号注明"潴留"

特殊检查
颈部
屈颈试验(Linder 征)	□阴性,□阳性
寰枢椎半脱位检查	□阴性,□阳性
椎间孔挤压试验	□阴性,□阳性
椎间孔分离试验	□阴性,□阳性
臂丛牵拉试验	左侧□阴性,□阳性;右侧□阴性,□阳性
斜角肌试验(Adson 征)	左侧□阴性,□阳性;右侧□阴性,□阳性

胸腰部
直腿抬高试验(Lasegue 征)	左侧□阴性,□阳性;右侧□阴性,□阳性
直腿抬高加强试验(Bragard 征)	左侧□阴性,□阳性;右侧□阴性,□阳性
腰椎扭转试验	左侧□阴性,□阳性;右侧□阴性,□阳性
股神经牵拉试验	左侧□阴性,□阳性;右侧□阴性,□阳性
托马斯征	左侧□阴性,□阳性;右侧□阴性,□阳性

骨盆
骨盆挤压试验	□阴性,□阳性
骨盆分离试验	□阴性,□阳性
床边试验	□阴性,□阳性

肩关节
盂肱关节前部不稳定检查	左侧□阴性,□阳性;右侧□阴性,□阳性
盂肱关节后部不稳定检查	左侧□阴性,□阳性;右侧□阴性,□阳性
盂肱关节下方不稳定检查	左侧□阴性,□阳性;右侧□阴性,□阳性
盂肱关节多向不稳定试验	左侧□阴性,□阳性;右侧□阴性,□阳性
肱二头肌肌腱不稳试验	左侧□阴性,□阳性;右侧□阴性,□阳性
靠墙俯卧撑试验	□阴性,□阳性

肩胛骨对称挤压试验	□阴性，□阳性
盂唇撕裂检查（Clunk 试验）	左侧□阴性，□阳性；右侧□阴性，□阳性
肱二头肌肌腱炎检查（Speed 试验）	左侧□阴性，□阳性；右侧□阴性，□阳性
肱三头肌紧张试验	左侧□阴性，□阳性；右侧□阴性，□阳性
胸大肌紧张试验	左侧□阴性，□阳性；右侧□阴性，□阳性
胸小肌紧张试验	左侧□阴性，□阳性；右侧□阴性，□阳性
三角肌损伤检查	左侧□阴性，□阳性；右侧□阴性，□阳性
搭肩试验（Dugas 征）	左侧□阴性，□阳性；右侧□阴性，□阳性
空罐试验（Jobe 试验）	左侧□阴性，□阳性；右侧□阴性，□阳性
落臂试验	左侧□阴性，□阳性；右侧□阴性，□阳性
坠落试验	左侧□阴性，□阳性；右侧□阴性，□阳性
外旋抗阻试验	左侧□阴性，□阳性；右侧□阴性，□阳性
外旋减弱征	左侧□阴性，□阳性；右侧□阴性，□阳性
压腹试验	左侧□阴性，□阳性；右侧□阴性，□阳性
内旋衰减征	左侧□阴性，□阳性；右侧□阴性，□阳性
抬离试验	左侧□阴性，□阳性；右侧□阴性，□阳性
斜方肌损伤试验	左侧□阴性，□阳性；右侧□阴性，□阳性
小锯肌损伤试验	左侧□阴性，□阳性；右侧□阴性，□阳性
前锯肌损伤试验	左侧□阴性，□阳性；右侧□阴性，□阳性
菱形肌损伤试验	左侧□阴性，□阳性；右侧□阴性，□阳性
背阔肌损伤试验	左侧□阴性，□阳性；右侧□阴性，□阳性
肩胛上神经损伤试验	左侧□阴性，□阳性；右侧□阴性，□阳性
胸长神经损伤试验	左侧□阴性，□阳性；右侧□阴性，□阳性
肩内旋前屈试验（Neer 征）	左侧□阴性，□阳性；右侧□阴性，□阳性
肩前屈内旋试验（Hawkins 征）	左侧□阴性，□阳性；右侧□阴性，□阳性
疼痛弧征	左侧□阴性，□阳性；右侧□阴性，□阳性

肘关节

肘关节韧带稳定性检查	左侧□阴性，□阳性；右侧□阴性，□阳性
关节功能紊乱的检查	左侧□阴性，□阳性；右侧□阴性，□阳性
伸肌腱牵拉试验（Mill 征）	左侧□阴性，□阳性；右侧□阴性，□阳性
Wartenberg 征	左侧□阴性，□阳性；右侧□阴性，□阳性

腕手部

腕三角软骨挤压试验	左侧□阴性，□阳性；右侧□阴性，□阳性
轴位加压实验	左侧□阴性，□阳性；右侧□阴性，□阳性
双手起坐试验	左侧□阴性，□阳性；右侧□阴性，□阳性
指浅屈肌试验	左侧□阴性，□阳性；右侧□阴性，□阳性
指深屈肌试验	左侧□阴性，□阳性；右侧□阴性，□阳性
屈腕试验（phalen 征）	左侧□阴性，□阳性；右侧□阴性，□阳性
捏纸试验（Froment 征）	左侧□阴性，□阳性；右侧□阴性，□阳性

握拳尺偏试验（Finkelstein 征）	左侧□阴性,□阳性;右侧□阴性,□阳性
舟骨移动试验（Watson 试验）	左侧□阴性,□阳性;右侧□阴性,□阳性

髋关节

"4"字试验（patrick 征）	左侧□阴性,□阳性;右侧□阴性,□阳性
单足站立试验（Trendelenburg 征）	左侧□阴性,□阳性;右侧□阴性,□阳性
关节盂唇前方撕裂试验	左侧□阴性,□阳性;右侧□阴性,□阳性
关节盂唇后方撕裂试验	左侧□阴性,□阳性;右侧□阴性,□阳性
髋关节过伸试验（Yeoman 征）	左侧□阴性,□阳性;右侧□阴性,□阳性
髂胫束紧张试验（Ober 征）	左侧□阴性,□阳性;右侧□阴性,□阳性
髋内收试验	左侧□阴性,□阳性;右侧□阴性,□阳性
"二郎腿"征	□阴性,□阳性
双膝交叉试验	□阴性,□阳性
抬臀现象（Ely 测试）	左侧□阴性,□阳性;右侧□阴性,□阳性
梨状肌紧张试验	左侧□阴性,□阳性;右侧□阴性,□阳性
Ortolani（"弹进"）试验	左侧□阴性,□阳性;右侧□阴性,□阳性
Barlow（"弹出"）试验	左侧□阴性,□阳性;右侧□阴性,□阳性
艾利斯征（Allis 征）	左侧□阴性,□阳性;右侧□阴性,□阳性
望远镜试验	左侧□阴性,□阳性;右侧□阴性,□阳性

膝关节

浮髌试验	左侧□阴性,□阳性;右侧□阴性,□阳性
单腿半蹲试验	左侧□阴性,□阳性;右侧□阴性,□阳性
髌骨恐惧试验	左侧□阴性,□阳性;右侧□阴性,□阳性
膝关节回旋挤压试验	左侧□阴性,□阳性;右侧□阴性,□阳性
研磨提拉试验	左侧□阴性,□阳性;右侧□阴性,□阳性
膝关节过伸试验（Jones 征）	左侧□阴性,□阳性;右侧□阴性,□阳性
交锁征	左侧□阴性,□阳性;右侧□阴性,□阳性
膝关节分离试验	左侧□阴性,□阳性;右侧□阴性,□阳性
抽屉试验	左侧□阴性,□阳性;右侧□阴性,□阳性
髂胫束压迫试验	左侧□阴性,□阳性;右侧□阴性,□阳性
鹅足压迫试验	左侧□阴性,□阳性;右侧□阴性,□阳性

踝足部

腓肠肌挤压试验（Thompson 征）	左侧□阴性,□阳性;右侧□阴性,□阳性
踝足部前抽屉试验	左侧□阴性,□阳性;右侧□阴性,□阳性
内翻应力试验	左侧□阴性,□阳性;右侧□阴性,□阳性
踝关节背伸试验	左侧□阴性,□阳性;右侧□阴性,□阳性
足内、外翻试验	左侧□阴性,□阳性;右侧□阴性,□阳性
应力试验	左侧□阴性,□阳性;右侧□阴性,□阳性

辅助检查:

1. 实验室检查:

2. 影像学检查:

3. 超声检查:

4. 电生理检查:

5. 步态分析:

6. 其他:

存在主要问题:

□疼痛,□关节活动障碍,□运动障碍,□感觉障碍,□ ADL 障碍,□大小便障碍
□精神行为异常,□认知障碍,□言语障碍,□吞咽障碍,□其他

伴发疾病及综合征:

□深静脉血栓,□心肌梗死,□肺炎,□摔伤,□感染,□出血,□疼痛,□痉挛
□压疮,□癫痫,□高 / 低血压,□高 / 低血糖,□营养不良,□其他

初步诊断:　　　　　　　　　　　最后诊断:

治疗目标:

1. 短期目标:

2. 出院目标:

3. 转归:□家庭康复训练,□门诊康复治疗,□下级康复机构,□其他

诊疗计划:

1. 入院常规检查

2. 评估及治疗计划

3. 康复治疗需要

(1) 药物治疗:□消炎镇痛类,□钙调节剂及抗骨质疏松类,□改善神经代谢类,□抗痉挛药,
　　□脱水药,□激素类,□其他类

(2) 注射治疗:注射药物□局麻药,□神经溶解药,□糖皮质激素,□玻璃酸钠,□神经营养药,
　　□活血类,□神经干细胞,□肉毒毒素,□其他
　　注射方式□痛点注射,□神经阻滞,□穴位注射,□腔内注射,□动脉穿刺注射,□椎间盘
　　或椎管内注射,□肿瘤或囊肿内注射,□超声引导下注射

(3) 物理因子治疗:□电疗法,□光疗法,□超声波疗法,□压力疗法,□磁疗法,□传导热疗法
　　□冷疗法,□体外冲击波疗法,□水疗法

(4) 运动治疗:□改善关节活动度的训练,□增强肌力与肌耐力的训练,□平衡协调功能训练,
　　□PNF,□牵引疗法,□关节松动技术,□麦肯基疗法,□有氧训练,□牵伸训练,□悬吊训练

(5) 作业疗法:□ADL 训练,□功能性作业,□心理性作业,□自助具制作和使用训练,
　　□辅具使用训练,□职业前训练,□娱乐活动

(6) 辅具治疗:□上肢矫形器、□下肢矫形器、□脊柱矫形器,□上肢假肢、□下肢假肢、
　　□手动轮椅、□电动轮椅、□手杖、□拐杖、□助行架,□自助具,□坐垫,□坐姿系统,
　　□其他

（7）中医药治疗：□中成药治疗,□推拿疗法,□针刺疗法,□灸法,□拔罐疗法

（8）其他：□言语疗法,□吞咽疗法,□心理疗法,□文娱疗法

4. 康复护理需要

□预防深静脉血栓,□预防摔伤,□医疗安全评估,□皮肤护理,□吞咽,□膀胱／直肠管理,□创面管理,□营养管理,□管道管理,□家属教育,□健康教育,□其他

住院医师签名：　　　　　　　　　　　　日期：

主治医师签名：　　　　　　　　　　　　日期：

（三）病程记录

1. 首次病程记录　　首次病程记录是指患者入院后由经治医师或值班医师书写的第一次病程记录,应当在患者入院 8 小时内完成。首次病程记录的内容应包括病例特点、拟诊讨论(诊断依据及鉴别诊断)诊疗计划等。

（1）病例特点：要求含住院患者的主诉、现病史、一般情况、体检阳性体征、鉴别诊断有关阴性体征和相关辅助检查资料。

（2）初步诊断：根据病历特点作出的初步诊断,应与入院记录的初步诊断一致。

（3）诊断依据(拟诊讨论及鉴别诊断)：对诊断不明确的病例做拟诊讨论,列出拟诊依据及主要鉴别诊断。

（4）诊疗计划：按患者需要列举出可能的、常规的、必要的或重要的检查项目。简明记录治疗原则,拟进行的主要治疗方案、康复训练项目及应用的药物等。

（5）应高度概括,突出重点,不能简单重复入院记录的内容。抓住重点,有分析,有见解,充分反映住院医师临床思维活动情况,不要写不属于诊疗计划的内容(如请示上级医师、完成病历书写等)。

2. 日常病程记录　　是指对患者住院期间诊疗过程的经常性、连续性记录。由经治医师书写,也可以由实习医务人员、规培医生或试用期医务人员书写,但应有经治医师签名。书写日常病程记录时,首先标明记录时间,另起一行记录具体内容。记录内容包括患者自觉症状,情绪变化,心理状态,睡眠、饮食情况,新症状的出现及体征的变化,进一步询问的重要病史或症状,康复治疗计划的执行情况,治疗效果,各项辅助检查结果及分析、判断,重要医嘱的更改及理由,上级医师对诊断和治疗的意见,确定诊断记录及分析,补充诊断及对原有诊断的修改,并进行分析。值班医生在值班期间所做的诊疗活动,包括病情变化、处置及后果等。对病危患者应当根据病情变化随时书写病程记录,每天至少 1 次,记录时间应当具体到分钟。对病重患者,至少 2 天记录一次病程记录。对病情稳定的患者,至少 3 天记录一次病程记录。

3. 上级医师查房记录　　指上级医师查房时对患者病情、诊断、鉴别诊断、当前治疗措施疗效的分析及下一步诊疗意见等的记录。

主治医师首次查房记录应当于患者入院 48 小时内完成。内容包括查房医师的姓名、专业技术职务、补充的病史和体征、诊断依据与鉴别诊断的分析及诊疗计划等。主治医师日常查房记录间隔时间视病情和诊疗情况而定,内容包括查房医师的姓名、专业技术职务、对病情的分析。科主任或具有副主任医师以上专业技术职务任职资格医师查房的记录,内容包

括查房医师的姓名、专业技术职务、对病情的分析和诊疗意见等。

4. **团队查房或会议记录**　团队查房或会议应有主任医生、主治医师、住院医师、总住院医师、实习医师、进修医师、治疗师主管、物理治疗师、作业治疗师、语言治疗师、假肢矫形器师、中医师、护士长和责任护士、患者家属或授权委托人参加，其记录是康复医学科团队活动的特别记录，一般1周1次。包含患者的一般信息及团队成员对患者存在的问题、预后、治疗目标及计划、治疗进度及改进的简短表述，团队成员均应签名确认。应注意团队成员包含了患者及患者的家属。

5. **出院记录**　是指经治医师对患者此次住院期间诊疗情况的总结，应当在患者出院后24小时内完成，内容主要包括入院日期、出院日期、入院情况、入院诊断、诊疗经过、出院诊断、出院情况、出院医嘱、医师签名等。

（四）其他医疗记录

如阶段小结、交接班记录、疑难及死亡病例讨论记录、抢救记录、会诊记录、有创操作记录，各种知情同意书也是重要的医疗记录。

（石丽宏　舒　彬）

第二节　病房管理

一、骨科康复团队

（一）骨科康复团队组成及工作模式

1. **骨科康复团队的组成**　为了使功能障碍者获得全面的功能恢复，须有多种专业技术人员参与其康复医疗工作。因此，骨科康复的实施是以团队工作（team work）的方式进行的。骨科康复团队主要由以下成员构成：骨科康复医师、康复护士、物理治疗师、作业治疗师、心理治疗师、辅具治疗师、中医药治疗人员和社会工作者等，还应包括患者及其家属，他们是整个团队工作的"核心"。

2. **骨科康复团队的工作模式**　骨科康复团队的工作是以骨科康复医师为领导，以患者的康复需求为核心，多学科分工合作的工作模式，如图5-1所示。

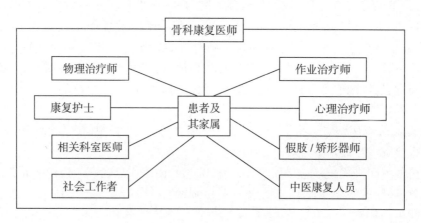

图 5-1　骨科康复团队的工作模式

(二) 骨科康复团队的分工

1. **骨科康复医师**　骨科康复医师(OP)是骨科康复医疗团队工作的领导者。骨科康复医师须具备对内科、外科(特别是骨科)、神经科、儿科等疾病的较为全面的诊疗能力,并掌握康复医学理论和对于骨科常见的伤病和(或)残疾的功能评定、康复治疗方法,从而能够在有效控制患者病情的基础上为患者制订全面的康复计划,并带领整个团队共同致力于功能障碍者的全面功能恢复。

作为整个团队的领导者,骨科康复医师除应具备全面、扎实的专业技术水平外,还需具备良好的沟通和协调能力,如前所述,患者的康复过程需要多学科人员共同参与,而团队内部的每一名专业人员都有各自的专业特长,对患者在某一方面的功能可进行独立评估并制订各自的康复计划。一名有经验的康复治疗师在其专业领域内的知识和经验较康复医师更为丰富,通过每日与患者长时间的接触,对患者功能和心理状况的了解程度可能也会较医师更为深入、细致,骨科康复医师既是专业技术人员又是团队的管理者。一名好的管理者应尊重团队成员,学会调动团队内每一成员的积极性,激励他们发挥各自的专业特长,同时又能以相互协作的精神更好地为患者服务。由于康复治疗常常需要患者的主动参与,康复目标的制订和治疗方式的选择也应以患者为中心,骨科康复医师需通过有效的交流,了解患者的家庭和他们的愿望,共同制订出合理的、能有效改善患者生存质量的个体化康复方案。在康复治疗实施过程中,骨科康复医师应及时了解患者对治疗的感受,也应使患者了解康复治疗的进程,充分调动其参与的积极性。因此,交流与沟通能力是骨科康复医师所必须具备的业务素质。

2. **康复护士**　康复护士(rehabilitation nurse)的职责是在总的康复医疗计划实施过程中,在对康复对象进行基础护理,减少继发性功能障碍的同时,紧密配合康复医师和其他康复专业人员,结合日常生活活动的需要实施功能促进护理;并开展康复宣教,训练患者学习自我护理的技巧;还应掌握康复对象的心理动态,做好心理护理工作。

3. **物理治疗师**　物理治疗师(physical therapist)是负责运用物理方法(如声、光、水、电、冷、热、力与运动等)为患者实施治疗,帮助患者减除疼痛、局部肿胀等身体障碍所带来的不适,进行诸如肌力、肌张力、关节运动范围、平衡能力、体位转移能力、步行能力和步态以及身体姿势等的躯体运动功能评估,并根据评估结果,制订功能训练计划,实施训练,恢复患者身体应有的功能,或发挥其身体现有功能至最大程度的专业技术人员。

4. **作业治疗师**　作业治疗师(occupational therapist)是应用有目的的、经过选择的作业活动,对于身体上、精神上、发育上有功能障碍或残疾,以致不同程度地丧失生活自理和职业能力的患者,进行治疗和训练,使其恢复、改善和增强生活、学习和劳动能力,作为家庭和社会的一员过着有意义的生活的专业技术人员。作业治疗师应能够对患者进行日常生活活动能力、认知能力、职业能力及社会生活能力等评估,并根据评估结果制订作业治疗计划,指导患者进行日常生活活动训练、感知觉训练、手功能训练、认知康复训练,使用生活辅助器具、轮椅、假手、自助具及其他辅具等,补偿或扩展活动功能,改善日常生活自理能力;指导患者进行一些职业性的活动练习,以助其早日回归社会;能指导患者进行文娱治疗、音乐治疗、书法绘画等艺术治疗,调整其精神及心理状态。

5. **心理治疗师**　心理治疗师(psychotherapist)是指以临床心理学的理论系统为指导,以良好的医患关系为桥梁,运用临床心理学的技术与方法治疗患者的心理疾病,对其心理与行为问题进行矫治的专业技术人员。康复医学科中心理治疗师的主要任务是针对患者或残疾人的心理和社会问题,从生物 - 心理 - 社会的医学模式出发,对患者或残疾人的心理障碍进行评估、咨询和治疗,改善其不利于适应社会的心理和行为,使其逐渐适应身体残疾带来的各种困难,理智地看待自己的伤残,学会处理诸如情绪、家庭关系、社会关系等社会心理问题,保持心理健康,平等参与社会活动,提高生存质量。

6. 辅具治疗师　辅具治疗师(assistive products therapist)利用辅具来预防、补偿、监护、减轻或抵消患者损伤、活动受限和参与局限的人员,如假肢制作师(certified prosthetist)、矫形器制作师(certified orthotist)、假肢与矫形器师(certified prosthetist and orthotist)、假肢技师(prosthetic technician)、矫形器技师(orthotic technician)、轮椅装配师(wheelchair assembler)等。

7. 中医药治疗人员　中医药治疗人员(Chinese medicine practitioners)是指在中医学理沦指导下,运用中药疗法、针灸疗法、推拿疗法、熏蒸疗法等对处于疾病不同阶段的功能障碍者进行治疗,以减轻其功能障碍带来的影响,促进其重返社会的人员。

8. 社会工作者　社会工作者(social worker)应是大学社会学系毕业并接受过康复医学基础培训的人员,是促进患者社会康复的工作人员。一般宜在康复中心或康复医院设置,在尚无上述人员时可暂时由受过康复医学培训的管理人员代替。

二、病房管理制度

(一) 病房管理制度总则

1. 所有人员要严格遵守医疗质量和安全核心制度,包括首诊负责制度、三级医师查房制度、疑难病例讨论制度、会诊制度、危重患者抢救制度、死亡病例讨论制度、查对制度、病历书写基本规范、交接班制度、临床危急值管理制度、医疗技术准入和临床应用管理制度、临床输血管理制度、医患沟通制度、患者知情同意告知制度、分级护理制度等。

2. 各级人员在院领导及科主任的领导下,遵守医院及科室的各项规章制度;执行医院的休假、请假、劳务工资发放制度;按时上下班,上班期间努力工作,不擅自离岗,不做与工作无关的事情。

3. 上班期间着装整洁、举止端庄、佩戴胸卡。禁止吸烟、打闹、喧哗及玩手机。加强精神文明建设,拒收红包及患者的财物,不开大处方。加强科室内与各科间的协作及同事间的团结,以大局为重,不搞小团体。

4. 坚持周会制度,贯彻医院工作方针。科室工作每月有总结、有计划,加强科室各组之间的协作。对康复医学科住院患者定期召开由上级医师、主管医师、康复治疗师、主管护师参加的康复评价会议,定期评估患者功能改变和残存的问题,针对存在的问题修改治疗方案。

5. 主任医师、副主任医师、主治医师、住院医师严格遵循各级岗位职责,进行康复诊疗工作。医师分管康复病床,担任值班,参加门急诊会诊。住院医师对新入院患者,按要求在规定时间内完成病历书写,告知患者及家属病情及诊疗方案,写好病程记录,随时观察记录病情变化。对疑难、危重患者随时请示上级医师,严格执行疑难、危重病例讨论会诊制度,以及危重病例报告访视制度。病情变化,随时上报,严防医疗事故发生。

6. 会诊医师接到临床科室会诊单后,按规定时间到达相关科室,对有康复需求的患者进行康复评估,并和临床科室主管医师协商制订康复治疗方案,并告知患者及家属诊疗方案,同意后安排康复治疗师进行治疗。

7. 康复治疗师严格遵循各级治疗师岗位职责。康复治疗师在接到医嘱单后,应仔细阅读,严格按照医嘱执行。如有疑问,应向康复医师询问,解答清楚后再行治疗。每次治疗前,应进行必要的查对及检查。

8. 康复治疗师在对患者进行首次治疗时,应先与患者进行沟通,告知患者治疗期间的权利与义务。康复治疗师对患者的功能状况进行定期评估,做好详细记录,以确定患者问题,制订治疗方案。在治疗过程中密切观察,了解患者的反应,并根据评定的结果及时调整治疗方案并向患者交代注意事项和自我观察方法,取得患者合作。

9. 坚持业务学习制度、定期组织业务交流,由专人主讲。积极开展新技术、新业务,以患者为本,不断提高科室工作人员的业务水平。

10. 加强安全意识,定期检查、维修仪器,消除各种安全隐患。定期组织对突发事件应急预案的学习和演练。各组、各治疗室明确责任人,出现意外事故,按医院奖惩条例,追究当事人、责任人责任。

（二）病房管理安全制度

1. 全体工作人员必须注意安全,遵守各项技术操作规程,严格执行查对制度。

2. 各种仪器设备皆应安装地线,保证仪器使用安全。

3. 治疗过程中要防止患者接地和接触金属网。

4. 上班时不得闲谈、抽烟和擅自脱岗。

5. 下班前各部门必须检查门窗、水管是否关闭,电源需切断电闸后方可离去。

6. 贵重仪器应有专人保管、保养,并进行登记。

7. 每月定期检查电源导线、仪器等是否有漏电现象。

8. 要做好消防设备的定期检查,任何人不得随意使用消防器材,不得擅自挪用、拆除消防设备,消防设备前不可摆放物品。

9. 定期检查安全通道,保持疏散通道、安全出口畅通。

10. 严禁随意拉设电线,严禁超负荷用电,并有紧急停电应急预案。

11. 制订消防应急预案,定期组织学习和演练。

12. 保持工作场地及卫生间地面的干燥、防滑,防止跌倒。

13. 提高安全防范意识,注意防骗防盗,对陌生人多加询问。

（三）会诊制度

1. 严格按照医疗质量和安全核心制度的《会诊制度》内容执行。

2. 科室应派有相应资质的医生参与各级会诊。

3. 临床科室住院患者有康复治疗需求,由经治医师提出,上级医师同意。经治医师认真填写会诊单,详细介绍患者病史及诊疗情况,提出会诊要求,上级医师审核签字。

4. 会诊医师接到会诊单后,按规定时间到达应邀科室。

5. 向经治医师了解患者病情,既往病史及辅助检查,并对患者进行详细查体和康复评估。与经治医师分析患者目前存在的功能问题,设定康复目标,制订康复治疗方案。

6. 如患者病情需要转科住院康复治疗的,向患者及家属告知,通知康复医学科病房,安排住院。

7. 需要专科治疗的患者,向患者及家属告知康复诊疗方案,知情同意后,安排康复治疗。行动方便的患者安排康复医学科治疗室治疗,行动不便的患者,安排康复治疗师床边治疗。

8. 经过一段时间的康复治疗后,评估患者改善和残存的问题,针对存在的问题进行修改治疗方案。

(四) 出院患者随访制度

为了搞好优质医疗服务,提高医疗质量,加强医患沟通,提供患者对科室的满意度,要求各主管医师及治疗师对出院患者进行随访。为加强随访规范管理,特制订以下规定:

1. 随访责任随访者思想上要高度重视随访工作,患者出院半个月内完成初次随访工作。

2. 随访方式以电话随访、短信随访、门诊复查相结合的方式进行。

3. 随访间隔时间 出院患者建立随访档案,根据病情实施半年至 5 年随访。第一次是出院后半个月,第二次是出院后 1 个月,第三次是出院后 3 个月,第四次是出院后半年,以后每年随访一次。

4. 随访要求

(1) 办理入院手续时,要求患者详细填写真实的信息资料。

(2) 随访者做好随访登记,如有特殊情况及时向上级医师汇报,确保患者的康复功能效果。

(3) 要求随访率达到 100%。

(五) 健康教育制度

为有效发挥健康教育在疾病预防、治疗和康复中的作用,为患者及家属提供健康管理相关的信息,以提高患者、家属自我护理能力,促进各项功能提高,改善健康状况,提高生活质量,特制订本制度:

1. 健康教育在入院患者评估功能状态后及出院后患者及与患者、家属沟通后根据实际需求制订,由医务人员、患者、家属共同制订。

(1) 患者及家属应积极参与康复治疗计划制订、实施和医疗决策过程。

(2) 患者应提供完善的出院回访信息。

2. 由科室负责建立健康教育手册,为患者提供健康教育资料。

3. 责任护士应该评估患者的健康教育需求,主要包括以下几点:

(1) 患者、家属现有文化程度和获取知识的能力与需求。

(2) 根据患者特定疾病、功能恢复情况和认知能力进行教育。

(3) 患者、家属与医务人员的目标应该一致。

(4) 健康教育的障碍主要包括:①宗教信仰;②文化程度,语言种类;③视、听、讲、阅读方面的障碍;④心理状态;⑤其他影响健康教育的生理障碍及并发症;⑥家庭经济状况;⑦影响健康教育的消极情绪及其他不良因素。

4. 由主管医生、治疗师及护士负责进行患者出院教育,其内容如下:

(1) 出院须知:①出院后如何继续用药;②出院后如何继续进行康复训练及训练时的注意事项;③出院后如何进行营养调配;④如何学会自我保健及自我照顾。

(2) 关于患者特定的疾病如何进行自我康复训练。

(3) 如何预防疾病再发以及继发损伤。

(4) 介绍各种康复治疗方案的可能结果和不遵守康复治疗方案可能导致的结果。

(5) 如何进行复诊。

(6) 营养和康复指导。

5. 患者健康教育的文字记录,向患者提供书面健康教育资料。

三、医师职责

(一) 科主任职责

1. 在院长领导下,负责本科室医疗、教学、预防、人才培养、考核及行政管理工作。抓好科室的精神文明建设和医德、纪律教育。充分利用科室人、财、物资源,发挥社会效益和经济效益。

2. 根据院长任期目标和医院改革总体方案,制订主任任期目标和本科室改革计划,组织全科人员实施院呈下达的各项定量定标要求,经常督促检查,按期总结汇报。定期接受院领导综合考评检查。

3. 组织制订本科室各项规章制度和技术操作常规,并督促检查本科室人员执行;加强医疗安全教育,组织或参加本科室总查房、重大抢救、院外会诊及疑难病例,死亡病例讨论,定期检查门诊,住院医疗、护理质量;严防并及时处理科室医疗差错事故。

4. 领导和组织全科人员运用国内外先进经验,开发新技术、新项目、开展科研学术活动、积极推广科研成果,提高科研水平。

5. 制订本科室各级人员岗位责任制、考核制、奖惩制,以及培训计划,组织对各科各类专业技术人员的考评,合理安排本科人员专业进修,外语学习及院外活动。重视培养技术骨干及新生力量,不拘一格大胆选拔人才。

6. 每月定期召开科务会议,讨论决定科室重大问题,检查各项任务完成情况和各级人员履行职责的情况、总结、布置工作。

7. 为适用改革需要,积极探索本科室医疗、科研同步改革的新格局。定期研讨本科室改革中遇到的问题,提出解决的办法,组织制订本科室及所属单位及各级人员奖金,劳务费的分配原则,并审核与协调其分配方案。

8. 严格遵守医院医德医风各项规章制度,并在年终医德考核中必须达标。

(二) 主任、副主任医师职责

1. 在科主任领导下,指导全科医疗、教学、科研技术培训与理论提示工作。

2. 定期查房,并亲自参加指导急、重、疑、难病例的抢救,组织特殊疑难和死亡病例的讨论会诊。

3. 指导本科室二级医师和住院医师做好多项医疗工作,有计划地开展基本功训练。

4. 担任教学和进修、实习人员的培训工作。

5. 运用国内外先进经验指导临床实践,不断开创新技术,提高医疗质量。.

6. 督促下级医师认真贯彻执行各项规章制度,诊疗常规和操作规程。

7. 指导全科结合临床开展科学研究工作。

8. 完成领导交办的临时医疗任务。

9. 严格遵守医院医德医风各项规章制度,并在年终医德考核中必须达标。

(三) 主治医师职责

1. 在科主任领导下,在上级医师的指导下负责本科室的医疗、预防、教学、科研工作。

2. 按时查房,具体帮助和指导住院医师进行诊断、治疗及特殊诊疗操作。

3. 掌握患者的病情变化,患者发生病危、死亡,医疗事故或其他重要问题时应及时处理,并向科主任汇报。

4. 参加值班、门诊、会诊、出诊工作。

5. 主持病房的临床病例讨论及会诊,检查修改下级医师书写的医疗文件,决定患者出(转)院、出(转)科、审签出(转)院病历。

6. 认真执行各项规章制度,诊疗常规和技术操作常规,经常检查本病房的医疗和护理质量,严防差错事故。

7. 组织本组医师学习与运用国内外先进医疗技术,开展新技术、新疗法,进行科研工作,做好资料积累,及时总结经验。

8. 担任临床教学、指导进修,实习医师工作。

9. 完成领导交办的临时医疗任务。

10. 严格遵守医院医德医风各项规章制度,并在年终医德考核中必须达标。

(四) 住院医师职责

1. 在科主任领导下,在上级医师指导下分管病床、担任值班、出诊、抢救等床前工作,新毕业的医师实行 3 年 24 小时住院医生负责制。

2. 按时完成检诊、查房、医疗文件的书写和治疗工作,对危重病应加强监护,积极抢救,并及时向上级医生汇报。

3. 随同上级医生查房,做好查房前准备,并记录上级医师的指示。经上级医生同意,做好出(转)院工作。

4. 认真执行各项规章制度,诊疗常规和技术操作常规,亲自操作或在上级医师的指导下进行各种检查和治疗,严防差错事故。

5. 经常巡视病房,按时,准确记录病情,并做好交接班工作。

6. 认真学习,运用国内外先进医学技术,积极开展新技术、新疗法,参加科研工作,并进行经验总结。

7. 参加临床教学,根据情况指导进修,实习医生工作,修改其书写的文件。

8. 随时了解患者的思想、生活情况,征求患者对医疗护理工作的意见,做好病员的思想工作。

9. 完成领导交办的临时医疗任务。

10. 严格遵守医院医德医风各项规章制度,并在年终医德考核中必须达标。

(五) 总住院医师职责

1. 在科主任及二级医师指导下,协助科主任做好科内各项业务和日常医疗行政管理工作。

2. 带头执行并检查督促各项医疗规章制度和技术操作规程的贯彻执行,严防差错事故发生。

3. 负责组织和参加科内疑难、危重患者的会诊,抢救和治疗工作。带领下级医师做好查房和巡视工作。

4. 协助科主任和二级医师加强对住院、进修实习医师的培训和日常管理工作。

5. 组织病房出院及死亡病例的总结讨论,做好死亡率,治愈率、院内感染率,病床周转率,临床利用率及医疗事故,差错的登记、统计、报告工作。

6. 负责节假日排班及书写、登记科室各种文件。

7. 严格遵守医院医德医风各项规章制度,并在年终医德考核中必须达标。

四、骨科康复医疗管理规范

(一) 住院康复治疗流程

住院康复治疗流程见图 5-2。

(二) 住院患者康复治疗原则

1. 患者入院后首先由康复医师接诊,然后进行全面细致的临床及康复专科检查,根据患者的病情下达医嘱。

2. 康复治疗师接到康复医师的医嘱治疗单后,及时到病房了解患者的基本病情及功能状态。

3. 患者住院期间住院押金用完而未能及时补交者,一切检查、治疗所需费用均由患者及家属另行直接交费,由此产生的一切后果由患者和家属负责。

4. 患者住院期间未经医务人员同意擅自离开本病区发生的意外者,自行承担全部责任。

5. 患者住院期间应服从治疗,未经主管医生同意,患者擅自采取其他治疗方式或应用其他药物所引起的各种后果自行负责。

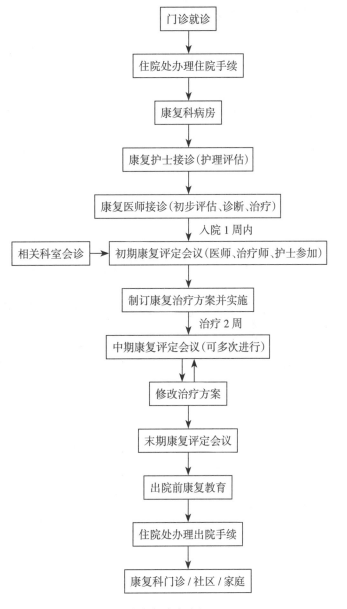

图 5-2　住院康复治疗流程

6. 住院期间患者不准离院,不准挂床住院。

7. 康复医师和治疗师完成康复评定后,共同制订出合理的康复治疗计划。

8. 患者入院后必须由具有相关执业资格证并注册的康复医师及康复治疗师进行接诊及治疗。

9. 康复医师或治疗师必须定期对出院的患者进行回访和指导,以观察疗效。

(三) 住院患者实施效果评价标准

根据原卫生部《综合医院康复医学科建设管理指南》康复医学科诊疗活动应达到以下指标:

1. 康复治疗有效率≥90%。

2. 住院患者康复功能评定率≥98%。

3. 病历和诊疗记录书写合格率≥90%。

4. 年平均住院日≤30天。

5. 设备每3个月检查1次,完好率≥90%。

6. 年技术差错率≤1%。

（四）住院患者病情及承受能力确认的规定

为有效提升康复医疗服务水平,确保医疗质量和医疗安全,更好地为康复患者服务,依据原卫生部《综合医院康复医学科建设与管理指南》和《综合医院康复医学科基本标准(试行)》等相关规定,拟行本规定:

1. 康复医师应具有务实、严谨的科学态度,对工作负责,精益求精,对人对事正直、诚实。

2. 对首次就诊或会诊的康复患者,康复医师应充分了解患者的康复需求和经济承受能力,并进行准确、翔实、科学的康复评定。

3. 康复医师依据康复评定,结合患者的经济及身体的承受能力,制订合理而科学的康复治疗计划。

4. 康复治疗计划形成后,康复医师应向患者及家属、授权委托人做出详细、耐心的解释,并听取其意见。

5. 康复治疗计划在得到患者及家属、授权委托人肯定并签字后开始实施。

6. 康复治疗计划在实施过程中,随时听取并研究患者及家属、授权委托人的意见,并与其研究解决办法。

（五）康复患者及家属对预期目标进行确认的规定

1. 为了提高康复治疗的效果,康复治疗小组对每一位康复患者进行初、中、末期评定,康复治疗目标的确定,是根据患者的病情、年龄、主动配合度等多方面的因素制订的。分为短期、中期、长期及患者及其家属期望的目标组成。

2. 康复治疗的目标体现在每位治疗患者的评估记录表中,预期目标只是患者及其家属所期望的结果,在实际康复治疗的过程中,可能与治疗的目标有差异。

3. 康复治疗作为一种对疾病康复的辅助治疗,不一定对每一位患者都有效,所以当预期目标和治疗确定的目标有差异时,患者及其家属要理解。

4. 当专业人员对患者进行专业评估后,会对患者及其家属说明患者的情况时,同时也会告之治疗的计划、目标;当患者及其家属明白后,要进行签字并认可。

（六）康复意外应急预案与处理流程

1. 晕针紧急处理预案及流程(图5-3)

（1）立即停止针刺,将针全部取出。

（2）使患者平卧,注意保暖,轻者仰卧片刻,给饮温开水或糖水后,即可恢复正常。重者在上述处理基础上,可点按人中、素髎、内关、足三里、百会等穴,即可恢复。若仍意识不清,呼吸细微,脉细弱者,可考虑配合其他治疗或采用急救措施。

2. 癫痫发作紧急处理预案及流程(图5-4)

（1）体位:让患者平卧于床上,或就近躺在平整的地方。

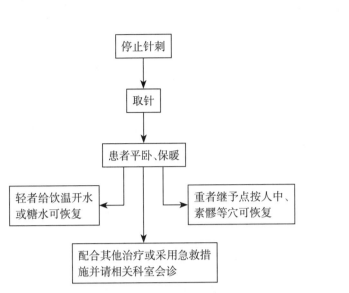

图 5-3　晕针紧急处理流程

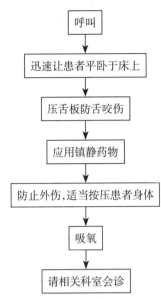

图 5-4　癫痫发作紧急处理流程

（2）保持呼吸道通畅：①吸出口腔内的分泌物；②解开衣领和腰带，以保持呼吸道通畅；③使用压舌板或牙垫防止咬伤舌和颊部；④给予低流量氧气吸入。

（3）镇静：快速、足量地给予抗癫痫药物，尽快控制抽搐发作。缓慢静脉推注地西泮 10~20mg。

（4）防止外伤：①手托患者枕部，以防颈部过伸；②阵挛期四肢肌肉收缩紧张时，可适当约束限制，切勿用力按压患者身体，以防骨折及脱臼。

3. 跌倒紧急处理预案及流程（图 5-5）

（1）勿扶起，暂制动，观察跌伤部位，初步评价有无骨折，无明确骨折及脊柱损伤者可在局部固定的基础上转移至病床。

（2）测生命体征。

（3）报告科主任及上级医师。

（4）与家属沟通。

（5）查明导致跌倒的原因。

（6）必要时请相关科室会诊，或转专科治疗。

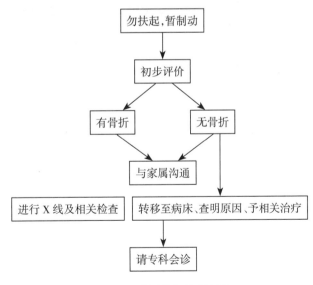

图 5-5　跌倒紧急处理流程

4. 运动中突发性骨折的处理预案及流程（图 5-6）

（1）轻度无伤口骨折，尚未肿胀时，应先进行冷敷处理，再给予 X 线检查。

（2）有伤口则不宜冷敷，用消毒纱布压迫止血，如遇出血严重不便或不能压迫止血的应用止血带或者布条等环扎该部位近心端一侧,给予 X 线检查。

(3) 请骨科会诊。

5. 体位性低血压紧急处理预案及流程(图 5-7)

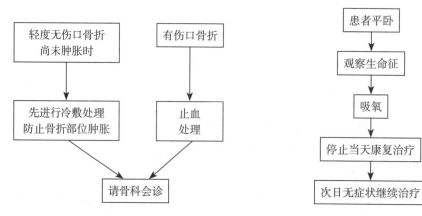

图 5-6 运动中突发性骨折的处理流程   图 5-7 体位性低血压紧急处理流程

(1) 立即放平起立床,让患者平卧,解开衣扣,测量血压和脉搏。

(2) 吸氧等对症处理。

(3) 当症状缓解后,停止当天康复治疗,返回病房休息。次日无症状继续治疗。

6. 断针紧急处理预案及流程(图 5-8)

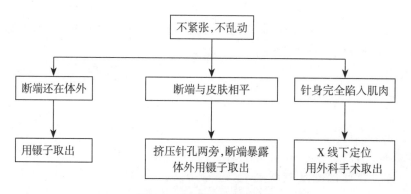

图 5-8 断针紧急处理流程

(1) 断端还在体外,可用手指或镊子取出。

(2) 断端与皮肤相平,可挤压针孔两旁,使断端暴露体外,用镊子取出。

(3) 针身完全陷入肌肉,应以 X 线下定位,用外科手术取出。

7. 急性肺栓塞紧急处置预案及流程(图 5-9)

(1) 患者出现突发呼吸困难、明显胸痛、咯血,甚至晕厥或休克,初步评估为肺栓塞,立即停止一切康复治疗,予绝对卧床,保持安静,有效制动。

(2) 立即通知医生,请呼吸内科或 ICU 急会诊,准备好抢救物品。

(3) 高流量吸氧 4~6L/min。当合并严重呼吸衰竭时可使用面罩无创性机械通气或经气管插管机械通气。

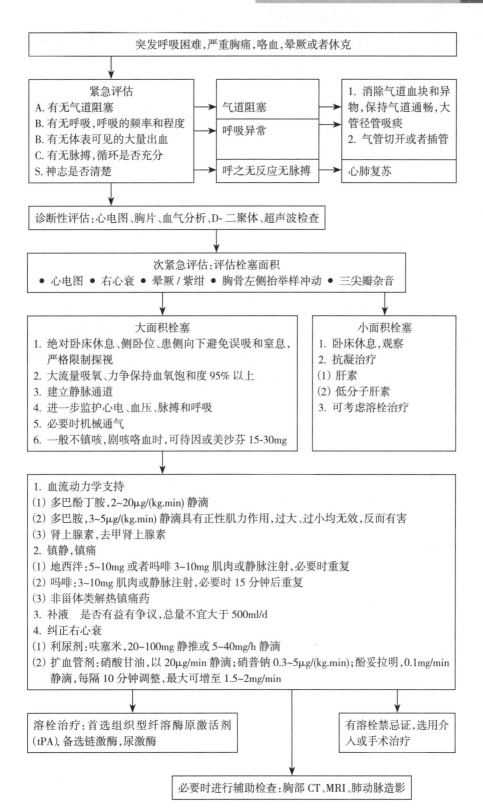

图 5-9　急性肺栓塞紧急处置流程

（4）迅速建立双静脉通道，遵会诊建议予以抗生素、抗凝药物。急性循环衰竭患者应用正性肌力药物和血管活性药物，如多巴胺、多巴酚丁胺、去甲肾上腺素，密切观察各种药物的治疗效果及副作用。

（5）持续心电监护，严密观察患者意识、心率、心律、呼吸、血压、血氧饱和度的变化。同时观察发绀、胸闷、憋气、咳嗽、胸部疼痛症状有无改善。尽量减少搬动，注意保暖。

（6）观察四肢皮温和末梢循环改善情况。根据血压情况合理调节升压药浓度和滴速。

（7）留置尿管，准确记录每小时尿量及 24 小时出入液量。

（8）监测血气分析及电解质。

（9）遵会诊医嘱准确及时应用尿激酶、链激酶。注意观察出血等并发症的发生。

（10）下肢肿胀者抬高下肢，不要过度屈曲，忌用手按摩下肢肿胀处，防止栓子脱落。

（11）根据患者病情，及时联系转科治疗。

8. 心搏骤停的应急预案与流程（图 5-10）

（1）现场发现患者病情变化的治疗师或护士为第一急救成员，首先判断病情：当患者突然抽搐或倒地时，立即上前轻拍患者，并且呼唤患者，无反应时，触摸大动脉无搏动，看胸廓无起伏，即判断患者为呼吸心搏骤停。

（2）立即停止所进行康复治疗，将患者面朝上（去枕）平卧，头后仰，保持呼吸道通畅，紧急呼叫值班医生。推抢救车，除颤仪。

（3）立即进行徒手心肺复苏（附1），低流量吸氧，心电、血压、指氧监护，并且快速建立静脉通道。

（4）急请心内科、ICU 会诊，静脉推注肾上腺素、阿托品等药物。

（5）根据示波有室颤时，立即电除颤。

（6）判断复苏是否有效（听是否有呼吸音，同时触摸是否有颈动脉搏动，见附2）。

（7）呼吸仍不恢复者，行气管插管，呼吸机辅助呼吸。

（8）同时头置冰帽，保护脑细胞功能。

（9）病情稳定后，转入重症监护病房继续治疗。

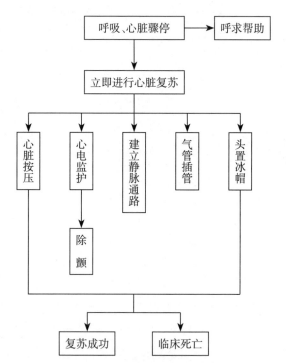

图 5-10　心搏骤停的应急预案与流程

附 1【徒手 CPR】

1. 意识的判断：用双手轻拍患者双肩，问："喂！你怎么了？"

2. 检查呼吸：观察患者胸部起伏 5~10 秒（1001、1002、1003、1004、1005……）。

3. 判断是否有颈动脉搏动：用右手的中指和示指从气管正中环状软骨划向近侧颈动脉搏动处，触之无搏动（数 1001，1002，1003，1004，1005……判断 5~10 秒）。

4. 呼救："来人啊！推抢救车！除颤仪！"

5. 松解衣领及裤带。

6. 胸外心脏按压：两乳头连线中点（胸骨中下 1/3 处），用左手掌跟紧贴患者的胸部，两手重叠，左手五指翘起，双臂伸直，用上身力量用力按压 30 次（按压频率至少 100 次／分，按压深度至少 5cm）

7. 打开气道；仰头抬颌法。口腔无分泌物，无义齿。

8. 人工呼吸：应用简易呼吸器，一手以"CE"手法固定，一手挤压简易呼吸器，每次送气 400~600ml，频率 10~12 次／分。

9. 持续 2 分钟的高效率的 CPR：以心脏按压：人工呼吸 =30：2 的比例进行，操作 5 个周期。（心脏按压开始送气结束）

10. 判断复苏是否有效（听是否有呼吸音，同时触摸是否有颈动脉搏动）。

附 ② 【心肺复苏有效的体征和终止抢救的指征】

1. 心电监护示自主心率。

2. 观察颈动脉搏动，有效时每次按压后就可触到一次搏动。若停止按压后搏动停止，表明应继续进行按压。如停止按压后搏动继续存在，说明患者自主心搏已恢复，可以停止胸外心脏按压。

3. 若无自主呼吸，人工呼吸应继续进行，或自主呼吸很微弱时仍应坚持人工呼吸。

4. 复苏有效时，可见患者有眼球活动，口唇、甲床转红，甚至脚可动；观察瞳孔时，可由大变小，并有对光反射。

5. 当有下列情况可考虑终止复苏

（1）心肺复苏持续 30 分钟以上，仍无心搏及自主呼吸，现场又无进一步救治和送治条件，可考虑终止复苏；

（2）脑死亡，如深度昏迷、瞳孔固定、角膜反射消失，将患者头向两侧转动，眼球原来位置不变等，如无进一步救治和送治条件，现场可考虑停止复苏。

（七）患者满意度评价工作制度

为进一步加强对医疗服务质量及康复治疗质量的监管力度，认真听取患者对康复医学科诊疗服务过程的满意程度及改进意见，不断提高医师责任意识、服务意识和质量，特制订本制度。

1. 满意度评价方式　科室医疗质量与安全管理小组负责设计《康复医学科患者满意度评价表》，门诊患者由接诊医师发放，患者治疗结束后将此表填写完整，交由门诊处收回；康复医学科住院患者由住院医师负责发放，待患者出院前填写完整，交由住院医师保管；他科住院患者由会诊医师发放，待患者治疗结束后将此表填写完整，交由会诊医师保管。

2. 满意度评价内容　科室医疗质量管理小组根据医院建设需要，确定《康复医学科患者满意度评价表》评价内容，重点包括选择本院就医理由、医务人员服务态度及服务质量，以及对我院康复医学科意见和建议等，科室医疗质量与安全管理小组根据科室的发展需要不定期对《康复医学科患者满意度评价表》内容进行修订。

3. 满意度评价分析　科室医疗质量与安全管理小组于每月月底回收上月《康复医学科患者满意度评价表》，并对评价表填写内容进行录入和分析，核算每一项调查表内容的满意率。

4. 满意度评价落实反馈　科室医疗质量与安全管理小组对患者不满意的事项及提出的意见、建议进行统计汇总,形成月度患者满意度调查表汇总。科室医疗质量与安全管理小组根据患者的联系方式,与患者进行电话沟通,确认患者的不满意事项及意见,并将跟患者核实后的问题反馈给相关的职能部门,要求相关部门对患者反馈的问题进行核实,并提交整改措施。对于严重违反医院规章制度或严重影响医院形象及声誉的,上报医务科等相关职能部门。科室医疗质量与安全管理小组切实落实职能部门提出的整改意见,实现医疗质量持续改进。

5. 满意度评价抽查　科室医疗质量与安全管理小组不定期组织开展患者满意度抽查工作,不断提高医护人员的优质服务意识。

(八) 定期康复治疗与训练效果评定的标准与程序

定期康复治疗与训练效果评定是为了评估康复治疗和训练效果以及预测预后、转归,制订、修改康复治疗训练计划,对康复治疗训练效果和结局做出客观的评价。

1. 定期康复治疗与训练效果评定内容　患者的躯体、精神、言语和社会功能,主要包括:①躯体方面:上肢、下肢(包括步态)、关节、肌肉(含痉挛)、脊柱与脊髓、协调与平衡、感觉与知觉(含疼痛、失用症、失认症)、反射、日常生活活动能力、呼吸系统功能、循环系统功能、泌尿系统功能、性功能等;②精神方面:智力测验、性格测验、情绪测验、神经心理测验;③言语方面:失语症检查、构音障碍检查、言语失用检查、言语错乱检查、痴呆性失语检查;④社会方面:社会活动能力、就业能力、生存质量等。

2. 定期康复治疗与训练效果评定工作内容　感觉、肌力、关节活动度、平衡功能、协调功能、疼痛、步态、心功能、肺功能、偏瘫患者活动功能、言语语言功能、心理、认知功能、日常生活活动、肌电图和诱发电位检测、生存质量、职业功能、残疾评定。

3. 定期康复治疗与训练效果评定方法　交谈、观察、填表、检测,一定要达到可靠性、有效性、灵敏性、统一性。

4. 定期康复治疗与训练效果评定流程　病史询问,检测,记录,分析。

5. 定期康复治疗与训练效果评定时间

(1) 1 周内做出全面的综合性评定(即初期评定)。

(2) 康复治疗与训练计划实施 2 周再评定(中期评定)。

(3) 治疗与训练过程结束时,进行总结性评定(即末期评定)。

6. 主任主持评定会　主管医师报告评定对象病历、提出个人初评及康复计划;与会人员各抒己见,主持人总结,主管医师记录,最后制订和修改下一步康复治疗训练计划。

7. 其他科住院患者应由康复医师与临床医师共同评定,并记录讨论内容。

8. 定期康复治疗与训练效果评定注意事项

(1) 既要全面,又要针对性。

(2) 选用适当的评定方法。

(3) 评定前要向患者及其家属说明目的和方法,消除不安,取得配合。

(4) 评定时间尽量短,不要引起患者不适。

(5) 评定由一个人主持进行,确保准确性。

(6) 健侧和患侧进行对照。

(7) 评定过程患者如有不适,及时中止,查找原因。

（九）康复治疗无效的终止程序

1. 对患者按计划进行康复治疗,有下列明确记录:短期目标和长期目标;训练计划;治疗记录。

2. 对患者定期进行康复评定,是否完成短期目标和长期目标。

(1) 进步且超过计划,更改目标和计划。

(2) 进步且低于计划,更改目标和计划。

(3) 维持不变超过两个疗程,终止康复治疗。

(4) 退步,终止康复治疗。

(5) 患者主观不接受康复,终止康复治疗。

3. 患者已经受限或丧失的功能和能力恢复到最大限度,患者能重返家庭、回归社会,其生活尽可能接近正常,继续康复的效果不显著时,可考虑终止康复治疗。

4. 患者功能达到患者自身期望和要求时,可考虑中止康复治疗。

5. 程序 康复评定→康复团队讨论→康复治疗无效→科主任同意→通知患者及家属→终止康复治疗。

（十）住院康复患者医疗质量与安全管理制度及相关措施

1. 科室制订质量管理与安全管理的规章制度,实施方案和工作计划。

2. 加强康复治疗患者的医疗安全管理,定期进行自查自检。

3. 康复医师及康复治疗训练人员具备相应的资质,同时人员配比应达到规定要求。

4. 定期对康复医师和治疗师进行康复治疗训练知识与技能的培训与考核。

5. 每一个患者都进行定期系统的效果评价,并详细向患者及其家属、委托人说明康复治疗计划、方案。

6. 严格按照诊疗规范、操作常规进行康复治疗与评估。

7. 制订《康复意外紧急处置预案与流程》,对突发情况按照规定及时处理。

8. 定期对康复训练效果、舒适程度、患者愿望与康复目标进行调查,加强医患沟通。

9. 康复医学科诊疗活动质量评价指标要求达标。

（十一）预防并发症、二次残疾的诊疗训练规范与注意要点

1. 脊髓损伤后截瘫、四肢瘫

(1) 预防压疮、肺部感染及尿路感染:加强护理,定时翻身,清洁皮肤保持皮肤清洁及干燥,电动起立床站立训练及坐位平衡功能训练;体位排痰,有氧训练、加强呼吸功能训练;避免留置导尿管,膀胱功能训练、膀胱神经肌肉电刺激,手法排尿,清洁导尿排尽膀胱残余尿,加强尿道护理。

(2) 预防深静脉血栓形成及肌肉萎缩:应用活血化瘀改善循环药物,肢体被动—主动运动,双下肢气压治疗、针灸及神经肌肉电刺激。

(3) 防止膝、踝关节损伤:行电动起立床站立训练时防止膝关节过伸,必要时加用矫形器如膝踝足矫形器(KAFO)。

(4) 防止跌倒及坠床:加强坐位平衡功能训练及转移训练。

(5) 防止感觉消失区烫伤:局部热敷或热疗时注意调整适宜温度,避免局部皮肤烫伤后感染并经久不愈。

(6) 心理疏导:让患者充分了解自己病情并接受其预后,避免因患者不能接受现实而出

现心理障碍及产生厌世情绪。

2. 四肢骨折,肌腱、韧带损伤

(1) 防止骨折错位或肌腱韧带二次损伤:避免过度负重或有作用于骨折端剪切力活动的发生,加强垂直应力刺激骨痂生长,肌腱、韧带损伤者避免牵拉肌腱、韧带的关节活动发生并固定关节于损伤组织松弛位制动。

(2) 防止关节挛缩或畸形:尽早行持续关节被动活动、连续被动运动(CPM)、病情允许情况下行关节松动训练及主动关节活动训练、关节纵向牵引,局部配合物理因子如蜡疗、音频电疗法、小剂量超声波治疗等缓解瘢痕粘连。

(3) 预防深静脉血栓形成及失用性肌萎缩:应用活血化瘀改善循环药物、肢体被动—主动运动、必要时可酌情加用肢体顺序循环仪治疗。

3. 周围神经损伤

(1) 防止神经二次损伤:避免牵拉损伤肢体导致神经的再次损伤,患侧肢体避免产生引起神经紧张的关节活动。

(2) 防止感觉障碍区烫伤:局部热敷或热疗时注意调整适宜温度避免局部皮肤烫伤后感染或瘢痕愈合导致关节功能障碍。

(3) 防止失神经支配区关节畸形的发生:如臂丛神经损伤者可用肩袖带或前臂托固定肩关节防止肩关节脱位及关节囊松弛;桡神经损伤者可用支具固定腕关节于背伸位,避免垂腕畸形;腓总神经损伤者可佩戴踝足矫形器(AFO),以防止足下垂及内翻畸形。因其关节运动主动肌与拮抗肌瘫痪故应避免发生超出正常关节活动范围的运动而导致关节损伤。

(4) 预防静脉血栓形成及失用性肌萎缩:应用活血化瘀改善循环药物,肢体被动运动或主动助力运动,必要时可酌情加用肢体顺序循环仪治疗,神经肌肉电刺激促进肌肉收缩。

4. 截肢

(1) 防止截肢残端挛缩:使用石膏托使残端保持在一个合适的体位,如下肢截肢术后使髋关节、膝关节处于伸直位,以防止膝关节、髋关节的屈曲、外展挛缩和膝关节屈曲挛缩,并指导行肌肉功能锻炼,适当被动和主动活动。

(2) 幻肢痛:应用抗癫痫药、抗抑郁药、局部麻醉药和其他药物治疗,再配合水疗、蜡疗、针灸、经皮神经电刺激、心理治疗、暗示疗法和睡眠疗法。

(3) 防止跌倒:进行健康宣教,加强平衡功能训练,合理使用辅助器具。

(4) 心理疏导:让患者充分了解自己病情并接受其预后,避免因患者不能接受现实而出现心理障碍及产生厌世情绪,尽早佩戴假肢,以缓解患者身心功能。

(刘旭东)

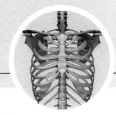

参考文献

［1］Saunders S，Longworth S. 镇痛注射技术图解 .4 版，傅志俭，宋文阁，译 . 济南：山东科学技术出版社，2017.

［2］Jacobson JA. 肌骨超声必读 . 王月香，译，北京：科学出版社，2017.

［3］Perry J. 步态分析（正常和病理功能）.2 版，姜淑云，译 . 上海：上海科学技术出版社，2017.

［4］励建安，黄晓琳 . 康复医学 . 北京：人民卫生出版社，2016.

［5］李建华，王健 . 表面肌电图诊断技术临床应用 . 杭州：浙江大学出版社，2015.

［6］舒彬，孙强三 . 骨骼肌肉康复学治疗方法 . 北京：人民卫生出版社，2015.

［7］王月香，曲文春 . 肌骨超声诊断 . 北京：人民军医出版社 .2013.

［8］陈吉生，陈慧，马建春 . 新编临床药物学 . 北京：中国中医药出版社，2013.

［9］黄晓琳，燕铁斌 . 康复医学 . 5 版，北京：人民卫生出版社，2013.

［10］杨宝峰 . 药理学 . 8 版，北京：人民卫生出版社，2013.

［11］柏树令，应大君 . 系统解剖学 . 8 版，北京：人民卫生出版社，2013.

［12］谭冠先 . 疼痛诊疗学 . 3 版，北京：人民卫生出版社，2013.

［13］舒彬 . 临床康复工程学 . 北京：人民卫生出版社，2013.

［14］陈新谦，金有豫，汤光 . 新编药物学 .17 版，北京：人民卫生出版社，2011.

［15］张爱知，马伴吟 . 实用药物手册 . 上海：上海科学技术出版社，2011.

［16］宋修军，马玉林，许大庆 . 临床骨科药物学 . 北京：科学技术文献出版社，2010.

［17］舒彬 . 创伤康复学 . 北京：人民卫生出版社，2010.

［18］刘国强，王宪英 . 骨科合理用药 . 北京：中国医药科技出版社，2009.

［19］Cook AS，Woollacott MH. 运动控制原理与实践 .3 版 . 毕胜，燕铁斌，王宁华，译 . 北京：人民卫生出版社，2009.

［20］戴闽，罗军 . 骨科运动康复 . 北京：人民卫生出版社，2008.

［21］戴闽 . 骨科疼痛与治疗 . 北京：人民军医出版社，2008.

［22］王金锐，刘吉斌 . 肌肉骨骼系统超声影像学 . 北京：科技文献出版社，2007.

［23］佟小强 . 疼痛介入治疗图谱 . 2 版，北京：北京大学医学出版社，2006.

［24］缪鸿石 . 康复医学理论与实践 . 上海：上海科学技术出版社，2000.

［25］中华医学会骨科学分会关节外科学组 . 骨关节炎诊疗指南（2018 年版）. 中华骨科杂志，2018，38（12）：705-715.

［26］中华医学会老年医学分会老年康复学组 . 肌肉衰减综合征中国专家共识（草案）. 中华老年医学杂志，2017，37（7）：711-718.

［27］Rybar MM，Walker ER，Kuhnen HR，et al. The stroke-related effects of hip flexion fatigue on over ground walking.Gait Posture,2014,39(4):1103-1108.

[28] 谢林,王健.前馈运动控制的研究进展.中华物理医学与康复杂志,2013,35(8):664-667.

[29] 吴志彬,蒋宛凌,舒彬.步态分析在下肢假肢装配中的应用.中国康复医学杂志,2013,28(12):1171-1174.

[30] 李香平,舒彬,顾小红,等.中国正常人步行时空参数分析.中国康复医学杂志,2012,27(3):227-230.

[31] 中华医学会骨质疏松和骨矿盐疾病分会.原发性骨质疏松症诊治指南(2011).中华骨质疏松和骨矿盐疾病杂志,2011,4(1):2-16.

[32] Caliandro P,Ferrarin M,Cioni M,et al. Levodopa effect on electromyographic activation patterns of tibialis anterior muscle during walking in Parkinson's disease.Gait Posture,2011,33:436-441.

[33] Kim KS,Seo JH,Song CG. Portable measurement system for the objective evaluation of the spasticity of hemiplegic patients based on the tonic stretch reflex threshold. Med Eng Phys,2011,33(1):62-69.

[34] Lee T,Kim YH,Sung PS.A comparison of pain level and entropy changes following core stability exercise intervention. Med Sci Monit,2011,17(7):362-368.

[35] 李云,陈香,张旭,等.基于表面肌电信号对中国手语识别的探索与动作规范.航天医学与医学工程,2010,23(3):196-202.

[36] Cifrek M,Medved V,Tonkovic S,et al. Surface EMG based muscle fatigue evaluation in biomechanics.Clinical Biomechanics,2009,24:327-340.

[37] Cousins E,Ward AB,Roffe C,et al. Quantitative measurement of poststroke spasticity and response to treatment with botulinum toxin:a 2-patient case report. Phys Ther,2009,89(7):688-697.

[38] 孙栋,戴慧寒,蔡奇芳,等.脑卒中偏瘫患者股直肌和股二头肌的表面肌电信号特征.中国康复医学杂志,2008,23(3):256-257.

[39] 中华医学会骨科学分会.骨科常见疼痛的处理专家建议.中华骨科杂志,2008,28(1):78-80.

[40] 王健,金德闻.康复医学领域的表面肌电应用研究.中国康复医学杂志,2006,21(1):6-7.

[41] 王健,方红光,杨红春.运动性肌肉疲劳的表面肌电非线性信号特征.体育科学,2005,25(5):39-43.

[42] Page C,Backus S I,Lenhoff MW.Electromyographic activity in stiff and normal elbows during elbow flexion and extension.Journal of Hand Therapy,2003,16(1):5-11.

[43] 王健.表面肌电信号分析及其应用研究进展.体育科学,2000,20(4):56-60.

[44] 张瑞红,王人成,金德闻,等.人体下肢表面肌电信号检测与分析.清华大学学报,2000,40(8):73-76.

[45] Onishi H,Yagi R,Akasaka K,et al. Relationship between EMG signals and force in human vastus lateralis muscle using multiple bipolar wire electrodes.J Electromyogr Kinesiol,2000,10(1):59-67.

[46] Haig AJ,Gelblum JB,Rechtien JJ,et al.Technology assessment:the use of surface EMG in the diagnosis and treatment of nerve and muscle disorders.Muscle Nerve,1996,19:392-395.

[47] Hodges PW,Richardson CA. Inefficient muscular stabilization of the lumbar spine associated with low back pain. A motor control evaluation of transversus abdominis.Spine,1996,21(22):2640-2650.

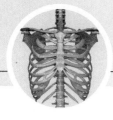

中英文名词对照索引

M

N

P